临床医学专业"十三五"规划教材/多媒体融合创新教材

供临床医学类、相关医学技术类等专业使用

影像诊断学

YINGXIANG ZHENDUANXUE

主编 ⊙ 蒋 蕾 孟 祥

郑州大学出版社

郑 州

图书在版编目(CIP)数据

影像诊断学/蒋蕾,孟祥主编.—郑州:郑州大学出版社,2018.9
ISBN 978-7-5645-5613-6

Ⅰ.①影⋯　Ⅱ.①蒋⋯②孟⋯　Ⅲ.①影像诊断-教材　Ⅳ.①R445

中国版本图书馆 CIP 数据核字（2018）第 138414 号

郑州大学出版社出版发行
郑州市大学路 40 号　　　　　　　　　邮政编码:450052
出版人:张功员　　　　　　　　　　　发行电话:0371-66966070
全国新华书店经销
郑州市诚丰印刷有限公司印制
开本:850 mm×1 168 mm　1/16
印张:18.25
字数:444 千字
版次:2018 年 9 月第 1 版　　　　　　印次:2018 年 9 月第 1 次印刷

书号:ISBN 978-7-5645-5613-6　　　　定价:43.00 元

本书如有印装质量问题,由本社负责调换

作者名单

主　编　蒋　蕾　孟　祥
副主编　林志艳　刘春梅　向　军
编　委　（按姓氏笔画排序）

王　续	南阳医学高等专科学校第一附属医院
王　露	南阳南石医院
卢　禹	南阳医学高等专科学校第一附属医院
向　军	毕节医学高等专科学校
刘春梅	洛阳市第三人民医院
李　杨	南阳医学高等专科学校
李永丽	毕节医学高等专科学校
张　武	南阳医学高等专科学校第一附属医院
张红彬	郑州大学第三附属医院
张艳辉	商丘医学高等专科学校
林志艳	甘肃中医药大学
孟　祥	商丘医学高等专科学校
姜金龙	山东省莱阳卫生学校
蒋　蕾	南阳医学高等专科学校
潘炳灿	菏泽医学专科学校

临床医学专业"十三五"规划教材/多媒体融合创新教材

建设单位

（以单位名称首字拼音排序）

安徽医学高等专科学校	漯河医学高等专科学校
安徽中医药高等专科学校	南阳医学高等专科学校
安阳职业技术学院	平顶山学院
达州职业技术学院	濮阳医学高等专科学校
汉中职业技术学院	商丘医学高等专科学校
河南大学	三门峡职业技术学院
河南护理职业学院	山东医学高等专科学校
河南医学高等专科学校	邵阳学院
河南科技大学	襄阳职业技术学院
湖南医药学院	新乡医学院
黄河科技学院	新乡医学院三全学院
嘉应学院	信阳职业技术学院
金华职业技术学院	邢台医学高等专科学校
开封大学	永州职业技术学院
临汾职业技术学院	郑州澍青医学高等专科学校
洛阳职业技术学院	郑州大学

前言

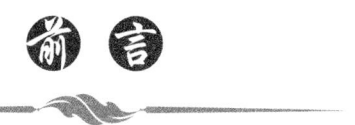

《影像诊断学》教材编写指导思想是以高职高专临床医学专业人才培养目标为依据,将专业知识、操作技能与职业道德培养相结合。遵循"三基五性三特定"的编写原则,注重基础与临床相结合,强调实用性,围绕工作岗位需求和参照执业资格标准,体现"突出技能、对接岗位"的工学结合特色。编写过程中注重拓展课程知识体系,提高教材实用性。教材配有丰富的开放式电子教学资源,学生可以通过手机在纸质教材笔记栏上扫描二维码,利用空余时间进行知识的拓展学习。

教材共分为八章。第一章为总论,介绍医学影像学的发展史,影像诊断原则与步骤,影像诊断报告的书写规范等;第二章至第八章分系统介绍常见疾病的影像学诊断。每章包括正常和基本病变的影像学表现和临床常见病、多发病的影像诊断。每一章前均设有"学习目标",旨在帮助学生将所要掌握和了解的知识整理归类,以便有重点的自学和复习。章节后设计有"小结""问题分析与能力提升""思考题"等内容,旨在帮助学生理解和记忆所学的知识,留给学生一个思考空间,培养学生的影像诊断思维和对所学知识的融会贯通。

参加本教材编写的单位有:南阳医学高等专科学校、甘肃中医药大学、商丘医学高等专科学校、毕节医学高等专科学校、菏泽医学专科学校、山东莱阳卫生学校、南阳市南石医院、南阳医学高等专科学校第一附属医院、郑州大学第三附属医院、河南省洛阳市第三人民医院等。编写工作得到各参编单位的大力支持,在此深表感谢!

由于编写时间仓促,加上编写经验不足、专业知识水平有限,虽然各位编委认真编写,书中缺点和不足在所难免。诚恳希望广大师生对本教材提出批评意见与建议。

编者
2018 年 8 月

目 录

第一章 总论 ... 1
第一节 医学影像学的发展 ... 1
第二节 医学影像检查技术与临床应用 ... 2
一、X 线成像 ... 2
二、CT 成像 ... 6
三、MRI 成像 ... 10
四、超声成像 ... 15
第三节 影像检查的申请与影像诊断报告的应用 ... 17

第二章 呼吸系统 ... 20
第一节 影像检查技术与临床应用 ... 20
第二节 呼吸系统正常影像学表现 ... 21
一、正常 X 线表现 ... 21
二、正常 CT 表现 ... 25
三、正常 MRI 表现 ... 27
第三节 呼吸系统异常影像学表现 ... 28
一、支气管改变 ... 28
二、肺部改变 ... 31
三、胸膜改变 ... 34
四、纵隔改变 ... 37
第四节 气管、支气管疾病 ... 38
一、支气管扩张 ... 38
二、气管、支气管异物 ... 39
第五节 肺部炎症 ... 41
第六节 肺结核 ... 45
第七节 肺肿瘤 ... 52
一、支气管肺癌 ... 52
二、肺部转移瘤 ... 56
第八节 纵隔原发肿瘤 ... 57

第三章 循环系统 ······ 65
第一节 影像检查技术与临床应用 ······ 65
一、X 线检查 ······ 65
二、CT 检查 ······ 65
三、MRI 检查 ······ 66
四、超声检查 ······ 66
第二节 心脏与大血管正常影像学表现 ······ 67
第三节 心脏与大血管异常影像学表现 ······ 73
第四节 先天性心脏病 ······ 83
一、房间隔缺损 ······ 83
二、室间隔缺损 ······ 85
三、动脉导管未闭 ······ 86
四、法洛四联症 ······ 88
第五节 获得性心脏病 ······ 89
一、风湿性心脏病 ······ 89
二、肺源性心脏病 ······ 92
三、冠状动脉粥样硬化性心脏病 ······ 92
第六节 心包疾病 ······ 95
一、心包积液 ······ 95
二、缩窄性心包炎 ······ 96
第七节 大血管疾病 ······ 98
一、主动脉瘤 ······ 98
二、主动脉夹层 ······ 100
三、肺动脉栓塞 ······ 101

第四章 消化系统 ······ 105
第一节 影像检查技术与临床应用 ······ 105
第二节 消化系统正常影像学表现 ······ 107
第三节 消化系统异常影像学表现 ······ 113
一、胃肠道基本病变 ······ 113
二、异常 CT 表现 ······ 114
第四节 食管疾病 ······ 116
一、食管静脉曲张 ······ 116
二、食管癌 ······ 117
第五节 胃肠道疾病 ······ 119
一、胃与十二指肠溃疡 ······ 119
二、胃癌 ······ 121
三、胃间质瘤 ······ 123
四、结肠癌 ······ 124
第六节 肝、胆、胰常见疾病 ······ 125
一、肝硬化 ······ 125

  二、脂肪肝 ··· 127
  三、肝细胞癌 ·· 128
  四、肝脓肿 ··· 130
  五、胆结石 ··· 131
  六、胰腺癌 ··· 133
  七、胰腺炎 ··· 135
 第七节 急腹症 ·· 137
  一、正常影像学表现 ·· 137
  二、基本病变 ·· 137
  三、常见疾病影像诊断 ··· 139

第五章 泌尿与生殖系统 ·· 146
 第一节 影像检查技术与临床应用 ······························ 146
 第二节 泌尿系统正常影像学表现 ······························ 147
 第三节 泌尿系统异常影像学表现 ······························ 149
 第四节 泌尿系统疾病 ··· 152
  一、肾结石 ··· 152
  二、肾结核 ··· 152
  三、肾囊肿 ··· 154
  四、泌尿系肿瘤 ·· 155
 第五节 男性生殖系统疾病 ······································· 158
 第六节 女性生殖系统疾病 ······································· 163
 第七节 乳腺疾病 ·· 169
  一、影像检查技术与临床应用 ······························· 169
  二、正常影像学表现 ·· 172
  三、异常影像学表现 ·· 174

第六章 骨与关节系统 ··· 184
 第一节 影像检查技术与临床应用 ······························ 184
 第二节 骨与关节系统正常影像学表现 ······················· 185
 第三节 骨与关节系统异常影像学表现 ······················· 189
 第四节 骨与关节创伤 ··· 195
  一、骨折 ·· 195
  二、关节脱位 ·· 196
 第五节 骨缺血性坏死 ··· 197
  一、成人股骨头缺血坏死 ····································· 197
  二、胫骨结节缺血性坏死 ····································· 199
 第六节 骨关节感染性疾病 ······································· 200
  一、化脓性骨髓炎 ··· 200
  二、关节结核 ·· 202
  三、脊椎结核 ·· 204
 第七节 其他骨与关节病 ··· 206

一、强直性脊柱炎 …………………………………… 206
　　二、椎间盘突出症 …………………………………… 207
　　三、退行性骨关节病 ………………………………… 209
　　四、类风湿关节炎 …………………………………… 210
　第八节　骨肿瘤与瘤样病变 …………………………… 211
　　一、骨囊肿 …………………………………………… 214
　　二、骨巨细胞瘤 ……………………………………… 215
　　三、骨肉瘤 …………………………………………… 217
　　四、软骨瘤 …………………………………………… 219

第七章　中枢神经系统 …………………………………… 222
　第一节　影像检查技术与临床应用 …………………… 222
　第二节　颅脑正常影像学表现 ………………………… 224
　第三节　颅脑异常影像学表现 ………………………… 228
　第四节　颅内肿瘤 ……………………………………… 231
　　一、脑膜瘤 …………………………………………… 231
　　二、垂体腺瘤 ………………………………………… 233
　　三、星形细胞瘤 ……………………………………… 234
　　四、脑转移瘤 ………………………………………… 236
　第五节　颅脑外伤 ……………………………………… 237
　　一、硬膜外血肿 ……………………………………… 237
　　二、硬膜下血肿 ……………………………………… 239
　第六节　颅内感染 ……………………………………… 240
　　一、脑脓肿 …………………………………………… 240
　　二、脑囊虫病 ………………………………………… 241
　第七节　脑血管疾病 …………………………………… 244
　　一、脑梗死 …………………………………………… 244
　　二、脑出血 …………………………………………… 246
　　三、动脉硬化性脑白质病 …………………………… 249
　第八节　椎管内肿瘤 …………………………………… 249
　　一、脊髓内肿瘤 ……………………………………… 250
　　二、脊髓转移瘤 ……………………………………… 252

第八章　头颈部 …………………………………………… 256
　第一节　影像检查技术与临床应用 …………………… 256
　第二节　头颈部正常影像学表现 ……………………… 257
　第三节　头颈部异常影像学表现 ……………………… 263
　第四节　眼和眼眶疾病 ………………………………… 266
　　一、炎性假瘤 ………………………………………… 266
　　二、眼眶外伤和眶内异物 …………………………… 267
　第五节　耳鼻喉疾病 …………………………………… 269
　　一、慢性中耳乳突炎 ………………………………… 269

二、鼻窦炎 ………………………………………………………… 270
　　三、鼻咽癌 ………………………………………………………… 270
　第六节　口腔颌面部疾病 …………………………………………… 272
　　一、牙源性囊肿 …………………………………………………… 272
　　二、成釉细胞瘤 …………………………………………………… 273
　　三、腮腺肿瘤 ……………………………………………………… 274

参考文献 ………………………………………………………………… 278

第一章 总论

> **学习目标**
>
> 本章主要介绍医学影像学的发展历史与现状,医学影像检查中的常用检查技术及其临床应用,影像检查的申请和影像诊断报告的应用。要求了解医学影像学的发展历史与现状,熟悉医学影像检查中的常用检查技术及其临床应用,掌握影像检查的申请与影像诊断报告的应用。

第一节 医学影像学的发展

医学影像学是利用X线成像、计算机体层成像(computed tomography,CT)、磁共振成像(magnetic resonance imaging,MRI)、超声成像(ultrasonography,USG)、核素显像等检查技术,显示人体内部形态与功能信息,借以了解人体解剖结构与功能状况及病理变化,以达到诊断与治疗疾病目的的一门临床科学,包括影像诊断学和介入放射学两部分。

医学影像学是一门年轻的临床学科,德国物理学家伦琴(Wilhelm Conrad Roentgen)1895年发现X线以后不久,X线就被用于人体检查,进行疾病诊断,形成了放射诊断学(diagnostic radiology)学科,奠定了医学影像学(medical imaging)的基础,在临床疾病诊断方面发挥着重要作用。20世纪50至60年代开始应用超声与核素显像进行人体检查,出现了超声成像和γ闪烁成像(γ-scintigraphy)。20世纪70年代和80年代又相继出现了CT、MRI、介入放射学、发射体层成像(emission computed tomography,ECT),它又包括单光子发射体层成像(single photon emission computed tomography,SPECT)与正电子发射体层成像(positron emission tomography,PET)。各种医学影像学成像技术的出现使疾病的物理诊断产生了根本性变革,它们之间的相辅相成不仅提高了诊断的准确度、敏感度与特异度,同时使传统的形态学诊断与功能学诊断并进、融合,宏观诊断与微观诊断并进、融合的局面,形成了现代医学影像学。

现代医学影像学包括:常规X线诊断、CT、MRI、USG、数字减影血管造影、ECT、PET、SPECT、介入放射学等。随着以图像数据化为基础的图像存储和传输系统

(picture archiving and communicating system,PACS)、远程放射学(teleradiology)以及信息放射学(informatics in radiology,info-PAD)的发展,医学影像学已经进入了信息时代和互联网时代。

影像学科在疾病诊疗过程中已成为临床工作中作用特殊、任务重大、不可或缺的重要临床科室。它既可为临床提供疾病的形态学诊断,也可以进行功能学诊断。例如,CT灌注成像既可以了解脑、肾等实质性器官病变的形态学变化,又可以了解器官的血流动力学改变,为良、恶性疾病的鉴别提供诊断与鉴别诊断信息;MRI脑功能成像已经成为人类探索脑奥秘最重要的手段;介入放射学也在某些疾病的治疗中成为唯一有效的手段(如利用栓塞术治疗大咯血、呕血及外伤性大出血等)。图像的数字化及互联网技术的发展使科室间、医院间、患者间的交流沟通不受时空限制。医学影像学诊断疾病的准确性、灵敏性、特异性与检查费用无相关性,不同检查技术均有各自的优势、不足及适应证,有些检查联合使用,可以优势互补,对疾病的鉴别诊断具有重要意义。

通过本课程的学习,医学生应掌握医学影像学的基本概念、临床应用范围;熟悉不同成像技术的基本原理、图像特点及优缺点,懂得影像检查手段的合理选择及后续补充验证检查的顺序,避免过度医疗、盲目检查,熟悉影像思维模式,学会各部位、各系统正常、常见疾病的图像识别、分析与诊断。

医学影像学是一门开放的、不断发展的学科,是科学技术在医学领域的延伸应用,同时也有力地推动了临床医学的快速发展。因此,学好本门课程对每一位医学生都尤为重要。

第二节 医学影像检查技术与临床应用

一、X线成像

(一)成像原理

1. X线的产生　X线是在真空管内高速运行的成束电子流撞击金属靶面(钨、钼、铑)后产生的,为能量转换的结果。医用X线设备虽然种类繁多,各种设备配置也不尽相同,但其基本的组成部分均包括X线管、变压器和操作台三部分。

2. X线的特性　X线属于比可见光的波长短的电磁波,具有以下几方面与X线成像和X线检查相关的特性。①穿透性:X线波长短,穿透力强,能穿透可见光不能穿透的物体,在穿透过程中存在一定程度的吸收。X线的穿透力与X线管电压密切相关,电压越高,其产生的X线波长愈短,穿透力愈强;反之其穿透力愈弱。X线穿透物体的程度和物体的密度与厚度相关。密度高,厚度大的物体吸收的X线多,通过的少。X线穿透性是X线成像的基础。②荧光效应:X线本身不可见,但可激发荧光物质,如硫化锌镉及钨酸钙等,使波长短的X线转换成波长长的可见荧光,这就是荧光效应,它是进行透视检查的基础。③感光效应:涂有感光物质(如溴化银)的胶片,经X线照射后感光,产生潜影,经过显影、定影处理,感光的溴化银中的银离子(Ag^+)被还原成金属银(Ag),并沉积于胶片的胶膜内表现为黑色。未感光的溴化银,在定影过程中被清除,显出胶片片基的透明本色。因感光程度不同,从而产生了从黑至白不同灰度的影像。感光效应是X线摄影的基础。④电离效应:X线通过任何物质都可产生电离效应。X线通过人体,也能产生电离效应,可引起生物学方面的改变,即生物效应。这又成为放射治疗学的基础,同时也是进行X线检查时需要注意辐射防护的原因。

3. X线成像基本原理　X线能使人体组织结构在荧屏上或胶片上形成影像,一方面是基于X线的穿透性、荧光效应和感光效应;另一方面是基于人体组织结构间存在密度和厚度的差别。当X线透过人体不同组织结构时,被吸收的程度不同,所以到达荧屏或胶片上的X线量的差异。所以,在荧屏或X线片上就形成明暗或黑白对比不同的影像。因此,X线图像的形成依赖以下三个基本条件:①X线具有穿透性;②被穿透的组织结构存在着密度和厚度的差别,因此导致剩余的X线量存在差异;③剩余X线是不可见的,经过显像过程后,就能得到具有黑白对比、层次差异的X线图像(图1-2-1)。

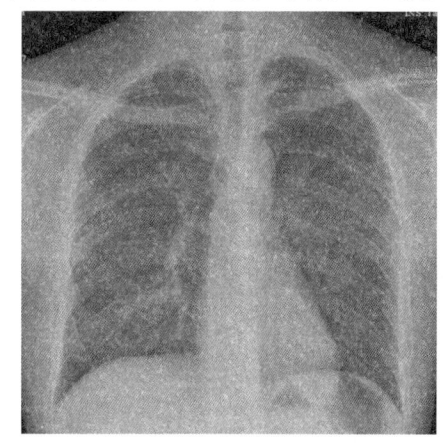

图1-2-1　正常胸片
显示肺、骨骼、软组织的密度差异

人体组织结构是由不同元素所构成,根据各种组织单位体积内各元素量总和的大小形成不同的密度。人体组织结构根据密度不同将其归纳为三类:高密度的组织结构主要有骨组织和钙化灶等;中等密度的组织结构有肌腱、韧带、软骨、肌肉、神经、实质器官等;低密度的组织结构有脂肪组织及有气体存在的胃肠道、呼吸道等。

(二)检查技术

1. 传统X线成像

(1)包括透视和X线摄影　透视可了解器官的动态变化,操作方便,费用低廉,可立即得出结论。目前主要用于胃肠道检查。缺点是缺乏客观记录,不便于对比观察。X线摄影的对比度及清晰度均较好,也可以做永久记录,但因以上两种方法的图像清晰度不如DR、CR等数字X线设备,目前基本被数字X线成像设备取代。

(2)特殊检查　主要为软X线摄影,如钼靶摄影。用于软组织的检查,尤其是乳腺(图1-2-2)。

(3)造影检查　缺乏自然对比的组织或器官,可将高密度或低密度的物质引入器官内或其周围间隙,使其产生密度对比,引入人体的物质称为造影剂(图1-2-3)。

造影剂:依据影像密度高低将其分为高密度造影剂和低密度造影剂。高密度造影剂是原子序数高、比重大的物质,如钡剂及碘剂。钡剂为医用硫酸钡粉末,碘剂分有机碘和无机碘制剂两类。常用有机碘对比剂分为离子型与非离子型。非离子型造影剂,具有相对低渗性、低黏度、低毒性等优点,毒副反应小于离子型造影剂,适用于血管造影、CT增强扫描。低密度对比剂为气体,目前很少应用。

造影方法:直接引入法,是指将对比剂直接引入人体目标部位进行造影,主要包括口服法(如食管及胃肠道钡餐检查);灌注法(如钡剂灌肠、子宫输卵管造影);穿刺注入法(如心血管造影)。间接引入法是指经静脉注入后,对比剂经人体的生理代谢而使某些器官显影,如静脉肾盂造影。

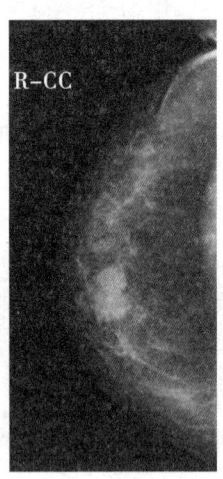
图1-2-2 乳腺钼靶检查

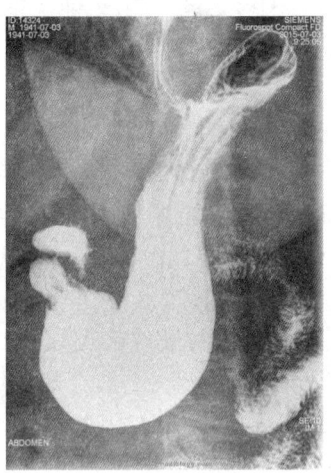
图1-2-3 胃肠道钡餐造影
口服钡剂显示胃形态

检查前准备及对比剂不良反应的处理:消化道检查通常应为空腹状态;在对比剂中,钡剂较安全。对比剂不良反应中,碘对比剂过敏相对较为常见,偶尔较严重。使用时需注意了解患者有无过敏史、肾衰竭、心肺功能异常、甲状腺功能亢进等;患者知情同意后方可进行检查;进行碘对比剂过敏试验并做好抢救过敏反应的药品与器材;发生严重不良反应时,如周围循环衰竭、心脏停搏、惊厥、喉水肿及哮喘发作等,应立即终止检查并进行抗休克、抗过敏等治疗。

2.数字X线成像 传统X线成像是模拟成像,摄影成像对技术要求严格,曝光宽容度小,影像灰度不可调节,图像密度分辨力较低。数字X线成像(digital radiography,DR)是将X线摄影或透视装置与计算机结合,将模拟信息转换成为数字信号,由此得到数字化图像的成像技术。

(1)计算机X线摄影 计算机X线摄影(computed radiography,CR)将影像板(image plate,IP)代替X线胶片成为介质记录影像信息。透过人体后剩余的X线被IP接收而感光,形成潜影,再通过激光扫描系统读取潜影信息,通过模/数转换后,输入计算机进行处理,形成数字图像。CR设备可与传统X线设备进行组合,从而实现影像图像数字化,获取的数字图像可在一定范围内调整图像的特性,如窗宽窗位处理、灰阶处理、X线吸收率减影处理等。CR的不足之处在于成像速度慢,不能进行透视检查,X线检测效率有待提高。

(2)数字X线成像 数字X线成像(digital radiography,DR)用平板探测器将X线信息转换成电信号,将其数字化,整个转换过程都在平板探测器内完成,没有模/数转换过程,所以X线信息损失少、噪声小、图像质量优于CR。也被称为直接数字X线成像(direcet digital radiography,DDR)。DR设备不能与原有X线设备兼容,其包括DR通用X线机、DR胃肠机、DR乳腺机、DR床旁机等。与CR相比,DR不但大大缩短了

胸部数字连续断层融合

成像时间,可用于透视;且进一步提高了X线检测效率,降低了辐射剂量;并具有多种后处理功能,如多体层容积成像(一次检测获得投照部位任意深度、厚度的多层面体层图像)、图像自动拼接技术(一次检测可获取大范围如脊柱的无缝拼接DR图像)等。

(3)数字减影血管造影 数字减影血管造影(digital subtractive angiography,DSA)设备是计算机技术与传统血管造影设备相结合的产物,是一种特殊专用于心血管造影和介入治疗的数字化X线设备。是利用计算机处理数字影像信息,消除骨骼与软组织影像,使血管显影清晰的成像技术,目前DSA检查是诊断心血管疾病的金标准,也是血管内介入治疗不可缺少的成像手段。DSA设备机架呈"C"形,故称之为"C"臂。分为单"C"臂和双"C"臂,可以有悬吊、落地、移动等多种安装方式。DSA数字减影常用的方法是:经导管向血管中团注水溶性碘对比剂,同时采集受检部位的连续影像(这两帧图像称为减影对),利用这两帧图像的数字矩阵,通过计算机进行数字减影处理,消除骨骼与软组织的数字,留下清晰的血管影像。这种减影图像是在不同时间所得,故称之为时间减影法(图1-2-4)。

脊柱全景摄影

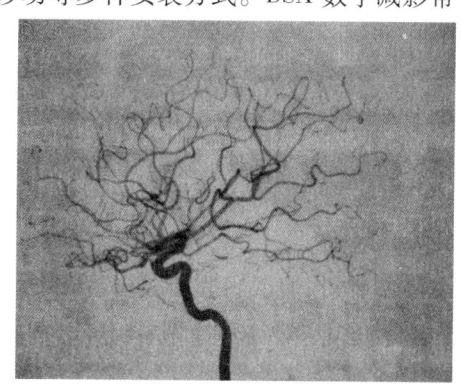

图 1-2-4 DSA 图像
消除骨骼及软组织影,仅显示血管)

(三)X线图像的特点

1. X线图像是灰阶图像 它是由从黑到白不同灰度的影像所组成,这些不同灰度的影像是以光学密度反映人体组织结构的解剖及病理状态。

人体组织结构的密度与X线图像中影像的密度是两个不同的概念。前者是指人体组织中单位体积内物质的质量,后者则指X线图像上所显示影像的黑与白。物质的密度与其本身的比重成正比,物质的密度越高,比重越大,吸收的X线量多,影像在图像上呈白影。反之,物质的密度越低,比重越小,吸收的X线量少,影像在图像上呈黑影。因此,图像上的白影与黑影,虽然也与物质的厚度有关,但主要反映物质密度的高低。在工作中,通常用密度的高与低表述影像的白与黑。例如用高密度、中等密度和低密度分别表述白影、灰影和黑影,同时也表示物质密度的高低。人体组织结构的密度发生改变时,则用密度增高或密度减低来表述影像的白影与黑影。

2. X线图像是重叠图像 X线图像是X线束穿透某一部位的不同密度和厚度组织结构后的投影总和,是该穿透路径上各种结构影像相互叠加在一起的影像。叠加后的结果,可以使部分组织或病灶的投影因累积增益而得到更好的显示,但同时也因此将一些组织或病灶的投影被覆盖而很难或者不能显示。虽然X线检查所得到的图像是重叠影像,但覆盖范围广,有利于某一解剖部位组织结构的整体观察,如胸部、脊柱X线平片。

3. X线图像具有放大和失真 因X线管阳极靶具有一定面积,并且产生的X线呈锥形投射,故而,X线影像就产生了伴影并有一定程度放大。伴影使X线影像的清晰度降低,锥形投射使处于射线中心部位的物体放大,但无失真、变形,于射线边缘部位的物体除放大外,还出现失真和变形。

4. X线图像不可调节　普通X线图像为直接模拟成像,图像上的影像灰度、对比度、摄片参数、处理条件等关系密切。获得图像后,其灰度和对比度是固定不可调节的。

数字化X线成像中的CR、DR图像特点有别于传统的X线成像。数字化X线成像通过灰阶处理与窗显示技术,可以调节影像的灰度及对比度,从而使不同密度的组织结构和病灶同时能够得到最佳显示。然而,CR及DR仍然保持传统X线图像的放大、失真、影像重叠的特点。

(四) 临床应用

X线应用于临床进行疾病诊断已有百余年历史。虽然现代成像技术如CT、MRI、超声对疾病诊断具有明显的优越性,但是不能完全取代X线检查。一些部位如骨关节、胸部的检查,X线常作为首选的影像检查手段;对于胃肠道,X线检查也具有一定优势,具有较高的临床应用价值。但对于中枢神经系统、肝、胆囊、胰腺、生殖系统等疾病的诊断,X线检查价值有限,还需要依靠其他的影像检查方法。在介入放射学领域中,通过获得病变的细菌学、组织学、生理与生化资料进行疾病诊断时,最常应用的影像成像技术也为X线检查。DSA主要应用于血管性病变,如血管狭窄、阻塞、血栓形成等;出血性疾病如大咯血、大呕血等;实质性器官肿瘤确诊及化学性栓塞治疗如肝癌等;少数情况下可用于良、恶性疾病的鉴别诊断;某些先天性疾病的诊断与介入治疗如动脉导管未闭封堵术、冠心病的介入诊断与治疗等。

二、CT成像

(一) 成像原理

1. **CT成像基本原理**　CT是利用X线束环形扫描人体某一层面后,探测器接收该层面各个方向上X线的衰减值,经过模/数转换器转换为数字信号,传输至计算机进行处理。计算机将接收的原始数据矫正处理后,形成数字矩阵,再经数/模转换,显示为黑白不同的灰阶而重建图像,即CT图像。

2. **CT设备**

(1) 多层螺旋CT(multi-slice spiral CT,MSCT)　采用螺旋式的扫描方式,也就是指X线球管连续旋转且连续产生X线,检查床也随之恒速移动并进行图像采集,反映人体的一段体积,得到三维信息,故螺旋CT又称为容积扫描(volume CT scan)。MSCT采用锥形X线束和Z轴上多排探测器的设计,又称为多排探测器螺旋CT(MDCT,多排CT)。该设备是目前临床应用的主流机型,有2层、4层、8层、16层、64层、256层、1024层MSCT。设备所采集图像时间分辨率高,利于活动器官如心脏成像;图像空间分辨率亦高,使微小病变如次级肺小叶间隔的增厚可以清晰显示。

(2) 双源CT　是同一CT设备内配置有2个X线管和2组探测器的MSCT,两套数据采集系统呈90°交叉安装在旋转机架上。两个X线源采用不同(相同)电压同时进行扫描,从而实现数据的整合和分离。两组数据对同一组织器官分辨能力不同,通过两组不同能量的数据可以分离出普通CT所不能分离或显示的组织结构,可以进行CT能量成像。如果两组数据以同样电压的电流值扫描则可以将两组数据进行整合,快速获得同一部位的组织结构形态,突破普通CT的速度极限,也使得图像获取的时间分辨率大大提高。

(3)能谱CT 通常CT成像所应用的X线包含不同能量的光子,属于混合能量成像。在成像中低能量光子被吸收,致使穿透后的X线束硬化,所测量的CT值不精确并产生线束硬化性伪影。能谱CT是在扫描中行两种电压(80 kVp和140 kVp)的瞬时切变,所获得的两组X线吸收系数数据,经公式计算出不同物质空间分布的CT值,而该物质密度值与X线能量无关,然后依据已知的各种物质不同单能量下的X线吸收系数,用所计算出的物质密度值,再经计算并重建出各种单能量下的CT图像,也可以计算并重建出不同物质密度的CT图像。能谱CT对图像质量、病变检出、定性诊断及消减线束硬化性伪影等有一定临床价值。

3. 基本概念

(1)像素与体素 具有一定厚度的成像体层,由若干个体积相同的小单元构成,这些基本单元称为体素(voxel)。体素是三维概念,是可以被CT扫描的最小体积单位。CT图像是由多个大小相同而密度不等的小单元组成。将这些组成CT图像的基本单元称为像素(pixel),像素为体素的投影,是二维概念。单位面积内像素越多,CT图像越清晰,其分辨率也越高。

(2)矩阵 矩阵(matrix)为像素以二维方式排列而成的阵列,代表在某一面积内每一行、每一列像素的数目。在同一图像面积内像素尺寸越小,像素数目越多,组成CT图像的矩阵越大,图像越清晰。目前常用的矩阵为512×512,1 024×1 024。CT图像重建后用于显示的矩阵称之为显示矩阵,为使图像质量得到保证,显示矩阵通常等于或大于采集矩阵。

(3)CT值 CT值代表X线穿透人体组织被吸收后的衰减值,也就是该体素组织对X线的吸收系数。将吸收系数换算为CT值表示组织密度的统一单位,单位是Hu(hounsfield unit)。X线吸收系数与CT值换算关系如下:气体的吸收系数为0,CT值定为-1 000 Hu;水的吸收系数为1,CT值定为0 Hu;骨皮质吸收系数为2,CT值定为+1 000 Hu。所以,人体内所有不同密度的组织CT值位于-1 000 ~ +1 000 Hu之间(图1-2-5)。

(4)窗宽与窗位 适当的窗宽与窗位是CT图像可以满足诊断要求的必要条件。窗宽的宽窄直接影响图像对比度。加大窗宽,图像层次增多,组织对比减少,细节显示差;反之亦然。当正常组织与病变组织间密度差别较小时,采用窄窗;需要显示更多组织器官,则使用较大窗宽。窗位高低影响图像的亮度,窗位低,图像亮度高呈白色,反之为黑色。临床上可以根据想要观察的组织的CT值来选择合适的窗宽与窗位(图1-2-6A和B)。

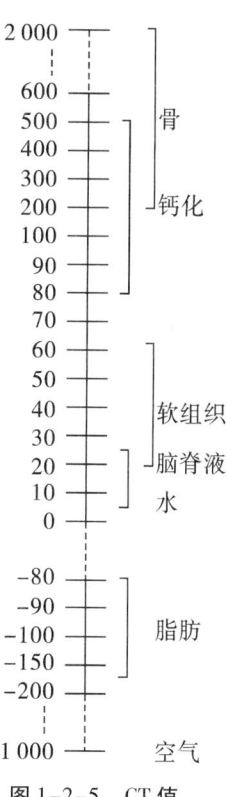

图1-2-5 CT值

(二)检查技术

CT检查常采用横断面扫描,其扫描层厚依据需要可设置为0.5 ~ 10 mm不等。头、面部检查也可以进行冠状位或倾斜一定角度扫描。检查过程中要求患者制动,胸部、腹部检查时要求患者屏气,避免产生运动伪影。常用的扫描方法如下。

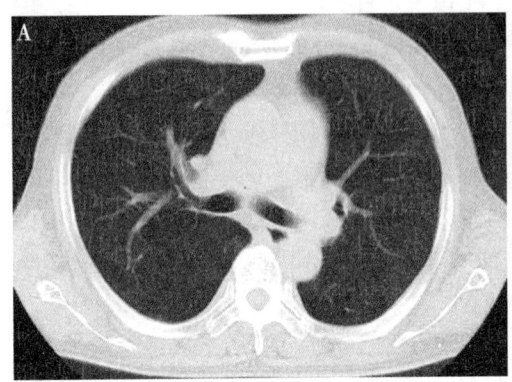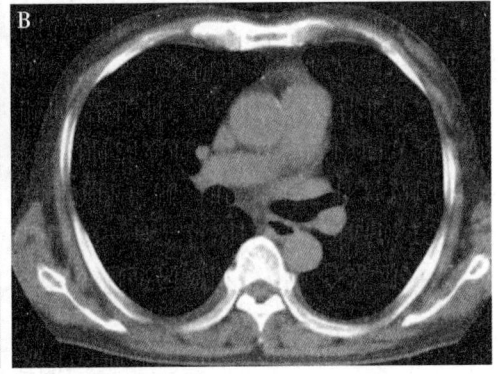

图 1-2-6　肺窗与纵隔窗

1. 平扫　平扫为不使用对比剂进行的常规普通扫描。

2. 增强扫描　是向血管内注入水溶性碘对比剂后再进行扫描的方法。因对比剂的注入,可以增加病变组织和周围邻近正常组织之间的密度差异,由此可以提高病变的显示率、诊断的准确率。增强扫描后,若病变组织密度增加,称之为强化或增强,依据对比剂注射后扫描方法的不同,可将其分为常规增强扫描、灌注扫描或动态增强、多期增强扫描、延迟扫描等方式。

3. 薄层扫描　是指扫描层厚≤5 mm 的扫描。其优点是减少了部分容积效应,能更好地显示病变的细节,一般用于检查较小的病灶或组织、器官。如需进行三维重建等后处理,亦需用薄层扫描,扫描层厚越薄,重建图像质量越高。

4. 特殊扫描

(1) 靶扫描　是对兴趣区进行局部放大扫描,以利于局部结构或病变更好显示,主要用于内耳、垂体、肾上腺、肺内小结节等部位的检查。

(2) 高分辨力 CT 扫描　高分辨力 CT(high resolution CT,HRCT)扫描是应用薄层(≤2 mm)、高毫安、高分辨力算法重建、靶扫描等方法,获得良好的空间分辨力的 CT 图像。对小病灶与器官病变细微结构的显示优于常规 CT 扫描。常用于肺部弥漫性、间质性或结节性病变,垂体、内耳和肾上腺等检查。

螺旋 CT 具有如下显著优势:①扫描速度快。多数部位在 10~20 s 内可以完成扫描,且多数患者能够在一次屏气时间内完成扫描,可减少呼吸运动伪影,对危重症患者及婴幼儿患者检查更为有利;②容积数据的采集提高了小病灶的检出率,器官、组织可进行容积灌注成像;③对采集的数据可进行计算机特殊功能处理,得到高质量任意层面的二维图像、三维图像的重建,以及 CT 血管造影(CT angiography,CTA)图像和 CT 仿真内镜成像等,也就是临床所谓的图像后处理技术。

(三) CT 图像的特点

1. CT 图像是数字化模拟灰度图像　CT 图像是经数字转换的重建模拟图像,它是由一定数目从黑到白不同灰度的像素按固有矩阵排列而成。这些像素的灰度反映的是相应体素的 X 线吸收系数。与 X 线图像相同,CT 图像也是用灰度反映器官、组织对 X 线的吸收程度。如骨组织钙含量高,吸收 X 线多,在 CT 上呈白色影像,即高密度影;器官、肌肉等软组织,吸收中等剂量的 X 线,呈灰色影像,即中等密度影;含气肺组织吸收少量X线,呈黑色影像,即低密度影像。

2. CT图像具有较高的密度分辨力 CT图像的密度分辨力(density resolution)高于常规X线图像,相当于常规X线图像的10至20倍。故而,人体不同软组织虽然对X线吸收的差别小,但在CT图像上也可形成对比。因此,CT图像能清晰显示由软组织构成的器官,如脑、纵隔、肝、胰腺、脾、肾、盆腔等器官,并且可以在良好图像背景上确切显示出病变影像,这种病灶检出能力是常规X线图像难以达到的。然而,组成CT图像的基本单位是像素。CT装置不同,所选择的显示技术不同,其像素大小及矩阵数目也不相同,像素大小可以是0.5 mm×0.5 mm或1.0 mm×1.0 mm,矩阵数目可以是256×256、512×512、1 024×1 024不等。虽然像素越小,矩阵数目越多,形成的图像越细致,空间分辨力(spatial resolution)就越高,但总体而言,CT图像组成的基本单位——像素仍显较大,故空间分辨力不如常规X线图像。但是,CT图像的高密度分辨力带来的诊断价值远远超过空间分辨力不足产生的负面影响。

3. CT图像的密度能够进行量化评估 CT图像不仅可以从形态学上以不同的灰度来显示组织、器官与病变的密度高低,而且还可以利用X线吸收系数量化评估密度高低的程度,这是常规X线检查无法达到的。在临床工作中,CT密度的量化标准与X线不同,它用CT值表示。所以,在描述某一组织、器官或病变密度时,不仅可以用高密度、中等密度、低密度来形容,也可以用CT值来说明密度的高低程度。人体软组织的CT值范围小,与水的CT值相近,但因CT图像具有较高的密度分辨力,仍可将密度差别较小的软组织及病变分辨出来,例如脑皮质、脑髓质、脑梗死灶等。临床上为使CT图像中欲观察的组织结构与病变达到最佳显示,需要依据它们的CT值范围,选择不同的窗技术(window technique),包括窗宽和窗位。提高窗位,图像变黑;降低窗位,图像变白。增大窗宽,图像层次增多,组织间对比度下降;反之,缩小窗宽,图像层次减小,组织间对比度增加。

4. CT图像为断层图像 CT图像常规为横轴位断层图像,弥补了普通X线检查各组织结构影像重叠的缺点,能够使各个器官、组织结构得以清楚显示,显著提高了病灶检出率。但是断层图像不利于器官结构与病灶的整体显示,还需要连续观察多帧图像,经大脑整合或运用图像后处理技术,才能形成完整的概念。

CT横轴位断层图像是含有一定层面厚度的组织结构重建图像。若一个扫描层面厚度内仅含有一种组织时,测量的CT值代表该组织的密度。但是,在一个扫描层面的厚度方向内同时含有两种或两种以上密度不同、走行与层面平行的组织时,其显示的密度并非代表其中任何一种组织,所测CT值为它们的平均值。这种现象称之为部分容积效应或部分容积现象(partial volume phenomenon),影响微小病变的显示与诊断。为克服这一不利因素,可选用更薄的准直、更小的重建层厚以及特殊算法进行图像重建,如高分辨力CT检查。

胸腹主动脉CTA-MIP

(四)临床应用

1. CT平扫与增强检查 CT平扫与增强检查基本可用于全身各器官、系统的疾病诊断。它的突出优点是密度分辨力高,病变易于检出,尤其是可以较早地发现小病灶及准确地显示病变范围,故而广泛应用于临床。随着CT设备的不断改进与完善,64层、256层、320层CT及双源和能谱CT的相继应用,多种后处理软件的开发,CT应用的领域在不断地扩大。

腹主动脉CTA-SSD

结肠容积再现（CTVR）

结肠仿真内镜 CTVE

气管仿真内窥镜

骨性胸廓 VR 全景重建

目前，CT检查应用范围几乎涵盖了全身各个系统，CT检查能检出与诊断的病种包括各种先天发育异常、代谢性疾病、炎症性疾病、外伤性改变、退行性和变性疾病、良恶性肿瘤、心血管疾病等。尤其是对于中枢神经系统、头颈部、呼吸系统、消化系统、泌尿系统等病变的检出与诊断具有突出的优势。对于心血管系统、生殖系统、骨骼肌肉系统疾病也具有较高的诊断价值。

2. CT图像后处理　薄层面重建可以提高图像的空间分辨率，有利于微小病灶的显示。多平面重组（MPR）可从矢状面、冠状面、斜面显示器官及病变的位置、形态、范围、病变与周围组织结构的关系，可在不同方位测量病变的大小、密度等。曲面重组（CPR）利于整体显示走行迂曲的结构如颌骨、血管等，但曲面重组无法真实反映被显示组织器官的位置与毗邻关系。最大强度投影（MIP）广泛应用于不同方位上整体显示具有较高密度的组织结构，如充盈对比剂的血管腔。最小强度投影用于不同方位上整体观察低密度结构，如支气管树。表面遮盖显示（SSD）和容积再现（VR）均能够三维显示复杂结构的全貌，图像具有较强的真实感与三维立体感，它也可以进行360°旋转观察；VR 技术还能够给图像进行伪彩和透明化处理。如骨关节、心血管及其毗邻结构关系等。CT仿真内镜（CTVE）具有仿真光纤内镜的效果，可沿受检官腔的视点和路线进行观察，还可以按电影序列反复回放，用于观察气道、消化道以及血管等管道器官的内表面形态。缺点是不能观察病灶的真实颜色，不能对病灶取组织进行病理活检，对黏膜及扁平病灶显示不敏感，易受技术参数与器官运行等因素影响。

3. CT血流灌注成像　此技术可以提供血流灌注等功能信息。CT的诊断信息除病灶形态学表现外，还可提供功能性信息，这为准确诊断提供了新的依据。CT血流灌注成像是一种功能成像，可反映组织、器官及病灶的血流灌注改变，利于病变的检出与定性诊断。另外，快速电影模式的应用，可实时观察器官的活动，如心脏的收缩与舒张、胃肠道蠕动、关节运动，这又为疾病诊断提供了新的信息。

4. 急诊医学中的应用　近年来随着设备的发展，CT检查在急诊医学中的地位也越来越重要。如疑为脑梗死时，可迅速完成CT平扫、CTA检查、CT灌注成像；对于胸痛三病症（心绞痛、主动脉夹层、肺动脉栓塞）患者可一站式完成主动脉、肺动脉、冠状动脉CTA检查及其病变诊断；对急腹症患者行CT检查有利于快速明确病因，为及时、有效与合理地治疗提供可靠依据。

三、MRI成像

（一）成像原理

1. MRI成像基本原理　MRI和X线及CT成像截然不同，它是利用人体内原子核在强磁场中受到射频脉冲的激励而产生核磁共振现象，产生MRI信号，经过信号采集，借助计算机与图像重建技术而获取图像的新型医学成像技术。

（1）氢核成像　目前临床上MRI成像为氢原子核像，由于人体组织结构中氢核含量丰富，成像效果好。因人体中各种器官、组织中氢核含量不等，正常组织和病变组织中的氢核含量不一，形成了具有信号强度差别的MRI图像。

（2）成像过程　通常人体内杂乱无章运动的氢核沿着自身的轴进行无间断自旋；当处于外加的静磁场时，自旋的氢核顺着外加磁场方向不停地进行陀螺样旋转；与此同时,对其施加一个与其进动频率一致的射频(radiofrequency,RF)脉冲时,氢核就会产生共振;它吸收能量后,自低能级向高能级跃迁,当射频脉冲停止时,氢核又将从高能状态降至低能状态,同时将其吸收的能量以电磁波的形式释放;接收这种电磁波并通过计算机进行处理,形成 MR 图像。由此可总结为人体自进入静磁场到形成清晰的 MR 图像,受检部位的氢核均经历了以下变化:杂乱无章的自旋运动;净磁化;外加 RF 后吸收能量;停止外加 RF 后释放能量;释放的电磁波转化为 MR 信号。

(3) MR 设备　通常包括五个系统:主磁体、梯度系统、射频系统、计算机图像处理系统及辅助设备。

(二)检查技术

1. MRI 常规扫描　即 MRI 平扫,是通过人体正常及病理组织自身特性获取扫描图像的方法。在 MRI 检查中,各种组织的质子密度、T_1、T_2 参数的表达,均需经过适当脉冲序列(pulse sequence)反映出来。脉冲序列是具有一定带宽、一定幅度的射频脉冲组成的序列。

自旋回波(spin echo,SE)序列为常用的射频脉冲序列。水抑制多用液体衰减反转恢复脉冲(fluid attenuated inversion recovery,FLAIR)序列,它可以抑制自由水信号,而使自由水在 T_2WI 中呈低信号,结合水不被抑制表现为高信号。脂肪抑制(fat suppression)多用反转时间反转恢复(short TI inversion recovery,STIR)序列,通常是在 T_2WI 中抑制脂肪的高信号,表现为低信号,以便减少脂肪对周围其他组织信号的干扰(图1-2-7A 和 B)。

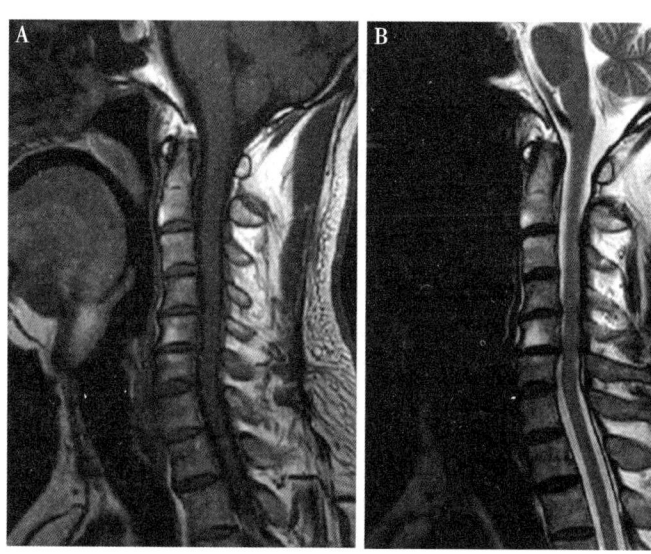

图 1-2-7　MRI 常规序列
A. T_1WI　B. T_2WI

2. MRI 增强扫描　MRI 增强扫描与 CT 增强扫描相同,均由静脉注入对比剂。MRI 图像具有较好的组织对比度,但因正常与异常组织的弛豫时间有重叠,特异性较差。为提高 MRI 图像对比度,需要选择适当的脉冲序列与成像参数,同时,人为改变组织的 MRI 特征参数特征,以利于将病变组织的实际大小、程度、病变特征更好显示。

MRI对比剂可以缩短T_1弛豫时间,增加靶区与邻近结构的对比,将病变更好地显示,常用于血管造影及各种病变的显示等。

目前常用的磁共振对比剂为顺磁性对比剂,其中二乙三胺五乙酸钆(gadolinium diethyl triamine-pentoacetic acid,Gd-DTPA)为最常用的阳性对比剂,当处于低浓度时(0.1~0.2 mmol/kg体重)可缩短T_1值,而高浓度时(>0.5 mmol/kg体重)缩短T_2值。常规采取0.1~0.2 mmol/kg体重用药,于静脉内快速团注。垂体、肝、心脏、大血管等组织成像采用压力注射器进行动态、多期扫描。Gd-DTPA性能相对稳定,广泛应用于临床,不良反应发生率低且轻微。

3. MRI功能成像

(1)磁共振血管成像 磁共振血管成像(magnetic resonance angiography,MRA)是利用特定的技术显示血管及血流信号特征的一种方法(图1-2-8A)。MRA显示血管一种呈低信号,另一种呈高信号。其中显示血管为低信号者是利用流空效应原理,快速流动的血流中的氢质子在选定扫描层面停留时间短,接受激励后还未激发出MRI信号,已经流出该层面,而接收不到MRI信号。SE序列平扫时,因流空效应,快速流动的血液无信号,此时心脏与血管呈黑色低信号。显示血管为高信号者是利用流入性增强原理,也就是上游激发、下游取信号,同时抑制背景信号,血管此时呈高信号。

常用的MRA检查方法主要为时间飞跃法(time of flight,TOF)、相位对比法(plase contrast,PC)、增强磁共振血管造影(contrast enhanced MRA,CE-MRA)。时间飞跃法与相位对比法分别利用流入相关增强效应及流速诱导的流动质子的相位改变成像。其中TOF常用于显示动脉,PC常用于显示静脉。增强磁共振血管造影是通过静脉注入顺磁性对比剂以缩短血液T_1值,使血液信号显著增高。动脉、静脉通过此种方法均能显示,胸部、腹部、四肢血管显影效果较好。

因大血管血流量大,无呼吸运动伪影,故MRA对大血管显示效果好,对细小血管显示欠佳,尚未达到临床应用要求。

(2)磁共振水成像 磁共振水成像依据人体中液体具有长T_2特征,获得重T_2加权像,而使含水的器官显像,同时忽略其他组织、器官的一种成像技术。该方法具有无创、无对比剂的优点。因该方法可突出显示含水结构而广泛应用,其中磁共振胰胆管成像(MR cholangio pancreatography,MRCP)、磁共振尿路成像(MR urography,MRU)、磁共振椎管水成像(MR myelography,MRM)、磁共振内耳水成像、磁共振涎腺水成像等常用。MRCP为胰胆管系统当前检查中的重要手段之一,可显示肝内外胆管,明确梗阻部位,结合MRI图像可以明确梗阻原因,如胰胆管恶性肿瘤、结石、先天性疾病,急、慢性胰腺炎的诊断。与内镜逆行性胰胆管造影(endoscopic retrograde cholangio-pancreatography,ERCP)相比具有无创、无对比剂压力及过敏等优势,适用于老年人以及无法接受ERCP的患者。MRU是泌尿系统影像检查方法的重要补充手段,具有无插管、无对比剂等优点,尤其适用于碘过敏、严重肾功能损害、妊娠妇女、儿童等患者,利于肾肿瘤、肾结核、尿路梗阻、膀胱肿瘤的诊断。

(3)磁共振波谱成像 磁共振波谱成像(MR spectroscopy,MRS)是一种以波谱形式测量正常及病变组织代谢物含量的技术,在脑、乳腺、前列腺等部位疾病的诊断与鉴别诊断方面具有一定价值(图1-2-8B)。

(4)MR电影技术 MR电影技术(MR cine,MRC)是运用快速成像序列使运动器官成像,以此评价运动器官运动功能的检查方法,主要用于心脏大血管功能的评定。

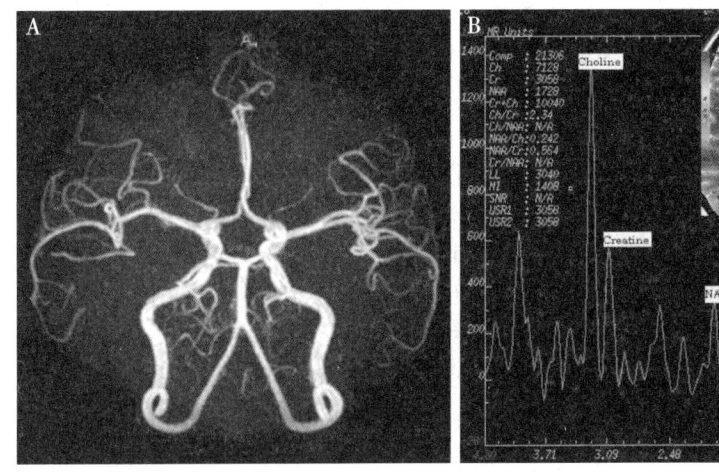

图 1-2-8 MRI 功能成像
A. MRA B. MRS

(三) MRI 图像的特点

1. MRI 图像是数字化模拟灰度图像 与 CT 图像相同,MRI 图像也是数字化模拟灰度图像,同样具有窗技术显示及可以进行各种图像后处理的特点。但 MRI 与 CT 不同的是,其图像上的灰度并不表示组织和病变的密度,而是表示其信号强度,反映的是弛豫时间的长短。

2. MRI 图像具有多个成像参数 MRI 图像具有多个成像参数,即 T_1 弛豫时间、T_2 弛豫时间、质子密度弛豫时间等,主要反映相应弛豫时间差别的 MRI 图像,分别称之为 T_1 加权像(T_1 weighted image)、T_2 加权像(T_2 weighted image)、质子密度加权像(proton density weighted image,PdWI)。人体不同组织与病变具有不同的弛豫时间,是磁共振成像诊断疾病的基础。在 T_1WI 和 T_2WI 图像上,T_1 和 T_2 弛豫时间的长短和信号强度高低间的关系有所不同:短 T_1 值(简称短 T_1)表现为高信号,如脂肪组织;长 T_1 值(简称长 T_1)呈低信号,如脑脊液;短 T_2 值(简称短 T_2)表现为低信号,如骨皮质;长 T_2 值(简称长 T_2)呈高信号,如脑脊液。表 1-2-1 中列举了一些正常组织在 T_1WI 和 T_2WI 上的信号强度。

表 1-2-1 常见的组织在 T_1WI 和 T_2WI 上的影像灰度

影像	脑灰质	脑白质	脑膜	脑脊液和水	脂肪	肌肉	骨皮质	骨髓
T_1WI	灰	白灰	黑	黑	白	灰	黑	白
T_2WI	白灰	灰	黑	白	白灰	灰	黑	灰

3. MRI 图像具有多种成像序列 其中最常用的序列是自旋回波(spin echo,SE)序列与快速自旋回波(turbo SE,TSE;fast SE,FSE)序列,其他成像序列如反转恢复(inversion recovery,IR)序列、梯度回波(gradient echo,GRE)序列、平面回波成像(echo

planar imaging,EPI)也经常应用。在这些成像序列中,通过改变成像的具体参数,可以衍生出更多成像序列及方法。这些成像序列与方法具有不同成像速度,不同的组织对比,故而有不同的临床应用价值。

4. MRI 图像为多方位断层图像　与 CT 图像相同,MRI 在临床中常规获取横轴位断层图像,根据需要,也可直接进行矢状位、冠状位乃至任何方位的斜面断层图像。直接获取的多方位图像便于显示组织结构之间的解剖关系,也便于明确病变的起源部位与范围。

5. MRI 图像软组织分辨力高　MRI 图像基于成像原理及多参数和多序列成像特点,具有软组织分辨力高的特点。表 1-2-1 中列举了不同正常组织在常规 SE 序列 T_1 WI 和 T_2 WI 上的信号强度,这为识别正常结构与病变组织类型提供了有力依据。另外,一些特定的成像序列及成像方法还有利于进一步确定病变的组织学特征。如亚急性出血与脂肪组织在 T_1 WI 和 T_2 WI 上均表现为相似的高信号,但应用脂肪抑制(fat-suppression)技术后,脂肪组织表现为低信号,亚急性出血仍表现为高信号。MRI 不同的成像序列与成像方法,多能准确识别正常结构与病变的不同组织学类型,利于病变的检出及诊断。由此可见,软组织分辨力高为 MRI 图像的显著优点。

6. MRI 图像受流空效应影响　血液、脑脊液等流动的液体因 MRI 成像原理而使其信号表现复杂,受流体的流动类型、流速、成像序列等多种因素的影响。如 SE 序列图像中,高速血流因流空效应(flow void)呈信号丢失;在大多数 GRE 序列图像上,血流由于流入相关增强效应而表现为高信号。此外,流体的流速还能诱导流动的质子发生相位改变。流入相关增强效应与流速诱导的流动质子的相位改变又是磁共振血管成像(magnetic resonance angiography,MRA)时间飞跃法及相位对比法成像的物理基础。MRA 检查同时可以显示血管的形态以及血流方向、速度等信息。

7. MRI 图像可显示组织磁敏感性差异　梯度回波序列与磁敏感加权成像(susceptibility weighted imaging,SWI)都可以显示正常组织间及组织与病变间的磁敏感差异。可对小静脉、微出血、钙化、铁沉积等显影。

8. MRI 图像可显示水分子扩散运动　扩散加权成像(diffusion weighted imaging,DWI)是经特定成像序列对组织与病变内水分子扩散运动及受限程度进行成像的方法。扩散张量成像(diffusion tensor imaging,DTI)能够更准确、全面地显示水分子在不同方向的扩散运动,也用于重建脑白质纤维束。

9. MRI 图像可显示组织血流灌注信息　基于 MRI 灌注加权成像(perfusion weighted imaging,PWI)的两种方法:动态磁敏感对比(dynamic susceptibility contrast,DSC)与动脉自旋标记法(arterial spin labelling,ASL)可显示组织血流灌注信息。前者需通过顺磁性对比剂的注入,引起磁敏感效应成像;后者则通过标记动脉中 ^{1}H 进行成像。

10. MRI 图像可显示脑功能区与连接　MRI 功能成像(functional MRI,fMRI)能够反映人脑功能信息及病变引起的功能改变,包括任务态 fMRI 和静息态 fMRI。任务态 fMRI 临床上常用于运动及语言区的定位,它是研究特定任务引起的脑区激活方法。静息态 fMRI 通过对脑区间活动的相关性分析,研究脑区间的功能连接。

(四)临床应用

MRI 检查具有多参数、多方位、多序列成像的特点,具有无 X 线辐射损伤、软组织分辨力高的特性,能够进行 MR 血管成像、MR 水成像、MR 功能成像、MR 波谱成像、MR 弥散成像等优势,目前广泛应用于人体各个系统疾病的检查与诊断。较其他成像检查的病变检出敏感性更高,且可更早发现小病变,如对脊髓病变、垂体微腺瘤、早期小肝癌、软骨损伤等疾病的检出更具优势。此外,MRI 对病变诊断的准确性更高,特别是融合多种特定成像方法与序列,可更好地显示病变的特征,由此提高疾病诊断准确率、增强对疾病鉴别诊断的能力。随着 MR 设备的发展,软件与硬件的开发,MRI 应用领域不断拓展。如 3.0T 的 MRS 可分辨更多的代谢物谱峰,有助于疾病的诊断与鉴别诊断;SWI 成像技术能够使脑内小静脉发育异常清晰显示;通过对患者进行 DWI 检查,恶性肿瘤患者转移灶的检出更加准确,便于肿瘤分期与治疗方法的评估,并且有望用于预测与监测放、化疗对恶性肿瘤的疗效。

虽然 MRI 目前在临床中应用广泛且成像序列、成像方法多,但并不是所有的方法均适用在同一患者上。检查时,结合临床拟诊具体情况及其他影像学、实验室检查资料,在常规 T_1WI、T_2WI 图像基础上,选择合理的成像方法与序列,以发现、显示更多病变特征,由此缩短患者检查时间、住院周期。

MRI 也存在临床应用的限度与不足。第一,患者体内若有心脏起搏器、铁磁性植入物、幽闭恐惧症、早期妊娠等情况,则无法进行 MRI 检查。第二,MRI 图像容易产生运动伪影、磁化率伪影、外磁场不均性伪影等多种不同类型伪影,虽然通过补偿技术可对其进行纠正,但有时无法完全消除。第三,因成像原理限制,某些部位疾病的检出、诊断仍有限度,如 MRI 对呼吸系统多数疾病的诊断价值不高,对胃肠道黏膜微小病变显示欠佳。第四,MRI 增强扫描使用 Gd-DTPA 虽然在临床中引起的副作用极少,但肾功能不全或受损的患者仍然存在发生肾源性系统性纤维化的风险。

四、超声成像

超声波为声源发生的声振动在介质中传播产生的机械波,其振动频率超过 20 000 Hz,超过人耳听觉阈值(20~20 000 Hz)上限。

(一)成像原理

超声成像(ultrasonography,USG)的成像基本原理是利用超声波的良好指向性、反射、折射、散射、多普勒效应等物理特性,使超声波束发射到体内,并在组织中传播。若正常组织、器官与病变组织声阻抗存在差异时,它们之间的界面将发生反射与散射,再接收此回波信号,随后进行检波、放大等处理,显示为波形、曲线、切面图,对此进行分析后诊断疾病。

(二)检查技术

1. A 型超声　属一维波形图,为振幅调制型,以波幅形式显示回声图。已基本被 B 型超声取代。

2. B 型超声　属二维切面图,为灰度调制型,以光点的明暗反映回声的强弱,直观反映正常组织结构与病变的关系。B 型超声是其他超声诊断的基础(图 1-2-9)。

3. M 型超声　属辉度灰度型,回声形势为带有灰度的曲线,为 B 型超声诊断仪的一种特型。目前主要用于心脏检查,可测量心腔前后径、室壁厚度与心功能;可显示心脏前后方向与 B 型超声切面图对应的各层结构;可观察运动轨迹。

4. D型超声 利用多普勒效应,对运动物体显示多普勒频移,检测运动物体的方向、速度等参数,又称多普勒超声。①彩色多普勒血流(CDFI):不同颜色分别表示血流的速度与方向,结合M型超声、B型超声、频谱多普勒检查,可使诊断信息更丰富。②连续频谱多普勒(CW):可测量高速血流,但无距离选通能力。③脉冲频谱多普勒(PW):拥有距离选通能力,可准确定位,但无法测量高速血流。

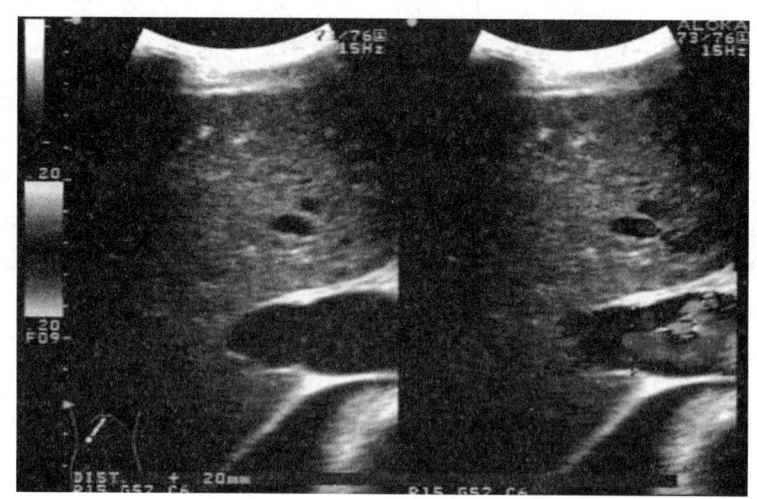

图1-2-9 肝B型超声与CDFI

5. 腔内超声 是一种特殊的检查方法,包括经食管超声心动图、经阴道及经直肠等腔内超声。随着科学技术的迅猛发展,医用超声新技术也不断涌现,如彩色多普勒能量图(CDE)、超声造影、组织多普勒、声学定量、三维超声、斑点追踪超声心动图、彩色室壁运动分析、超声弹性成像等。

(三)超声图像的特点

二维超声图像(B型超声图像)为扫查部位的断面图像。依据不同组织结构之间声阻抗差的大小以不同明暗的灰度来表示回声的有无与强弱,由此显示正常组织、器官与病变大小、形态、轮廓、声学特征。依据组织内部声阻抗与声阻抗差的大小,将人体组织和器官分为4种类型(表1-2-2)。

表1-2-2 人体组织和器官声学类型

反射类型	灰度	二维超声	组织和器官
无反射型	黑色暗区	无回声	血液、胆汁、尿液等液体物质
少反射型	低亮度	低回声	心肌、肝、肾、脾等基本均质的实质性组织和器官
多反射型	高亮度	高强回声	心脏瓣膜、血管壁、脏器包膜、骨骼等结构复杂致密的组织
全反射型	极高亮度	极强回声	胃、肠、肺等含气器官

CDFI能显示某一断面的血流信号,为实时二维血流成像方法。频谱多普勒血流成像可对心血管内某一点的血流方向、速度与性质进行定量分析,检测相关血流动力

学参数。多普勒血流成像可反映组织、器官的血流灌注情况。

超声检查因其物理性质决定其图像易于受到气体、皮下脂肪的干扰,对肺、肠管、骨骼等结构的检查受到限制;又因声波在体内传播时受到人体界面复杂、仪器性能及检查技术等影响,影响图像质量。USG 中常见的伪像有:混响伪像、声影、镜像伪像、高衰减结构、部分容积效应、旁瓣伪像、后方回声增强等。

(四)临床应用

超声检查在心脏大血管、消化系统、腹腔及腹膜后、泌尿生殖系统、浅表器官、血管、介入等多个领域广泛应用,成为腹腔实质器官、心血管等结构首选的影像学检查方法。在妇产科、计划生育、健康体检及防癌普查中具有重要意义;腔内超声及术中超声对某些微小病变的早期发现与术后评估、肿瘤定位与分期评价等具有重要价值;超声介入对部分疾病的诊断与治疗也起到很大作用。

第三节　影像检查的申请与影像诊断报告的应用

(一)影像检查的申请

医学影像检查申请单也称为影像检查会诊单,为临床医生向影像科室提出某项影像检查申请的凭证,也是影像科医生撰写诊断报告的重要参考依据。

1. 申请单的规范书写是临床医生必须具备的基本功　循证医学的发展促进了现代医学的不断进步,但仅依据体格检查进行疾病诊断,已然不适应循证医学的发展要求。目前,绝大部分疾病诊疗的依据都和影像技术有关。因此,熟悉各种影像检查技术的特征,依据患者的情况为其选择适宜的影像检查方法及检查流程,提出检查申请,是临床医生必须具备的基本技能,这在一定程度上反映了临床医生的临床思维过程。

2. 规范填写申请单对影像诊断具有重要意义

(1)保障获取高质量图像　准确的患者信息、病史、临床诊断、申请检查的部位与目的都是保障影像科室技术人员安排合理检查手段、优化技术参数的重要依据,对于保障获取高质量图像、能够满足影像的诊断与鉴别诊断要求非常重要。

(2)提高影像诊断正确率　通过各种影像技术手段获取的影像资料仅是疾病瞬间记录,是疾病病理状态的投影,并不与病理等同。申请单提供的全面且准确的临床资料对于疾病的鉴别至关重要。

(3)提高诊断工作效率　影像图像信息量大,医生需从海量的资料中找到目标信息。影像科医生工作量极大,需要依据申请单的检查目的,对影像资料进行有效的筛选与排序,有针对性做出满足临床诊疗需求的高质量诊断报告。

3. 影像检查申请单填写规范

(1)准确完整填写患者基本信息　主要包括患者姓名、性别、年龄、职业、籍贯、住址、通信方式等。若在同一家医疗机构进行过相关影像学检查者,还应提供前次检查的检查号、住院号或就诊卡号,便于查询对比病变的动态变化情况,便于诊断与疗效评估。

(2)客观记录患者病情　包括症状、体征、实验室检查及其他影像检查结果等。

应注意,病情记录应具有针对性与时效性,客观描述患者申请检查时与检查部位及检查目的相关的病情。复查病例应注明前次检查日期及诊断结论。重视既往史、过敏史及手术史等内容的填写。

(3)提出临床诊断意见,注明检查目的 此内容主要反映临床医生临床思维过程,从中可确定临床医生申请此项检查是否恰当。

(4)选择检查部位,明确检查技术 多数影像检查是按照部位或器官设置技术参数,标明检查部位或器官,便于影像科室技术人员合理安排并选择恰当技术参数,获取高质量图像,便于明确诊断。

(5)签名 申请医生签全名是医疗文书书写的基本要求,同时也是对患者负责和尊重影像科室技术人员的体现。

(6)与申请有关的其他注意事项 ①关注患者生命体征,危及生命时应标注"急"字样,优先救治、后检查;②同时申请多种(项)检查应评估患者身体状态是否能够承受;③申请多种检查时,应提醒患者按一定顺序检查,避免不同检查间发生冲突;④注意检查适应证与禁忌证;⑤腹部、盆腔检查与增强扫描应提醒患者做好检查前准备工作。

4.申请单填写的常见缺陷

(1)一般资料填写不全 如仅填写患者姓名,漏写性别、年龄、籍贯等,这既不符合诊疗常规,也会延误诊断。如包虫病常见于牧区、血友病与性别有关等。

(2)病史不实或无关 病史不实多表现在病史描述与患者实际情况不符,未能准确表述实际病情,容易造成误诊。病史无关主要表现为申请检查部位或方式与患者症状、体征无关,既无助于影像诊断,又疑为过度检查。

(3)漏填既往史、过敏史、手术史、临床诊断 如申请 CT 增强扫描,申请单未注明既往有甲亢病史或碘过敏史等。

(4)申请检查部位不明确且目的不清晰 影像科医生既无法完成检查,也会导致影像报告无针对性,不能满足临床需求。

(二)影像诊断报告的应用

1.影像学表现的判读 影像学表现的描述是影像诊断报告的核心部分,为最后诊断意见的重要依据。应是在系统、全面观察分析影像资料的基础上进行书写的内容,包括异常与正常结构的描述。异常表现重点描述病灶的部位、分布、大小、数目、形态、边缘、密度(信号)、强化程度、与周围组织的关系、功能变化等,这些征象是疾病诊断的重要依据,也是临床医生需要读懂并能对其进行分析,用于病情的评估、预后的判断、肿瘤的分期、治疗方法的选择等方面。

2.影像诊断意见分析 诊断意见或印象为诊断报告的结论部分,为判断病情、综合诊断的重要依据。

(1)"正常"的影像学诊断 若影像学检查资料中未发现异常,结论中常用"表现正常"或"未见异常"表示。解读为通过该检查方法进行检查,得到的影像资料中未发现病变。

(2)"疾病"的影像学诊断 ①肯定性诊断:影像资料齐全,病变本质有特异性表现,可以进行肯定性诊断,如肝右叶巨块型肝癌伴门静脉右支癌栓。②否定性诊断:除外某种疾病,可能存在假阳性情况。③可能性诊断:不确定病变性质,提出几种可能性诊断,一般不超过3种,且第一诊断可能性最大,建议进行其他检查、随访、试验性治疗等。

小　结

小结
- 医学影像学发展简史
  - 学科定义及发展简史——影像诊断(X线、CT、MRI、超声、核医学);介入放射学
  - 学习目的与方法——能够合理选择各种影像检查手段,熟悉影像基本思维模式,常见病能够诊断分析
- 医学影像检查技术与临床应用
  - X线成像
  - CT成像
  - MRI成像
  - 超声成像
  成像原理、检查技术、图像特点、临床应用
- 影像检查的申请与影像诊断报告的应用
  - 影像检查的申请——临床医生必须掌握的基本功;规范填写申请单对影像诊断的重要性;影像申请单填写的规范及常见缺陷
  - 影像诊断报告的应用——影像学表现的判读、影像诊断意见分析

思考题

1. X线的基本特性有哪些?这些特性为什么可用于医学成像?
2. X线、CT、MRI图像分别有何特点?
3. CT的检查技术有哪些?
4. MRI的检查技术有哪些?
5. 超声常用的检查技术有哪些?

思考题答案

(蒋　蕾　林志艳)

第二章 呼吸系统

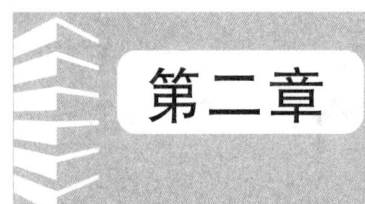

学习目标

本章主要介绍呼吸系统的影像检查技术和常见病、多发病的影像诊断。要求熟悉呼吸系统常用影像检查技术的临床应用价值，掌握呼吸系统正常影像学表现及呼吸系统基本病变，熟悉临床常见病的影像学表现，能够进行观察分析。

第一节 影像检查技术与临床应用

呼吸系统有着良好的天然对比，X线平片检查是大多数胸部疾病首选的检查方法，胸部透视在某些情况下有一定诊断价值。CT对胸部肿块、肺部弥漫性间质性病变、支气管病变、淋巴结肿大、纵隔疾病、胸膜病变等有很好的定位及定性诊断价值，已成为主要的影像学检查方法。MRI检查具有良好的软组织分辨力及流空效应，对纵隔肿瘤、肺门肿块及肺癌的诊断和鉴别诊断具有较高的价值。但肺部富含空气，MRI上为无信号，因此MRI检查对肺实质病变的效果不佳，一般不作为肺部病变的首选检查方法。

(一) X线检查

1.**胸部X线摄影** 经济、简便、辐射剂量小，图像清晰，是呼吸系统疾病最常用的检查方法。常见技术有以下方面。

(1) 正、侧位胸片 常规检查体位，是疾病初查、复查对比、定位和胸部健康体检的常用检查方法。

(2) 斜位摄影 主要用于检查肋骨腋段的骨折。

2.**胸部透视** 简称胸透，操作简单，对胸部可以进行多方位观察及胸部器官的运动情况的显示，但其辐射剂量较大，清晰度差，不能保留影像资料，目前临床较少应用，仅作为胸部X线摄影的补充检查。

(二) CT检查

1.**CT平扫** 是呼吸系统最常用且诊断价值较高的影像学检查方法。通常采用断

胸部摄影体位

层扫描技术,获取胸部各个断面的肺窗和纵隔窗图像。肺窗主要用于观察肺组织及其病变;纵隔窗适用于纵隔结构及其病变的观察,还可以显示肺组织病变内部结构有无钙化、脂肪成分及气体等改变;需要观察胸廓的骨性结构,应在骨窗图像上进行分析。

2. CT 增强　在平扫基础上通过对患者血管内注射对比剂而获得的图像,借以了解正常组织及病变组织的血供情况,明确病变组织与周围正常组织的关系,有利于疾病的诊断与鉴别诊断。

3. 后处理技术

(1)高分辨力扫描　高分辨力 CT 扫描技术为薄层(1~2 mm)扫描及高分辨力算法重建图像的检查技术。主要用于观察病灶的微细结构,对弥漫性肺间质病变及支气管扩张的诊断具有突出效果。

(2)多平面重组(MPR)　通过冠状位、矢状位或任意倾斜方位的图像重组,利于显示病变与周围组织结构关系。

(3)支气管树成像　利用最小密度投影法(minIP)获得全气管和支气管树整体观图像。

(4)CT 仿真内镜(CTVE)　应用软件对多层螺旋 CT 容积数据进行处理,在显示器上产生模拟纤维支气管镜进、出和转向效果。

(5)肺结节分析技术　应用软件对多层螺旋 CT 容积数据进行处理,将肺结节筛查显示的一种后处理技术。可以直观地将肺结节显示出来,便于临床观察分析结节的性质。

正常肺动脉 VR 重建

(三)MRI 检查

1. MRI 平扫　肺组织成像一般选用 SE 序列 T_1WI、T_2WI 及 PDWI 成像,横断扫描为主,依据病情需要采用冠状位、矢状位扫描获取多方位图像。

2. MRI 增强　使用 Gd-DTPA 作为对比剂的 T_1WI 增强扫描临床应用相对较少。

第二节　呼吸系统正常影像学表现

一、正常 X 线表现

(一)胸廓

胸廓包括骨骼和软组织,正常胸廓两侧对称。

1. 骨骼

(1)肋骨　肋骨共 12 对,左右两侧对称,后端与胸椎相连,自后上斜向前下走行,前端以肋软骨与胸骨连接。肋骨前后段不在同一水平,相邻的两肋骨间隙分别称为前或后肋间隙。肋骨和肋间隙常作为肺部病变定位的标志。在标准后前位胸片上,第 4 肋骨后端与胸锁关节同高,第 10 肋骨后端一般相当于第 6 肋前端。在青少年第 1~10 肋骨前端的肋软骨尚未钙化而不显影,故肋骨前端呈游离状。大约在 25 岁以后第 1 肋软骨开始钙化,然后从第 12 肋软骨向上依次钙化,软骨开始钙化的影像表现为条状、斑点状或片状致密影,易误以为肺内病灶。

肋骨的先天性变异较常见,主要有:①颈肋,位于第7颈椎旁,单侧或双侧,较第1对肋骨短而小。②叉状肋,肋骨前端增宽呈叉状,或有小的突起(图2-2-1)。③肋骨联合,以第5~6肋骨间最常见。

(2)肩胛骨　肩胛骨在标准胸片上,应位于肺野之外。如摄片时肩胛骨未完全拉开,内缘可与肺野外带重叠,易误认为胸膜增厚。青春期肩胛骨下角可出现二次骨化中心,易误认为骨折。

(3)锁骨　内侧段横跨两肺上野,和胸骨柄形成胸锁关节。锁骨的内端下缘有时可见半月形凹陷,称为"菱形窝",为菱形韧带附着处,边缘可不规则,易误认为骨质破坏。

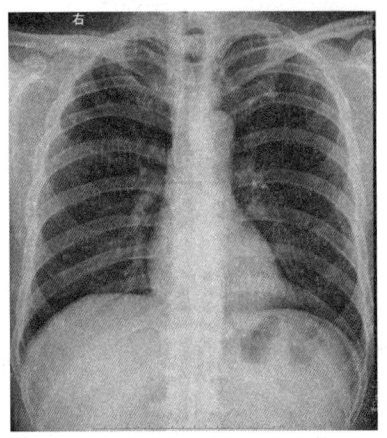

图2-2-1　叉状肋

(4)胸骨　在正位片上大部分与纵隔影重叠,胸骨柄的两侧外上角和一部分胸椎横突可突于纵隔影之外,易误认为肿大的淋巴结。

(5)胸椎　标准后前位胸片上第1~4胸椎清楚可见,在心脏大血管后方的胸椎较难显示,但是CR或DR检查时则能较清楚显示。

2. 软组织

(1)胸锁乳突肌　正位片时胸锁乳突肌为两肺尖内侧均匀致密、外缘清晰的影像。当颈部偏斜时,两侧胸锁乳突肌影可不对称。

(2)锁骨上皮肤皱褶　正位片时锁骨上皮肤皱褶为与锁骨上缘平行的薄层软组织影,向内与胸锁乳突肌影相连,多见于深吸气锁骨上窝凹陷时。

(3)胸大肌　正位片表现为两肺中野中外带扇形均匀致密影,外下边缘清楚,自内下向外上与腋前皮肤皱褶相延续。常见于青壮年男性,右侧多明显。

(4)乳房及乳头　正位片上表现为两肺下野致密影,由下而上密度逐渐变淡,上缘不清,下缘为边界清楚的半弧形并向外与腋部皮肤延续。乳头可表现为肺下野第5前肋间锁骨中线处圆形致密影,有时亦见于男性(图2-2-2,图2-2-3)。

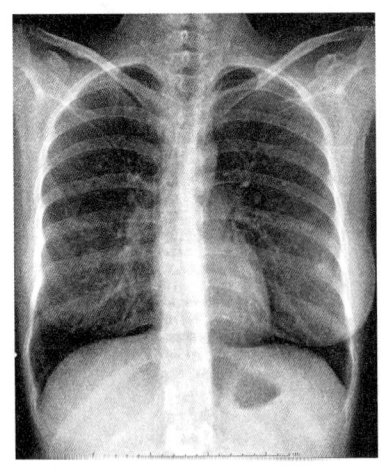

图2-2-2　正常胸部正位
可观察到乳房影

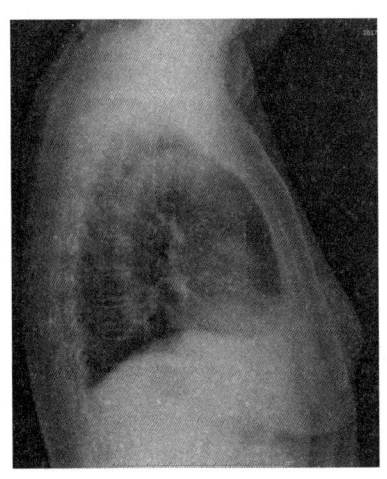

图2-2-3　正常胸部侧位

(二)气管与支气管

气管起于环状软骨下缘,长 11~13 cm,宽 1.5~2 cm,在第 5、6 胸椎水平分为左、右两支。气管分叉处称为气管隆嵴,角度为 60°~85°,一般不应该超过 90°。其中右主支气管长 1~4 cm,走行较为陡直,与中线的夹角为 20°~30°,可以看作气管的直接延续;左侧主支气管较细长,长 4~7 cm,与中线交角为 40°~55°。两侧主支气管分别分出肺叶支气管,继而又分出肺段支气管,后经多次分支,最终与肺泡相连。双肺叶段支气管的分支与命名见表 2-2-1。

表 2-2-1 双肺支气管分段及命名

右肺		左肺	
上叶支气管	1. 尖段	上叶支气管	1+2. 尖后段
	2. 后段		3. 前段
	3. 前段		4. 上舌段
中叶支气管	4. 外侧段		5. 下舌段
	5. 内侧段	下叶支气管	6. 背段
下叶支气管	6. 背段		7+8. 前内基底段
	7. 内基底段		9. 外基底段
	8. 前基底段		10. 后基底段
	9. 外基底段		
	10. 后基底段		

(三)肺

1. **肺野** 肺野是含有空气的肺组织在 X 线胸片上所显示的低密度透亮区域。两侧肺野的透亮度相同并随呼吸有一定的变化,肺内气体增多时,其密度降低,透亮度增加;反之气体减少,其密度增高,透亮度变低。肺尖部含气量较少,故较不透明。临床上为便于病灶位置的描述,人为地将每一侧肺野分为了 9 个区域(图 2-2-4):分别在第 2、4 肋骨前端下缘画一水平线,将肺野在水平方向上分为上、中、下三野;纵向平均的把每个肺野分为三等分,称为内、中、外三带。

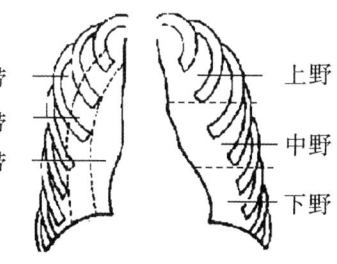

图 2-2-4 肺野划分

2. **肺门** 后前位上,肺门影位于两肺中野内带,左侧比右侧高 1~2 cm。肺门影是肺动脉、肺静脉、支气管及淋巴组织投影的总和,主要是肺动脉和肺静脉大分支的投影。

3. **肺纹理** 为自肺门向肺野内呈放射状分布的树枝状阴影。主要由肺动脉和肺静脉组成。肺纹理自肺门向外围延伸且逐渐变细,下肺的纹理较上肺多,右下肺尤其明显。

4. **肺叶** 肺叶是解剖学概念,肺野是影像学概念。肺叶由叶间胸膜分隔而成,右肺分为上、中、下三叶,左肺分为上、下两叶。在胸部正位片上,上叶下部与下叶上部重叠,中叶与下叶下部重叠。侧位片上,上叶位于前上部,中叶位于前下部,下叶位于后下部,彼此无重叠。肺叶继续划分又分为肺段,肺小叶。

5. 肺实质与肺间质 肺实质是指具有气体交换功能的含气间隙及结构,包括肺泡管、肺泡囊、肺泡及肺泡壁。肺间质是指肺的结缔组织所构成的支架和间隙,包括肺泡间隔、小叶间隔、支气管、血管及周围结缔组织。

(四)纵隔

纵隔主要结构有心脏、大血管、气管、主支气管、食管、淋巴组织、神经、脂肪及胸腺等结构和组织,纵隔的分区在纵隔病变的 X 线诊断中具有重要意义,为了对纵隔病变进行定位及对其可能的来源进行判断,常将纵隔分为九区(图2-2-5),前纵隔系心脏、升主动脉和气管前缘之前的区域;中纵隔为前纵隔后缘与食管前壁之间,相当于心脏、主动脉弓、气管及肺门所占据的区域;后纵隔是食管及食管以后的区域。自胸骨柄、体交界处至第4胸椎下缘连一水平线,其上为上纵隔,自第8胸椎下缘做一条水平线,以上为中纵隔,以下为下纵隔。

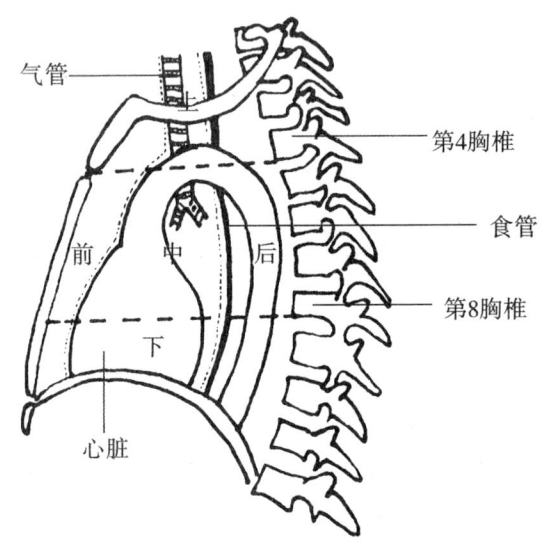

图 2-2-5 纵隔的分区

(五)胸膜

胸膜分为脏层胸膜和壁层胸膜,脏层胸膜包绕在肺的表面,壁层胸膜覆在胸壁内面、膈面、纵隔面。两层胸膜之间为潜在的胸膜腔。胸膜较薄,一般不显影,只有在胸膜反褶处 X 线与其走行方向平行时,显示为薄层状或线状致密影,可见于肺尖胸膜反褶处及叶间裂处。

(六)横膈

横膈由薄层肌腱组织构成,呈圆顶状,一般右膈顶在第5肋前端至第6前肋间水平,相当于第9或第10后肋骨平面,通常右膈比左膈高1~2 cm,横膈的圆顶偏内侧及前方,所以横呈内高外低、前高后低状。胸部正位片上,膈内侧与心脏形成心膈角,与胸壁间形成尖锐的肋膈角。侧位片上,膈前端与前胸壁形成前肋膈角,与后胸壁形成后肋膈角，位置低而深。在平静呼吸状态下，膈运动幅度为 1～2.5 cm，深呼吸时可达 3～6 cm，膈运动大致两侧对称。有时膈的某一部分较薄弱，向上呈半圆形局限性隆起，称局限性膈膨升，多发生于右侧，中老年多见，为正常变异。有时深吸气时，膈顶高低不平呈波浪状，称为波浪膈，因膈肌系于不同肋骨前端，深吸气受肋骨牵拉所致。

二、正常 CT 表现

胸部有含气的肺组织、脂肪组织、肌肉组织及骨组织。这些组织间的密度差异很大，其 CT 值的范围广，所以在观察胸部 CT 时，至少需采用两种不同的窗宽和窗位，分别观察肺野与纵隔，有时还需采用骨窗，以观察胸部骨骼的改变。胸部常规 CT 只能进行胸部横断面成像，多层螺旋 CT 除横断面成像外，还可行冠状面及矢状面的重组成像。

（一）胸壁

1. 骨骼　胸椎在 CT 上可分辨为椎体、椎板、椎弓、椎管、横突、棘突、小关节和黄韧带。肋骨从椎体两侧发出由后上向前下斜行，故在 CT 横断面上可同时显示多根肋骨的部分断面。第 1 肋软骨钙化影往往可突向肺野内，易误认为肺内病变。肩胛骨于胸廓背侧呈长形斜条状结构。螺旋 CT 三维重组可立体显示胸部骨骼。

2. 软组织　胸壁最前方有女性乳房影，其内的腺体组织在脂肪影衬托下呈树枝状或珊瑚状致密影。前后可显示胸壁的各组肌肉，肌间可见薄层脂肪影。

胸廓 VR 重建

（二）气管

在 CT 图像上，胸段气管呈圆形或椭圆形，与周围结构界限清楚。40 岁以上者气管壁软骨可发生钙化。部分气管的右侧后壁直接与肺相邻，此处气管壁厚度如超过 4 mm 视为异常。支气管走行与 CT 扫描层面平行时在肺窗上呈条形低密度影，垂直时呈圆形影，斜交时呈卵圆形低密度影（图 2-2-6A、B）。

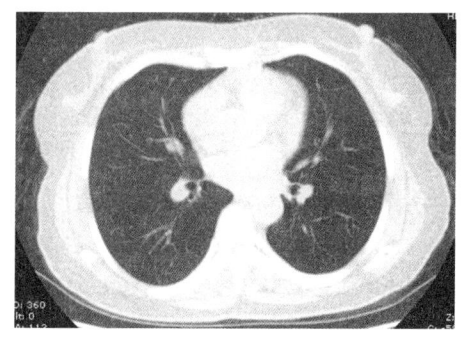
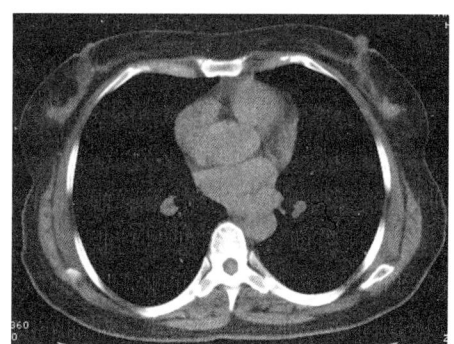

A. 正常肺窗　　　　　　B. 正常纵隔窗

图 2-2-6　正常胸部 CT

（三）肺

两肺野表现为对称性低密度阴影，其中可见由中心向外围走行的高密度肺血管分支影，由粗变细，即肺纹理；上下走行或斜行的血管纹理表现为圆形或椭圆形的断面影。肺动脉与同级别的支气管相伴走行，两者的断面直径相近。两侧主支气管、叶支气管、段支气管与部分亚段支气管表现为管状或条状的含气低密度影,可作为判断肺叶和肺段位置的标志之一。肺门影主要由肺动脉、肺叶动脉、肺段动脉以及伴行的支气管与肺静脉构成。右肺动脉在纵隔内分为上、下肺动脉,然后继续分出肺段动脉分支;左肺动脉跨越左主支气管分出左上肺动脉后延续为左下肺动脉。肺静脉包括两上肺静脉干和两下肺静脉干均汇入左心房。

肺叶的位置靠叶间裂、肺叶支气管及伴行动脉来确定。肺段的位置是根据肺段支气管及伴随的血管位置及其走行来进行判断的。肺段支气管及伴随的肺动脉位于肺段中心,而肺段静脉位于相邻肺段之间,肺段与肺段之间无明确分界。肺小叶是肺组织的最小单位,包括小叶核心、小叶实质和小叶间隔三部分,小叶核心为小叶肺动脉和细支气管,直径约1 mm,小叶实质主要为肺腺泡结构,小叶间隔由结缔组织和其中小静脉组成,每个小叶的直径10~25 mm。高分辨率CT上呈多边形或锥体形,底朝向胸膜肺门。

(四)纵隔

1. 前纵隔 位于胸骨后方,心脏大血管之前。前纵隔内有胸腺组织、淋巴组织、脂肪组织和结缔组织。胸腺位于上纵隔血管前间隙内,分左右两叶,形状似箭头,尖端指向胸骨,胸腺边缘光滑或呈波浪状。儿童胸腺外缘常隆起,10岁以上外缘常凹陷,20~30岁外缘平直,密度低于肌肉,30~40岁胸腺密度明显降低,老年人胸腺几乎全部为脂肪组织代替,仅见一些细纤维索条状结构。前纵隔淋巴结包括前胸壁淋巴结和血管前淋巴结,前者CT上难以显示。血管前淋巴结位于两侧大血管前方,沿上腔静脉、无名静脉及颈总动脉前方排列。

2. 中纵隔 为心脏、主动脉及气管所占据的部位。中纵隔结构包括气管与支气管、大血管及其分支、膈神经及喉返神经、迷走神经、淋巴结及心脏等。心脏各房室之间有少量脂肪组织,所以CT上可大致区分各房室。左、右心膈角区可见三角形脂肪密度影,常对称性出现,右侧多大于左侧,为心包外脂肪垫,注意不要误以为病变。中纵隔淋巴结多数沿气管、支气管分布,主要有气管旁淋巴结、气管支气管淋巴结、奇静脉淋巴结、肺门淋巴结、隆突下淋巴结。CT可显示正常淋巴结,直径多小于10 mm。一般前纵隔淋巴结较多,隆突下淋巴结较大。通常将淋巴结直径11~14 mm视为临界性,≥15 mm视为病理性,≥20 mm多为恶性或转移性。CT不能显示走行于纵隔内的神经。

3. 后纵隔 为食管前缘之后,胸椎前及椎旁沟的范围。后纵隔内有食管、降主动脉、胸导管、奇静脉、半奇静脉及淋巴结。后纵隔淋巴结沿食管及降主动脉分布,与隆突下淋巴结交通。

(五)胸膜

正常胸膜由于菲薄,CT上无法显示,但叶间胸膜可显示,是CT上划分肺叶的主要标志。在普通CT扫描时呈无肺纹理的"透明带"(图2-2-7),用较薄层面(1~2 mm)检查时,特别是HRCT冠状面、矢状面重组时,则显示为高密度线状影(图2-2-8)。

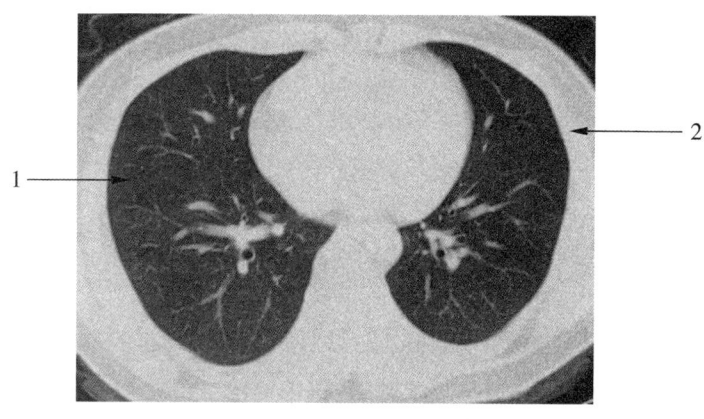

图 2-2-7 叶间裂表现
1. 右肺水平裂；2. 左肺斜裂

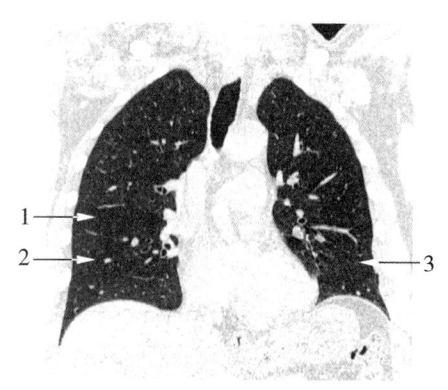

图 2-2-8 叶间裂 HRCT 表现
1. 右肺水平裂；2. 右肺斜裂；3. 左肺斜裂

（六）横膈

横膈的前部附着于剑突与两侧肋骨上，为圆顶状的肌性结构，呈光滑的或波浪状线形影。横膈的后下部形成两侧膈肌脚，右侧者附着于第 1～3 腰椎椎体的前外侧，左侧附着于第 1～2 腰椎椎体的前外侧。正常膈肌脚 CT 表现为椎体两侧弧形软组织影，有时右侧较厚。

三、正常 MRI 表现

正常胸部结构的 MRI 表现取决于不同组织的 MRI 信号强度特点。肺组织、脂肪组织、肌肉组织、骨组织具有不同的 MRI 信号强度，在 MRI 图像上表现为不同的黑、白亮度。

1. 胸壁　胸骨、胸椎、锁骨和肋骨的周边骨皮质在 T_1WI 和 T_2WI 上均显示为低信号，中心部的海绵状骨松质含有脂肪，显示为较高信号。肋软骨信号高于骨皮质信号，低于骨松质信号。

胸壁肌肉在T_1WI和T_2WI上均呈较低信号,显示为黑影或灰黑影。肌腱、韧带、筋膜氢质子含量很低,在T_1WI和T_2WI上均呈低信号。肌肉间可见线状的脂肪影及流空的血管影。脂肪组织在T_1WI上呈高信号,显示为白影,T_2WI上呈较高信号,显示为灰白影。

2. 气管与主支气管　气管与主支气管腔内无信号,气管和支气管壁由软骨、平滑肌纤维和结缔组织构成且较薄,通常不可见,管腔由周围脂肪的高信号所衬托而勾画出其大小和走行。迷走神经、交感神经和左喉返神经多不能显示。胸导管有时在横断面可显示。

3. 肺　正常肺野基本呈黑影。肺纹理显示不及CT,不呈树枝状,而呈稍高信号的横带状影,近肺门处可见少数由较大血管壁及支气管壁形成的支状结构。

由于肺血管的流空效应,肺动脉、肺静脉均呈管状的无信号影,而肺门部的支气管也呈无信号影,所以两者只能根据其解剖学关系进行分辨,但应用快速梯度回波序列,肺动、静脉均呈高信号,则可鉴别。在肺血管与支气管之间,由脂肪、结缔组织及淋巴组织融合而成的小结节状或条片状高信号影,其直径一般不超过5 mm。

4. 纵隔　胸腺呈均质的信号影,T_1WI上信号强度低于脂肪,T_2WI上信号强度与脂肪相似。纵隔内的血管也是由周围脂肪的高信号所衬托而勾画。胸段食管多显示较好,食管壁的信号强度与胸壁肌肉相似。

淋巴结多易于显示,T_1WI上表现为均质圆形或椭圆形结构。通常前纵隔淋巴结、右气管旁淋巴结、右气管支气管淋巴结、左上气管旁淋巴结、主动脉淋巴结、肺动脉淋巴结及隆突下淋巴结较易显示,左下气管旁淋巴结及左主支气管周围淋巴结不易显示。

5. 胸膜　胸膜不易在MRI上显示。但在胸骨后区,左右各两层胸膜所形成的前纵隔联合线,在横断面及冠状面上呈较高信号的线状影。

6. 横膈　在MRI上横膈四周的肌腱部分及膈顶的大部呈较低信号影。冠状面及矢状面能较好显示横膈的厚度和形态。横膈的信号强度低于肝脾的信号强度,表现为弧形线状影。膈脚在周围有脂肪组织衬托下而显示清楚,呈一向前凸的窄带状软组织信号影,前方绕过主动脉,止于第2~3腰椎椎体的外侧缘。

第三节　呼吸系统异常影像学表现

一、支气管改变

(一) 阻塞性肺气肿

阻塞性肺气肿是指肺组织过度充气而膨胀的一种状态。是由于支气管不完全阻塞时支气管活瓣性作用,导致呼吸时气体的吸入量大于排出量,肺内残留气体逐渐增多,致使相应的肺泡过度膨胀而引起阻塞性肺气肿。根据支气管阻塞的部位和范围,肺气肿可分为局限性阻塞性肺气肿和弥漫性阻塞性肺气肿。

1. X 线表现

(1)局限性阻塞性肺气肿 常见于支气管异物、支气管内肿瘤及支气管的慢性炎性狭窄等,是由于一个较大的气管或支气管发生部分阻塞所致,可为一侧肺、一个肺叶或肺段的肺气肿。X 线表现为一侧肺、一个肺叶或肺段的透明度增加,肺纹理稀疏;严重者可见膈肌下移、纵隔向对侧移位。

(2)弥漫性阻塞性肺气肿 常见于慢性支气管炎、支气管哮喘等疾病,是两肺末梢细支气管由于炎症和(或)痉挛发生活瓣性狭窄,产生两肺弥漫性肺气肿。影像学表现为胸廓前后径增大,肋骨走行变平,肋间隙增宽;两侧肺野透明度增加,呼气和吸气位相肺野透明度改变不大,肺纹理稀疏、变细;膈肌低平且活动度减弱,心影狭长呈垂位心型(图 2-3-1)。

2. CT 表现 CT 检查可以显示支气管狭窄、阻塞的部位及原因,以及继发的肺气肿和肺不张。HRCT 可显示肺小叶结构的异常改变,可发现早期肺气肿。

(1)局限性阻塞性肺气肿 CT 表现为肺局部透明度增加,肺纹理稀疏。

(2)弥漫性阻塞性肺气肿 CT 表现为肺纹理稀疏、变细、变直,在肺的边缘处常可见肺大疱影。

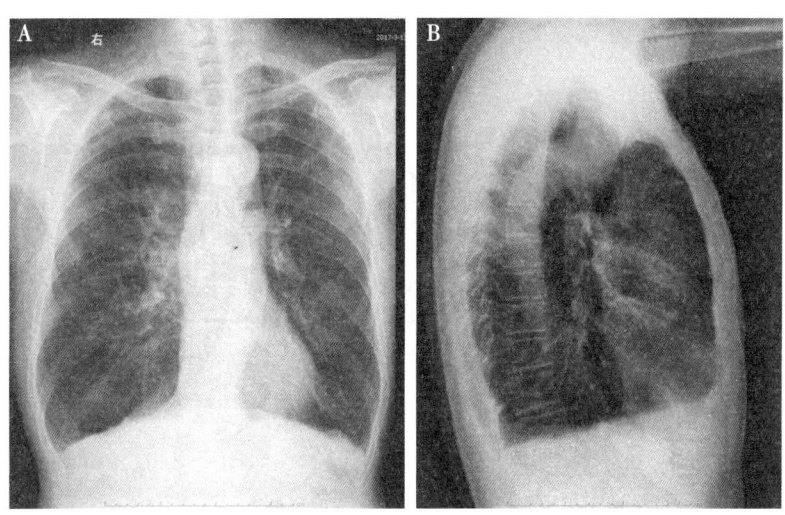

图 2-3-1 弥漫性阻塞性肺气肿 X 线表现

(二)阻塞性肺不张

阻塞性肺不张系指支气管完全阻塞后,肺内气体多在 18~24 h 内被循环的血液所吸收,肺泡塌陷,肺组织萎缩,称为阻塞性肺不张。

1. X 线表现 根据阻塞的范围分两种。①一侧性不张:X 线表现为患侧肺野密度均匀增高,纵隔向患侧移位,胸廓塌陷,肋间隙变窄,健侧肺可有代偿性肺气肿。②肺叶不张:表现为肺叶区域密度均匀增高,肺叶缩小,叶间裂呈向心性移位,邻近肺叶可出现代偿性肺气肿。以右肺上叶、中叶不张为例,如图 2-3-2,图 2-3-3。

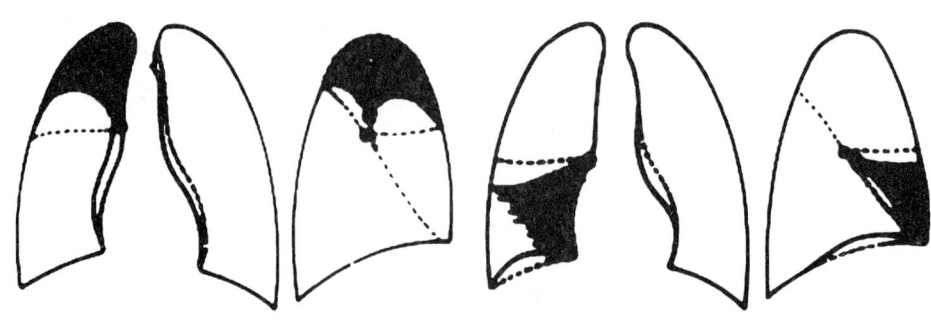

图 2-3-2　右肺上叶不张　　　　　图 2-3-3　右肺中叶不张

2. CT 表现

（1）一侧性肺不张　表现为肺叶体积缩小，呈边缘清晰的软组织致密影，增强可见明显强化，周围结构向患侧移位，常可发现主支气管阻塞的部位和原因。

（2）肺叶不张　表现为各肺叶不张出现不同的表现，但均发生肺叶体积缩小（多呈三角形），密度均匀增高，叶间裂处边缘清晰内凹；有时邻近结构出现轻度移位（图 2-3-4A 和 B）。CT 增强检查有助于鉴别肿块影。

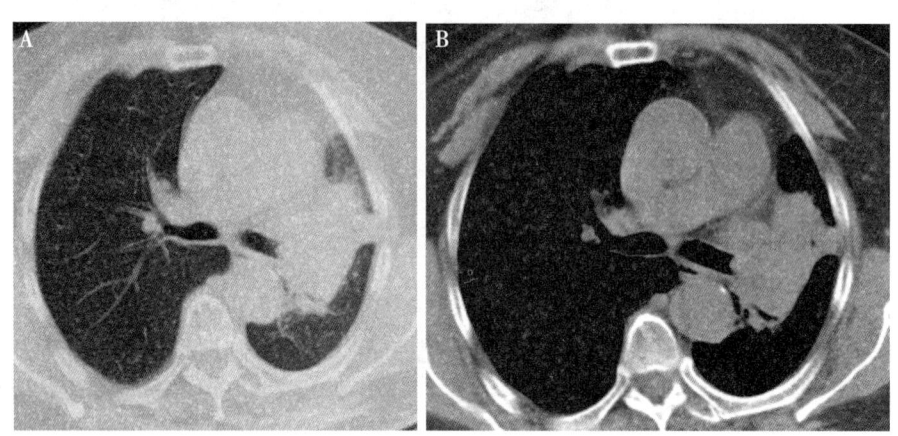

图 2-3-4　阻塞性肺不张 CT 表现

左肺上叶阻塞性肺不张可见左侧上叶支气管阻塞，呈杯口状中断

3. MRI 表现

（1）阻塞性肺气肿　显示不佳。

（2）阻塞性肺不张　①MRI 可显示支气管阻塞的病变，如管壁增厚、狭窄及腔内结节等；②肺不张在 T_1WI 上多呈等或略低信号，T_2WI 上呈高信号，有时信号不均匀；③MRI 有助于区分肺不张内的肺门区肿块，即在 T_2WI 上肺不张的信号强度往往高于肿块，在 T_1WI 增强图像上肺不张增强的程度较肿块更明显。

二、肺部改变

(一) 渗出与实变

渗出是机体对急性炎症的反应,肺泡腔内的气体被血管渗出的液体、细胞成分所替代而导致的肺实变。

1. X线表现 ①起初病变呈云絮状或片状较高密度影,边缘模糊不清。②如渗出累及整个肺叶,表现为以叶间胸膜为界的边缘清晰锐利的大片状高密度影。③当病变靠近肺门附近时,可在实变的密度增高阴影中显示含气的支气管影,称为"空气支气管征"或支气管气像。

炎性渗出形成的阴影,经抗炎治疗多数在1~2周内吸收。在吸收过程中,由于炎性渗出并非同时吸收,因而病变密度常失去其均匀的特点。多见于各种急性炎症、渗出性肺结核、肺出血及肺水肿等(图2-3-5)。

2. CT表现 分为磨玻璃样密度影和肺实变,呈小片状、大片状、肺段性、大叶性或弥漫性分布。肺实变为均匀性高密度影,可见支气管气像。病灶边缘不清楚,但靠近叶间胸膜的边缘可清楚。

(1) 磨玻璃样密度影 肺窗上呈略高密度的磨玻璃样影,其内仍可见肺血管纹理影,在纵隔窗上病灶可完全不显示。弥漫性肺泡病变为两肺广泛的肺泡实变或磨玻璃样密度影,见于多种炎症、肺水肿、急性呼吸窘迫综合征、肺出血、肺泡蛋白沉着症等。

(2) 肺泡实变 肺实变为均匀性高密度影,可见"空气支气管征"。病灶边缘不清楚,但靠近叶间胸膜的边缘可清楚(图2-3-6)。

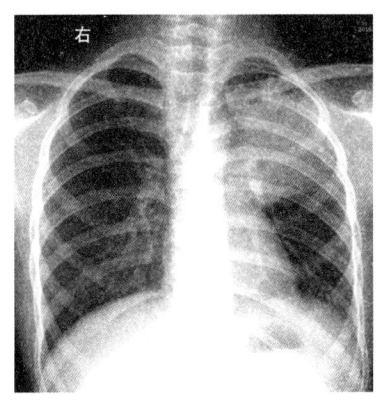

图2-3-5 肺实变X线表现

X线胸片示:左上肺大片状致密影,边缘模糊,其内可见支气管气像

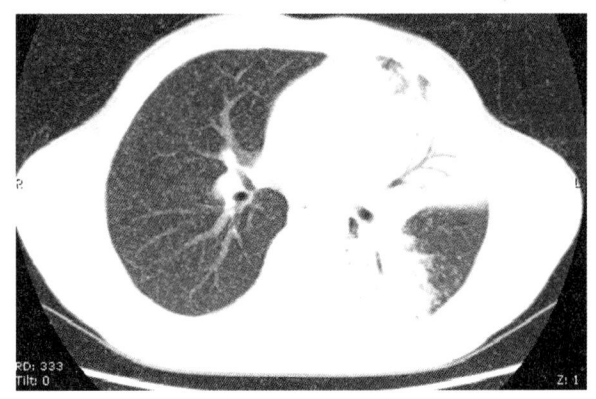

图2-3-6 肺实变CT表现

CT肺窗示:左肺大片状密度增高影,其内可见边缘模糊支气管气像,近端支气管通畅

3. MRI表现 由于MRI对液体的显示较敏感,因此MRI对显示肺泡腔内的渗出性病变很有帮助,在T_1WI上表现为边缘不清的片状略高信号影,T_2WI上也呈较高信号影。

(二) 增殖

增殖为肺的慢性炎症反应,其病理基础为肺泡内肉芽组织增生。

1. X线表现 为结节状致密影,密度较高,边界清楚,或呈梅花瓣样,无明显融合趋势。常见于肺结核和各种慢性肺炎。

2. CT表现 为数毫米至1 cm的小结节灶,形态为圆形或类圆形,密度较高,边界很清晰,有时似梅花瓣状。

3. MRI表现 增殖性病变MRI呈中等强度信号,边界较清晰,有时似梅花瓣状。

(三)纤维化

纤维组织取代肉芽组织称为纤维化,可分为局限性和弥漫性两类,是肺部病变修复愈合的结果。局限性纤维化多见于吸收不全的肺炎、肺脓肿和肺结核等,病变较局限,对肺功能影响不大;弥漫性纤维化多见于慢性间质性肺炎、尘肺、特发性肺间质纤维化等,范围广泛对肺功能影响较大。

1. X线表现 范围较小的纤维化,表现为局限性的条索影,密度高且走行僵直,与正常肺纹理不同。病变较大被纤维组织代替后,可收缩形成密度高、边缘清楚的块状影。病变范围稍广时可见支气管扩张形成的低密度影,亦可见周围器官被牵拉移位,如上肺野范围较大的纤维化牵拉肺门抬高,使下肺的纹理呈垂柳状改变等。

弥漫性纤维化依病变程度不同可表现为索条状、网状或蜂窝状影像,自肺门区向外伸展,直至肺野外带。其间也可有多数散在分布的颗粒状或小结节状影,称网状结节病变。

2. CT表现 局限性纤维化CT表现为条索状僵直的高密度影,走行及分布均与肺纹理不同;弥漫性纤维化表现为自肺门向外伸展的线条、网状或蜂窝状影,有时在网状影背景上可见颗粒状或小结节影。

3. MRI表现 比较大的条索状纤维化病灶,在T_1WI和T_2WI上均呈中等或略低信号。

(四)钙化

一般发生于退行性变或坏死组织内,为病变愈合的一种表现,多见于干酪样结核灶的愈合。

1. X线表现 高密度影,边缘锐利清晰,形状不一。可为斑点状、团块状或球形,呈局限或散在分布。不同疾病的钙化各有其特点,如肺错构瘤内的"爆米花"样钙化;尘肺的肺门淋巴结的"蛋壳"样钙化等。

2. CT表现 形态多样、边界清楚的高密度影,CT值常达100 Hu以上,可呈细粒状、结节状、层状或斑块状等。CT显示钙化比X线、MRI检查敏感很多,HRCT检查更有助于小钙化灶的显示。

3. MRI表现 钙化无信号,较大的钙化灶表现为信号缺损区。

(五)结节与肿块

1. X线表现 一般认为肺内结节直径≤3 cm,3 cm以上则为肿块。良性病灶形态多规则,边缘光滑、清楚,少见坏死,生长较慢,恶性病灶多呈分叶状。单发良性结节多见于结核球、错构瘤和炎性病变,恶性病灶边缘不规则,呈分叶状或脐样切迹,并可有毛刺伸出,多见于周围型肺癌,少数为肉瘤和单发的转移;多发病灶多见于转移瘤。

2. CT表现

(1) **良性肿块** CT表现为:①多呈圆形、椭圆形,边缘清楚光滑,无毛刺,少有分叶;②密度多均匀,但也可以出现钙化(如结核球)、脂肪(如错构瘤)等;③增强扫描可不强化或轻度均匀性强化(图2-3-7)。

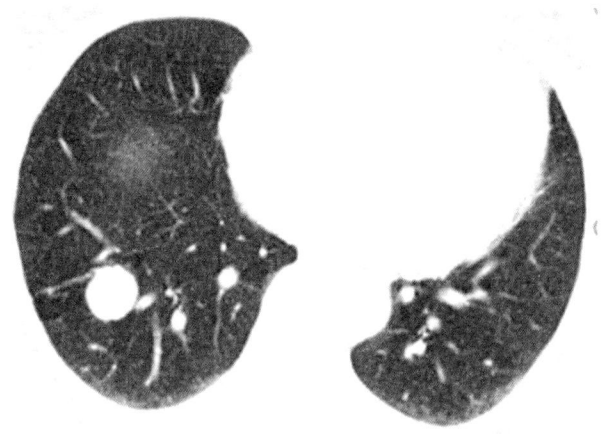

图2-3-7　肺良性肿块CT表现

CT肺窗示:右肺下叶肿块影,边缘光整

(2)恶性肿块　多见于肺癌。CT表现为:①形态多不规则,边缘有分叶和切迹(分叶征);②肿块周围有放射状、短而细的毛刺(毛刺征);③肿块内部可有1~3mm的透亮区(空泡征或小泡征)和支气管气像,也可见偏心性的空洞,空洞内缘不规则,有结节向腔内突出;④肿块胸膜侧可见脏层胸膜向肿块凹陷,表现为幕状、三角形或线状影(胸膜凹陷征);⑤肿块肺门侧可见一支或数支血管影向肿块聚拢,在肿块区中断或穿过病灶(血管集束征)和支气管直达肿块边缘呈截断或管壁增厚、管腔狭窄;⑥增强扫描常为明显均匀或不均匀性强化(图2-3-8)。

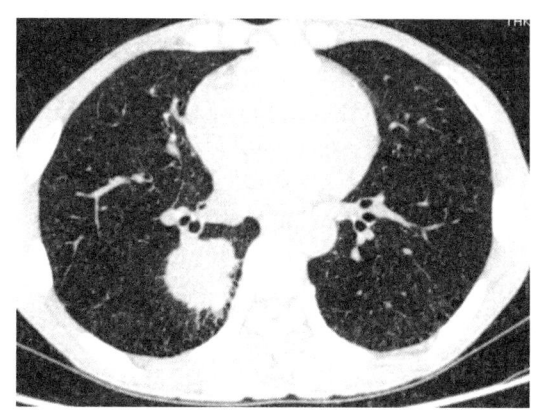

图2-3-8　肺恶性肿块CT表现

CT肺窗示:右下肺肿块影形态不规则,边缘毛糙,可见多发短小毛刺

3. MRI表现　MRI信号取决于肿块内的成分,慢性肉芽肿、干酪样结核或错构瘤等由于其内含有较多的纤维组织与钙质,在T_2WI上呈低信号。恶性病变如肺癌或肺转移癌在T_2WI上是高信号。肿块内坏死腔T_1WI上呈低信号,T_2WI上呈高信号。囊

性病变在 T_1WI 呈低信号,在 T_2WI 上呈高信号。血管性肿块如动、静脉瘘。由于流空效应表现为无信号。

(六) 空洞与空腔

空洞为肺组织液化坏死后,坏死组织经引流支气管排出形成。空洞内可有积液,空洞壁可由坏死组织、纤维组织、肿瘤组织以及洞壁周围不张肺组织构成,常见于肺结核、肺脓肿、肺癌、真菌感染等。

1. X 线表现 空洞依病理变化可分为以下 3 种。

(1) 虫蚀状空洞 洞壁为坏死组织,X 线表现为肺野实变影像内多发小的透亮区,洞壁不明显,形态不规则,状如虫蚀。见于干酪性肺炎。是肺组织大片干酪样坏死迅速溶解而形成。

(2) 薄壁空洞 洞壁在 3 mm 以下,由薄层纤维组织或肉芽组织形成。X 线表现为边界清楚、内壁光滑的圆形透亮区。一般空洞内无液面,周围很少有渗出影,常见于肺结核。

(3) 厚壁空洞 洞壁明显,厚度超过 3 mm。见于肺脓肿、肺结核及肺癌。结核性空洞常无或仅有少量液体,外壁光滑整齐;肺脓肿急性期的空洞内多有明显的液平,周围大片渗出影;癌瘤内形成的空洞其内壁多不规则有壁结节,空洞多为偏心性(图 2-3-9)。

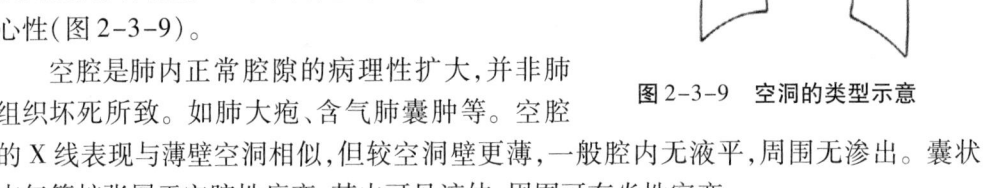

图 2-3-9 空洞的类型示意

空腔是肺内正常腔隙的病理性扩大,并非肺组织坏死所致。如肺大疱、含气肺囊肿等。空腔的 X 线表现与薄壁空洞相似,但较空洞壁更薄,一般腔内无液平,周围无渗出。囊状支气管扩张属于空腔性病变,其内可见液体,周围可有炎性突变。

2. CT 表现 空洞与空腔 CT 在显示空洞的存在、空洞的大小与形态、空洞的壁及洞内外情况等方面均优于 X 线,其 CT 表现与 X 线表现相同。

3. MRI 表现 在 T_1WI 和 T_2WI 上,空洞内因有气体而均呈低信号影,空洞壁的信号则因病变性质而异。但由于 MRI 空间分辨力较低,故对空洞壁细节的显示不及 CT 检查。

三、胸膜改变

(一) 胸腔积液

多种疾病可累及胸膜产生胸腔积液,病因不同,液体的性质也不同。如胸膜炎可产生渗出液,心、肾疾病可产生漏出液;化脓性炎症液体性质为脓液,胸部外伤或胸膜恶性肿瘤可为血性积液,颈、胸部手术伤及淋巴引流通道可产生乳糜性积液。

1. X 线表现 X 线对胸腔积液可以定位与定量检查,难以定性。

(1) 游离性胸腔积液 依积液量而表现不同。①少量积液:积液上缘在第 4 肋前端以下,液体首先位于侧、后肋膈角处。液体量在 250 mL 以上时,于站立后前位检查仅见肋膈角变钝。透视下液体可随呼吸及体位的变化而移动,以此可与轻微的胸膜粘连鉴别。随液量增加可依次闭塞外侧肋膈角,掩盖膈顶。②中等量积液:液体上缘在第4肋前端以上,不超过第2肋前端。表现为患侧肺下野密度均匀增高,肋膈角消失,其上缘呈外高内低的弧线影。此弧线的形成是由于胸腔内的负压状态、液体的重力、肺组织的弹性、液体的表面张力等作用所致。③大量积液:积液上缘达第2肋前端以上。患侧肺野密度均匀增高,有时仅肺尖部存在小的透亮区,纵隔常向健侧移位,横膈下移,肋间隙增宽,胸廓饱满。

(2)局限性胸腔积液　分为包裹性积液、叶间积液和肺下积液。

包裹性积液:胸膜炎时,脏层、壁层胸膜粘连形成潜在腔隙,积液局限于此部位,为包裹性积液。好发于侧后胸壁,切线位时表现为自胸壁向肺野突出的广基底的扁丘状高密度影,边缘光滑清晰(图2-3-10)。

叶间积液:积液发生在叶间裂处。少量叶间积液表现为叶间裂部位的梭形高密度影,长轴与叶间裂平行,液体量较多时,可呈球形。游离性积液进入叶间裂时,表现为尖端指向内侧的三角形致密影。

肺下积液:位于肺与膈肌之间的积液为肺下积液。以右侧多见。X线表现为患侧膈肌上移,膈顶外移。卧位检查时,患侧肺野密度普遍增高而膈肌位置正常,透视可以帮助鉴别。

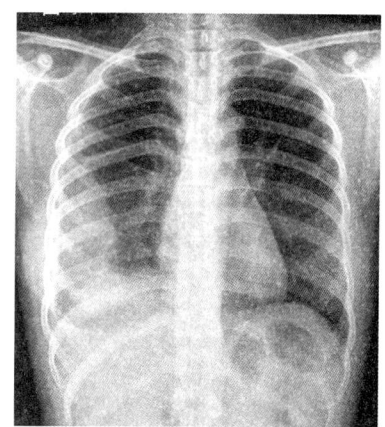

图2-3-10　包裹性积液X线表现

2. CT表现　少量、中等量游离性积液表现为后胸壁下弧形窄带状或新月形液体样密度影,边缘光滑整齐,俯卧位检查可见液体移至前胸壁下。大量积液则整个胸腔为液体样密度影占据,肺被压缩于肺门呈软组织影,纵隔向对侧移位。包裹性积液表现为自胸壁向肺野突出的凸镜形液体样密度影,基底宽而紧贴胸壁,与胸壁的夹角多呈钝角,边缘光滑,邻近胸膜多有增厚,形成"胸膜尾征"(图2-3-11)。叶间积液表现为叶间片状或带状的高密度影,有时呈梭状或球状,积液量多时可形似肿瘤,易误诊为肺内实质性肿块。

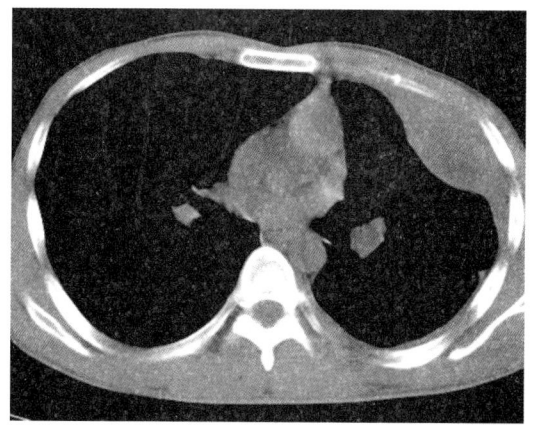

图2-3-11　包裹积液
胸膜尾征

3. MRI 表现　胸腔积液 MRI 可显示胸腔积液的存在,其 MRI 信号与液体内成分有关。非出血性积液在 T_1WI 多呈低信号,T_2WI 呈高信号;结核性胸膜炎积液由于蛋白含量较高在 TWI 可呈中-高信号。

(二)气胸及液气胸

1. X 线表现

(1)气胸　气体进入胸膜腔即为气胸。进入胸腔的气体改变了胸膜腔的负压状态,肺可部分或完全被压缩。气体进入胸膜腔的途径:壁层胸膜破裂,主要由胸壁穿通伤、胸部手术及胸腔穿刺引起;脏层胸膜破裂,肺部病变或无肺内疾病,由于突然用力,剧烈咳嗽使胸内压突然升高,而致胸膜破裂使空气进入胸腔形成气胸,常见于严重的肺气肿、胸膜下肺大疱及肺脓肿等。气胸的 X 线表现是胸腔内无肺纹理的透亮区。气体自外围将肺向肺门方向压缩,较少时可见被压缩肺的边缘,呈纤细的线条状高密度影。随着气体增多,可将肺完全压缩,肺门区出现密度均匀的软组织影。纵隔可向健侧移位,患侧膈下降,肋间隙增宽(图 2-3-12)。

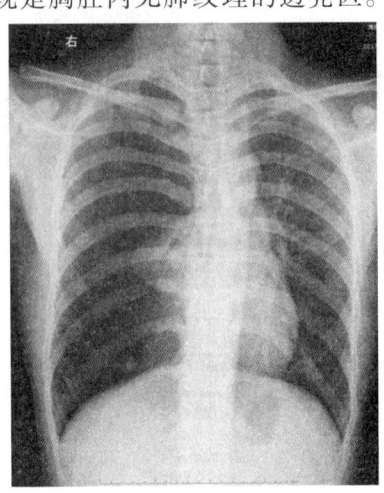

图 2-3-12　右侧气胸

(2)液气胸　胸膜腔内液体与气体并存,为液气胸。可因胸腔积液并发支气管胸膜瘘、外伤、手术后以及胸腔穿刺时漏进气体而引起,也可先有气胸而后出现液体或气体与液体同时出现,明显的液气胸立位检查时可表现为胸腔内液平面,液平面上方为气体及被压缩的肺组织。

2. CT 表现　肺窗上气胸表现为肺外侧带状无肺纹理的透亮区,其内侧可见弧形的脏层胸膜呈细线状软组织密度影,与胸壁平行。肺组织有不同程度的受压萎陷,严重时整个肺被压缩至肺门呈球状,伴纵隔向对侧移位,横膈下降。液气胸由于重力关系,液体分布于背侧,气体分布于腹侧。可见明确的气-液平面及萎陷的肺边缘。液气胸由于胸膜粘连可局限于胸腔的一部。

气胸 CT

3. MRI 表现　MRI 检查不能显示气胸,只能显示液气胸的液体信号。

(三)胸膜肥厚、粘连与钙化

胸膜炎的发展引起纤维素沉着、肉芽组织增生或外伤出血机化,均可导致胸膜肥厚、粘连和钙化。

1. X 线表现　胸膜肥厚与粘连常同时存在。轻度胸膜肥厚、粘连多见于肋膈角处,X 线表现为肋膈角变钝、变平,透视下可见呼吸时膈肌运动受限,膈顶变平直。广泛胸膜肥厚时,可出现不同程度的患侧肺野密度增高,胸廓内缘出现带状致密影,肋间隙变窄,膈肌抬高,纵隔向患侧移位。

胸膜钙化 X 线表现为不规则斑片状高密度影。有时包绕于肺表面呈壳状,与骨性胸壁间有一透明间隙相隔。

2. CT 表现

(1)胸膜肥厚　为沿胸壁的带状软组织影,厚薄不均匀,表面不光滑。胸膜肥厚达2 cm及纵隔胸膜肥厚均提示恶性病变。胸膜粘连与胸膜肥厚常同时发生。

（2）胸膜钙化　多呈点状、弧形或带状高密度影,其CT值接近骨骼。

3.MRI表现　MRI对胸膜肥厚、粘连与钙化的显示不如普通X线和CT。

四、纵隔改变

1.X线表现　纵隔病变及肺内病变均可引起纵隔形态、密度和位置改变。

（1）形态改变　最常见的是纵隔影增宽,引起纵隔影增宽的病变可以是炎症、出血、肿瘤或血管性病变,其中以纵隔肿瘤最为常见。

（2）密度改变　纵隔内出现牙齿(如畸胎瘤)、钙化(如淋巴结结核)时X线表现为纵隔内出现更高密度影,出现气体时(如纵隔气肿、腹内空腔脏器疝入等)X线表现为纵隔内出现更低密度影。

（3）位置改变　胸腔、肺内及纵隔病变均可使纵隔移位,其中肺不张及广泛胸膜增厚等可牵拉纵隔向患侧移位,胸腔积液、肺内巨大肿瘤及偏侧生长的纵隔肿瘤等可推压纵隔向健侧移位,一侧主支气管内异物可引起纵隔摆动。

2.CT表现

（1）形态改变　同X线表现。

（2）密度改变　根据CT值可将纵隔病变分为4类:脂肪密度、实性、囊性及血管性病变。脂肪瘤以右心膈角多见。实性病变可见于良、恶性肿瘤、淋巴结肿大等。囊性病变表现为圆形或类圆形液体样密度影,心包囊肿多位于右心膈角。支气管囊肿好发于支气管周围部、气管或食管旁及肺门部。主动脉瘤可见血管中的弧形钙化。CT增强检查对鉴别血管性与非血管性、良性与恶性肿块很有价值。脂肪密度病变平扫CT值-120～-30 Hu,增强扫描仅见其内的血管强化。实性病变平扫CT值50～70 Hu,增强扫描良性病变多均匀强化,恶性病变多不均匀较明显强化。囊性病变平扫CT值-10～10 Hu,增强扫描仅见囊壁轻度强化。血管性病变增强检查强化情况与其他血管一样明显,可明确显示动脉瘤、动脉夹层及附壁血栓。

（3）位置改变　肺不张、广泛胸膜增厚等可牵拉纵隔向患侧移位,气胸、大量胸腔积液、肺内巨大肿瘤等可推压纵隔向健侧移位。

3.MRI表现　MRI检查:实性肿瘤在T_1WI信号强度常略高于正常肌肉组织,T_2WI信号强度多有所增高。肿瘤内发生变性坏死,瘤灶的则不均匀,坏死区在T_1WI上呈低信号,T_2WI上呈明显高信号。畸胎瘤在T_1WI和T_2WI上时见脂肪信号。单纯性浆液性囊肿T_1WI呈低信号,T_2WI上呈显著高信号。黏液性囊肿或囊内含丰富的蛋白时,在T_1WI和T_2WI上均为高信号。囊内含胆固醇结晶或出血时,T_1WI上也呈高信号。脂肪性肿块在T_1WI和T_2WI上均为高信号;在脂肪抑制序列上,脂肪性肿块则呈低信号。动脉瘤的瘤壁弹性差,血流在该处流速减慢或形成涡流,涡流产生的信号多不均匀。动脉夹层依其血流速度不同,易分辨真假腔。通常假腔大于真腔,假腔的血流较缓慢,信号较高,且常有附壁血栓形成致腔壁增厚。真腔血流快,通常无信号。

第四节　气管、支气管疾病

一、支气管扩张

支气管扩张是指支气管内径的异常增宽。多继发于支气管、肺内的化脓性炎症，肺不张及肺纤维化。少数为支气管先天性发育异常或与遗传及免疫性疾病有关。慢性感染引起支气管组织的破坏、支气管内分泌物和长期剧烈咳嗽所致支气管扩张的主要原因，两者可互为因果，促成并加剧支气管扩张。

【病理与临床】　本病以儿童及青壮年多见。病变一般发生在支气管的 3～6 级分支。根据形态可分为：①柱状型支气管扩张；②囊状型支气管扩张；③曲张型支气管扩张。3 种类型可同时混合存在或以其中一种形态为主出现。

本病主要临床症状是长期反复发作的咳嗽，咯血，大量脓痰、痰多带腥臭味。咳嗽、咳痰和咯血为支气管扩张三大主要症状。合并感染时，可出现发热、畏寒和白细胞升高；反复感染者，可出现呼吸困难和杵状指。

【X 线表现】　病变较轻者胸部平片可无异常发现。较重的支气管扩张异常 X 线征象有：肺纹理增多、紊乱或呈网状。扩张而含气的支气管因管壁增厚可见"双轨征"，含有分泌物的扩张支气管表现为不规则杵状致密影。囊状支气管扩张则表现为多发囊腔影，直径 1～3 cm，多个囊状阴影形成蜂窝状影像，合并感染时，囊状阴影内可见液平面（图 2-4-1）。

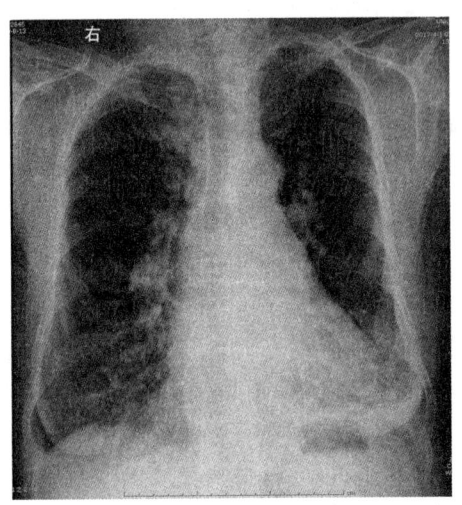

图 2-4-1　支气管扩张

双下肺纹理紊乱，可见网格状及囊状阴影

【CT 表现】　CT 检查是支气管扩张的主要检查方法，表现为支气管管壁增厚、管腔增宽。①柱状型支气管扩张：当支气管水平走行且与 CT 层面平行时可表现为"轨道征"；当支气管和 CT 层面呈垂直走行时可表现为管壁圆形透亮影，呈"印戒征"。

②囊状型支气管扩张:表现为支气管远端呈囊状膨大,呈多发囊状或葡萄串状阴影,如合并感染则囊内出现液平面及囊壁增厚(图2-4-2)。③曲张型支气管扩张:表现为扩张的支气管管腔粗细不均,可呈念珠状,如腔内充满黏液栓,则表现为棒状或结节状高密度影,称"指状征"。可表现支气管径呈粗细不均的囊柱状改变,壁不规则。

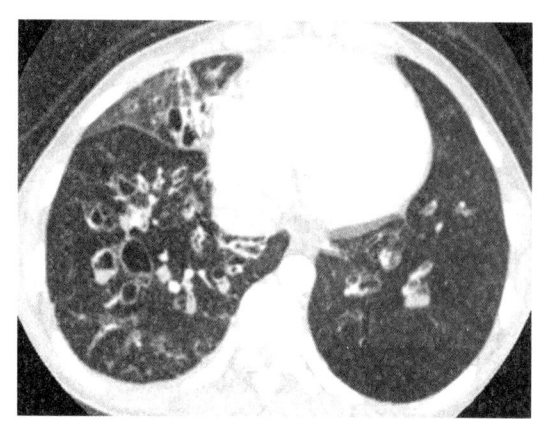

图 2-4-2　囊状支气管扩张

双肺多发囊状阴影伴有液平

【诊断与鉴别要点】　根据胸片肺纹理增粗、模糊、紊乱呈蜂窝状改变,结合典型的临床咳嗽、咳痰和咯血症状,本病诊断并不困难。CT检查见到支气管管腔扩张,即可诊断为本病。但有时需与多发性肺气囊肿和慢性支气管炎等鉴别。

1. 多发性肺气囊肿　囊肿相对较大,囊壁相对较薄,腔内一般没有液平面,周围肺野多无感染征象。

2. 慢性支气管炎　严重慢性支气管炎也可伴有支气管扩张,但同时可见肺纹理增粗、模糊,肺气肿,肺纤维化与肺感染等征象,临床症状有所不同。

二、气管、支气管异物

支气管异物是指各种外来异物意外进入支气管树而引起的临床病症。可发生于任何年龄,但以5岁以下儿童多见,占80%~90%。较大异物多滞留于喉或气管内,较小异物则进入支气管,下叶较上叶多见,右侧多于左侧。异物主要包括3类:①植物性异物,如玉米粒、花生米、瓜子等;②动物性异物,如食物中的碎骨、鱼刺等;③矿物性异物,如牙托、钱币、笔帽等。

【病理与临床】　异物进入气管、支气管后,依其大小、形状、是否固定及种类不同而引起不同程度的阻塞及局部黏膜炎症等病理改变。部分阻塞包括呼气活瓣阻塞和吸气活瓣阻塞。呼气活瓣阻塞,异物固定,吸气时管腔略扩张,气体可以进入,但呼气时管腔变小,气体排出困难而致阻塞性肺气肿;吸气活瓣阻塞,异物可活动,吸气时下移,致支气管阻塞,患侧肺含气量较健侧肺少,呼气时异物上移,气体可排出。异物完全阻塞支气管则导致肺不张。异物对局部黏膜的刺激、损伤可引起充血、水肿、溃疡、肉芽组织及纤维组织增生,进一步加重支气管的阻塞。

异物吸入的患儿均有呛咳症状,在异物进支气管后可出现一段无症状期,有的可出现咳嗽、咳痰、发热等症状，易误诊为肺炎或支气管炎，需要借助明确的异物吸入史进行诊断。

【X线表现】

1. 不透X线异物　可直接显示其部位、形态与大小。

2. 可透X线异物　一般X线检查时不易发现，故需根据异物所引起的间接征象来判断异物的存在与位置。

（1）气管内异物　胸部X线检查可无异常发现。也可表现双肺对称性肺气肿、双侧横膈活动幅度变小。

（2）支气管异物　以一侧多见，可出现下列征象。①患侧阻塞性肺气肿。②纵隔摆动。呼气性活瓣阻塞时，吸气时纵隔位置居中，呼气时纵隔向健侧摆动；吸气性活瓣阻塞时，吸气时纵隔向患侧移位，呼气时恢复正常位置。无论是呼气性阻塞还是吸气性阻塞，吸气时纵隔均向患侧移位，故吸气时纵隔向哪侧移位，异物就位于哪侧。纵隔摆动需在透视下观察，也可摄呼、吸气相两张胸片对比观察。③阻塞性肺炎和肺不张。异物阻塞支气管后，阻塞远侧支气管分泌物引流不畅，易导致肺内炎症，表现为肺纹理密集、模糊，肺内斑片状阴影。如异物致支气管完全阻塞，则发生阻塞性肺不张，表现为一侧肺野实变，纵隔向患侧移位，患侧肋间隙变窄。

【CT表现】　CT检查在发现支气管异物和观察其大小、形态及位置等方面均优于X线片，尤其是多层螺旋CT的多种重组技术，能直接显示异物，表现为在气道空腔衬托下的致密阴影，形态因异物不同而不同（图2-4-3）。目前，对于疑似支气管异物的患儿在有条件的情况下，多倾向先行CT检查以明确诊断和指导治疗。

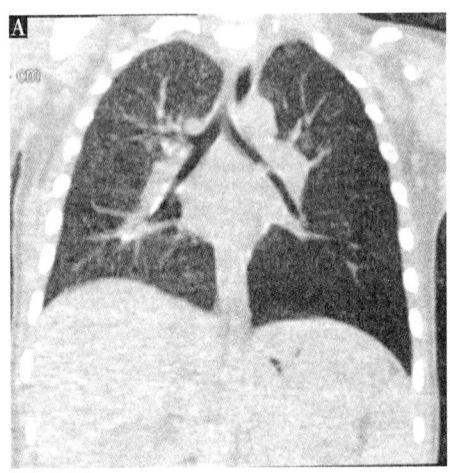
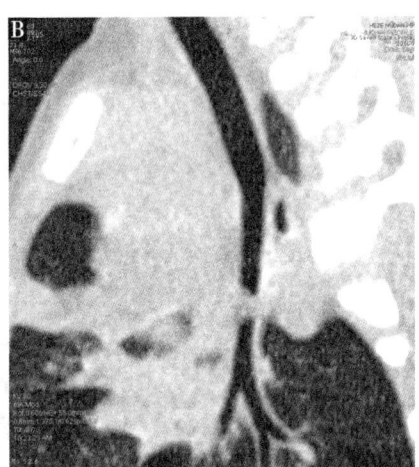

图2-4-3　支气管异物

MIP图可见异物形态与位置

【诊断与鉴别诊断】　不透X线异物，X线与CT检查一般可明确诊断。可透X线异物，CT检查也常可做出诊断，主要应与呼吸道分泌物的阻塞鉴别，两者均可表现单侧支气管内异常影像及不全阻塞的间接征象，仔细观察异常影像的形态、密度及密切结合临床病史均有助于其鉴别诊断。

第五节 肺部炎症

（一）大叶性肺炎

【病理与临床】 大叶性肺炎主要由肺炎双球菌感染所引起的肺内急性炎症。在病理上可分4期：充血期（12～24 h）毛细血管扩张充血，肺泡内有少许浆液性渗液；肝样变期：2～3 d后，肺泡实变，内充满大量红细胞及纤维蛋白，肺组织变硬，切面呈红色，即红色肝样变期；4～6 d肺泡内红细胞被大量白细胞取代，肺组织切面呈灰色，即灰色肝样期；消散期：7～10 d后肺内炎性渗出物逐渐被吸收，肺泡重新充气。

本病冬春季节多发，常见于青壮年，起病急，高热骤寒、胸痛、咳嗽、咯铁锈色痰为大叶性肺炎典型临床表现。

【X线表现】 充血期：X线可无异常表现，或仅见局部肺纹理增粗、增多或局限性的磨玻璃状或斑片状淡影。实变期：病变为大片状实变影，其范围与相应肺叶、肺段解剖形态相符合（图2-5-1A、B），密度均匀，在实变影内常可见含气的支气管影像。消散期：呈散在分布、密度不均、边缘模糊的斑片状阴影。

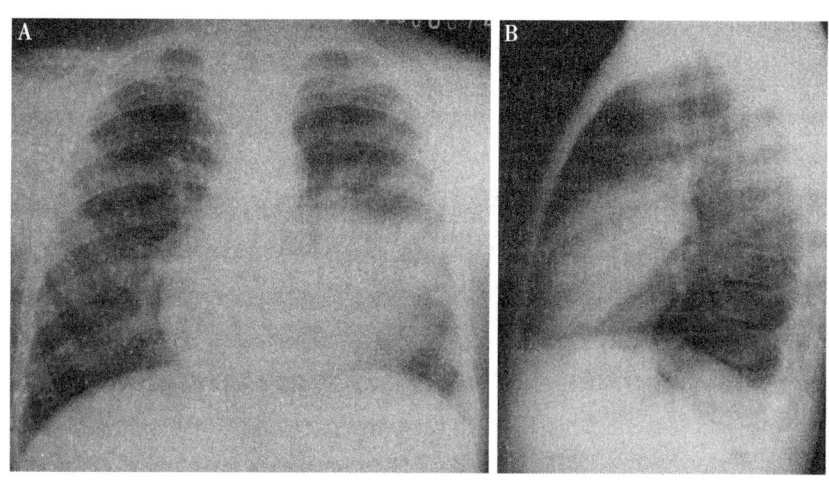

图2-5-1 左肺舌叶大叶性肺炎

胸部正位片A及左侧位片B示：与左肺舌叶解剖部位相符合的大叶性实变

【CT表现】 CT检查主要用于鉴别诊断。充血期：病变区呈磨玻璃影，边缘模糊，其内隐约可见肺血管纹理。实变期：以肺段或肺叶分布的大叶性实变影，其内含气支气管征较胸片更清晰，肺门及纵隔内无肿大淋巴结。消散期：为散在的斑片状阴影，密度不均。

【诊断与鉴别诊断】 以肺段或肺叶分布的实变影，密度均匀，其内可见"空气支气管征"，结合临床表现诊断不难。充血期，影像学表现无特异性，阴性的检查结果不能除外大叶性肺炎的存在。大叶性实变影需与中心型肺癌引起的阻塞性肺炎鉴别，肺癌引起的阻塞肺炎吸收缓慢、反复出现，常伴有肺不张和肺门肿块。大叶性肺炎支气管通畅，肺门无肿块，可与肺癌鉴别。消散期，局限性斑片状影需与浸润型肺结核鉴别。肺炎一般在2周内吸收,而肺结核的动态变化比较缓慢。

(二)支气管肺炎

支气管肺炎又称小叶性肺炎,是指发生于细支气管及肺小叶的急性化脓性炎症。常见的病原体有链球菌、葡萄球菌和肺炎双球菌等。

【病理与临床】 早期为细支气管和终末细支气管黏膜炎性充血水肿,溃疡和纤维化脓性渗出,病情进展引起支气管周围炎及肺泡炎,肺泡内充满大量纤维素或浆液性、出血性或脓性渗出物,通过孔氏孔与兰勃管向周围肺泡蔓延侵及相邻肺小叶,导致多数肺小叶发生实变,病灶可融合成大片,极易造成细支气管不同程度的狭窄,出现小叶性肺气肿、小叶性肺不张和小叶性脓肿。

临床多见于婴幼儿、老年人及免疫功能低下者,以及昏迷和腹部手术后的患者。主要表现为起病急骤、高热、咳嗽、咳泡沫黏液痰,并伴有呼吸困难、发绀,肺部可闻及湿啰音。

【X线表现】 肺纹理增粗,紊乱且模糊。两肺中、下野内中带,沿支气管纹理分布的斑点状或斑片状影,密度不均,边缘模糊,靠近脊椎部病灶较前部密集(图2-5-2A)。可融合成大片状影,可出现小叶性肺气肿或小叶性肺不张,分别表现为斑片影之间的泡性透亮影及小三角形或斑片状致密影。

【CT表现】 表现为两肺内散在分布斑片状密度增高影,灶内有时可见"空气支气管征"(图2-5-2B)。HRCT可见密集分布在小叶中心结节影(直径10 mm以下)或肺小叶的实变为10~25 mm的斑片状影,边缘模糊,密度不均匀。细支气管的活瓣阻塞引起小叶性过度充气,表现为圆形或类圆形囊状透亮影(直径1~2 cm大小),支气管、血管束增粗、模糊,密集的斑片影可融合成较大的实变。

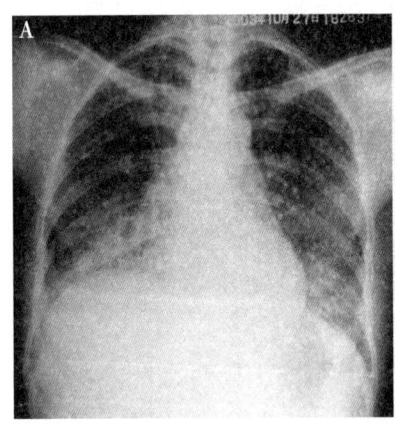
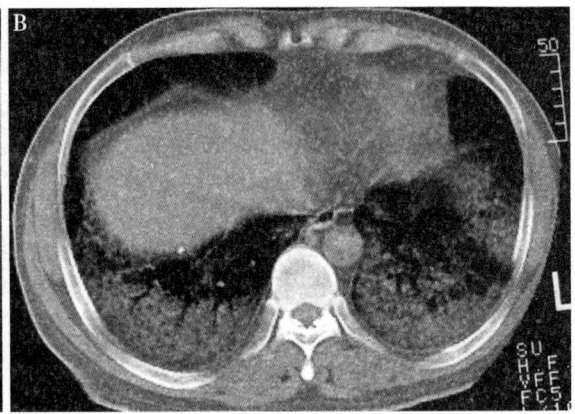

图2-5-2 支气管肺炎

A. X线胸片示两肺中下野内中带,沿肺纹理分布的斑片状密度增高影,边缘模糊　B. CT肺窗示两肺底大小不一结节状及密度增高影,边缘模糊,部分病灶融合成较大片状影

【诊断与鉴别诊断】 支气管肺炎表现为两中、下肺的内、中带沿肺纹理分布的斑片状影,结合临床起病急,多见婴幼儿、老年人或免疫功能低下的患者及实验室检查,多数病例胸部平片可以诊断,诊断困难时可选用CT检查,有助于诊断与鉴别诊断。

(三)间质性肺炎

间质性肺炎是以肺间质炎症为主的肺炎。可由多种病原体引起,包括感染性及非感染性间质性肺炎两类。感染性间质性肺炎的病原体常见于病毒、支原体、细菌和卡氏囊虫等。

【病理与临床】 主要的病理改变为肺间质的浆液性渗出和炎症细胞的浸润,引起小支气管的狭窄与阻塞和毛细血管淤血和炎症水肿,导致肺间质增厚。病变沿淋巴管蔓延引起淋巴管炎和淋巴结炎。病变隐匿或发病缓慢者,肺泡腔多无受累。

临床上多见于婴幼儿,常继发于麻疹、百日咳等急性传染病,除原发病的症状外,可伴有气急、咳嗽、紫绀。

【X线表现】 病变分布广,好发于两肺门区及肺下野。表现为两肺弥漫分布网状及点状密度增高影。肺纹理增粗,边缘模糊,可见克氏(Kelers)B线或网状影,病变进展可表现为斑片状或磨玻璃样密度影(图2-5-3A),肺门密度增高,结构不清,由于小支气管的炎性活瓣阻塞,可引起两肺弥漫性肺气肿。病灶消散、吸收较一般性肺实质炎症要慢。

【CT表现】 HRCT有助于间质性肺炎的早期诊断,表现为小叶内间质、小叶间隔和支气管血管束增粗、模糊,或小叶中心模糊小结节影,常伴有斑片或大片状磨玻璃样影(图2-5-3B),单发或呈散在分布,可见肺门及纵隔淋巴结肿大。

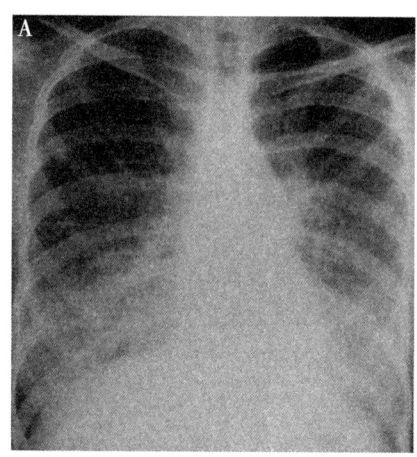
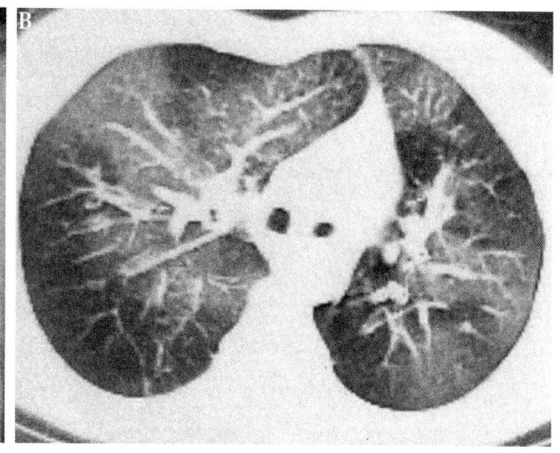

图2-5-3 间质性肺炎

胸部正位片A示:两肺中下纹理增粗、紊乱呈网状,内见点状致密影;CT肺窗B示:两肺弥漫分布磨玻璃状影

【诊断与鉴别诊断】 间质性肺炎的临床体征少,多在呼吸道的病毒感染之后出现,影像学表现为肺纹理重,边缘不清,网状及小点状影。HRCT显示支气管血管束增粗伴有磨玻璃样影及散在分布的小斑片状实变影,考虑间质性肺炎的可能。间质性肺炎需与支气管肺炎鉴别,支气管肺炎表现为中、下肺野内、中带,沿纹理分布斑片状影,临床有高热和白细胞总数升高,可与间质性肺炎鉴别。两肺弥漫磨玻璃样密度影应考虑卡氏囊虫引起的间质性肺炎,为艾滋病的常见并发症。

(四)肺脓肿

肺脓肿是由化脓性细菌引起的肺实质内化脓性炎症。常见的病原体为金黄色葡萄球菌、链球菌、肺炎双球菌及厌氧菌,多为混合感染。

【病理与临床】 肺脓肿根据临床经过分为急性肺脓肿和慢性肺脓肿。感染途径主要有病原体经气道吸入及化脓性病灶经血行或直接蔓延至肺内3种感染方式。其中以吸入性感染最为常见。病原菌经支气管吸入后,在肺泡内引起急性化脓性炎症,约1周后病灶中心发生坏死、液化,脓肿形成。脓肿与支气管相通,部分液化物排出,空气进入则形成空洞,肺脓肿可破入胸腔形成脓胸或脓气胸。经有效治疗脓腔可缩小而治愈,如治疗不彻底,使肺部炎症和坏死、空洞迁延,发展慢性阶段即形成慢性肺脓肿。

急性肺脓肿发病急剧,有高热、咳嗽、胸痛等症状,发病1~2周有大量脓臭痰咯出,白细胞总数显著升高;慢性肺脓肿患者呈消耗性体质,有慢性咳嗽、咯脓痰等症状,白细胞总数可无明显变化。

【X线表现】

1. 吸入性肺脓肿　急性早期表现为大片状影,密度较均匀,边缘模糊,与一般化脓性肺炎相似。病变进展,病灶中心发生坏死、液化则密度减低,液化物质排出、气体进入,则空洞形成。空洞表现为片状影中的透亮区,洞壁较厚,壁内缘光滑或模糊,可见气液平面,外缘被片状实变环绕,难以确定洞壁厚度(图2-5-4A)。慢性肺脓肿,表现为圆形或椭圆形、边缘清楚的厚壁空洞,周围肺野可见不规则斑片状或条索状影,邻近胸膜肥厚粘连。

2. 血源性肺脓肿　表现为两肺多发小空洞影,边缘清楚或模糊,内缘光整,可见气-液平面。

3. 慢性肺脓肿　为圆形或类圆性厚壁空洞,内缘光整,边缘清楚,内有或无液面,空洞分隔可表现为多房性,洞周常伴有条索状或斑片状影和相邻胸膜肥厚粘连。

【CT表现】　CT可以发现X线检查不能显示或难以确定的小空洞,较X线胸片更为清楚地显示空洞的各种征象。有助于空洞的鉴别诊断。吸入性空洞,壁厚均匀,内缘光滑,可见气液面,外缘不清,有片状实变影围绕。血源性肺脓肿表现为多发的小空洞影,边缘模糊(图2-5-4B),可见气液面,周围有散在斑片状病灶。慢性肺脓肿,为边缘清楚的厚壁空洞,形态可不规则,内有分隔则形成大小不同的多房空洞。

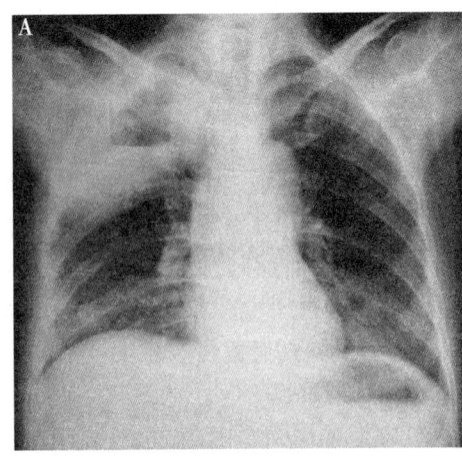
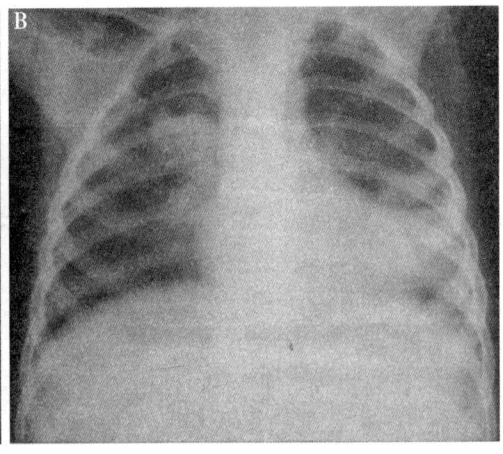

图2-5-4　肺脓肿

胸部正位片A示:右上肺脓肿,病灶边缘模糊。其内可见一宽大气-液平面内见清晰液平面;胸部正位片B示:血源性肺脓肿,肺内多发性、圆形或类圆形高密度影或(和)小厚壁空洞影,边缘模糊,多个病灶内可见气-液气面

【诊断与鉴别诊断】 肺内出现边缘模糊的大片状炎性浸润围绕的厚壁空洞，内壁光滑或模糊，常有液平面，结合临床起病急，患者有高热、咳大量脓臭痰，白细胞总数升高等，一般不难诊断。肺脓肿需与结核性空洞及癌性空洞鉴别。结核性空洞多为薄壁空洞，无液平，洞周常伴有"卫星灶"；肺癌空洞的洞壁厚薄不均，内缘凸凹不平，有壁结节，外缘呈分叶状，常伴有肺门、纵隔淋巴结肿大。

第六节 肺结核

肺结核(pulmonary tuberculosis)是由结核分枝杆菌在肺内所引起的一种常见的呼吸道慢性传染病。X线检查在发现病变、鉴别诊断、制订分型、观察疗效、判断预后等方面具有重要价值。对于临床及X线表现不典型者，需与其他疾病鉴别时，选择CT检查可获取更多的诊断信息，是X线检查的重要补充。

【病理与临床】 肺结核的基本病理改变有渗出、增殖和变质性病变，三者互为因果，常同时存在。渗出性病变为浆液性或纤维素性肺泡腔炎，多见于炎性早期和病变进展期，当机体免疫力较强或经抗结核治疗后，渗出性病变可吸收或演变成增殖性病变。增殖性病变为由朗格汉斯细胞、淋巴细胞与巨噬细胞构成的结核性肉芽肿，即结核结节相互融合形成粟粒大小的结节。变质性病变亦称为干酪样坏死，多由渗出性和增殖型病变进展而来，可引起小叶、肺段或肺叶范围的实变，发生液化、坏死，形成空洞，经支气管或血管播散形成新的渗出性或增殖型病灶。

1. 病变好转、愈合 ①病灶消散或吸收：渗出性病灶可以完全吸收而不留痕迹。增殖型病变或小的干酪样病灶也可吸收愈合，遗留下纤维瘢痕。②钙化：病灶内有钙盐沉着，是病变稳定或治愈的反映。③空洞的缩小或闭合：有效治疗空洞塌陷缩小完全闭合或纤维化，连续3~6个月痰检转阴的净化空洞，也属空洞愈合的表现形式。由于空洞引流支气管阻塞，洞内容物浓缩，被纤维组织包绕，则可形成干酪样病灶或结核球。不能认为是治愈或愈合表现，一旦引流支气管再通，空洞可复现，病灶重新活动。

2. 病变的恶化与进展 ①病变范围增大数量增多：各种病变范围及数量较前扩大增多。②空洞形成与播散：原有空洞增大或有新的空洞形成，及经血行和支气管播散形成新的病灶。

临床表现：肺结核的临床表现有咳嗽、咯血及胸痛，常见的全身症状有发热、乏力、消瘦与食欲减退等。

肺结核的临床分类，目前仍采用1998年8月中华结核病学会制定的中国结核病分类法。Ⅰ型：原发性肺结核，Ⅱ型：血行播散型肺结核，Ⅲ型：继发型肺结核，Ⅳ型：结核性胸膜炎，Ⅴ型：其他肺外结核。

(一) 原发性肺结核

原发性肺结核为机体初次感染结核分枝杆菌引起的肺结核病，多见于儿童及青少年。

【病理与临床】

1. 原发综合征 结核分枝杆菌经气道吸入肺内，在上叶尖后段和下叶的背段胸膜下，引起浆液性或纤维素性肺泡炎，形成孤立的或多发的原发病灶。结核分枝杆菌自原发病灶沿淋巴管蔓延,引起所属结核性淋巴管炎及淋巴结炎。

2.胸内淋巴结结核　是原发综合征在转归过程中的一种表现形式。肺内原发病灶吸收后或肺内原发病灶轻微不明显,影像检查仅显示纵隔和(或)肺门淋巴结肿大。

临床表现:低热、盗汗、乏力、咳嗽。部分病人有高热似肺炎症状。

【X线表现】

1.原发综合征　包括原发性病灶、淋巴管炎和淋巴结炎。①原发病灶:呈云絮状、斑片状密度增高影,或为肺段、肺叶的大叶性实变影,边缘模糊;②肺门淋巴结炎表现为原发病灶同侧肺门或纵隔淋巴结肿大;③淋巴管炎表现为原发病灶与淋巴结之间的条索状阴影,三者同时存在称之"哑铃征"。

2.胸内淋巴结结核　表现为肺门区或气管旁突向肺内边界清楚或模糊的肿块阴影,一般发生在单侧,以右侧较常见(图2-6-1A),多数淋巴结肿大融合可引起纵隔影增宽,边缘凹凸不平或呈分叶状。

【CT表现】　原发性肺结核CT检查主要用于对确定有无肺门、纵隔淋巴结肿大,明确判断淋巴结肿大的部位和病灶内的干酪样坏死及钙化的敏感性、特异性明显优于X线检查(图2-6-1B)。

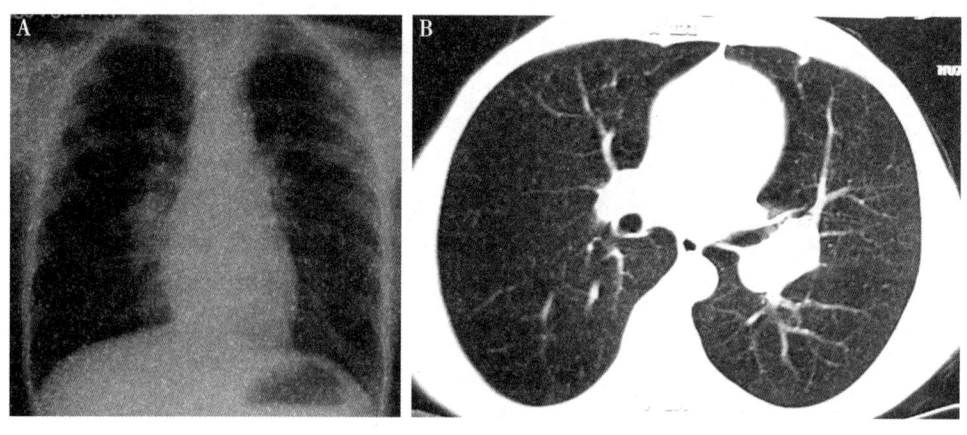

图2-6-1　胸内淋巴结结核

A.胸部正位片:右肺门肿大淋巴结呈结节状密度增高影;B.CT肺窗:左肺门淋巴结肿大

【诊断与鉴别诊断】　根据典型"哑铃征",结合临床,诊断不难。但实际工作中此种征象并不多见,所表现出的片状影需与一般肺炎鉴别。一般肺炎的斑片状影,以中、下肺多见,抗炎治疗短期内可以吸收或有明显变化;原发病灶以上肺野多见,吸收变化缓慢,抗结核治疗有效,一般需要1~2个月或更长时间;胸内淋巴结结核需与胸腺及淋巴瘤鉴别,胸腺多见于2岁以下儿童,可表现为右上纵隔旁向肺野凸出的帆状软组织密度影,下缘呈水平,外缘可见胸腺角,深呼吸时可见肿块变形;淋巴瘤表现为肺门、纵隔淋巴结肿大,短期内可迅速增大,相互融合呈团块状,易侵犯血管,对放疗敏感。

(二)血行播散型肺结核

根据结核分枝杆菌侵入血液循环的途径、数量、次数、间隔时间及机体免疫功能状况,可分为急性粟粒型肺结核和亚急性或慢性血行播散型肺结核。

1.急性粟粒型肺结核　又称急性血行播散型肺结核。

【病理与临床】 由大量结核分枝杆菌在短时间内多次进入血液循环而引起。形成大量粟粒样大小的结核性肉芽肿,弥漫性分布在支气管血管束、小叶中心、小叶间隔、胸膜下的间质区域。

多见于婴幼儿,起病急,有寒战、高热、咳嗽、呼吸困难及头痛、昏睡和脑膜刺激征等症状。

【X 线表现】 发病初期 X 线表现多不典型,仅见肺纹理增强,整个肺野呈磨玻璃样密度增高,2 周左右可见两肺弥漫分布粟粒样结节影,结节影的分布、大小和密度均匀,即所谓"三均匀"。肺纹理被掩盖观察不清,病变进展,结节影融合成小片或大片状实变影,并可形成空洞,透视下不能辨认而仅表现为磨玻璃样密度影(图 2-6-2A)。

【CT 表现】 CT 薄层扫描或 HRCT 对结节的显示较 X 线检查更为清晰直观,有助于与其他原因的肺内弥漫性结节病变的鉴别。表现为均匀分布在肺小叶中心、支气管血管束、小叶间隔、肺泡间隔及胸膜下区的 1.5~2 mm 粟粒样结节影,大小一致,密度相似,边缘清楚(图 2-6-2B)。结节可以融合成较大病灶,边缘较模糊。

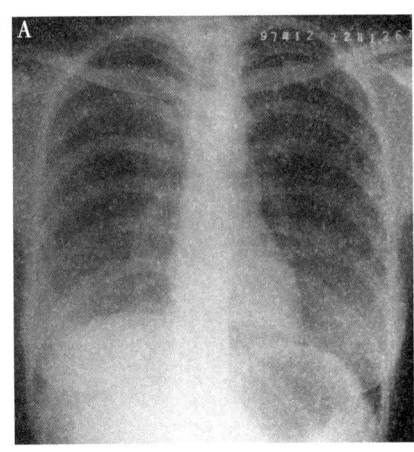
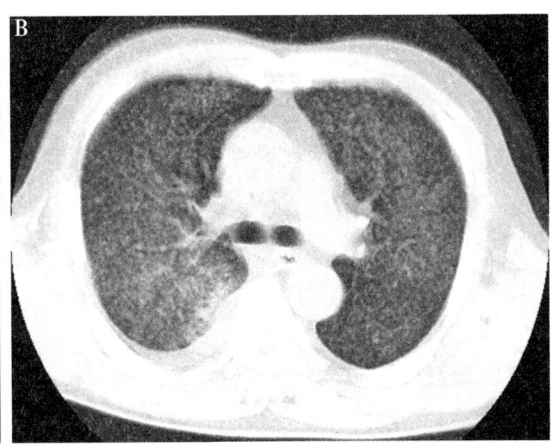

图 2-6-2 急性血行播散型肺结核

胸部正位片 A 示:两肺弥漫分布粟粒样结节影,结节边缘清楚,具有"三均匀"特点,肺纹理模糊不清;
CT 肺窗 B 示:两肺粟粒结节的大小均匀、密度相似、分布均匀

【诊断与鉴别诊断】 急性血行播散型肺结核的 X 线表现和临床症状典型者易于诊断。但需与其他病因引起的肺内弥漫性结节病变鉴别。矽肺的结节密度较高,伴有肺内纤维化病灶,淋巴结可呈蛋壳样钙化,有粉尘长期接触史。血行粟粒型转移瘤,结节多大小不一,密度不均,边缘清楚,1~2 个月内可迅速增大,有原发恶性肿瘤病史。当 X 线胸片上不能显示或难以确定结节影时,CT 尤其是 HRCT 扫描有助于早期发现病变和鉴别诊断。

2. 亚急性或慢性血行播散型肺结核

【病理与临床】 是由少量的结核分枝杆菌在较长时间内多次进入血液循环引起肺内播散病灶。多形性病灶混同存在,以增殖型病灶为主。

临床多无显著的结核中毒症状,可有持续性午后低热、盗汗、咳嗽、咯血、乏力、消瘦等症状,但均不严重。

【X 线表现】 两肺多发小结节影,密度不均,大小不等,既有渗出、增殖又有硬结钙化。病灶分布不均匀,两中、上肺野密集,下肺野稀疏。陈旧性病灶大多数位于肺尖部及锁骨下区,而边缘模糊;渗出性病灶,多分布在下肺野,即所谓的"三不均匀"(图2-6-3)。

【CT表现】 两肺多发的结节影或斑片影,大小不一,其密度高低不同,新旧病灶混同存在,中、下肺野病灶密度偏低,多为斑片状渗出灶,上肺野病灶密度较高,病灶的分布不均匀,上叶比下叶的病灶多,部分病灶可有钙化。

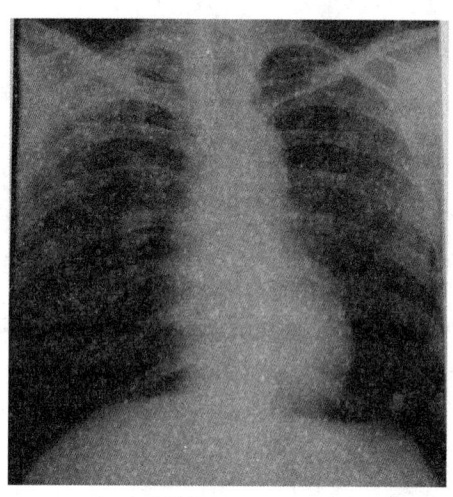

图2-6-3 亚急性或慢性血行播散型肺结核
胸部正位片示:双侧上、中肺野较对称性、不均匀分布、大小不一、密度不同的多形态病灶

【诊断与鉴别诊断】 两肺多发小结节影,大小不等,密度不均,可见硬结、钙化,分布不均,上肺野病灶密度较下肺野病灶高而密集,有助于结核病的诊断。

(三)继发型肺结核

人体再度感染结核分枝杆菌而引起的肺结核称为继发型肺结核。多数因体内已静止的原发病灶的感染而引发,少数由体外的结核再次感染。继发型肺结核多见于成人,重新活动,因患者机体多已产生特异性免疫力,结核分枝杆菌不在淋巴结内引起广泛干酪样坏死,故肺门淋巴结不大。病变多局限于肺内,往往是多种性质病灶共存。

1. 浸润型肺结核 此型为继发性肺结核的主要类型。多发生在肺尖、锁骨下区和下叶背段。

【病理与临床】 基本病理改变为渗出性与增殖性及变质性病变混同存在,互为因果为其特征。渗出性及增殖性病灶可吸收、硬结、纤维化及钙化而治愈。病变进展可发生干酪样坏死、液化后常形成空洞,当大量的结核分枝杆菌和干酪样物质经支气管进入肺内,则形成干酪性肺炎。干酪样坏死病变被纤维组织包裹形成的2~3 cm大小球形病灶,为结核球或称结核瘤。

常见临床症状为低热、盗汗、乏力、消瘦等。干酪性肺炎起病急,高热,痰结核分枝杆菌检查阳性率较高。

【X线表现】 病灶呈多形性表现,如渗出性病变表现为多发、散在云絮状或斑片状影,密度不均匀,边缘模糊,有时病灶内可见小空洞或"空气支气管征"(图2-6-

4A);增殖性病变表现为斑点状影呈梅花瓣状聚集,边缘清楚,无融合趋势。

浸润型结核除有以上常见表现外,还包括干酪性肺炎和结核球两种特殊类型病变:

1. 干酪性肺炎 为一个肺段或肺叶的实变影,形态酷似大叶性肺炎,高千伏摄影或体层片可见实变影内有形态不规则,大小不等的"虫蚀状"空洞,内无液平,肺野内可见支气管播散病灶(图2-6-5A)。

2. 结核球(tuberculoma) 多位于上叶尖后段与下叶背段,表现球形病灶影,一般为2～3cm大小,边缘光滑规整,密度较高,均匀或不均匀,部分病灶内可见层状钙化或液化坏死区,病灶周围常有条索状及斑点状"卫星灶"(图2-6-4B)。

【CT表现】 可以发现平片难以发现的隐蔽性病灶和不能肯定的征象,可以发现病灶内小的空洞及钙化,有助于与其他非结核病灶的鉴别诊断(图2-6-5B)。

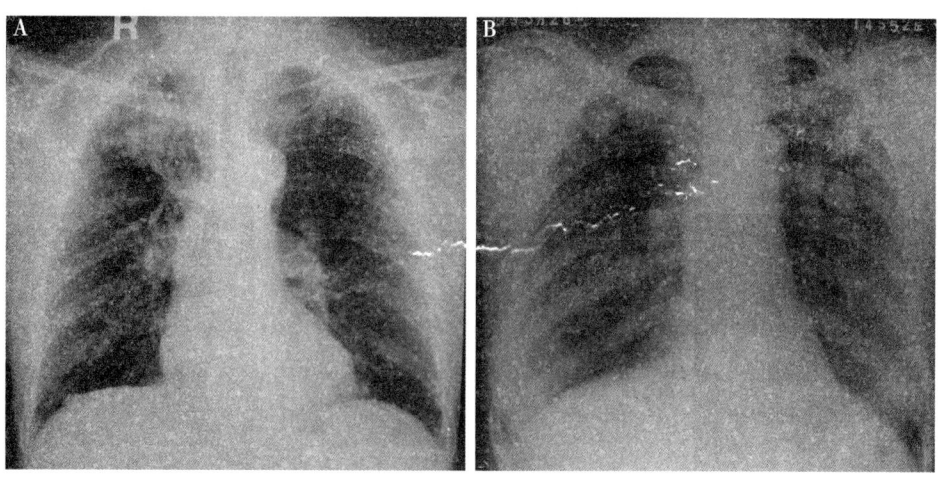

图2-6-4 浸润型肺结核(胸正位片)

胸部正位片A示:右上肺野斑片状,条索状混杂密度影。B示:两锁骨下区及左中肺野显示多发结节状致密影,边缘清楚,为结核球的表现

【诊断与鉴别诊断】 浸润型肺结核为继发性肺结核最常见的类型。X线表现为多种形态的病灶混同存在的特征,多分布在锁骨上、下区和下叶背段,结合临床可以做出诊断。结核球需与周围型肺癌鉴别;结核球边缘清楚,无毛刺,无分叶,可有钙化、空洞、常伴有"卫星灶"。增强扫描多无强化,发生干酪样坏死则呈环状强化;周围型肺癌多呈分叶状,有胸膜凹陷,边缘模糊毛糙,其内可见"小泡征",很少有钙化。增强扫描强化程度比结核球显著。干酪性肺炎还需与大叶性肺炎和阻塞性肺炎鉴别,大叶性肺炎实变期,密度较干酪性肺炎低,实变内可见含气支气管征,抗炎治疗1～2周内阴影可吸收或缩小;而干酪性肺炎密度高且不均匀,可见多数不规则"虫蚀状"空洞,两中下肺野有经支气管播散病灶,动态观察短期内无明显改变,痰检结核分枝杆菌阳性。阻塞性肺炎易在同一区域反复出现,病变吸收缓慢,相应支气管狭窄或阻塞,可有肺门及纵隔淋巴结肿大。

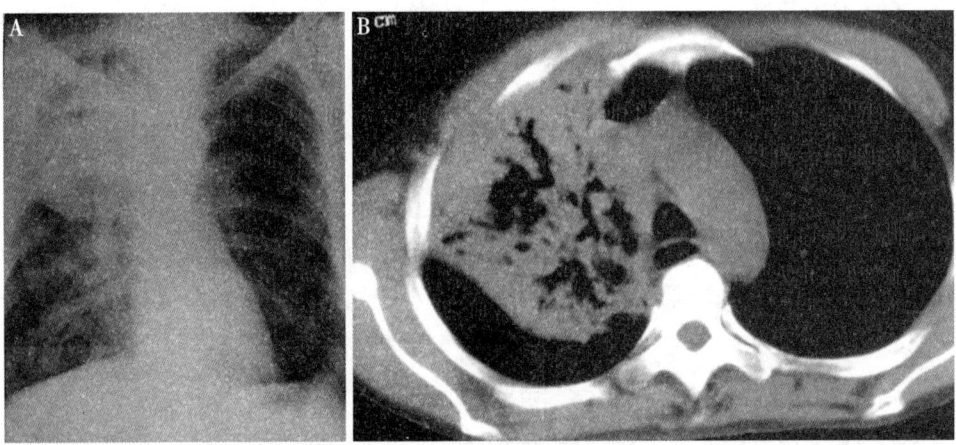

图 2-6-5 干酪性肺炎

胸部正位片 A 示：右上肺野大叶性实变影，密度不均，内见有不规则密度减低区，同侧肺野见有经支气管播散小叶性干酪样病灶。CT 肺窗 B 示：右上肺大片状实变影，内有多发"虫蚀状"空洞和"空气支气管征"

2. 慢性纤维空洞性肺结核　为继发性肺结核的晚期类型，有久治未愈的肺结核病史，多数由浸润型肺结核和血行播散型肺结核发展而来。

【病理与临床】　病理上以纤维空洞、广泛的纤维增生及支气管播散为本病的主要改变。病变进展、好转与稳定交替出现，空洞较大，呈圆形或不规则形，空洞周围伴有显著纤维增生和散在分布的、形态各异的结核病灶。未受累的肺组织发生代偿性气肿，广泛纤维增生引起支气管扩张，可并发肺动脉高压引起肺源性心脏病。

长期反复的低热、盗汗、咳嗽、咯血、咯痰、胸闷、气短，查体可有杵状指，患侧胸廓塌陷，痰检结核分枝杆菌常为阳性。

【X 线表现】　病变多位于一侧或两侧锁骨上下区，表现为不规则的薄壁或厚壁空洞，单发或多发。其周分布有多发新旧不一，密度不同，形态各异的病灶，其他肺野可见沿支气管播散的斑片状或腺泡结节状病灶。广泛的纤维化瘢痕收缩，使肺体积缩小，肋间隙变窄，患侧胸廓塌陷，纵隔向患侧移位，肺门上提，肺纹理呈垂柳状。常合并胸膜肥厚、粘连及支气管扩张，未累及肺野呈代偿性气肿，可继发肺源性心脏病（图 2-6-6）。

【CT 表现】　CT 对显示空洞的大小、形态与周围结构间的相互关系，对空洞的诊断与鉴别诊断具有重要价值。结核性空洞壁较薄，内壁光滑清楚，空洞受纤维化牵拉致空洞形态可不规则，如合并感染空洞内可见液平面。肺组织广泛纤维化使肺体积缩小，密度不均匀，多伴有支气管扩张和代偿性肺气肿，相邻胸膜肥厚粘连，纵隔、气管向患侧移位。

【诊断与鉴别诊断】　依据多发纤维空洞，广泛纤维增生和不同形态的新老不一结核病灶并存，胸廓塌陷，纵隔向患侧移位，邻近胸膜肥厚，肺体积缩小，并有支气管播散病灶，临床上有久治未愈的肺结核病史，痰检结核分枝杆菌阳性，即可做出诊断。结核纤维厚壁空洞需与癌性空洞鉴别，前者空洞内壁光整，洞周有纤维条索状及斑片状结核病灶,无肺门及纵隔淋巴结肿大,与引流支气管相通;后者空洞洞壁凹凸不平,多有壁结节,常伴肺门纵隔淋巴结肿大,空洞周边呈分叶状,边缘有毛刺。

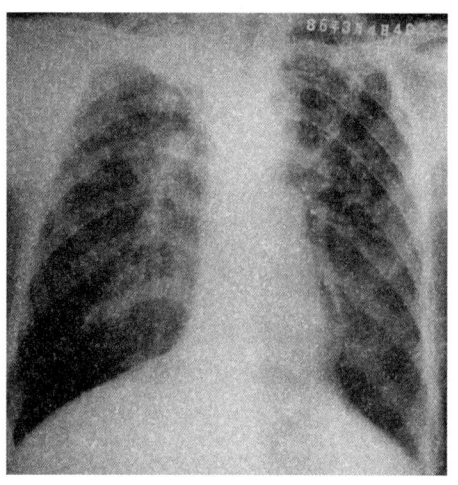

图2-6-6 慢性纤维空洞性肺结核

胸部正位片示:双侧上、中肺野片状、条索状密度增高影,其内可见空洞影,两侧肺门上移,两下肺纹理呈垂柳状

(四)结核性胸膜炎

结核性胸膜炎是由结核分枝杆菌及其代谢产物侵入胸膜所引起胸膜炎性病变。结核性胸膜炎可见于原发性和继发性肺结核。它可以由邻近胸膜肺内的结核病灶直接蔓延所致,也可以由淋巴结中的结核分枝杆菌经淋巴管逆流至胸膜所致。

【病理与临床】 主要病理改变为浆液性和纤维素性渗出。渗出性胸膜炎多系淋巴结中的结核分枝杆菌经淋巴管逆流至胸膜所致,引起胸膜腔内产生浆液性渗出,产生胸腔积液多呈游离状态。也可局限于胸腔的某一部位。胸膜仅有少量纤维素性渗出无明显积液为干性胸膜炎。病程较长者可引起胸膜肥厚、粘连、大量纤维素沉着或钙化。

结核性胸膜炎多见于儿童与青少年,可与肺结核同时发生,亦可单独存在。主要临床症状为发热和针刺状胸痛,在深呼吸或咳嗽时加重。胸腔积液量大时可引起胸闷、气急。

【X线表现】

1. 结核性干性胸膜炎 当胸膜厚度达2~3 mm时,可在肺野外带呈层状密度增高影,X线检查多无明显异常发现。肋膈角变钝,患侧膈肌活动受限。

2. 结核性渗出性胸膜炎 少量胸腔积液液体量达250 mL时,立位摄影可见肋膈角闭塞,透视下随着体位与呼吸运动的变化,可见液体阴影随之移动。中等量积液,中下肺野呈大片状密度均匀的致密影,上缘呈外高内低的反抛物线状,液体上缘超过第4前肋,低于第2前肋。大量积液,一侧肺野呈均一致密影,患侧心缘及膈面被掩盖,其上缘达第2前肋水平,肋间隙变宽,纵隔向健侧移位。

【CT表现】 CT显示胸腔积液较X线检查敏感。表现为后下胸部的弧形,凹面向前的液性密度影,CT值多在0~15 Hu,随着液体量增多压迫邻近肺组织形成肺不张,表现为液体影前、内侧的带状高密度软组织影,多位于下叶的后部。

【诊断与鉴别诊断】 结核性胸膜炎 X 线表现典型者,一般可以做出诊断。CT 对少量积液敏感性、特异性优于 X 线检查,常用于胸膜病变的诊断与鉴别诊断。大量胸腔积液需与胸膜转移瘤及恶性胸膜间皮瘤鉴别,恶性肿瘤引起的胸腔积液多为血性,液体增长迅速,胸膜呈弥漫性增厚,多伴有胸膜肿块或结节。

第七节 肺肿瘤

肺部感染性疾病的临床应用

肺良性肿瘤少见,恶性肿瘤包括原发性与转移性肿瘤,支气管肺癌是最常见的肺部恶性肿瘤。

一、支气管肺癌

支气管肺癌简称肺癌,发病率与死亡率逐年上升,吸烟、大气污染及工业致癌物质为致病的主要因素。支气管肺癌是起源于支气管黏膜上皮、细支气管肺泡上皮及腺体的恶性肿瘤。根据世界卫生组织制定的肺癌组织学分类,可分为小细胞肺癌和非小细胞肺癌两大类,后者包括除小细胞肺癌以外的其他上皮癌(鳞癌、腺癌、大细胞癌、混合癌)。小细胞癌恶性程度最高,发生率占肺癌的 20%,鳞癌和腺癌发生率占肺癌 30%~40%,用于肺癌的影像检查方法诸多,X 线检查是首选方法,CT、MRI 是 X 线检查的重要补充。影像检查的目的是用于肺癌的早期发现、鉴别诊断、分期、评价临床疗效及判断预后。

支气管肺癌在大体病理形态上,按发生部位分为中心型、周围型和弥漫型。中心型肺癌发生在肺段或肺段以上支气管,多见鳞癌。肿瘤的生长方式有以下几种。①管内型:肿瘤呈结节状向腔内突出生长,造成管腔狭窄;②管壁型:肿瘤沿支气管壁浸润生长,使管壁增厚,引起管腔狭窄或阻塞;③管外型:肿瘤穿透支气管外膜层向外生长,形成支气管周围肿块,导致管腔狭窄。中、晚期肺癌为几种生长方式的结果。支气管阻塞的继发改变,包括阻塞性肺气肿、阻塞性肺炎和阻塞性肺不张。

周围型肺癌发生在肺段以下支气管,形成肺内结节或肿块。多见腺癌、细支气管肺泡癌。较大的肿块可发生液化、坏死形成癌性空洞。肺上沟癌是周围型肺癌的特殊类型,肺上沟是指锁骨下动脉在肺表面产生的压迹。在此压迹上的胸膜下区肺组织内发生的肿瘤,即称为类癌,其中 60% 为鳞癌。

弥漫性肺癌较少见,是指发生在细支气管或肺泡上皮的肺癌,亦称细支气管肺泡癌,是周围型肺癌的一种亚型。病理改变为肿瘤沿肺泡壁以伏壁或堆积性方式生长,形成小片状实变。沿淋巴管蔓延扩展,形成两肺弥漫分布的粟粒状结节病变。

早期肺癌:早期中心型肺癌是指肿瘤侵犯未超过支气管壁,范围不超过叶支气管开口,肿瘤仅局限于支气管腔内,并且无转移者;早期周围型肺癌是指瘤体最大直径 ≤2 cm,并且无转移者。

临床表现与肿瘤发生的部位、大小及有无转移等密切相关。早期可无任何症状,中心型肺癌出现症状较周围型肺癌早,侵犯周围组织结构及远处转移等可产生较为复杂的症状。刺激性呛咳、咯血丝痰及胸痛是肺癌的典型症状。肺上沟癌侵犯臂丛神经引起同侧放射性持续性难以忍耐的肩和上肢疼痛、知觉丧失及运动障碍,颈交感神经受侵可引起霍纳综合征(Horner syndrome)。侵犯上腔静脉出现颈静脉怒张,头臂部水肿和气短,侵犯喉返神经导致声音嘶哑,脑转移引起颅内压增高及相应定位体征。小细胞肺癌咳大量黏稠白色泡沫痰,并可引起内分泌症状,如库欣综合征、甲状腺功能亢进。

(一) 中心型肺癌

【X线表现】 分为以下两种类型。

1. 早期中心型肺癌　在胸片上可无任何异常改变。在肿瘤引起支气管狭窄或阻塞后出现相应阻塞征象。阻塞性肺气肿、阻塞性肺炎和阻塞性肺不张,即所谓的"三阻征"。阻塞性肺气肿表现为局部肺野过度充气,肺纹理稀疏,是较早出现的间接征象,但在实际工作中不易被发现。阻塞性肺炎是因支气管狭窄而继发感染较常见的间接征象,表现为狭窄支气管范围内的肺实变影,抗炎治疗吸收缓慢,效果不佳,或在同一区域反复出现。阻塞性肺不张表现为支气管完全阻塞以远区域肺内气体吸收肺体积缩小,而形成肺不张表现为密度增高的实变影,阻塞性支气管扩张为条状影,后两者通常在同一病变区出现。

2. 中、晚期中心型肺癌　肺门肿块是中心型肺癌的直接征象,阻塞性肺不张为间接征象。右上叶的中心型肺癌时,右上叶肺不张表现为肺叶下缘与肺门肿块的下缘形成横置或倒置的"S"形,称横"S"征或反"S"征(图2-7-1A)。

【CT表现】 早期中心型肺癌,采用薄层CT或HRCT显示支气管壁轻度增厚,腔内的息肉状小结节影,管腔狭窄或阻塞,CT对轻度继发征象显示优于X线检查。

中晚期中心型肺癌,支气管狭窄呈环形或不规则鼠尾状,支气管阻塞突然截断表现为断端平直或呈杯口状(图2-7-1B、C),肺门肿块常位于叶支气管的周围或邻近,外缘清楚或呈分叶状。肿块与相邻纵隔结构间的脂肪间隙消失。增强扫描血管被肿瘤包绕或推移,管腔变窄、管壁不规则或闭塞,是肿瘤侵入纵隔及血管的征象,为肿瘤分期选择治疗方案提供依据。螺旋CT的支气管多平面重建及三维立体重建图像,可清楚显示支气管狭窄范围、程度及与相邻结构关系。CT仿真支气管内窥镜可直观逼真了解肿瘤支气管腔内结构及阻塞远端管腔内的表现。

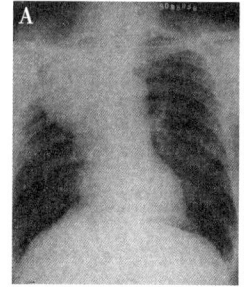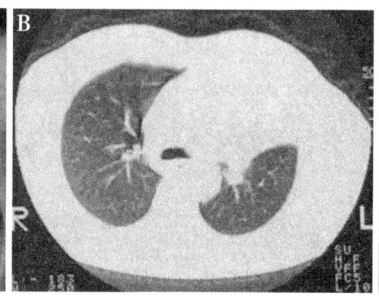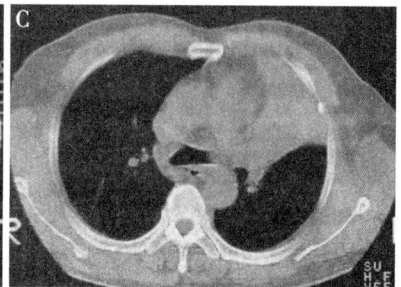

图 2-7-1　中心型肺癌

胸部正位片 A 示:右上叶中心型肺癌,右上野大片实变影,其下缘与肺门肿块连接形成反"S"状边缘;左上叶中心型肺癌,CT肺窗 B 及纵隔窗 C 示:左上叶支气管截断伴阻塞性肺不张

转移征象:纵隔淋巴结直径大于15 mm或肺门淋巴结直径大于10 mm。一般可认为有淋巴结肿大,提示有转移可能。胸内转移以气管隆嵴下、主动脉弓旁、上腔静脉

后、主动脉窗、气管旁及两肺门组淋巴结多见。胸外转移多向邻近胸廓、骨骼直接转移,或经血行转移到胸外其他脏器。

【诊断与鉴别诊断】 肺门肿块和支气管狭窄的继发征象,常伴有纵隔受侵及淋巴结转移,是中心型肺癌的典型影像学表现,结合临床,中老年男性、咳嗽、胸痛、痰中带血等症状,一般诊断不难。中心型肺癌需与支气管内膜结核鉴别,支气管内膜结核,管壁增厚较轻,壁内缘不规则而外缘多光整,病变范围稍广,可累及主支气管及叶、段支气管,一般管壁无肿块形成,结核临床青年人多见,病程较长,进展缓慢有低热、盗汗、乏力;肺癌引起的阻塞性肺炎与一般肺炎或浸润型肺结核鉴别,肺炎与浸润型肺结核经抗感染治疗,病变可吸收,相应的支气管通畅。

(二) 周围型肺癌

【X 线表现】

1. 早期周围型肺癌 肺内孤立的结节影,直径≤2 cm,边缘模糊,结节密度多较均匀,其内可见到"小泡征","小泡征"为数毫米大小的透亮区,位于瘤体的偏心或边缘部分;肿块轮廓呈凸凹不平的分叶状,称"分叶征"(图 2-7-2A);瘤体内的瘢痕组织牵拉邻近的脏层胸膜皱缩向肿瘤凹陷,表现为肿块与胸膜间"V"形线状影,称"胸膜凹陷征"。肿块边缘毛糙,有短的刺状突起,称"毛刺征",多见于肺泡癌和腺癌。

2. 进展期周围型肺癌 单发肿块呈圆形或卵圆形位于肺外围部,直径多在 3 cm 以上,轮廓多不规则,边缘有分叶、短"毛刺征"和"胸膜凹陷征"。多数肿块密度较均匀,较大肿瘤可有钙化,肿块中心发生液化坏死后,形成厚壁空洞,多为偏心性,洞壁厚薄不均,内壁凸凹不平,有壁结节,洞内多无液平。肺上沟瘤为肺尖部肿块,自上、外向内、下突出生长,边缘规整或分叶,增大迅速(2 个月左右),常累及同侧 1~3 后肋和邻近椎体侧缘、附件等处骨质破坏,并伴有肺门、纵隔淋巴结肿大。胸膜增厚大于 5 mm。

【CT 表现】

1. 早期周围型肺癌 结节影密度均匀,部分病灶内可见"小泡征"(图 2-7-2B),无钙化,周围无"卫星灶"及引流支气管。螺旋 CT 的三维重建图像可以更加清晰显示上述征象及结节与周围结构的关系。结节形成前的原发癌灶,多呈颗粒状影的聚集,边缘清楚、米粒样、颗粒样影逐渐融合而形成孤立的结节,可出现"分叶征"及"胸膜凹陷征"(图 2-7-2C)。支气管血管束指支气管、血管向结节灶牵拉和聚拢。影像学动态观察是观察结节(肿块)的有效手段,通常以结节倍增时间量化其生长速度。结节的倍增时间是指结节的体积增加一倍所需用的时间,相当于原结节直径增加 25%,当肿瘤较小时生长缓慢,当直径超过 3 cm 时,则进展速度快,绝大多数肺癌的倍增时间为 3~6 个月。

2. 中、晚期周围型肺癌 肿块密度均匀,较大的肿瘤内可见钙化、坏死、液化,并形成大的中心性厚壁空洞或偏心性小空洞,多数肿块边缘不规则,有毛刺及"胸膜凹陷征",分叶为常见征象。HRCT 增强扫描,肿块 CT 值较平扫增加 20 Hu,最大增强值约为 60 Hu,多呈完全强化。但肿瘤坏死区不强化,空洞壁呈环形不规则强化伴壁结节强化。

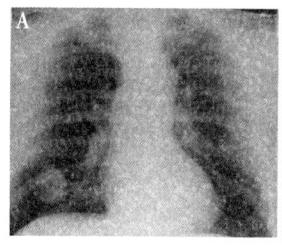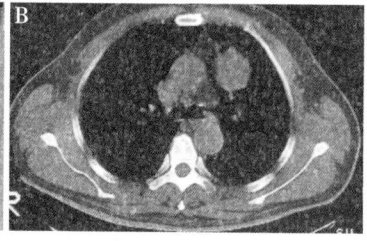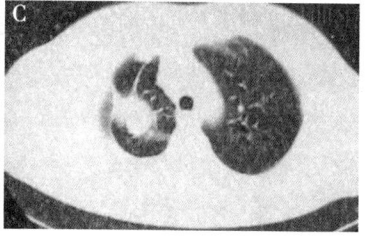

图 2-7-2 周围型肺癌

胸部正位片 A 示：右下肺周围型肺癌，类圆形分叶状肿块影，边缘毛刺；CT 纵隔窗 B 示：分叶状肿块边缘部见小气泡征；CT 肺窗 C 示：肿块有"分叶征""毛刺征""胸膜凹陷征"

【诊断与鉴别诊断】 肺内孤立的结节或肿块影，直径在 3 cm 以下者，内可出现"空泡征"及"含气支气管征"，直径在 3 cm 以上者多有"分叶征"，伴有毛刺，可有"胸膜凹陷征"，密度均匀，CT 增强扫描 CT 值可增加 20～60 Hu 伴有肺门纵隔淋巴结肿大，结合临床有助于周围型肺癌诊断。周围型肺癌应与结核球及错构瘤鉴别，结核球的边缘光整，无分叶，病灶内有分层状或斑片状钙化，病变周围有斑点状或点状钙化及"卫星灶"；错构瘤边缘清楚，无或偶尔有分叶，无毛刺，病灶内有"爆米花样"钙化，易于鉴别。在鉴别困难时 CT 导向经皮穿刺活检是周围型肺癌定性诊断可靠的方法。

(三) 弥漫型肺癌

弥漫型肺癌是指细支气管肺泡癌，癌灶在肺内弥漫性分布。

【X 线表现】 两肺多发弥漫性结节或斑片状影，结节呈粟粒大小至 10 mm 不等，其密度相似，以两肺中、下部较多(图 2-7-3)，或表现为肺叶、肺段的实变，近肺门区可见"含气支气管征"。

【CT 表现】 为多发结节或斑片状影，大小不等，密度相似，以中、下肺野分布较密集。HRCT 小结节多位于小叶中心，直径多在 1～10 mm 之间，边缘模糊，与磨玻璃样影及肺实质并存，实变多位于肺周围部，以下肺野多见，其中常伴有含气支气管影，含气的支气管扭曲，不规则狭窄，具有僵硬感，细小分支消失或中断，常伴有肺门及纵隔淋巴结转移。

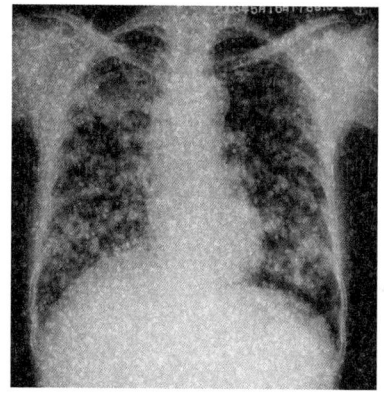

图 2-7-3 弥漫型肺癌

胸部正位片示：两肺弥漫性结节状影，大小不等，密度相似，以中、下野分布较密集

【诊断与鉴别诊断】 两肺中、下肺野分布,多发粟粒结节状或斑片状影,大小不等,密度相似,边缘清楚,病变进展迅速,可融合大片状的实变影,其中可见含气支气管影及高密度血管影,常伴有肺门、纵隔淋巴结转移,为其重要特征。弥漫性肺癌粟粒结节影需与血行播散型肺结核、血行粟粒型肺转移瘤及矽肺鉴别,亚急性或慢性血行播散型肺结核,小结节密度均匀,上肺野病灶密集,多种性质病灶混合存在;血行粟粒型肺转移瘤,多见中老年人,多有原发病灶;矽肺有粉尘长期密切接触史,肺内可见纤维化病灶,肺门淋巴结"蛋壳样"钙化,易于鉴别。

二、肺部转移瘤

肺部转移瘤是一种肺外原发恶性肿瘤,是经血行转移、淋巴转移或直接蔓延等途径转移至肺部所形成的肿瘤。

【病理与临床】 恶性肿瘤向肺内转移的主要途径有血行转移和淋巴转移。肿瘤细胞经血行在肺小动脉及毛细血管形成瘤栓,并向周围间质及肺泡内生长,形成转移瘤。淋巴转移又称淋巴管炎型转移,多由血行转移为先导,继而在淋巴管内形成多发的小结节病灶,侵入支气管血管周围间质,小叶间隔及胸膜下间质,纵隔及胸壁的恶性肿瘤可直接蔓延侵犯肺部。

临床表现:咳嗽、呼吸困难、胸闷、咯血和胸痛等。病变轻微者可不引起任何症状。

【X线表现】

1. 血行性转移瘤 表现为肺内单发或弥漫性粟粒结节,棉团状影(图2-7-4A),大小不一,自1~10 mm不等,密度较均匀,边缘清楚,多见两肺中、下野,也可以表现为粟粒结节影。小结节及粟粒病灶多见于甲状腺癌、肾癌及绒毛膜上皮癌转移;棉团状结节直径多在10 mm以上,常见于肾癌、结肠癌、骨肉瘤及精原细胞瘤的转移。

2. 淋巴转移瘤 表现为肺门淋巴结肿大,两肺中下野的网状及多发小结节影,可见克氏B线,常合并胸腔积液。

【CT表现】 CT较胸部X线检查敏感。HRCT薄层可扫描发现肺小叶水平小至2 mm大小的转移灶。

1. 血行性转移瘤 多发结节影、大小不一、多数病灶边缘清楚,密度均匀(图2-7-4B)。HRCT显示粟粒样结节位于小叶中心、小叶间隔、支气管血管束及胸膜下。

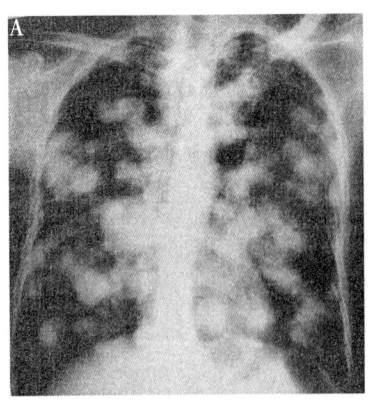
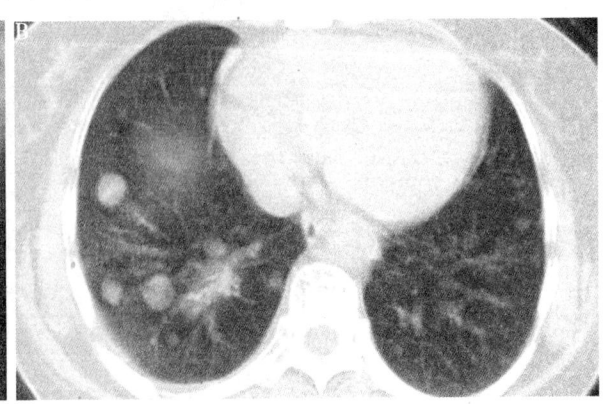

图2-7-4 肺转移瘤

胸部正位片A示:两肺弥漫性分布,大小不等,棉团状高密度影。CT肺窗B示:两肺内多发小结节状影

2.淋巴转移瘤 表现为弥漫性或局限性分布的网状结节影,以肺中、下肺多见。HRCT可见小叶间隔不规则增厚,呈线状和串珠状改变;支气管血管束结节状增粗,可见明显的胸膜下结节,常合并胸腔积液,伴有纵隔及肺门淋巴结肿大。

【诊断与鉴别诊断】 多数肺转移瘤影像学表现典型,结合临床有原发恶性肿瘤史,诊断不难。对无原发恶性肿瘤病史的肺转移瘤,尤其是肺孤立的球形病变不易与肺内单发转移瘤鉴别,需密切结合临床症状、实验室检查,必要时在影像学导向下穿刺以便明确诊断。

第八节　纵隔原发肿瘤

纵隔原发肿瘤和肿瘤样病变均表现为纵隔肿块,其中以纵隔原发肿瘤与囊肿常见,纵隔原发肿瘤和囊肿大多有其特定的发生部位。前纵隔区常见的有胸内甲状腺瘤、胸腺瘤和畸胎瘤等;中纵隔区常见于淋巴瘤、转移瘤,其次为气管、支气管囊肿;后纵隔以神经源性肿瘤常见。X线检查是纵隔肿块的首选检查方法,CT可显示胸部平片不能发现的纵隔肿块,在定性诊断方面显著优于X线检查。MRI检查比CT具有更好的软组织分辨率及多方位成像的优点,在发现纵隔肿块及其对相邻结构的侵犯情况,可补充CT检查的不足。

(一)胸腺瘤

胸腺瘤(thymoma)被认为是起源于未退化的胸腺组织,是纵隔内最常见的肿瘤,多位于前纵隔中部偏上,少数异位胸腺可发生于后纵隔甚至纵隔外。

【病理与临床】 根据胸腺瘤细胞的组成不同在病理上分为上皮细胞型、淋巴细胞型、梭形细胞型及混合型。细胞类型来源不同,所反映出的生物学行为各异,又将其分为良性、恶性胸腺瘤。良性者称之为非侵袭性,呈膨胀性生长,圆形或卵圆形,其包膜光整,无周围结构浸润,肿块较少发生坏死,可有钙化,肿瘤细胞无恶性细胞学特征。恶性者称之为侵袭性,呈浸润性生长,多呈扁圆形,其包膜不完整,边缘毛糙有分叶,易侵犯周围组织结构,如累及心包、胸膜及纵隔淋巴结。

临床上可无症状,胸腺瘤较大时可出现邻近结构的压迫症状。30%~45%胸腺瘤合并有重症肌无力,而重症肌无力患者中有15%合并有胸腺瘤。

【X线表现】 胸腺瘤多位于前、中纵隔,在心脏与升主动脉交界处。多为圆形或椭圆形,可向纵隔的一侧突出。胸腺瘤较小或呈条块时胸片不易被发现,良性胸腺瘤轮廓光滑整齐,密度均匀(图2-8-1A、B);恶性胸腺瘤,多向纵隔两侧突出,边缘毛糙、不规则,有分叶,于短期内迅速增大,常伴有胸腔积液、胸膜下多发转移结节及心包积液。

【CT表现】 CT与胸部X线检查所见相似。良性胸腺瘤表现为前纵隔血管前间隙的实质性肿块,呈圆形或卵圆形,边缘光滑、锐利,密度较均匀,CT值40~60 Hu。部分肿块内可见钙化,多为斑点状或不规则状。CT增强扫描肿瘤呈中等均匀强化(图2-8-1C);恶性胸腺瘤肿块较大,边缘毛糙、不规则,有分叶与周围组织间脂肪间隙消失,并可在纵隔间隙内弥漫性生长,伴有心包积液、胸腔积液。

【MRI表现】 MRI所见与CT表现相似,在T_1WI上胸腺瘤表现为与相邻肌肉信号相似或呈中等偏低信号的肿块,T_2WI上其信号略低于脂肪的高信号,有囊变时呈长T_1长T_2信号。良性胸腺瘤边缘光滑整齐,信号均匀;恶性胸腺瘤表现为肿块信号不均,有分叶,边缘毛糙,可显示病变的囊变及出血。

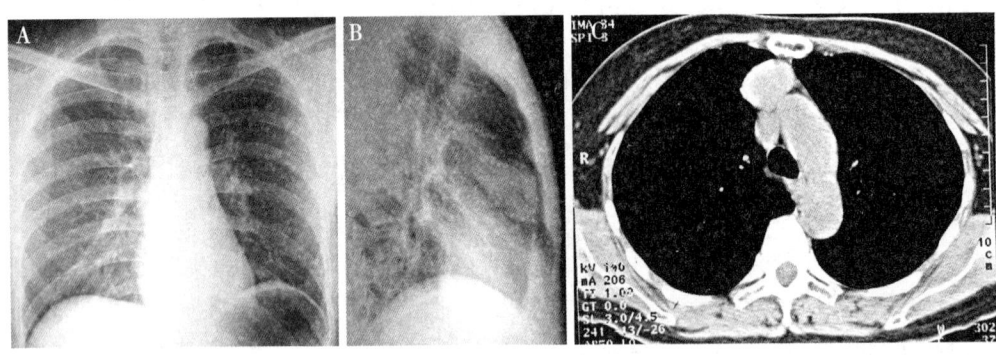

图2-8-1 胸腺瘤

胸部正位片A及右侧位片B示:右前纵隔椭圆形肿块影。CT纵隔窗C示:右前纵隔类圆形肿块,呈中等密度,边缘清楚

【诊断与鉴别诊断】 胸腺瘤好发于成年人,好发部位为前、中纵隔,心脏与升主动脉交界处,呈圆形、类圆形或不规则舌状,有重症肌无力的临床表现,诊断不难。需与胸腺增生进行鉴别,后者表现为胸腺呈弥漫性增大和密度增高,但其正常形态仍然存在。

(二)畸胎瘤

畸胎瘤是前纵隔常见的肿瘤,系先天性异常,病因不明。多认为是由于胚胎时期第3、4对腮弓发育异常,部分多潜能组织、细胞迷走脱落,并随心血管的发育进入纵隔所致,是一种具有复杂组织结构的纵隔肿瘤。

【病理与临床】 病理上分囊性畸胎瘤与实性畸胎瘤两个类型。囊性畸胎瘤,即皮样囊肿(dermoid cyst),含外胚层和中胚层两类组织。多呈单发囊状,囊壁外层为纤维组织,内层为复层鳞状上皮、皮脂腺、汗腺、毛囊、毛发、横纹肌和平滑肌,也可有钙化、牙齿和骨骼等成分。实性畸胎瘤常称畸胎瘤,其组织成分较复杂,含3个胚层的各种组织,包括软骨、骨、脂肪、毛发、钙化物、腺体等。按组织学可分为良性畸胎瘤、恶性畸胎瘤和不成熟畸胎瘤。良性畸胎瘤有完整包膜,恶性和不成熟畸胎瘤包膜不完整。

肿瘤较小时可无任何症状,多在常规检查中发现。肿瘤较大时可引起周围器官受压而出现相应症状,发生支气管瘘时,可咯出毛发、豆渣样皮质物等。

【X线表现】 肿块多位于前纵隔中部,心脏与升主动脉交界处,呈圆形或卵圆形,边缘光滑,轮廓规整,多向纵隔一侧突出(图2-8-2A、B),也可以向两侧突出,较大者可占据一侧胸腔。囊性畸胎瘤密度偏低,囊壁可发生钙化,呈"蛋壳"样。实性畸胎瘤密度不均匀,含脂肪组织多的部位密度偏低,肿块内的牙齿、骨骼或不规则钙化阴影为畸胎瘤的特征性表现。恶性畸胎瘤体积较大,有分叶,边缘毛糙,形态不规则,短期内显著增大。

【CT表现】 通过CT值测定能够分辨出液性区、脂肪、软组织、骨与钙化等成分

(图2-8-2C)。对畸胎瘤诊断和鉴别诊断有重要价值。囊性畸胎瘤呈圆形或椭圆形,多房囊肿边缘可呈分叶状,密度低而均匀,有时由于囊内皮脂类物漂浮于水上,而形成两种密度的截面颇具特征性。良性畸胎瘤边缘清楚光整,瘤体内密度或质地越不均匀,则恶性的可能性越小;反之,边缘毛糙不整、有分叶状轮廓,呈均匀软组织密度,肿块与相邻结构分界不清,则提示恶性畸胎瘤的可能性大。

【MRI表现】 畸胎瘤多呈不均匀的混杂信号,T_1WI上软组织多为中等信号,脂肪组织在T_1WI和T_2WI像上均为高信号,骨骼、牙齿与钙化为无信号区。囊性畸胎瘤,因囊内容物成分不同,而信号变化较大,一般囊液为长T_1WI低信号、T_2WI高信号,伴有囊内出血,继发感染含蛋白成分较高时,T_1WI、T_2WI均为高信号。恶性畸胎瘤边缘毛糙、有分叶、可见邻近结构间脂肪间隙消失,可伴有胸腔积液和心包积液。

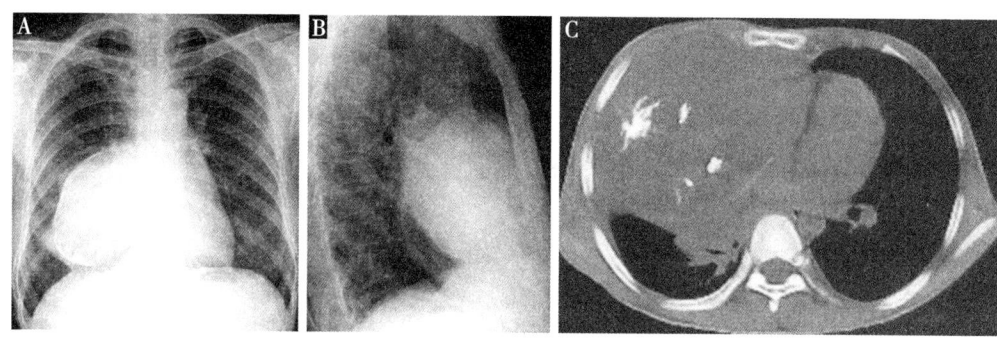

图2-8-2 畸胎瘤

胸部正位片A及右侧位片B示:右前纵隔巨大肿块,边缘清楚。CT纵隔窗C示:右前纵隔肿块,其内可见高密度钙化及中等密度的软组织

【诊断与鉴别诊断】 畸胎瘤多见于前、中纵隔,密度不均匀,瘤体内出现骨骼、钙化、牙齿及脂肪等多种组织成分,则可明确诊断。肿瘤边缘毛糙,有分叶,增强扫描检查呈一过性显著强化提示恶性。少数肿瘤呈均一软组织密度,表现不典型,诊断较困难,需与纵隔内其他肿瘤鉴别。

(三)恶性淋巴瘤

恶性淋巴瘤(malignant lymphoma)是起源于淋巴结或结外淋巴组织的全身性恶性肿瘤。

【病理与临床】 按组织学分类可分为霍奇金病(Hodgkin disease,HD)和非霍奇金淋巴瘤(non hodgkin lymphoma,NHL),两者特征性区别是霍奇金病中可以找到R-S细胞(reed-sternbtrg细胞),而非霍奇金淋巴瘤中则没有。

纵隔淋巴瘤以霍奇金病多见,主要侵犯气管旁及肺门多组淋巴结,常与颈部或全身淋巴结肿大同时发生。

多见20~30岁青少年,主要症状为不规则发热,无痛性表浅淋巴结肿大、肝脾大、恶病质、贫血,纵隔淋巴瘤常伴有气管、食管或上腔静脉阻塞引起相应症状。

【X线表现】 霍奇金病与非霍奇金淋巴瘤在病理、临床特征及预后等方面均不完全相同,但所致胸内淋巴结肿大的影像学表现则是一致的。

上纵隔影显著增宽伴有肺门淋巴结肿大,多为双侧对称性,轮廓清楚而呈波浪状、密度均匀、气管受压变窄。侧位片片块位于气管及肺门区,边界不清楚(图2-8-3A、B)。霍奇金病侵犯纵隔及向肺内浸润较非霍奇金淋巴瘤更为常见,肿瘤向肺内浸润形成多发细小粟粒状结节及网状或串珠状影,所有霍奇金病的肺内改变均伴有肺门、纵隔淋巴结肿大,而非霍奇金淋巴瘤则可无纵隔淋巴结肿大,而仅有肺门改变,可侵犯心包和胸膜引起积液。骨骼受累则造成骨质破坏。

【CT表现】 CT扫描对显示肺门及纵隔淋巴结肿大具有敏感性和特异性,明显优于传统X线平片和体层片,是X线检查的重要补充。肿大淋巴结多位于血管或气管旁,呈圆形、椭圆形或不规则均匀团块状软组织密度影,如囊变、坏死则密度不均匀。增强扫描有轻度均匀强化。尤其是CT血管成像检查可确定肿瘤侵犯相邻血管、气管、支气管的程度和范围。

【MRI表现】 MRI所见与CT相似。肿大淋巴结在T_1WI像上呈中等或中等偏低信号,T_2WI上呈中等偏高信号。由于MRI流空效应无须增强扫描可区分肿瘤与血管结构。对淋巴瘤放疗前后的对比观察和疗效评价具有重要价值。淋巴瘤放疗后胶原纤维增生,水含量减少,在T_1WI和T_2WI加权像上均为低信号影,而残留或复发的肿瘤组织具有较高的含水量,T_2WI加权像呈高信号,易于鉴别。

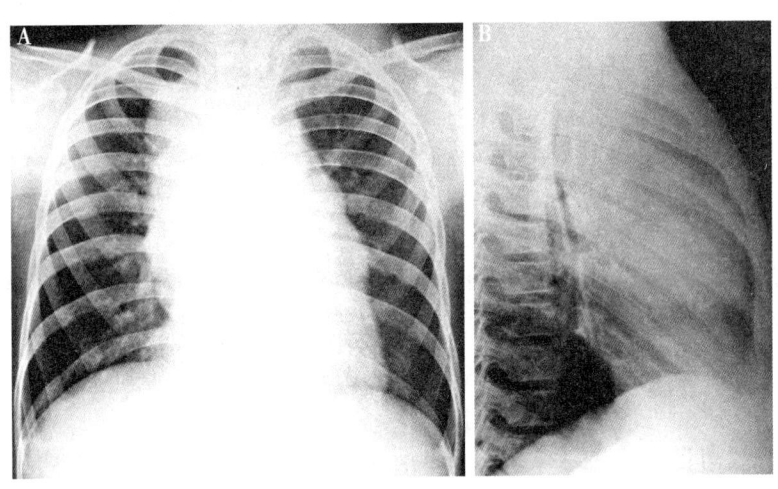

图 2-8-3 淋巴瘤

胸部正位片 A 及右侧位片 B 示;纵隔向两侧呈分叶状增宽,侧位肿块位于中纵隔、气管旁与肺门区,密度均匀,未见钙化,气管受压变窄后移

【诊断与鉴别诊断】 对称性纵隔肺门肿大淋巴结,对放疗敏感,多见于青少年,临床有发热,伴全身淋巴结肿大,一般诊断不难。需与结节病、淋巴结核及肿瘤转移性淋巴结转移鉴别。结节病,表现为双侧肺门淋巴结对称性肿大,多不有伴纵隔淋巴结肿大,与轻微的临床体征不相符,对激素治疗有效;淋巴结核多为一侧性,以右侧气管旁淋巴结肿大最常见,肺内常伴有结核病灶;肿瘤转移性淋巴结肿大,常伴有肺内原发恶性肿瘤灶,多见于肿瘤一侧的肺门和气管旁的淋巴结,常见于老年人。

(四)神经源性肿瘤

神经源性肿瘤是最常见的纵隔肿瘤,绝大多数的纵隔神经源性肿瘤位于后纵隔的脊椎旁沟区域。神经鞘瘤和神经纤维瘤常见于成年人,在儿童以节细胞神经瘤和神经母细胞瘤为多见。

【病理与临床】 神经源性肿瘤分为良性肿瘤及恶性肿瘤。良性肿瘤有神经鞘瘤、神经纤维瘤和神经节细胞瘤;恶性肿瘤包括恶性神经鞘瘤、神经节母细胞瘤和交感神经母细胞瘤。良性肿瘤的包膜完整,呈膨胀性生长,生长缓慢,轮廓规则,边缘光滑整齐,密度均匀;恶性肿瘤多向周围浸润,进展迅速,有分叶,边缘毛糙,密度不均匀,易发生液化、坏死及血行转移。位于脊柱旁神经源性肿瘤可呈"哑铃状"生长,部分通过椎间孔进入椎管内,并使椎间孔扩大。

多数患者无明显症状及体征,常偶然发现,肿瘤较大者压迫脊髓而出现相应神经症状。

【X线表现】 多数神经源性肿瘤位于后上纵隔或脊柱旁沟区,上、中纵隔常见。表现为向一侧纵隔突出圆形或半圆形的肿块,边缘锐利、密度均匀(图2-8-4A和B)、神经母细胞瘤内可有斑点状钙化,肿瘤可压迫邻近骨质造成骨质缺损。侧位胸片,胸椎前方呈圆形或椭圆形肿块影,其后缘与脊柱重叠,经椎间孔向椎管内外生长,形成"哑铃状",可使邻近椎间孔扩大,椎弓根间距增宽,肿瘤可压迫相邻肋骨和椎体引起边缘光滑的压迹。恶性肿瘤边缘毛糙,有分叶,生长迅速,可造成相邻骨质的广泛破坏。

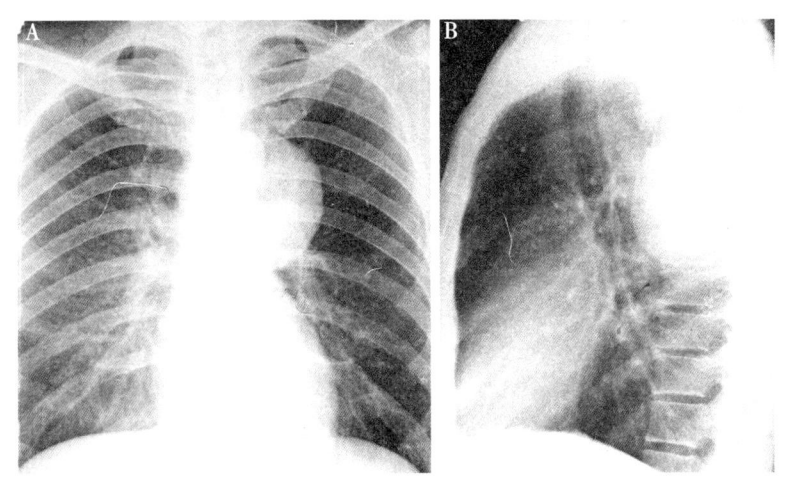

图2-8-4 神经纤维瘤

胸部正位片A及左侧位片B示:自上纵隔向左肺内突出的肿块,侧位片上肿块为类圆形,边缘清楚、锐利,与脊柱重叠

【CT表现】 CT对肿瘤的定位较胸部X线检查更为精确,接近手术解剖所见。CT有助于发现胸部X线检查不能显示或难以确定小的肿瘤,发现X线不易显示的细小钙化、囊变、液化及出血等改变,可清楚地显示肿瘤的大小、形态、密度、边缘及相邻结构的关系。对"哑铃状"生长的肿瘤全貌显示及邻近骨质侵蚀细节尤其有价值。肿瘤位于后纵隔内,密度较均匀,略比肌肉密度低,CT值40~50 Hu。良性肿瘤边缘清晰、锐利;恶性肿瘤呈浸润性生长,边缘毛糙、不清,密度多不均匀。神经母细胞瘤多见

片状、斑点状钙化。CT增强扫描肿瘤实质部分均匀中等程度强化。

【MRI表现】 MRI具有多平面的成像功能及极好软组织分辨率,能准确显示肿瘤与椎管和脊髓的解剖关系。冠状位能清晰显示肿块的全貌,肿块多呈椭圆形或"哑铃状"伸入椎管内外生长,边界清楚,在T_1WI上呈中等偏低信号,与脊髓信号相似,T_2WI上呈明显高于脊髓信号,信号强度多均匀一致。增强扫描,肿瘤均匀强化。

【诊断与鉴别诊断】 肿瘤多位于后纵隔,肿瘤后缘与脊椎重叠,椎间孔扩大,相邻骨质受压,骨质破坏为其特征性表现。结合临床一般不难做出诊断。常需与椎旁脓肿、脑脊膜膨出等鉴别。椎旁脓肿多呈梭形,病灶中心为液化区,可见"沙粒状"死骨或钙化,周围为纤维组织构成的壁,邻近椎体结核的其他特征性表现不难鉴别;脑脊膜膨出有先天性脊椎畸形,结合病变与脊柱的关系及其内部密度不难鉴别。

小 结

呼吸系统
- 影像检查技术与应用——X线检查、CT检查、MRI检查
- 正常影像学表现——胸廓、支气管、肺、胸膜、纵隔、横膈 { 肺野、肺门、肺纹理、肺实质、肺间质、肺叶、肺段、肺小叶 }
- 异常影像学表现
  - 支气管改变——阻塞性肺气肿、阻塞性肺不张
  - 肺部改变——肺实变、增殖性病变、纤维化、钙化、空洞与空腔、结节与肿块
  - 胸膜改变——胸腔积液、气胸与液气胸、胸膜肥厚、粘连与钙化、胸膜肿块
  - 纵隔改变
- 常见疾病影像学表现
  - 气管、支气管疾病——支气管扩张、支气管异物
  - 肺部感染性疾病——大叶性肺炎、支气管肺叶、间质性肺炎、肺脓肿
  - 肺结核——原发性肺结核、血行播散型肺结核、继发性肺结核、结核性胸膜炎
  - 肺肿瘤——中心型肺癌、周围型肺癌、弥漫型肺癌
  - 纵隔原发肿瘤——胸腺瘤、畸胎瘤、淋巴瘤、神经源性肿瘤

问题分析与能力提升

病例一:患儿,男性,1岁8个月,以"咳嗽4天余,加重伴阵发性喘憋半天"为主诉入院。患儿4 d前进食烤薯条时有呛咳史,连续咳嗽,拍背后缓解,随后咳嗽加重,出现喘憋貌,面色紫绀;1 d前发热1次,未再反复。

查体:体温36.5 ℃,心率120次/min,呼吸频率50次/min。神志清,精神欠佳,鼻翼扇动,呼吸促;颈软,"三凹征"弱阳性,双肺呼吸音粗,左肺呼吸音低,右肺呼吸音强。未闻及干、湿啰音。心律

齐,心音有力,未闻及病理性杂音。

实验室检查:白细胞 11.96×10^9/L,中性粒细胞 38.2%,淋巴细胞 53.1%,血红蛋白 130 g/L,血小板 337.0×10^9/L,C 反应蛋白 8.72 mg/L。嗜酸性粒细胞 1%。患者先后进行了 X 线、CT 检查。

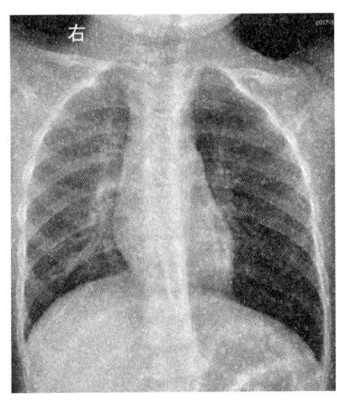
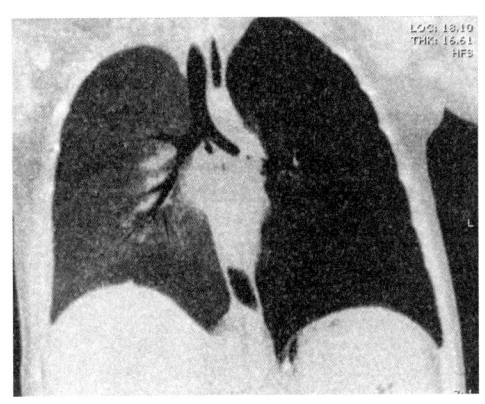

讨论:①指出病例一中的病变发生部位。②试描述病变的影像学表现,如果透视检查,可以观察到什么 X 线征象?③初步诊断为什么疾病?请说出诊断依据。

病例二:患者,男性,57 岁,以"咳嗽、畏寒、胸痛、发热 3 d"为主诉入院。患者 3 d 前受凉淋雨后出现咳嗽、鼻塞等上呼吸道感染症状,并出现高热,体温 39 ℃,咳嗽,痰少,时有血丝,呈铁锈色,右侧胸部疼痛,深呼吸时加剧。

查体:患者呈急性病容,面颊绯红,皮肤干燥。叩诊右胸浊音,可触及语颤增强,闻及湿啰音。

实验室检查:白细胞计数 23×10^9/L,中性粒细胞 87%,淋巴细胞 8%,单核细胞 4%,嗜酸性粒细胞 1%。

患者先后进行了 X 线、CT 检查。

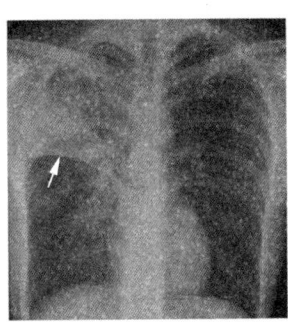
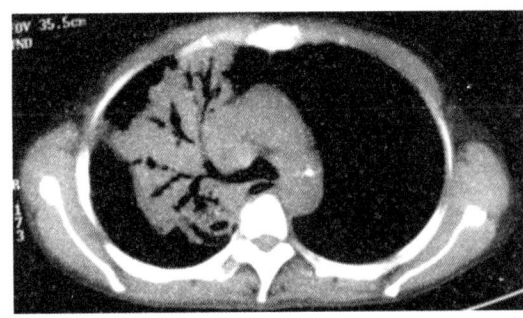

讨论:①指出病例二中的病变发生部位。②试描述病变的影像学表现。③初步诊断为什么疾病?请说出诊断依据。④应与何种疾病鉴别?简要说明鉴别要点。

思考题

1. 大叶性肺炎在病理上分几期?实变期的影像学表现有哪些?
2. 中心型肺癌的定义是什么?有哪些影像学表现?
3. 早期周围型肺癌的影像学表现有哪些?
4. 浸润型肺结核的影像学表现有哪些?
5. 简述结核球与周围型肺癌的影像学鉴别要点。

6. 支气管异物有哪些 X 线征象,诊断支气管异物应注意什么?

7. 纵隔肿瘤的 X 线定位征象有哪些?

8. 血行转移瘤与粟粒型肺结核鉴别要点是什么?

9. "空气支气管征"的病理基础是什么?常见疾病有哪些?有什么价值?

10. 胸部一侧致密影可见于哪些疾病?应如何鉴别?

(潘炳烂　王　续　李　杨)

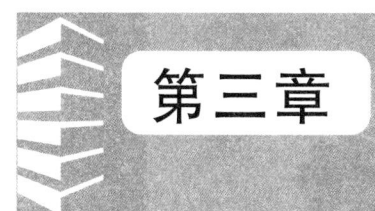

第三章 循环系统

学习目标

本章主要介绍循环系统的影像检查技术和常见病、多发病的影像诊断。要求熟悉循环系统常用影像检查技术的临床应用范围及限度，掌握循环系统正常影像学表现，能对循环系统常见病的基本病变和常见多发病的影像学表现进行观察分析。

第一节 影像检查技术与临床应用

心脏和与其相连的大血管与两侧肺组织形成良好的天然对比，X线检查是最早评估心脏疾病的方法之一，随着现代影像检查技术的出现，多层螺旋CT、MRI及超声的临床应用，对于心脏内部结构及血管的显示更加清晰，还能同时进行功能分析。

一、X线检查

1. 透视 作为常规检查，可以对心脏进行多方位观察及显示心脏搏动的情况，目前心脏透视已不再重要，临床较少应用。

2. 心脏摄片 心脏常规X线摄片包括后前位、右前斜位、左前斜位和左侧位4个投照位置。可以初步观察心脏形态，估计各房、室大小，评价肺血多少，并间接反映心功能情况。心脏房、室的增大，必须要在两个或者两个以上不同的投照位置上才能确认。

3. 心血管造影检查 是将对比剂注入心脏和大血管内使其显影的一种特殊X线检查方法。用于观察心脏、大血管的内部结构、功能状况及血液循环的改变。近年来由于介入放射学的发展，心血管造影为心脏外科诊断心脏大血管病变和手术治疗提供了重要的资料。

心脏摄影体位

二、CT检查

CT能显示心脏大血管轮廓及与纵隔内器官、组织的毗邻关系。

1. CT 平扫 由于心肌与心腔内血液的密度差值太小,显示心肌与心腔内结构的价值有限。

2. CT 增强扫描 对比剂的引入和心电门控的应用,可以增加血液与心脏腔室壁的密度差异,提高心脏 CT 检查的价值和准确性。特别是近年来多层螺旋 CT 发展迅速,扫描速度不断提高,现已广泛应用于冠状动脉及其他血管检查。

3. 后处理技术

(1) CT 血管成像技术(CTA) 包括肺动脉、胸主动脉、冠状动脉 CTA 成像技术,可以用于肺动脉栓塞,主动脉夹层,主动脉瘤,冠状动脉狭窄、闭塞的显示;斑块的评价;冠状动脉支架术后或搭桥术后随访、复查等。

(2) 多平面重组(MPR) 冠状面和矢状面重组是心脏及大血管常用的图像后处理技术。

心脏 CT 后处理
-MPR

(3) 最大密度投影(MIP) 对于心脏大血管及冠状动脉病变的显示较好。

(4) 容积再现(VR) 能够对心脏大血管进行三维影像显示。

三、MRI 检查

心脏大血管的 MRI 检查已由形态学发展为形态、功能、灌注(代谢)进行综合检测和评价,是现代心血管影像学的重要组成部分。

1. 平扫 除常规扫描横轴位、冠状位、矢状位外,还可以获得心脏长轴位、短轴位等图像,对于各种先天性和获得性心脏病及心包病变有较高的诊断价值。

2. 增强扫描 目前常用的对比剂主要为钆喷酸(GD-DTPA),GD-DTPA 增强扫描主要用于冠状动脉狭窄、主动脉夹层及心腔内病变等诊断和鉴别诊断。

3. 磁共振血管成像技术(MRA) 用于评估心脏和血管结构及相互间的联系,对于胸、腹主动脉瘤、主动脉夹层、大动脉炎等血管疾病具有明显优势。

4. 磁共振灌注功能成像(PWI) 广泛应用于冠心病心肌梗死后的存活心肌判定,确定心肌活性与心肌梗死后并发症,有很高的临床价值。

5. 磁共振波谱成像(MRS) 心脏的 MRS 主要对含 ^{31}P 化合物的波谱分析,研究心肌能量代谢、心肌缺血、梗死和细胞代谢水平的心功能,对于冠心病的早期诊断具有重大意义。

四、超声检查

心脏超声诊断近年来发展迅速,新技术新方法不断涌现。除传统的 M 型、二维、多普勒及动态三维超声心动图外,负荷超声、血管内超声、组织多普勒成像技术等新的超声心动图诊断技术已广泛应用于临床,成为心血管疾病早期诊断的重要手段之一。

1. M 型超声心动图 此法多应用于测量心脏腔室大小、心壁厚度及活动速度等。

2. 二维超声心动图 是在 M 型超声心动图的基础上发展起来的,较 M 型超声心动图更为直观、形象。

3. 多普勒超声心动图 可以测量彩色血流的部位、方向及速度,对心脏疾病的诊断有重要意义。

4. 动态三维超声心动图 又称四维超声心动图,能实时显示心脏与大血管结构的形态、厚度、腔径、方位、走向、空间关系尤其是活动情况,以及血流的方向、速度等,是近几年发展起来的新技术,对心血管疾病诊断有重要价值。

第二节　心脏与大血管正常影像学表现

(一)正常 X 线表现

1. X 线平片心脏与大血管的正常投影

(1)后前位　后前位是基本的投影位置,心影约 2/3 位于中线左侧,1/3 位于右侧,心尖指向左下,心底部朝向右后上方。心影分左、右两缘。

左心缘由 3 段组成,上段由主动脉弓与降主动脉的起始部构成,呈向左突出的弓状,又称主动脉结,老年人明显。中段由肺动脉主干外缘构成,称为肺动脉段或心腰,该段可平直、轻度凹陷或略有隆凸。下段由左心室构成,有时左心房耳部可投影在其上端,与左心室段不易分开。左心室的左下端为心尖部。透视下,左心室段与肺动脉段的搏动方向相反,两者的交点称为相反搏动点,是判断左、右心室增大的依据之一。

心右缘分为上、下两段,上段为上腔静脉及升主动脉的复合影,在儿童及青少年主要为上腔静脉,而在老年人,由于胸主动脉迂曲、延长、扩张,则主要为升主动脉影。下段由右心房构成,右心缘与横膈的交角称右心膈角,深吸气时此处可见三角形的下腔静脉影(图 3-2-1)。

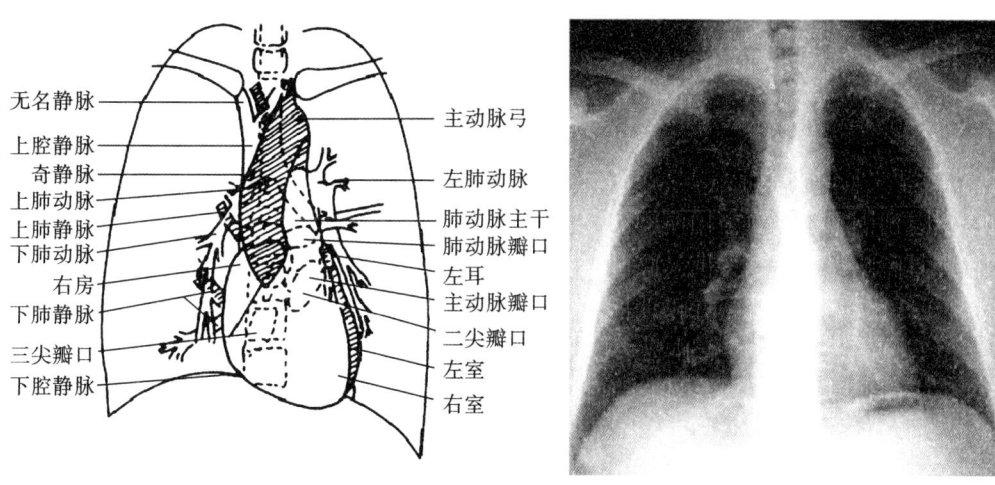

图 3-2-1　正常心脏后前位表现

后前位用于观察右心房、左心室和部分大血管的轮廓及进行心脏大血管的测量

(2)右前斜位　心影分前、后两缘。

心前缘自上而下分 3 段。上段由主动脉弓及升主动脉构成;中段由肺动脉主干和右心室漏斗部(圆锥部)构成;下段大部由右心室前壁构成,仅膈上的一小部分由左心室下端构成。心前缘与胸壁之间的三角形尖端向下的透明区,称心前间隙或胸骨后区。

心后缘分为两段。上段为升主动脉后缘、弓部、气管及上腔静脉重叠影;下段大部分由左心房构成,膈上一小部分为右心房。食管与左心房后缘相邻(图3-2-2)。

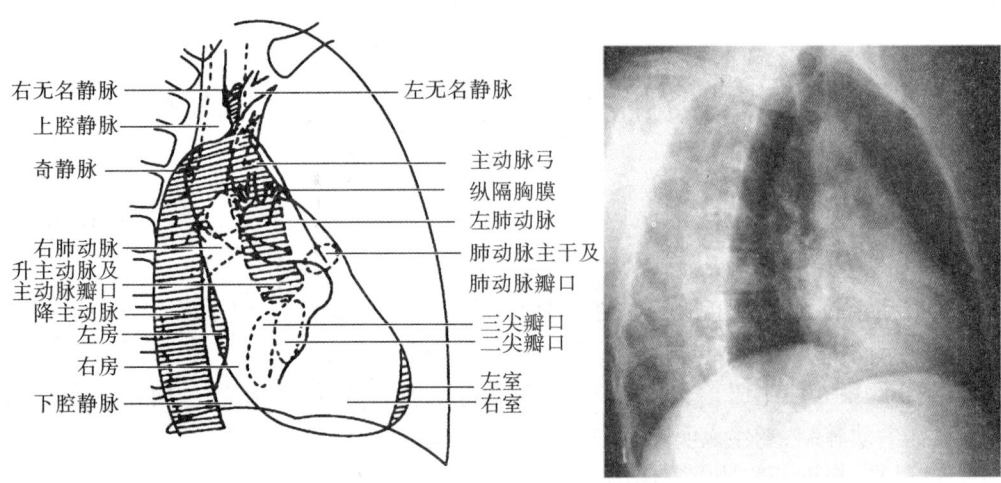

图3-2-2　正常心脏右前斜位表现

右前斜位主要用于观察左心房、肺动脉主干和右心室漏斗部

(3)左前斜位　此位置投射时,X线中心线几乎与室间隔接近平行,心影呈对称分开,右前方一半为右心,左后方一半为左心。心影分前、后两缘。

心前缘上段为右心房,下段为右心室,房室间分界不清。心后缘上段为左心房,下段由左心室构成。此体位可见由升主动脉、主动脉弓及降主动脉起始部形成的透亮区,称主动脉窗。主动脉窗内可见气管分叉、左主支气管和伴行的左肺动脉。左主支气管下方为左心房(图3-2-3)。

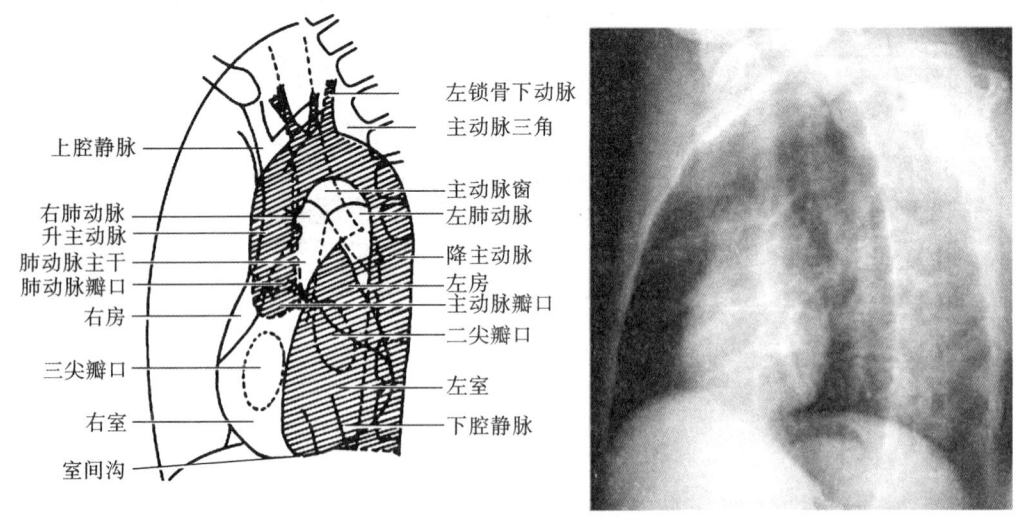

图3-2-3　正常心脏左前斜位表现

左前斜位是观察左、右心室,右心房和胸主动脉的重要体位,对了解左肺动脉、左心房与左主支气管的关系也有较大帮助

(4)左侧位　心影呈椭圆形,分为前、后两缘。

心前缘自上而下分升主动脉、右心室的漏斗部与肺动脉主干及右心室前壁3段。前方与前胸壁之间形成三角形透亮区,称为心前间隙或胸骨后区。

心后缘上段一小部分为左心房,下段大部分由左心室构成与膈肌成锐角相交,下腔静脉可在此显影。心后缘、脊柱前缘与膈肌之间形成三角形的心后间隙(图3-2-4)。

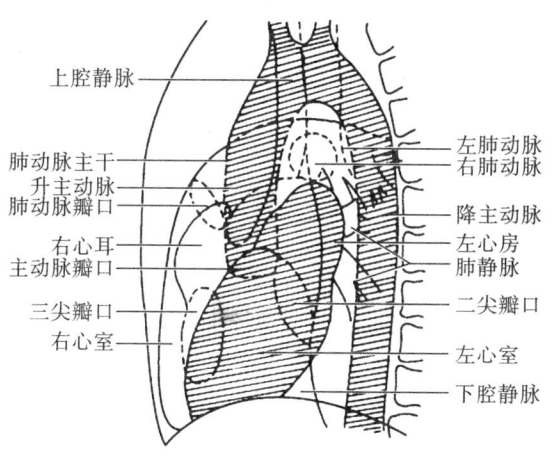
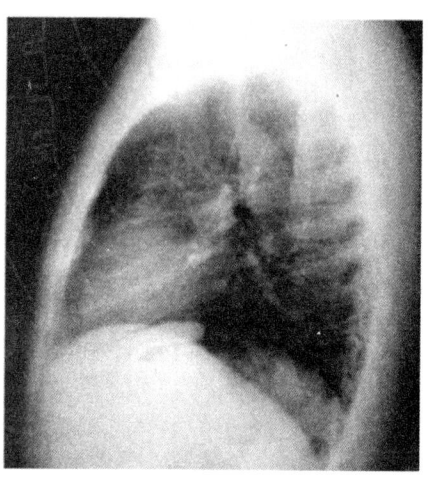

图3-2-4 正常心脏左侧位表现

左侧位主要是观察左心房、左心室,尤其是左心房,其次是右心室漏斗部

2. 心脏大血管的测量

(1) 心胸比率 心脏横径(T_1+T_2)与胸廓横径(T_h)之比即为心胸比率(CTR);自心脏右缘和左缘最外侧点分别向中线做垂直线,即为T_1和T_2,二者之和为心脏横径;胸廓横径是指通过右侧膈顶两侧肋骨内缘之间的水平距离。正常值≤0.5,最大不超过0.52。大于此数值应认为心脏增大。此法比较简便,但受体形以及膈肌位置的影响,只能对心脏大小做粗略估计,不适用于横位型及垂位型心脏的测量(图3-2-5)。

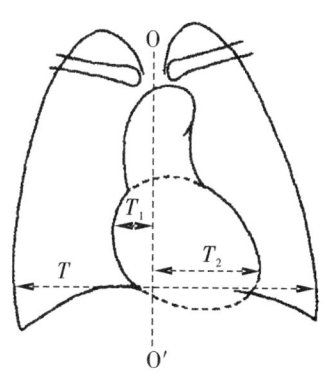

图3-2-5 心胸比率测量

(2) 肺动脉测量 右下肺动脉宽径:右肺门角以下1 cm处右下肺动脉干的宽径正常应在15 mm以下,超过15 mm提示右下肺动脉扩张。

3. 正常三种心型

(1) 垂位心 多见于瘦长体形,胸廓狭长而扁,膈肌位置低,心影狭长,呈垂位,心纵轴与水平面的夹角大于45°,心膈面小,心胸比率常小于0.5,肺动脉段轻度凸出。

(2) 横位心 见于矮胖体形,胸廓短而宽,前后径大,膈肌位置高,心纵轴与水平面的夹角小于45°,心膈面大,心胸比率大于0.5,主动脉结明显,心腰凹陷。

(3) 斜位心 也称中间型心脏,常见于胸廓及体形适中者,心影呈斜位,心纵轴与水平面的夹角约为45°,心胸比率约为0.5(图3-2-6)。

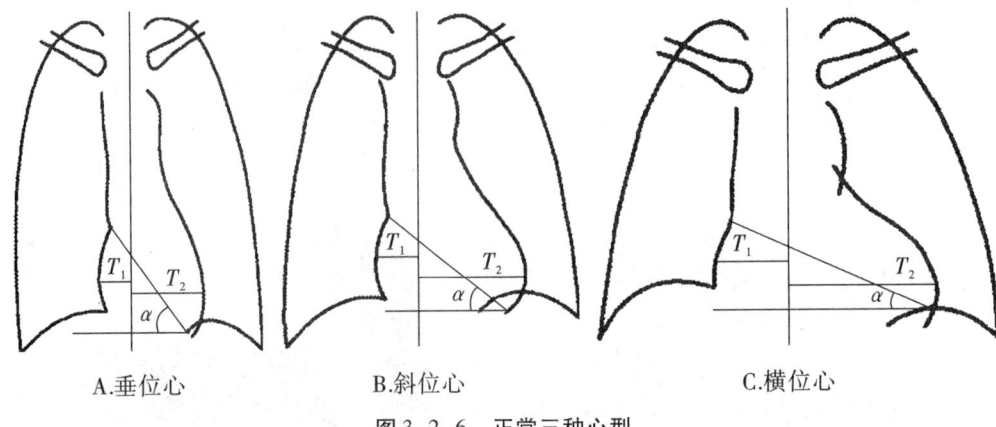

A. 垂位心　　　　　　　B. 斜位心　　　　　　　C. 横位心

图 3-2-6　正常三种心型

4. 正常冠状动脉造影表现

(1) 左冠状动脉　起自左冠状窦,随即分成前降支及回旋支。前降支走行于前室间沟,下行至心尖,主要分支有对角支、前(室)间隔支。回旋支走行于左侧房室沟内,终止于心脏膈面,主要分支有钝缘支、左房旋支、房室结支(图3-2-7A)。

(2) 右冠状动脉　起自右冠状窦,走行于右侧房室沟,沿心脏右缘至心后缘。主要分支有圆锥支、窦房结支、后降支、后(室)间隔支(图3-2-7B)。

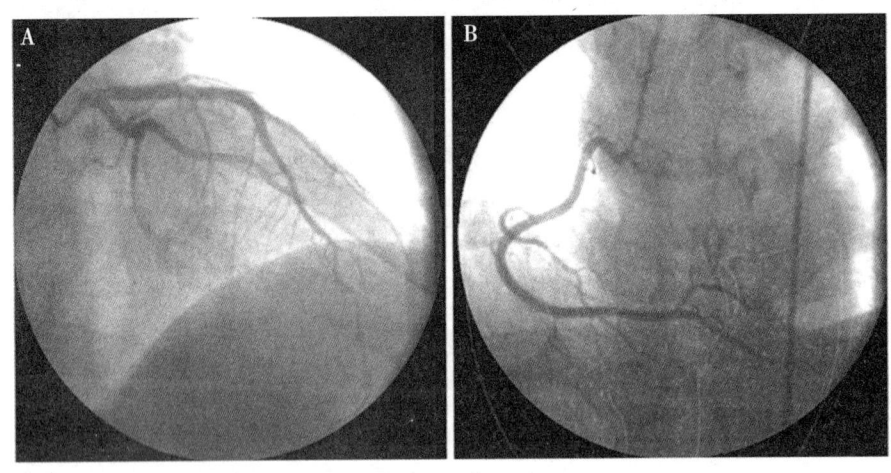

图 3-2-7　正常冠状动脉造影表现

(二) 正常 CT 表现

1. 心脏大血管　正常心脏大血管CT扫描代表性的层面如图3-2-8。

(1) 主动脉弓层面　可见主动脉弓自右前向左后斜行,位于气管左前方。约10%的人在此层面可见奇静脉弓。

(2) 主-肺动脉窗层面　其上界为主动脉弓下缘,下界为左肺动脉,前方为升主动脉,内后方为气管。主肺动脉向左向后延伸为左肺动脉;向后、向右延伸为右肺动脉。此层面主肺动脉与两侧肺动脉呈人字形排列。正常主肺动脉直径不应超过29 mm。在此层面可同时观察到升主动脉和降主动脉,两者比例为2.2~1.1∶1。奇静脉弓大多位于此层面,自后向前越过右上叶支气管上缘汇入上腔静脉。

(3)左心房层面 在此平面可见脊柱左前方为降主动脉,降主动脉前方为左心房。左心房前方为主动脉根部,其右侧为右心房,其左前方为右心室及流出道。左心房前后径30~45 mm。此平面常同时显示冠状动脉主干及主要分支的近段。

(4)四腔心层面 可见左、右心房,左、右心室,心腔和心壁。需注射对比剂观察,如不注射对比剂则无法区分。

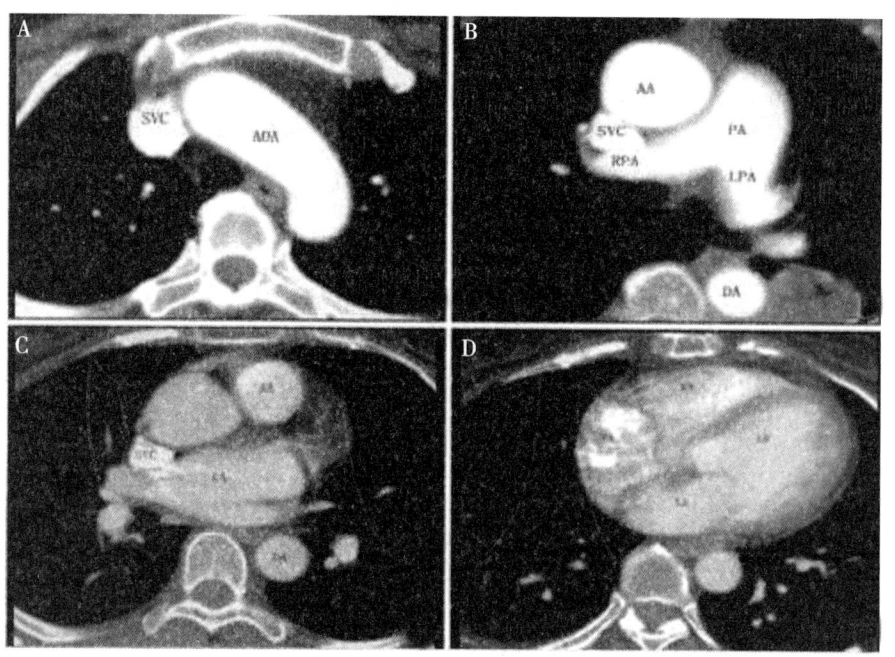

图3-2-8 心脏、大血管正常CT表现

2. 心包 CT扫描几乎均能显示心包壁层,正常厚度为1~4 mm,脏层心包由于较薄,CT扫描常难显示。

3. 其他

(1)冠状动脉 行MSCT CTA检查,可清楚显示冠状动脉主干及其主要分支(图3-2-9A、B)。

(2)瓣膜 行MSCT CTA检查,通过不同体位可观察瓣膜形态及房室大小,还可通过不同期相观察瓣膜开放、关闭情况。

正常冠状动脉VR重建

(三)正常MRI表现

1. 心脏 MRI可以多方位成像,获得任意平面的断层图像,清晰显示心脏、大血管的解剖结构,常用的扫描体位及正常表现如图3-2-10。

(1)横轴位 为最基本的心脏断层面,并为其他的断层方位提供定位图像。可以显示心脏不典型的四腔室断面,显示心腔内径及室壁厚度,左心室平均直径为45 mm,室壁及室间隔厚度约为10 mm,右心室平均直径为35 mm,室壁厚度约为5 mm。

(2)冠状位 可清晰显示左、右心室腔及流出道,主动脉窦和升主动脉的形态、走行,并能显示左心房、右心房后部的上腔静脉入口形态。

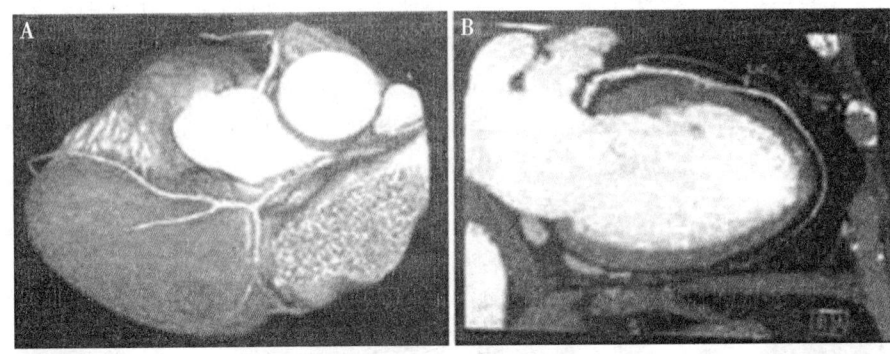

图 3-2-9 冠状动脉 MSCT CTA 表现

（3）矢状位　不同心型的心脏心腔及心壁的形态结构变异较大，矢状位主要用于心脏 MRI 扫描的定位。

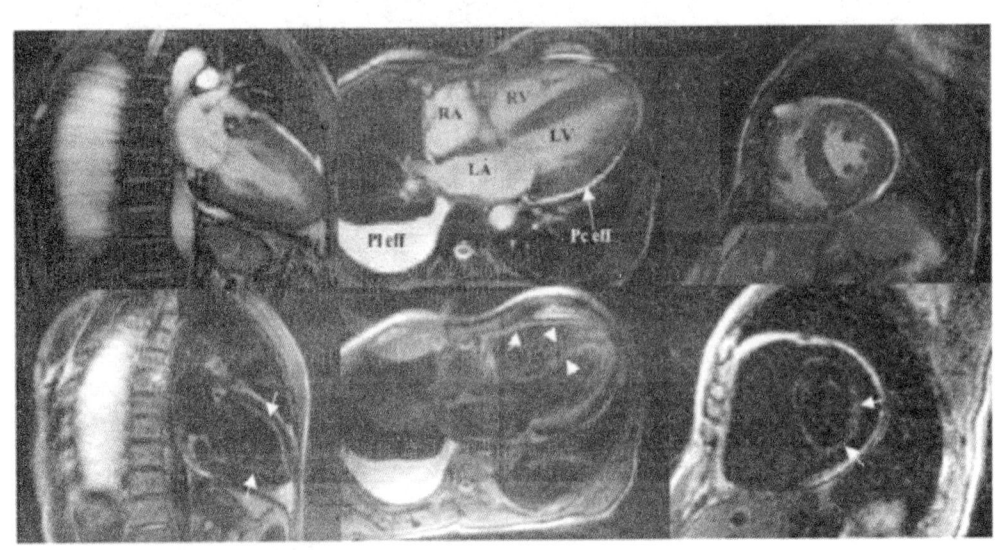

图 3-2-10 心脏、大血管的正常 MR 表现

（4）长轴位　用于观察左心室长轴收缩期和舒张期的径线改变及二尖瓣功能，也可观察右心室流入道、流出道和三尖瓣功能。

（5）短轴位　用于心室功能的评估，也是观察右心室流出道末端的最佳断面。

在自旋回波序列中，心肌呈中等信号，心内膜表现为信号高于心肌的细线影，瓣膜呈中等强度信号，心腔内因血液流空效应，一般无信号，心包表现为 T_1WI、T_2WI 均为低信号，正常心包厚度为 $1\sim 2$ mm。

正常心脏 MRI 电影

2. 血管　磁共振血管成像用于观察血管的形态、内径、走行等，还可用于测量血流速度和观察血流特征。冠状动脉血管成像，可显示冠状动脉的主要分支，旋支显示相对较难。

(四) 正常超声表现

1. M 型超声心动图　超声波在心脏内传播时,在各个界面上发生反射,以强弱不等的点状回声显示在扫描线上。心脏不停地跳动,点状回声反射上下摆动,将各点状回声活动轨迹按时间展开,成为一种能显示界面厚度、距离、活动方向与速度及其与心动周期关系的曲线图。声束通过心脏不同的组织结构,显示的运动轨迹曲线也各不相同。

2. 二维超声心动图　二维超声心动图较 M 型超声心动图更为直观,切面图像基本上分为 3 类:即心脏长轴切面、短轴切面和四腔心切面。可以分别显示心脏各个腔室、瓣膜、大血管的形态、功能及血流(图 3-2-11)。

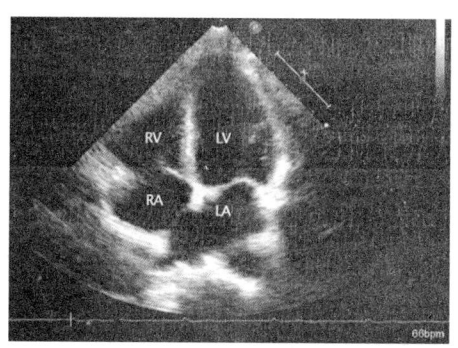

图 3-2-11　心脏、大血管正常超声表现

3. 多普勒超声心动图　多普勒超声心动图分为两类,即频谱多普勒超声心动图和彩色多普勒超声心动图。

(1) 频谱多普勒超声心动图　以不同血流频谱形态代表血流方向、速度和血流量。

(2) 彩色多普勒超声心动图　以蓝色和红色分别代表心脏内各个瓣口血流的方向及血流量。

第三节　心脏与大血管异常影像学表现

(一) X 线表现

1. 心脏外形改变　某些心脏疾病造成心脏增大,在后前位上心脏和大血管形状的改变,这种改变并不代表具体的心脏大血管疾病。习惯上分为以下几种类型(图 3-3-1)。

(1) "二尖瓣"型心脏　心影近似梨形,肺动脉段凸出,心尖圆隆,主动脉结缩小或正常,右或(和)左心缘不同程度地向外膨凸。通常反映右心负荷过大或以其为主的心腔变化,常见于二尖瓣疾患、房间隔缺损、肺动脉瓣狭窄、肺动脉高压和肺源性心脏病等。

(2) "主动脉"型心脏　心腰凹陷,心尖向左下移,升主动脉右突,主动脉结多增宽,左心室段延长。通常反映左心负荷过大或以其为主的心脏变化,常见于主动脉瓣病变、高血压、冠心病或心肌病等。

（3）"普大"型心脏　心脏均匀地向两侧增大,肺动脉段平直,主动脉结多属正常。反映左右双侧负荷增加的心腔变化,或因心包病变等心外因素所致。常见于心包、心肌损害或右心房增大较显著的疾病。

（4）"移行"型心脏　如"二尖瓣-主动脉"型、"二尖瓣-普大"型等。

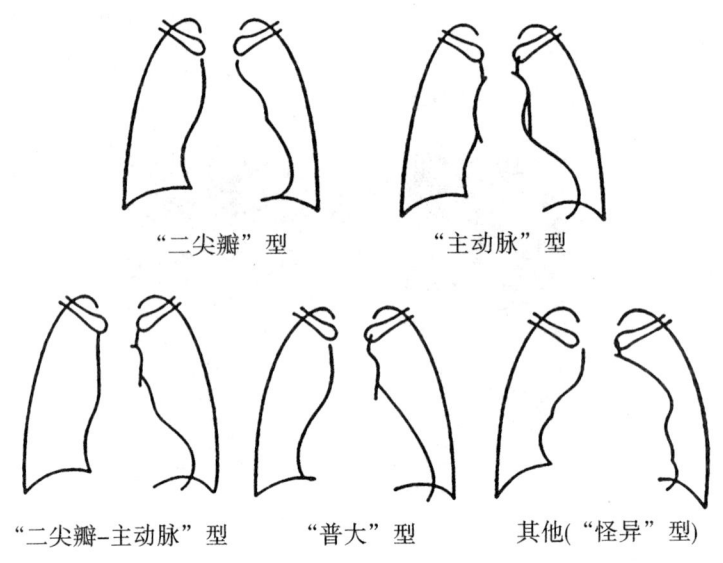

图 3-3-1　心脏外形异常

2. 心脏房室增大

（1）左心房增大　一般先向后、向右,再向上、向左膨凸。

后前位:左心房只向后增大时,心脏轮廓不发生改变,但在心脏阴影内的右上方,可见类圆形密度增高影,称"双重密度";左心房向右增大时可达或超过右心房边缘,形成右心缘的"双重边缘"或"双弓征",亦称"双心房影",是左心房增大的可靠征象;左心房耳部增大时可见左心室段与肺动脉段之间的左房耳部膨凸,形成左心缘第三弓影;气管隆嵴角度>90°（图3-3-2A）。

右前斜位或左侧位钡餐检查:左心房向后增大的主要X线征象之一就是食管受压向后移位。食管移位的程度和左心房增大的程度常呈比例。左心房轻度增大时,食管前缘受压而无移位;中度增大时,食管前后壁均受压伴轻度移位,但止于胸椎前缘;重度增大时,食管明显向后移位,并与胸椎重叠（图3-3-2B）。

左前斜位:心后缘左房段隆凸,与左主支气管间的透明带消失,明显者可向上后方推压左主支气管,使其受压移位或变窄（图3-3-2C）。

左心房增大主要见于二尖瓣病变、各种原因引起的左心衰竭及动脉导管未闭、室间隔缺损等先天性心脏病。

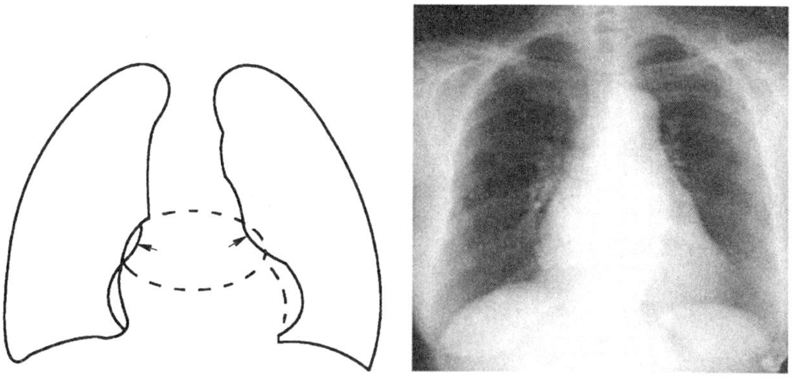

图 3-3-2　左心房增大

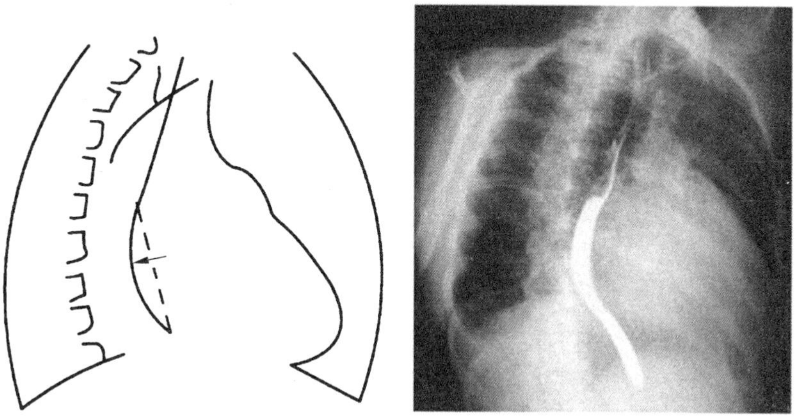

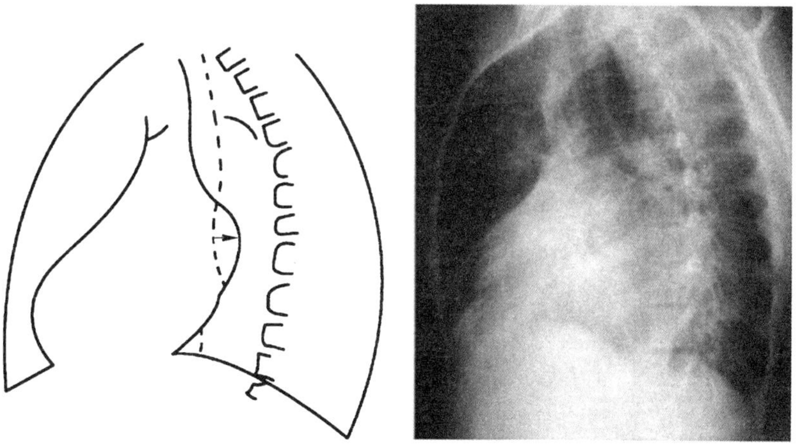

A. 心脏后前位片示：右心缘呈双弧影，心影中可见增大的左心房影。B. 右前斜位示：食管左心房段压迹明显，并向后移位。C. 左前斜位示：左侧主支气管受压上移，变窄

（2）右心房增大　一般先向右前方膨凸，继之向后、向左。

后前位：右心房段向右膨凸，且长度增加，右心房/心高比值>0.5。上腔静脉或

(和)下腔静脉扩张,为右心房增大的间接征象(图3-3-3A)。

左前斜位:心前缘上段向上或(和)向下膨凸,该段延长,有时与其下方的右心室段形成"成角现象"(图3-3-3B)。

右前斜位:心后缘下段呈圆弧状膨凸,为右心房体部增大的表现。

右心房增大常伴有上腔静脉扩张,后前位观察,右上纵隔阴影增宽。

单发的右心房增大少见,常与右心室增大并存。右心房增大见于右心衰竭、房间隔缺损、三尖瓣病变和心房黏液瘤等。

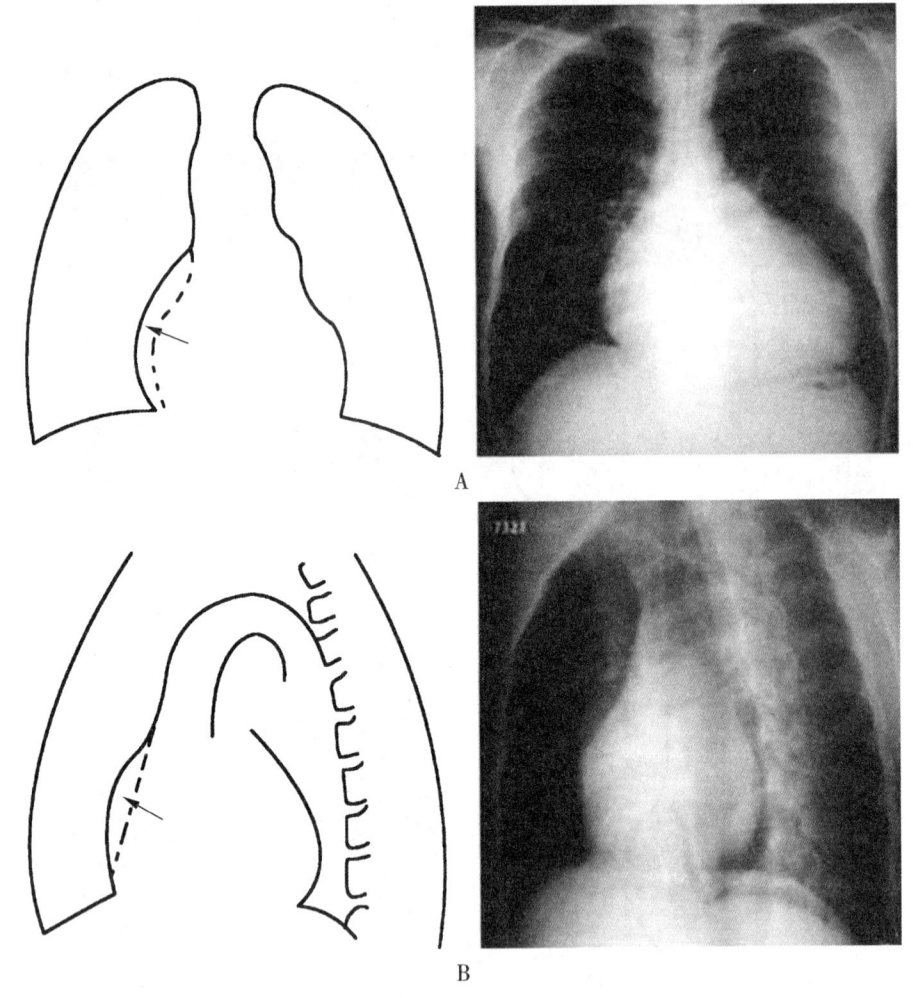

图3-3-3 右心房增大
A.心脏后前位片示:心右缘膨隆、延长。B.左前斜位示:心前缘、右心房段向前凸出

(3)左心室增大 一般先向左下,继之向后上膨凸。

后前位:左心室段延长,心尖下移,可伸入横膈阴影下或胃泡阴影之内;左心室段向左膨隆,心脏横径增大,相反搏动点上移,心腰凹陷(图3-3-4A)。

左前斜位:心后缘下段向后下膨凸、延长,与脊柱重叠(图3-3-4B)。

左侧位:心后缘下段向后膨凸超过下腔静脉后缘1.5 cm可视为左心室增大。心后间隙缩小及心后食管前间隙变窄或消失。

左心室增大常见于高血压、主动脉瓣病变、二尖瓣关闭不全、室间隔缺损和动脉导管未闭等。

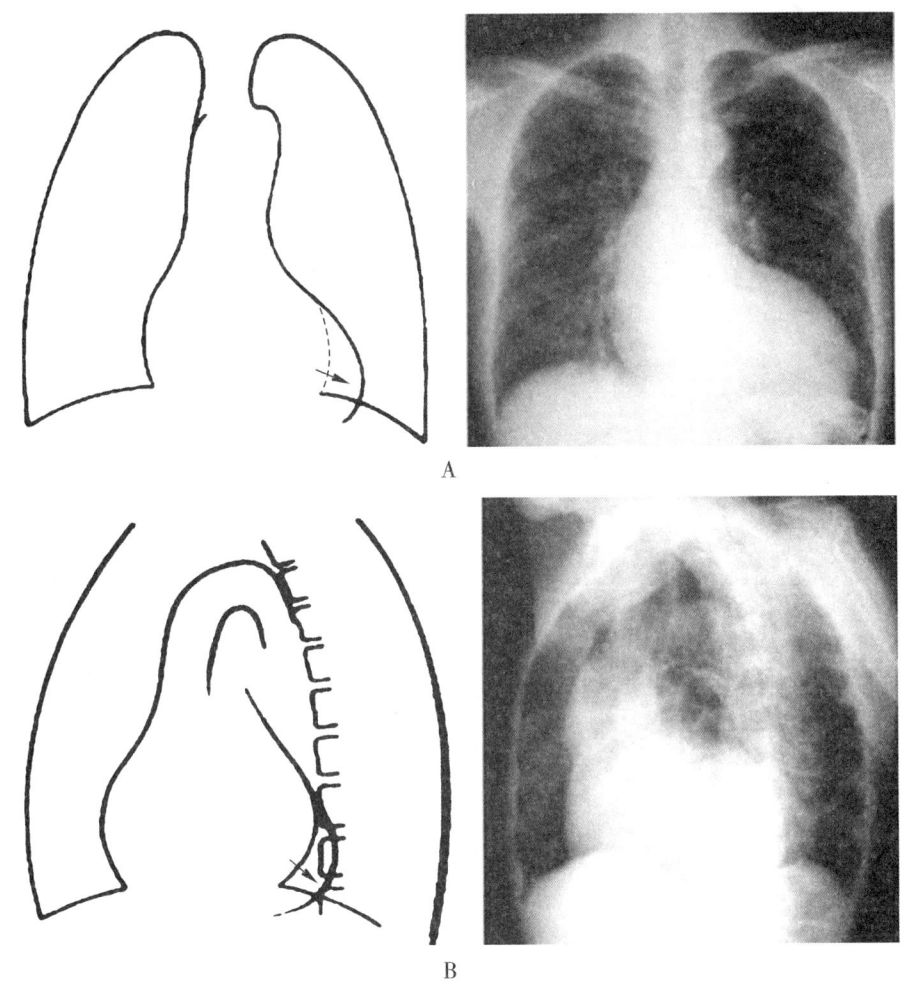

图 3-3-4　左心室增大

A. 后前位：左心缘向左增大、凸出，相反转动点上移，心尖向下、向外移位。B. 左前斜位：左心缘向后凸出，左前斜位转到60°时左室仍与脊柱重叠，室间沟前移

（4）右心室增大　一般先向前向左上，继之向下后膨凸。

后前位：心尖圆隆、上翘；肺动脉段饱满、凸出，为右心室增大的间接征象（图3-3-5A）。

左前斜位：心前缘右心室段向前膨凸；心膈面延长。

右前斜位：肺动脉段下方的圆锥部膨凸，为右心室增大的早期表现（图3-3-5B）。

左侧位：心前缘下段前凸，与胸骨的接触面增大。

右心室增大，可由于流出道的狭窄或循环阻力增加致肺循环障碍所引起，如肺动脉狭窄、肺动脉高压、二尖瓣狭窄等，也可因血液的过量充盈而造成，如房间隔缺损、室间隔缺损等。

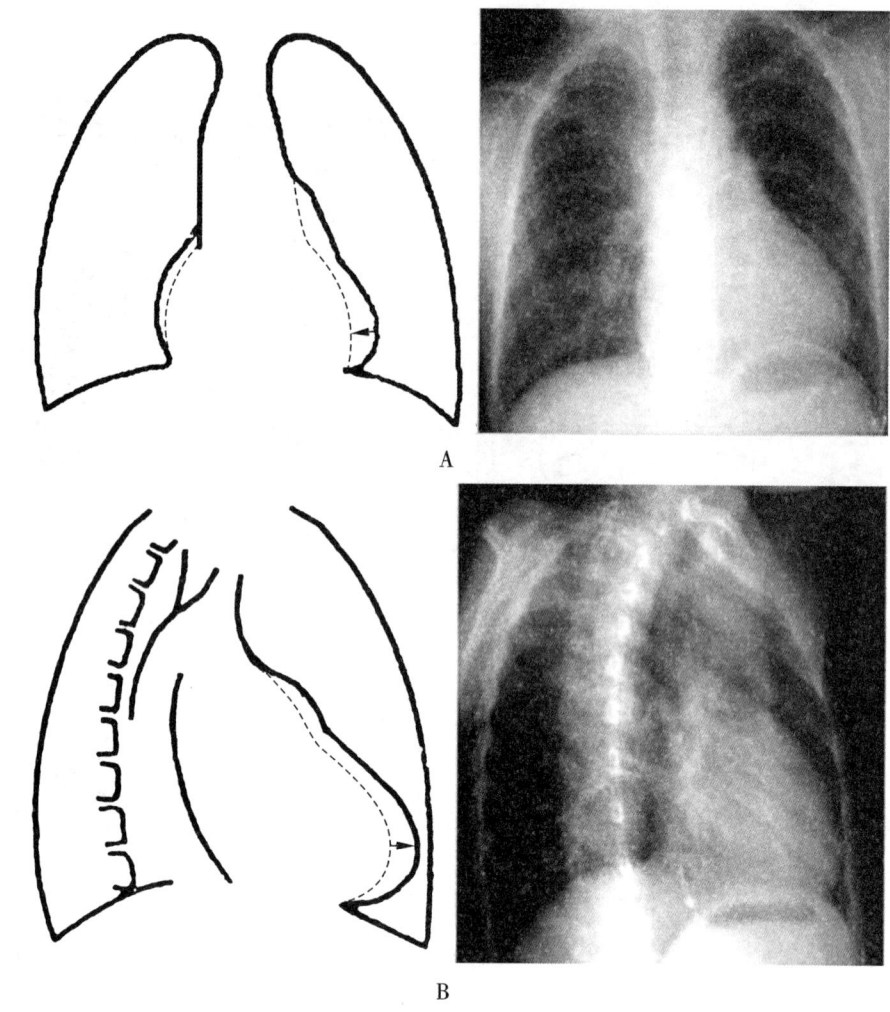

图 3-3-5 右心室增大

A.心脏后前位片示:左心缘腰部消失,心尖圆隆,上翘。B.右前斜位示:心前缘右室段呈弧形、前凸、心前间隙缩小,下部闭塞

3.主动脉改变 心脏病变可伴发主动脉的改变。显示胸主动脉形态、宽度和走行方向最适宜的投照位置是后前位结合左前斜位或左侧位。

(1)胸主动脉迂曲延长 扩张引起胸主动脉迂曲延长、扩张的原因主要有:①主动脉粥样硬化;②高血压;③各种心脏和主动脉本身的病变或先天性畸形等;④正常解剖变异。

X线表现:①升主动脉向右(前)弯凸;②主动脉弓顶高达或超过胸锁关节,或明显向左凸出;③主动脉窗增大(左前斜位或左侧位);④降主动脉向左(后)弯凸,或呈S状弯曲:先向左、向右而于膈上再弯向左;⑤吞钡检查可见食管呈相应的牵拉移位,于左前斜位或左侧位随迂曲延长的降主动脉向左后方移位,一般上段较明显(此点有别于左房增大的食管移位),下段反而前凸。

(2)动脉壁钙化 以主动脉弓或弓降部最常见,X线表现为弧形线状密度增高影,常为主动脉本身粥样硬化的表现。升主动脉钙化多见于梅毒,而降主动脉钙化常见于大动脉炎(图 3-3-6A 和 B)。

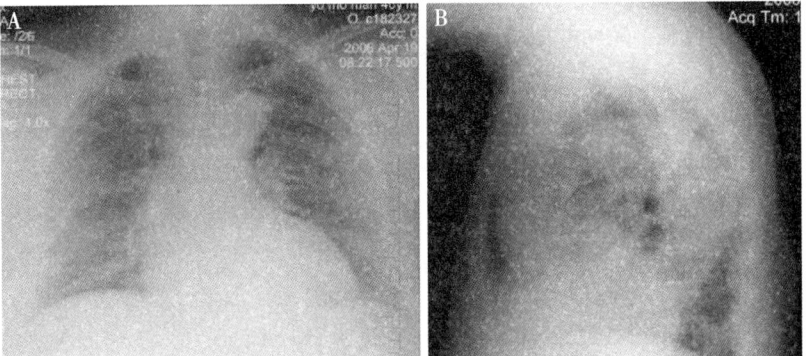

图 3-3-6 主动脉迂曲延长、钙化

4. 肺循环异常　肺循环由肺动脉、肺毛细血管和肺静脉组成,因肺循环沟通左、右心腔,所以心脏病变常常反映在肺循环血管改变上,有时甚至比心脏大小形态改变更为敏感。肺循环可反映心脏血流动力学及功能状态,是 X 线平片诊断心脏病的重要指标。

(1)肺血流量增多　为肺动脉血流量增多,也称为肺(动脉)充血。主要见于:①不合并右心排血受阻的左向右分流或双向分流畸形,如房间隔缺损、室间隔缺损、动脉导管未闭等;②心排血量增加疾病,如贫血、甲状腺功能亢进等。

X 线表现:①肺纹理增粗、增多、边缘清楚;②肺动脉段凸出,两肺门动脉扩张,右下肺动脉干扩张超过 15 mm,透视下可见肺动脉段及两侧肺门血管搏动增强,呈扩张性搏动,称"肺门舞蹈征";③肺野透明度正常(图 3-3-7)。

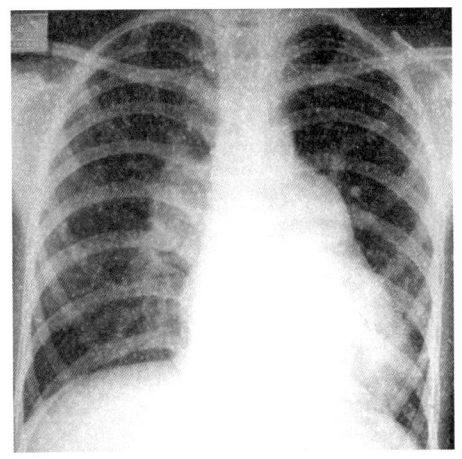

图 3-3-7 肺充血

(2)肺血流量减少　为肺动脉血流量减少,亦称肺(动脉)缺血,主要见于:①右心排血受阻或兼有右向左分流畸形,如肺动脉瓣狭窄、法洛四联症、三尖瓣狭窄或闭锁等;②原发性和继发性重度肺动脉高压、肺源性心脏病等;③肺动脉分支本身的重度狭窄、阻塞性病变,如肺动脉栓塞、一侧肺动脉缺如、发育不全等。

X线表现：①肺纹理变细、稀疏；②右下肺动脉干变细或正常；③肺野透明度增加；④严重的肺血流量减少，侧支循环形成表现为肺门动脉正常或缩小，在肺野内显示为扭曲而紊乱的血管影，有时类似肺血流量增多；⑤肺动脉段可平直、凹陷或凸出，凸出者多为肺动脉瓣狭窄后扩张或肺动脉高压所致。

（3）肺动脉高压　正常肺动脉主干血压为2～4 kPa，平均在2.67 kPa以下。

通常肺动脉收缩压高于4 kPa，平均高于2.67 kPa即可视为肺动脉高压。引起肺动脉高压的原因主要有：①肺动脉血流量增加，如左向右分流畸形；②心排血量增加的疾病；③肺小动脉阻力增加，多为肺血管分支本身的疾病；④肺胸疾病，如肺气肿或（和）慢性支气管炎、肺纤维化等。

X线表现：①肺动脉段凸出；②肺门动脉扩张、搏动增强，肺外围动脉分支纤细，有时与肺门动脉之间有一突然分界，称肺门截断现象或"残根"征；③右心室增大。

（4）肺静脉高压　肺静脉正常压力平均为1.07～1.33 kPa（1 kPa＝7.5 mmHg）。引起肺静脉高压的原因主要有：①左心房阻力增加，如二尖瓣狭窄、左心房内肿瘤等；②左心室阻力增加，如主动脉瓣狭窄、高血压及各种病因所致的左心衰竭；③肺静脉阻力增加，如各种先天性、后天性疾病所致的肺静脉狭窄、阻塞等。

X线表现：①肺淤血，肺血管纹理普遍增多、增粗、边缘模糊；肺门影增大，边缘模糊；肺野透明度降低。②间质性肺水肿，出现小叶间隔线，因最早由Kerley所描述，故又称克氏线。分A、B、C 3种，以克氏B线最常见。克氏B线表现为长2～3 cm、宽1～3 mm的水平横线，多位于肋膈角区，常见于二尖瓣狭窄和慢性左心衰竭。克氏A线为长5～6 cm、宽0.5～1.0 mm的自肺野外围斜行引向肺门的线状影，不分支，与支气管和血管走行不一致，多位于上叶，常见于急性左心衰竭。克氏C线呈网格状影，多位于肺下野，常见于肺静脉高压明显增重者。常伴有少量胸腔积液。③肺泡性肺水肿，分布于一侧或两侧肺的斑片状阴影，边缘模糊，常融合成片，肺尖及肺野边缘部分很少受侵犯，有的以两肺门为中心，表现为"蝴蝶状"阴影。常见于急性左心衰竭。阴影在短期内变化较大，经恰当的治疗可在数小时或数日内吸收（图3-3-8）。④胸膜水肿增厚。⑤含铁血黄素沉着，X线表现为直径2～3 mm的圆形或外形不整的边缘比较清楚的结节阴影，多位于双下肺野。

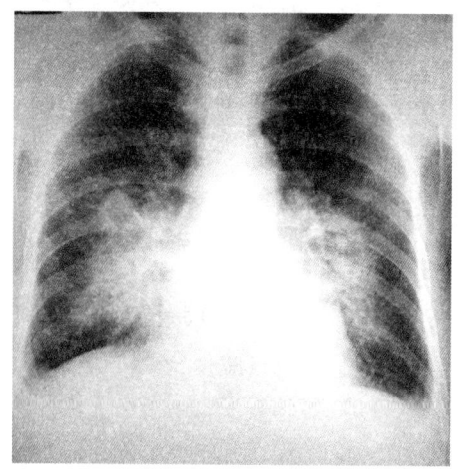

图3-3-8　肺泡性肺水肿

5. 心力衰竭

(1) 左心衰竭　多见于冠心病及心肌病等。X 线表现：①肺淤血；②间质性和肺泡性肺水肿；③左室、左房增大；④胸腔积液。肺泡性肺水肿为急性左心衰竭的重要指征，而间质性肺水肿则多见于慢性左心衰竭。肺水肿和胸腔积液的出现反映有肺静脉高压，淋巴回流受阻。X 线平片检查对左心衰竭的阳性发现早于临床症状出现之前，根据左心增大、肺淤血和间质性肺水肿等典型左心衰竭的 X 线表现，即可诊断。

(2) 右心衰竭　多见于肺源性心脏病等。X 线表现：①右心室、右心房增大；②上腔静脉或（和）奇静脉扩张；③胸腔积液，较常见，可单侧或双侧，胸腔积液可达中等量程度；④有时可见右侧膈肌抬高，此为右心衰竭时，腹水和肝大所致。右心衰竭的 X 线表现常出现较晚，往往中心静脉压已有明显升高，而 X 线平片尚无右心衰竭的征象。

(3) 全心衰竭　无论左心衰竭或右心衰竭，最后均可导致全心衰竭。全心衰竭的 X 线表现：①心脏呈普大型，各部的轮廓尚可见；②心脏搏动减弱，主动脉搏动亦可减弱；③左心衰竭严重时，呈肺淤血和肺水肿表现，右心衰竭严重时，肺内充血改变不明显；④上腔静脉扩张时右上纵隔阴影增宽。全心衰竭和心包积液的鉴别有时很困难，两者心脏外形均呈普大型。大量心包积液各房室的弧影消失，心影呈"烧瓶状"，搏动减弱甚至消失，但主动脉搏动一般正常或稍减弱。

(二) CT 表现

1. 心脏基本病变

(1) 心肌的异常表现

1) 心肌厚薄的改变　普通 CT 平扫不能观察心肌厚度的变化，增强 CT 扫描可良好显示心肌的厚度。肥厚型心肌病可显示非对称性肌肥厚和肌小梁肥大的征象。心肌梗死可见局部心肌变薄及室壁瘤形成。但房、室间隔的缺损较难直接显示。

2) 心肌密度的改变　冠状动脉病变常导致心肌血供的改变，最终导致心肌缺血或梗死，坏死心肌由结缔组织取代。增强扫描时表现为局部心肌密度减低或无强化区；而心肌原发或继发性肿瘤均表现为与正常心肌不同的增强表现，肿瘤增强后的密度根据其性质可高于或低于正常心肌。

3) 心肌运动的异常　心电门控超高速 CT 可反映局部心肌缺血等病变所致的运动异常，如心肌梗死时局部心室壁有反常运动。电影 CT 可反映心室容积的变化，并测定射血分数，定量测定由心肌运动异常所致的心输血量的变化。

(2) 心腔的异常表现

1) 心腔大小的改变　CT 增强扫描可直观显示心腔内径的变化，如心腔扩大（扩张型心肌病）、心腔狭小（肥厚型心肌病）；心肌梗死后左心室室壁瘤可见心室壁局部向外扩张。

2) 心腔内密度的改变　心腔内肿块或血栓，增强 CT 表现为高密度的心腔血池内有低密度的充盈缺损。

2. 心包基本病变

(1) 心包缺损　部分性缺损多见，完全性缺损仅占 9%，左侧约占 70%，右侧占 4%，膈心包缺损占 17%。

(2) 心包积液　正常的心包腔含 10～20 mL 液体，心包积液达到 50 mL 时 CT 扫描即可检出。少量的渗出液于仰卧检查时,常聚集在左心室与右心房的后外侧。大量渗出时则形成环绕心脏的水样密度带,使壁层心包与心脏的距离加大,此时的心包积液在 200 mL 以上。

(3)心包增厚和钙化　结核性或放射性心包炎常引起心包增厚,心包厚度 5~20 mm,可束缚心脏的舒张,也可呈局限性增厚,引起两侧心室进行性舒张功能障碍。部分增厚的心包内可出现钙化。CT 扫描为检测钙化最敏感的检查方法,并能准确定位钙化的部位和范围。

3. 血管基本病变

(1)位置异常　CT 平扫和增强扫描可直接显示大血管位置的异常。如右位主动脉弓表现为主动脉弓位于气管的右侧且常合并迷走的左锁骨下动脉(图 3-3-9)。

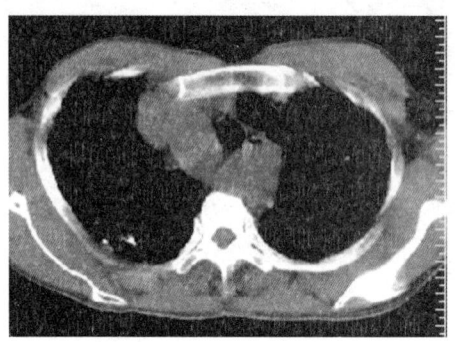

图 3-3-9　右位主动脉弓 CT 表现

(2)管径异常　CT 增强扫描可直接显示大血管管径的异常,如扩张(主动脉瘤)、狭窄(附壁血栓)等。

(3)密度的异常　血管壁的钙化,CT 表现为高密度影,CT 值可达 200 Hu 以上。主动脉夹层时,CT 增强扫描可区分真、假腔及内膜片,增强后表现为真、假腔之间的密度差异,假腔的显影及排空均较真腔稍延迟,真腔常受压、变形或移位(图 3-3-10)。

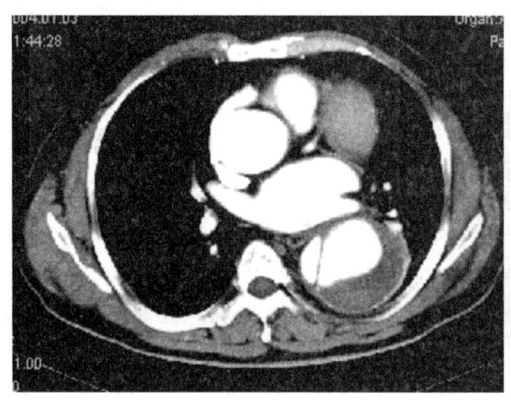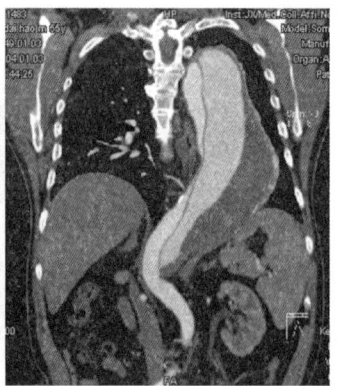

图 3-3-10　主动脉夹层 CT 表现

(三) MRI 表现

1. 心脏基本病变　MRI各个扫描体位可直接显示心壁的厚度改变、心肌的信号改变、心腔的大小改变,房、室间隔的连续性是否完整,瓣膜口血液反流的流空信号,心包的厚度和信号改变及心包腔的信号变化。

2. 血管基本病变　MRI各个扫描体位也可直接显示大血管的位置异常、管径异常、管腔内信号异常,如主动脉内附壁血栓 T_1WI 呈等信号,T_2WI 呈高信号。

第四节　先天性心脏病

先天性心脏病是胚胎时期心脏大血管发育异常而产生的畸形性疾病,是小儿时期最常见的心脏病。先天性心脏病按照血流动力学改变分为左向右、右向左分流与无分流3类;按临床分为发绀与无发绀两类;按肺血流量改变分为肺血流量增多、肺血流量减少与肺血流量无明显改变3类。

一、房间隔缺损

房间隔缺损是最常见的先天性心脏病之一,女性发病率较高,可单独存在或合并其他心脏大血管畸形。

【病理与临床】　房间隔缺损属于心房水平的左向右分流的先天性心脏病。按照缺损部位可分为第一孔(原发孔)型和第二孔(继发孔)型。临床以第二孔型常见。缺损的数目通常为一个,也可为多个,大小多为1～4 cm。

正常情况下左心房压力大于右心房,当有房间隔缺损时,左心房的血液可向右心房分流,使右心房、右心室及肺循环的血流量增加,从而加重了右心系统的负荷,导致右心房和右心室肥厚和扩张。久之可出现肺动脉高压,右心压力逐渐增高,分流量减少,甚至出现双向分流。

临床上患者早期可无症状,随后可出现劳累后心悸、气短,易患呼吸道感染等。体检:胸骨左缘第2～3肋间可闻及Ⅱ～Ⅲ级收缩期杂音,重度肺动脉高压者可有发绀。

【X 线表现】

1. 缺损较小时,X线表现可正常。
2. 缺损较大时,可出现如下表现:①心影增大呈"二尖瓣"型;②右心房、右心室增大,左心室缩小或正常;③肺血流量增多,肺动脉段凸出,肺门动脉扩张,搏动增强,透视下可见"肺门舞蹈征";④主动脉结缩小或正常(图3-4-1A、B)。
3. 行右心造影检查,导管可经房间隔缺损进入左心房;当右心房压力大于左心房时,右心房造影可见分流,左心房提前显影(图3-4-1C)。

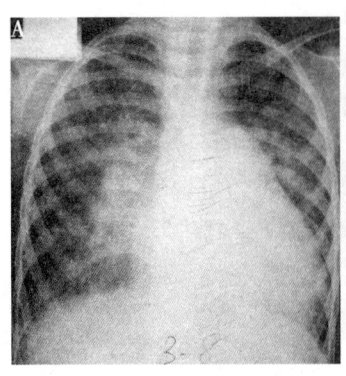
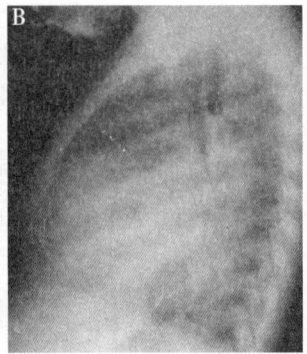
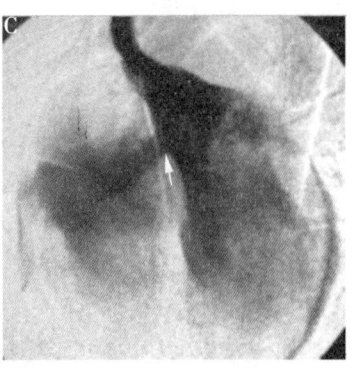

图 3-4-1　房间隔缺损 X 线表现

心脏正侧位片示：双肺血流量增多，肺动脉凸出，主动脉结小，呈"二尖瓣"型。C：右心造影显示可见心房水平分流，右心房显影同时左心房提前显影

【CT 表现】　CT 增强扫描横断位可见心房层面房间隔的连续性中断；此外可见右心房、右心室增大，肺动脉增宽等（图 3-4-2）。

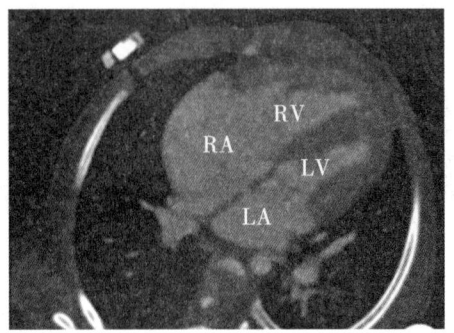

图 3-4-2　房间隔缺损 CT 表现

心脏 CTA 四腔位示：房间隔中部连续性中断，右心房、右心室增大显著

【MRI 表现】　自旋回波 SE 序列横轴位上，左、右心房血液呈流空低信号，两心房间线样高信号即为房间隔。房间隔缺损主要表现在多层横轴面上，相邻的两个层面可见房间隔的信号部分消失，连续性中断（图 3-4-3）。

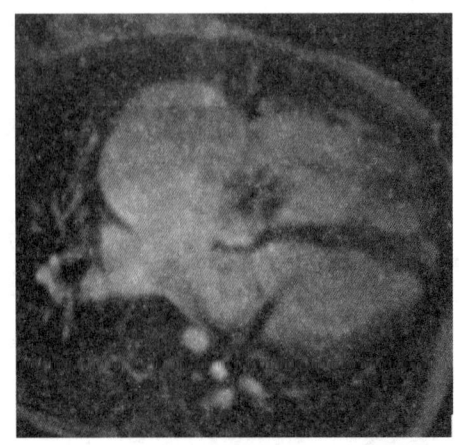

图 3-4-3　房间隔缺损 MRI 表现

MRI 轴位 SE 序列 T_1WI 增强示房间隔信号连续性中断，右心房增大显著

【超声表现】

1. 二维超声心动图 正常房间隔呈线状回声带,缺损时回声带连续性中断,断端处回声可增宽,呈"火柴头状",其上下两端间的距离大致代表缺损的直径(图3-4-4)。

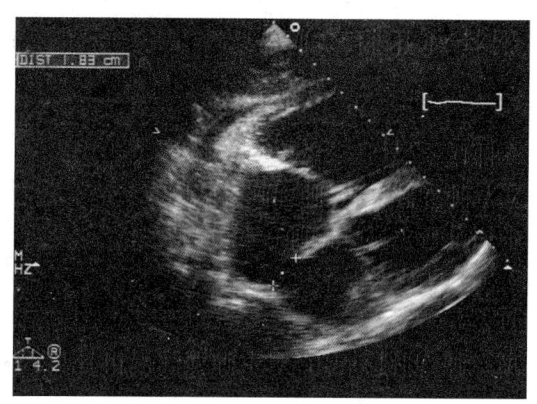

图3-4-4 房间隔缺损超声表现

超声心动图示:二维心尖四腔心切面,房间隔中部出现回声脱失现象

2. 多普勒超声心动图 收缩期可见以红色为主的血流束自左心房穿过回声带中断处进入右心房。

二、室间隔缺损

室间隔缺损是较常见的先天性心脏病之一,男性较多见,可单独存在或合并其他心脏大血管畸形。

【病理与临床】 室间隔缺损属于心室水平的左向右分流的先天性心脏病。根据缺损部位不同,可分为膜部缺损型、漏斗部缺损型和肌部缺损型三型。其中,膜部缺损型最常见,缺损面积较大。

正常情况下左心室压力大于右心室,当有室间隔缺损时,左心室的血液可向右心室分流,使右心室及肺循环的血流量增加,从而加重了右心系统的负荷,导致右心室肥厚和扩张。左心容量负荷也加大,致左心室、左心房也扩张和肥厚。久之可出现肺动脉高压,右心压力逐渐增高,分流量减少,甚至出现双向分流。

临床症状取决于缺损的大小,缺损较小者可无症状,缺损大者可表现为发育较差,常出现劳累后心悸、气短,易患呼吸道感染等。体检:胸骨左缘第3~4肋间可闻及收缩期杂音,重度肺动脉高压者活动后可出现发绀。

【X线表现】

1. 缺损较小时,X线表现可正常。

2. 缺损较大时,可出现如下表现:①心影增大呈"二尖瓣"型;②左、右心室均增大,以左心室增大为主;③肺血流量增多,肺动脉段凸出,肺门动脉扩张,搏动增强,透视下可见"肺门舞蹈征";④主动脉结缩小或正常(图3-4-5)。

【CT表现】 增强扫描横断位可见心室层面室间隔的连续性中断或消失;此外可

见左、右心室增大,左心房增大,肺动脉增宽等间接征象(图 3-4-6)。

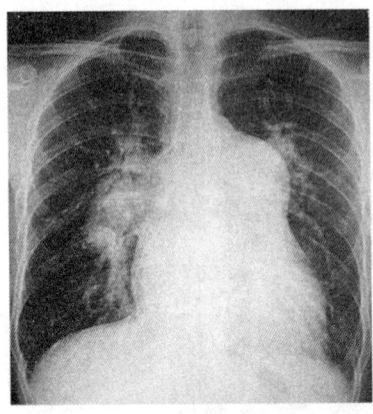

图 3-4-5 室间隔缺损

心脏正位片示:双肺血流量增多,
左右心室均增大,肺动脉段高度凸出

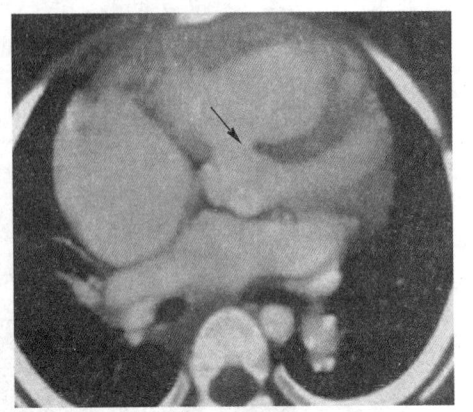

图 3-4-6 室间隔缺损 CT 表现

CT 增强扫描示:心室层面室间隔膜部连续性中断,左、右心室间有造影剂连通

【MRI 表现】 主要表现为室间隔膜部或肌部的连续性中断,可见一缺口。

【超声表现】

1. 二维超声心动图 正常室间隔呈"宽带状"回声,缺损时局部回声连续性中断,断端处回声可增强,并略增宽,其上下两端间的距离相当于缺损的直径。

2. 多普勒超声心动图 收缩期可见以红色为主的血流束自左心室穿过室间隔缺损处进入右心室,在右心室内形成五彩镶嵌的湍流(图 3-4-7)。

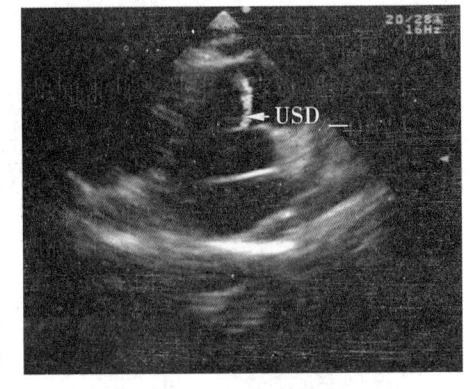

图 3-4-7 室间隔缺损超声表现

多普勒超声,示缺损口可见彩色分流束(图中箭头所示)

【诊断与鉴别要点】 室间隔缺损须与房间隔缺损鉴别,鉴别要点如表 3-4-1。

表 3-4-1 房间隔缺损和室间隔缺损的鉴别要点

鉴别	房室改变	听诊杂音
房间隔缺损	右心房、右心室增大,左心室正常或缩小	胸骨左缘第 2~3 肋间可闻及收缩期杂音
室间隔缺损	左、右心室增大,以左心室增大为主	胸骨左缘第 3~4 肋间可闻及收缩期杂音

三、动脉导管未闭

动脉导管未闭是较常见的先天性心脏病之一,女性较多见,可单独存在或合并室间隔缺损或主动脉缩窄等畸形。

【病理与临床】 动脉导管位于主动脉峡部和肺动脉根部之间,是胎儿期血液循环的主要通道,一般出生后6个月即闭合,持续未闭者称为动脉导管未闭。按照未闭的动脉导管形态分为圆柱型、漏斗型和窗型三型。

主动脉与肺动脉之间存在压力差,主动脉的血液经未闭的动脉导管分流入肺动脉,使肺循环的血流量增加,体循环的血流量减少。肺循环回流至左心的血流量增加,左心容量负荷加重,致使左心房、左心室肥厚和扩张增大;长期的肺循环的血流量增加,产生肺动脉高压,右心室因此增大,分流量减少,可出现双向分流或以右向左为主的分流。

临床症状取决于分流量的多少,分流量少者可无症状,分流量较大者可表现为活动后心悸、气短、反复患呼吸道感染等,并影响发育。体检:胸骨左缘第2~3肋间可闻及连续性杂音,合并重度肺动脉高压者,临床上出现发绀,往往下肢重于上肢,称为差异性发绀。

【X线表现】

1. 心影增大呈"二尖瓣"型。
2. 左心室、左心房增大,以左心室增大为主。
3. 肺血流量增多,肺动脉段凸出,肺门动脉扩张,搏动增强,透视下可见"肺门舞蹈征"。
4. 主动脉结增宽,部分患者出现"漏斗征",即正位片上主动脉弓降部外凸,其下方的降主动脉与肺动脉相交处骤然内收形似漏斗(图3-4-8)。
5. 透视下左心室和主动脉弓的搏动增强,降主动脉的搏动减弱,出现大幅度的搏动差异即"陷落脉"。
6. 升主动脉造影可见主动脉与肺动脉之间有一通道相连(图3-4-9)。

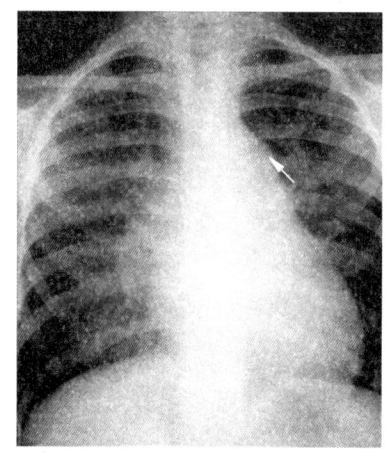

图3-4-8 动脉导管未闭X线表现

心脏正位片示心脏呈"二尖瓣-主动脉"型,以左心室增大为主,主动脉结增宽,肺动脉突出,肺血流量增多

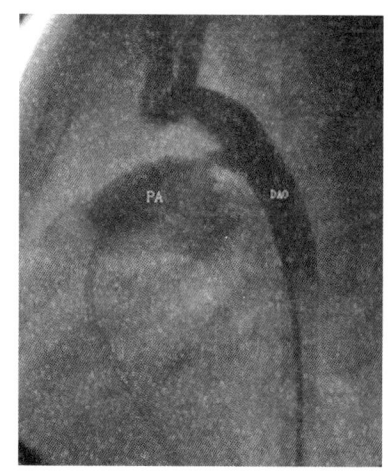

图3-4-9 动脉导管未闭造影表现

左侧位造影示主动脉弓降部造影剂充盈后,肺动脉立即显影

【CT表现】 增强扫描可见主动脉与肺动脉之间有一管道相通。CTA可清晰显示未闭的动脉导管全貌。

【MRI表现】 在心电门控的SE序列横轴位见肺动脉根部与降主动脉之间的异常通道，呈无或低信号影。

【超声表现】

1.二维超声心动图　在心底短轴位上显示肺动脉分叉处或左肺动脉起始处与降主动脉之间出现一条异常通道，可呈管状、漏斗状或窗孔形。

2.多普勒超声心动图　显示经动脉导管进入主肺动脉的红色为主的多彩血流束沿主肺动脉外侧上行，主肺动脉内侧部分为蓝色血流。

四、法洛四联症

法洛四联症是最常见的右向左分流、发绀型先天性心脏病。

【病理与临床】 法洛四联症由肺动脉狭窄、室间隔缺损、主动脉骑跨和右心室肥厚4种畸形构成，其中以肺动脉狭窄、室间隔缺损为主要畸形。法洛四联症的病理改变肺动脉狭窄起主要作用，狭窄越重，右心室的射血阻力越大，血液通过缺损的室间隔和骑跨的主动脉向体循环分流，导致肺动脉血流量减少，体循环血氧含量降低，从而出现发绀。

临床上患儿发育迟缓，常有发绀，多于出生后4~6个月内出现，久之可有杵状指、趾，气短、活动能力低，喜蹲踞，严重者出现缺氧性晕厥等。体检：胸骨左缘第2~4肋间可闻及较响亮的收缩期杂音。

【X线表现】

1.心影增大呈"靴形"，心腰凹陷，心尖圆隆、上翘（图3-4-10A）。

2.肺血流量减少，肺动脉细小，肺野清晰。

3.主动脉升弓部不同程度的增宽、凸出。

4.部分患者可合并右位主动脉弓。

5.右心造影可见收缩期左心室及主动脉提前显影，肺动脉主干及分支均细小（图3-4-10B）。

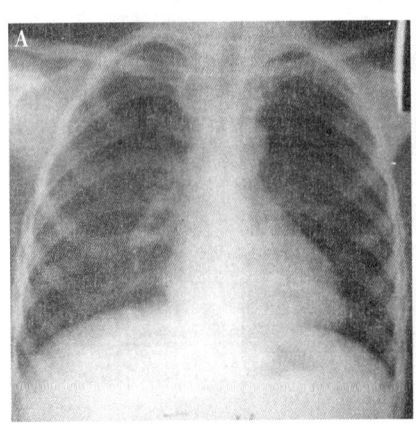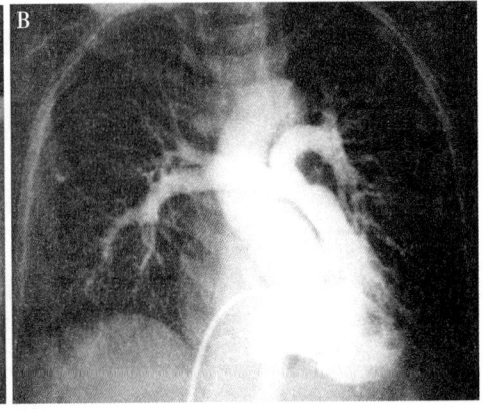

图3-4-10　法洛四联症

A.心脏正位片示：双肺血流量减少，肺动脉段凹陷，右心室增大，心尖上翘，圆钝，心影呈"靴形"。B.右心室正位造影示：右心室腔扩大，肺动脉瓣及瓣下流出道狭窄，主动脉提前显影

【CT表现】 CT平扫及增强扫描可显示右心室流出道的狭窄、主动脉转位、室间隔缺损及右心室肥厚。

【MRI表现】

1. SE序列 横轴位上可清楚显示右心室流出道狭窄,常位于漏斗部,并和肺动脉瓣之间形成第三心室。

2. 矢状位扫描 可显示扩张前移的主动脉和狭窄的肺动脉及室间隔缺损。

3. 多体位扫描 均可显示室间隔缺损和右心室肥厚。

【超声表现】

1. 二维超声心动图 在心底短轴切面上可见右心室流出道变窄,肺动脉瓣细小和肺动脉内径变细;在左心室长轴切面上可见主动脉内径增宽,主动脉前壁与室间隔连续性中断,室间隔的残端位于主动脉前后壁之间,即主动脉骑跨。

2. 多普勒超声心动图 心尖五腔心切面可见于收缩期来自左、右心室的蓝色血流射向主动脉根部;左心室长轴切面与收缩期可见蓝色血流束自右心室穿过室间隔缺损处,与来自左心室的红色血流一起进入主动脉,经肺动脉狭窄处的彩色血流束变细(图3-4-11)。

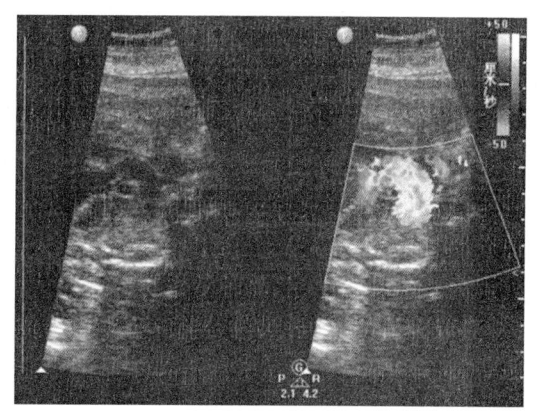

图3-4-11 法洛四联症超声表现

多普勒能量显像(CDE)示室间隔与主动脉前壁连续中断,室间隔回声中断,分流方向:双向,右心室肥厚

先天性心脏病影像检查方法的选择与应用

第五节 获得性心脏病

一、风湿性心脏病

【病理与临床】 风湿性心脏病是风湿热累及心脏瓣膜的慢性风湿性瓣膜炎的后遗损害。病变最常累及二尖瓣,导致二尖瓣狭窄,常伴有关闭不全。基本病理改变为瓣叶不同程度的增厚、卷曲,可伴钙化,瓣叶粘连,开放受限,造成瓣口狭窄;瓣口变形、乳头肌和腱索缩短、粘连,致瓣膜关闭不全。

二尖瓣狭窄使左心房压力增高,导致左心房扩大和肺循环阻力增加,最后产生肺动脉高压,右心负荷加重,使右心室肥厚增大;二尖瓣关闭不全,左心室收缩时部分血液向左心房反流,造成左心房压力升高、增大。最后可累及肺循环,引起肺循环高压。

临床症状取决于瓣膜损害程度,瓣膜损害轻或心功能代偿期,可无明显临床症状,仅有轻度的活动后心悸、气短。严重者可出现明显的临床症状。二尖瓣狭窄时,表现为易疲劳、劳力性呼吸困难、咯血、下肢水肿等,也可出现"二尖瓣面容"。体检:于心尖区可闻及隆隆样舒张期杂音。二尖瓣关闭不全时,表现为乏力、心悸、气短和左心衰竭等。体检:于心尖区可闻及收缩期杂音。

【X线表现】

1. 二尖瓣狭窄　①心影增大呈"二尖瓣"型；②左心房、右心室增大，以左心房增大为主；③肺淤血表现为间质性肺水肿，同时伴有肺动脉高压征象；④左心室及主动脉结缩小或正常；⑤二尖瓣钙化表现为心影内二尖瓣区片状高密度影(图3-5-1A、B)。

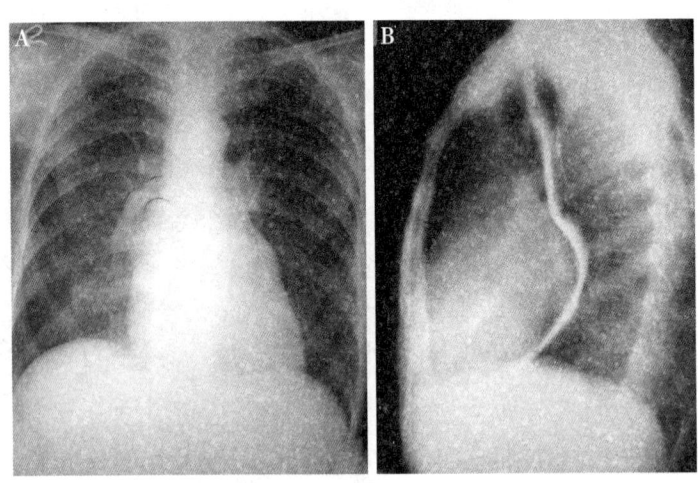

图3-5-1　二尖瓣狭窄

心脏正位片A示：心影呈"二尖瓣"型，肺淤血，左心房、右心室增大，心底部双重阴影，左心耳突出。左侧位片B示：食管左心房段受压、后移

2. 二尖瓣关闭不全　①心影增大呈"二尖瓣"型；②左心房、左心室增大，常伴有右心室增大；③肺淤血表现为间质性肺水肿，同时伴有肺动脉高压征象(图3-5-2A、B)。

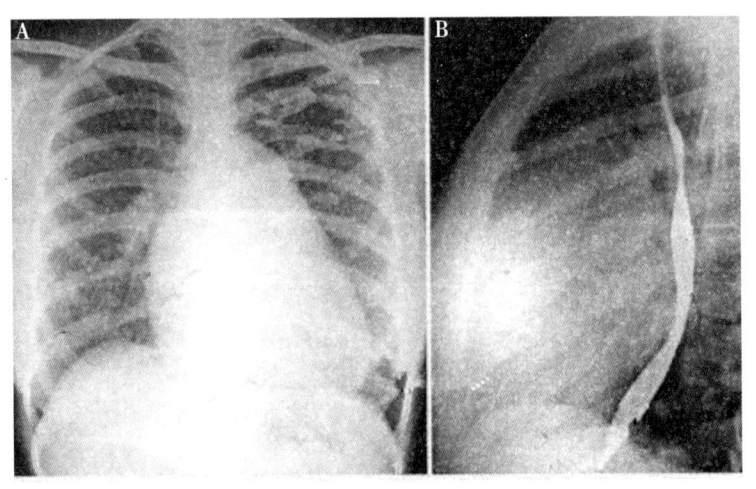

图3-5-2　二尖瓣关闭不全

心脏正位片A及侧位片B示：左心房、左心室及右心室增大，肺动脉段隆凸，以左心增大为主，心脏呈"二尖瓣"型，心胸比率0.65，两肺轻度淤血

【CT表现】　常规CT检查可见瓣叶的钙化及左心房、左心室及右心室的肥厚、增

大表现,并可显示左心房内的高密度血栓影(图3-5-3)。

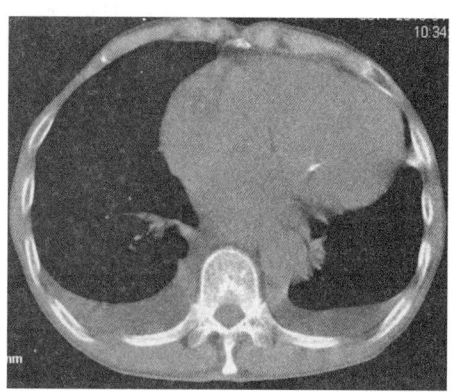

图3-5-3　二尖瓣狭窄、钙化CT表现

CT平扫纵隔窗示:肺动脉扩张,心脏各房、室均扩大,以左心房为著,二尖瓣见钙化

【MRI表现】

1. 二尖瓣狭窄　于心室舒张期可见左心室的喷射血流,在二尖瓣口下方可显示无信号区(图3-5-4)。

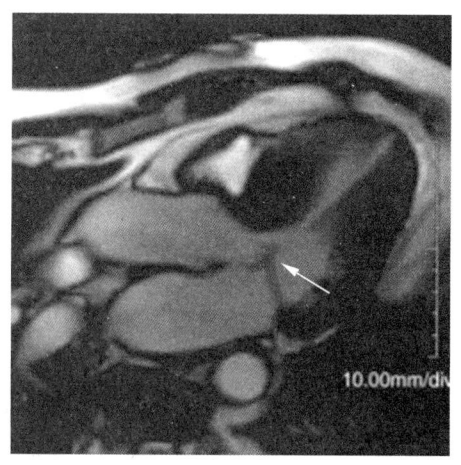

图3-5-4　二尖瓣狭窄MRI表现

MRI示:左心室舒张期,心室流入道血流喷射信号缺失

2. 二尖瓣关闭不全　于心室收缩期可见左心房内反流所致的无信号区。

【超声表现】

1. 二维超声心动图　二尖瓣狭窄可见二尖瓣前后交界明显粘连,瓣膜增厚,舒张期二尖瓣开放幅度减少,瓣口变小。二尖瓣关闭不全时显示二尖瓣关闭时对合欠佳,有缝隙。

2. 多普勒超声心动图　二尖瓣狭窄可见左心室流入道血流经过狭窄的二尖瓣口时变细,形成射流,射流束显示为红色,色泽明亮,在左心室内形成五彩镶嵌的"烛火状"。二尖瓣关闭不全时测量收缩期自二尖瓣瓣口至左心房的反流束是确定诊断的最直接、最可靠的依据,表现为蓝色或五彩镶嵌的血流信号。

【诊断与鉴别要点】 根据典型影像学表现,一般不难做出诊断,特别是超声心动图、CT 和 MRI。二尖瓣狭窄与二尖瓣关闭不全鉴别要点如表 3-5-1 所示。

表 3-5-1 二尖瓣狭窄和二尖瓣关闭不全的鉴别要点

鉴别	房室改变	听诊杂音
二尖瓣狭窄	左心房、右心室增大,左心室正常或缩小	心尖区可闻及舒张期杂音
二尖瓣关闭不全	左心室、右心室均增大,左心房增大	心尖区可闻及收缩期杂音

二、肺源性心脏病

【病理与临床】 肺源性心脏病简称肺心病,是由于慢性胸肺疾病和肺血管病变等引起的肺动脉压力增高,导致右心室肥厚、扩大及右心功能不全。

临床上患者有慢性咳嗽及咳痰的病史,伴有心悸、气短,部分患者可有咯血。体检:有肺气肿和慢性支气管炎的体征。

【X 线表现】

1. 慢性胸肺疾病表现 如慢性支气管炎、广泛肺组织纤维化、肺气肿、胸膜肥厚及胸廓畸形等。

2. 肺动脉高压表现 肺动脉段凸出,右下肺动脉增粗,横径大于 15 mm,外围血管细少,形成肺门"残根征"。

3. 心影呈"二尖瓣"型,右心室增大。

【CT 表现】 CT 平扫可显示慢性胸肺疾病,增强扫描可见肺动脉主干、左右肺动脉扩张,肺动脉管腔内的充盈缺损、狭窄或阻塞性病变,右心室及室间隔肥厚等(图 3-5-5)。

三、冠状动脉粥样硬化性心脏病

【病理与临床】 冠状动脉粥样硬化性心脏病简称冠心病,是由冠状动脉粥样硬化使血管腔狭窄、阻塞导致心肌缺血、缺氧而引起的心脏病变。病变主要分布于冠状动脉主干及大分支,以左前降支最为常见,其次为左回旋支、右冠状动脉及左冠状动脉主干。当狭窄大于 50% 时,部分患者运动时可出现心肌缺血;冠状动脉完全闭塞时可发生心肌梗死。若心肌缺血或梗死面积较大,累及乳头肌或室间隔时可引起乳头肌断裂、室间隔穿孔、室壁瘤出现。

临床上主要表现为心绞痛、心律失常,严重者可发生猝死。

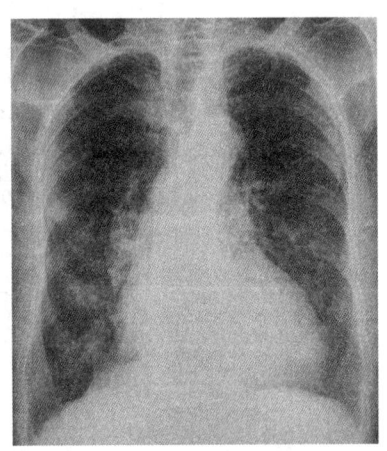

图 3-5-5 肺源性心脏病
心脏正位片示:桶状胸,双肺纹理增粗紊乱,双肺通过度尚可,心尖圆钝,肺动脉段突出,右下肺动脉增宽

【X线表现】

1. 平片 多无异常征象。少数可表现为心脏不同程度的增大,以左心室增大为主。左心衰竭时,可有肺淤血及肺水肿。继发室壁瘤时表现为左心缘局限性膨凸,左室缘搏动减弱或出现反向搏动,左室壁钙化。

2. 冠状动脉造影 为冠心病诊断的金标准,可显示冠状动脉管腔内的充盈缺损、不同程度的狭窄及完全阻塞(图3-5-6)。

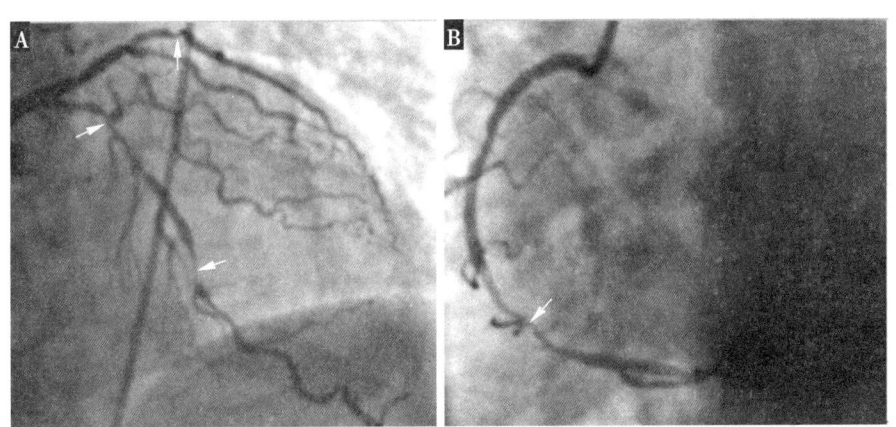

图3-5-6 冠状动脉粥样硬化性心脏病冠状动脉造影表现

A.选择性左冠状动脉造影示:左冠状动脉多发性狭窄(白箭头)。B.选择性右冠状动脉造影示:右冠状动脉狭窄(白箭头)

【CT表现】 CT平扫可显示冠状动脉的钙化,表现为沿房室沟及室间沟走向的高密度斑点状、条索状影。缺血、梗死心肌CT值低于正常心肌,一般为5~10 Hu,局部心室壁变薄。CTA可显示冠状动脉管腔内的充盈缺损、不同程度的偏心性狭窄及完全阻塞(图3-5-7A和B)。

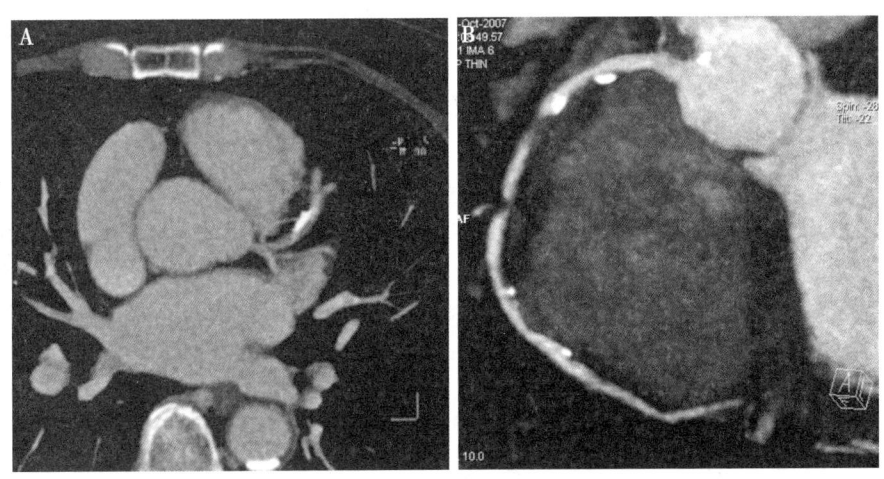

图3-5-7 冠状动脉CT表现

A.CT平扫示:左冠状动脉前降支近段多发钙化 B.曲面重组示:前降支管腔狭窄,其近端钙化斑块形成

【MRI表现】

1. 急性心肌梗死 由于梗死心肌组织含水增加,梗死区心肌T_1WI为等或略低信号,T_2WI为高信号。

2. 陈旧性心肌梗死 心肌梗死发病6周后为陈旧性心肌梗死,坏死心肌被纤维瘢痕组织修复替代,含水量减少,信号强度下降,T_1WI和T_2WI为中等或稍低信号,以T_2WI改变明显(图3-5-8)。

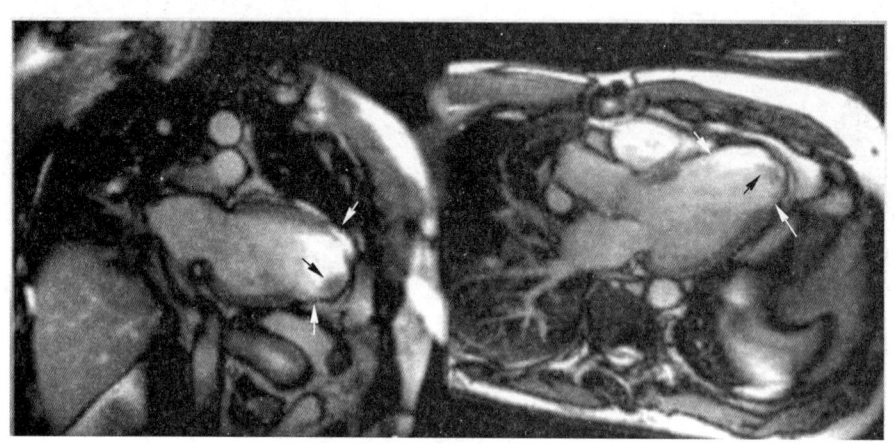

图3-5-8 陈旧性心肌梗死MRI表现

冠状位、四腔位MRI电影示左心室心腔扩大,心尖部室壁变薄、向外膨隆(白箭头)、心肌灌注减少或缺损(黑箭头)

3. 室壁瘤 局部室壁向行政轮廓外膨突,瘤壁信号异常,T_1WI上急性期呈高信号,陈旧期呈低信号。室壁瘤附壁血栓形成时,表现为T_1WI中等信号,与心肌相似,T_2WI信号强度较心肌高。

【超声表现】

1. 二维超声心动图 心肌梗死可表现为局部室壁运动异常,收缩舒张不协调,心肌壁纤维化、菲薄化,室间隔呈"S"状改变(图3-5-9)。

2. 多普勒超声心动图 发生室间隔穿孔或乳头肌功能不全时,可见相应部位血液分流或反流。

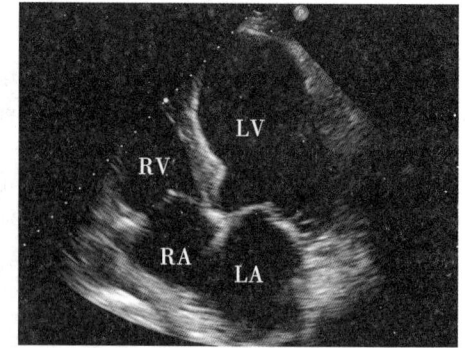

图3-5-9 陈旧性心肌梗死超声表现

二维超声心动图示心肌壁纤维化、菲薄化,室间隔呈"S"状改变

【诊断与鉴别要点】 风湿性心脏病临床表现为劳累后气喘乃至发生右心衰竭症状,二尖瓣听诊区可闻及杂音,X线平片为肺淤血,左心房、右心室增大。超声的诊断价值很大,MRI可显示房、室大小情况及血液流动改变信号。肺源性心脏病患者年龄一般较大,有长期慢性支气管炎和肺气肿病史,可有反复右心衰竭症状。X线平片常见肺部慢性病变表现及右心室增大。CT诊断价值较大,可显示肺动脉管径增粗改变,CTA可见肺

动脉管腔内充盈缺损等可确诊。冠状动脉粥样硬化性心脏病 X 线平片多无阳性表现,冠状动脉造影及 CTA 可显示冠状动脉腔的狭窄、闭塞等,超声和 MRI 诊断心肌缺血及心肌梗死比较有价值。

第六节　心包疾病

一、心包积液

【病理与临床】　心包积液是心包脏层、壁层产生渗出性病变,病因较多,以非特异性、结核性、化脓性、风湿性和转移性较为常见。积液性质有血性、脓性、纤维蛋白性等。主要病理改变为心包积液使心包腔内压力升高,达到一定程度时可压迫心脏导致心室舒张功能受限,使心房和体、肺静脉回流受阻,心房和体、肺静脉压力升高,心脏排血量减少,甚至出现心包填塞。

临床上心包积液量少时,患者可无临床症状。大量积液时,患者可出现乏力、发热、心前区疼痛;急性者可有心包填塞症状,如呼吸困难、面色苍白、发绀、端坐呼吸等。体检:心音遥远、颈静脉怒张、血压及脉压均降低、肝大、腹水等。

【X 线表现】　少量积液(300 mL 以下)可无异常表现。中、大量积液可出现典型 X 线表现,为心影向两侧扩大呈"普大型"或"烧瓶形";心腰及心缘各弧段的正常分界消失;心膈角变钝;心脏搏动普遍减弱或消失,主动脉搏动可正常;上腔静脉不同程度扩张,肺血流量多正常(图 3-6-1)。

【CT 表现】　心包积液 CT 平扫可见心包增厚,厚度大于 4 mm,积液的密度依积液的性质而异,多为水样密度,也可为血样高密度(图 3-6-2)。

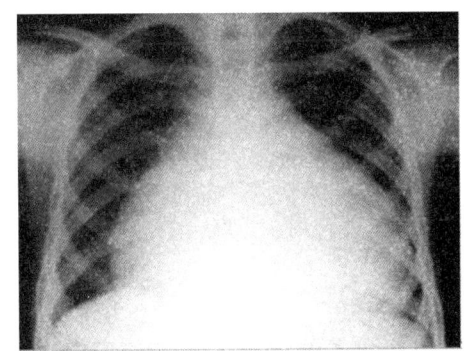

图 3-6-1　心包积液 X 线表现
心脏正位片示:心影增大呈"烧瓶样"

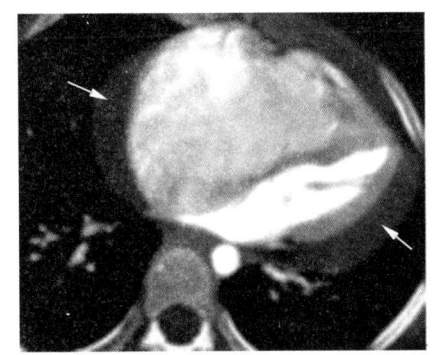

图 3-6-2　心包积液 CT 表现
CT 增强扫描示:心包腔内液性密度影
心包腔间距增大,边缘规则

【MRI 表现】　MRI 可区分不同性质的心包积液,在 T_1WI 上浆液性积液呈均匀低信号,炎性渗出液并蛋白含量高者则呈不均匀中高信号,血性积液呈高信号,肿瘤所致积液呈不均匀的混杂信号。T_2WI 上积液多呈均匀高信号(图 3-6-3)。

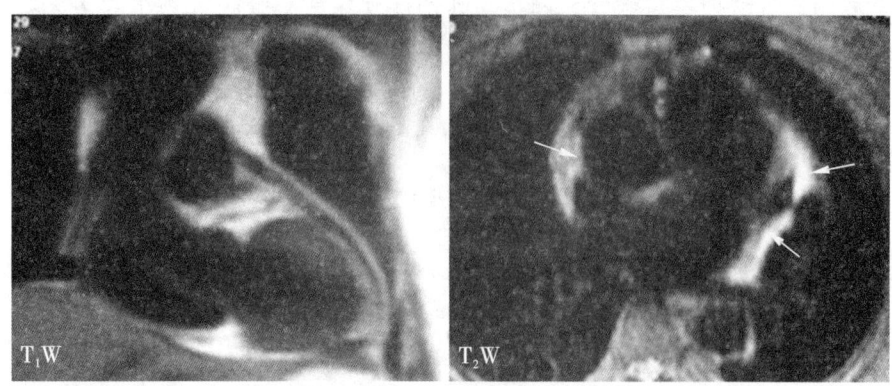

图 3-6-3　心包积液 MRI 表现

MRI SE 序列示心包腔内不规则液性长 T_1 长 T_2 信号，两侧心缘明显

【超声表现】　二维超声心动图上心包积液可见心包腔内液性暗区,根据积液量的多少,呈不同宽度的带状(图3-6-4)。

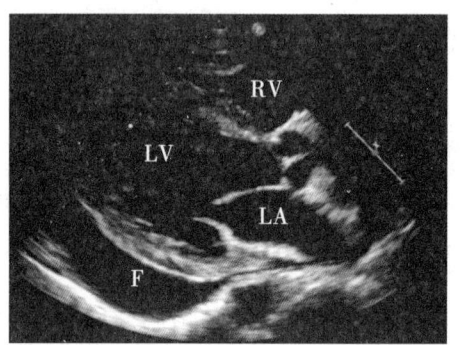

图 3-6-4　心包积液超声表现

二维超声心动图示:左心室长轴断面左心室后壁及右心室前壁探到液性暗区

二、缩窄性心包炎

【病理与临床】　心包积液吸收不彻底,可引起心包脏层、壁层增厚、粘连和钙化,逐渐形成缩窄性心包炎。缩窄性心包炎心包异常增厚,首先限制心脏的舒张功能,体、肺静脉压力升高,回心血量减少,继而也可限制心脏的收缩功能,导致心力衰竭。

临床上患者多表现为呼吸困难、心悸、咳嗽、腹胀等,体检:可见颈静脉怒张、肝大、腹水、奇脉等。

【X 线表现】　心影大小正常或轻度增大,呈三角形或近似三角形;两侧或一侧心缘僵直,各弧段分界不清;心脏搏动减弱甚至消失;心包钙化是本病的特征性表现,可呈"蛋壳样"累及整个心缘或包绕大部分心脏;左心房压力增高时,可出现肺淤血征象;可合并胸腔积液和胸膜肥厚粘连(图3-6-5A、B)。

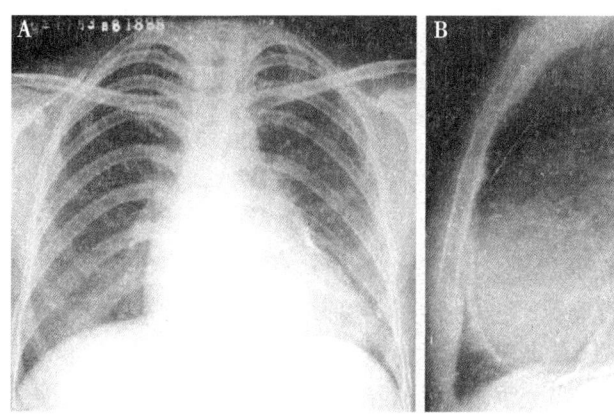

图 3-6-5 缩窄性心包炎并钙化

心脏正位片 A 及侧位片 B 示:心影轻度增大,心缘僵直,轻度肺淤血,隐约可见心缘内"蛋壳样"钙化

【CT 表现】 CT 平扫除可见心包不规则增厚外,常见到心包的高密度钙化影(图3-6-6)。

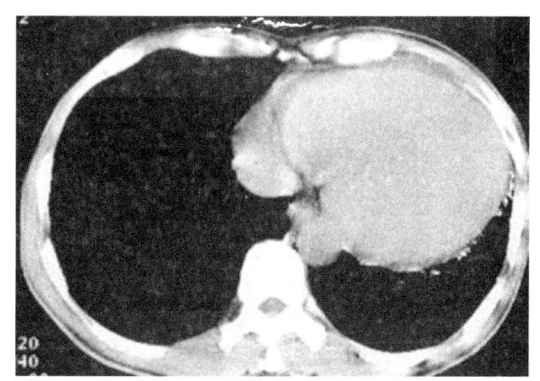

图 3-6-6 缩窄性心包炎并钙化 CT 表现

胸部 CT 平扫示:心包增厚,左室表面见多发斑点状钙化影

【MRI 表现】 MRI 可见不规则增厚的心包在 SE 序列 T_1WI 上多数呈中等信号,心包钙化则呈极低信号。

【超声表现】 二维超声心动图可显示心包增厚,回声增强,心室壁运动减弱。

【诊断与鉴别要点】 心包积液的临床表现典型,影像学检查具有特征性,通常不难诊断。X 线平片常表现显影呈普遍性增大;超声检查显示液性无回声并可定量诊断;CT 和 MRI 可作为辅助检查进一步确诊。缩窄性心包炎 X 线平片及 CT 检查可显示心包外形改变及钙化,容易明确诊断。

心包疾病影像检查方法的选择与应用

第七节 大血管疾病

一、主动脉瘤

【病理与临床】 主动脉瘤是主动脉某部分的病理性扩张,内径大于邻近正常管径的1.5倍以上。按病因可分为动脉粥样硬化、感染、创伤、先天性等;按病理解剖及瘤壁结构分为真性主动脉瘤和假性主动脉瘤,真性主动脉瘤由动脉管壁的3层构成,假性主动脉瘤由于外伤、感染等原因,动脉壁破裂后血液溢出至动脉周围的组织内,形成血肿,被周围结缔组织包绕,无动脉管壁结构。按发生部位分升主动脉瘤、主动脉弓动脉瘤、降主动脉瘤和腹主动脉瘤。

临床上常见症状为胸、背部疼痛,伴有压迫症状,如压迫呼吸道引起呼吸困难、气短、咳嗽等。体检可见体表搏动性膨突,听诊可有杂音和震颤。

【X线表现】

1.平片 可见纵隔增宽或局限性肿块与主动脉相连,透视下肿块有扩张性搏动。主动脉瘤壁常见钙化。瘤体压迫或侵蚀重要器官,如肋骨可见压迫性凹陷(图3-7-1)。

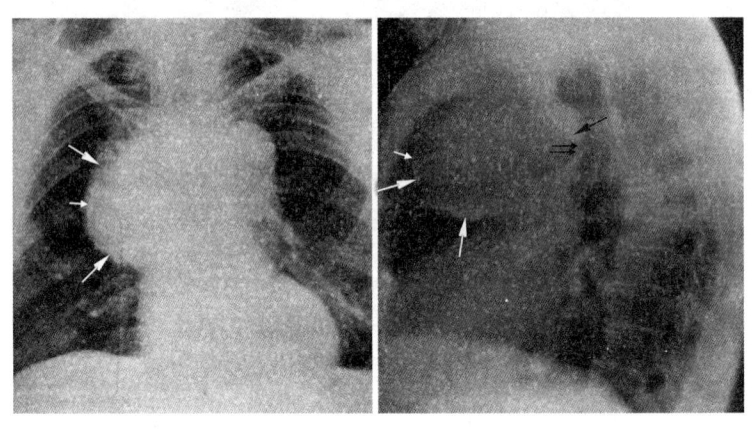

图3-7-1 主动脉瘤X线表现

胸部正侧位片示:升主A扩张呈囊状,瘤壁边缘可见蛋壳样钙化

2.主动脉造影 可显示瘤内状况。主要表现为主动脉显影时,瘤腔内有对比剂充盈,可观察其形状、大小等状况(图3-7-2)。

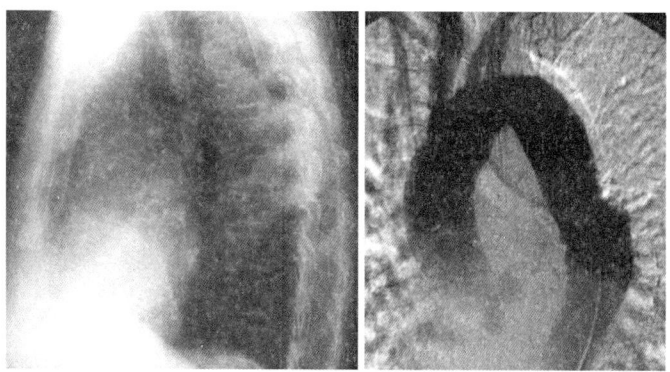

图 3-7-2 主动脉瘤造影表现

【CT 表现】

1. CT 平扫　可显示主动脉部位、形态、大小、瘤壁钙化及瘤体与周围结构的关系。

2. 增强扫描　显示主动脉管径增宽，大于 4 cm，瘤壁不规则增厚，可伴有附壁血栓，呈"新月形"或环状充盈缺损，也可见条状或斑片状钙化（图 3-7-3）。

主动脉瘤 CT 表现

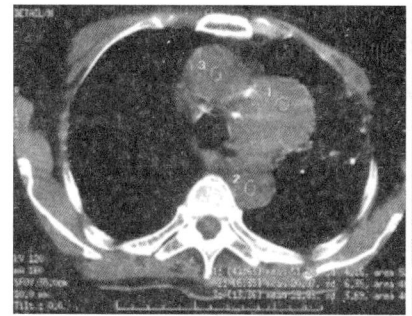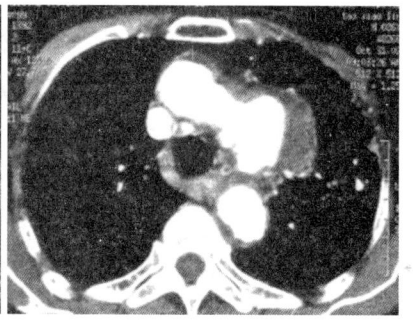

图 3-7-3　主动脉瘤 CT 表现

【MRI 表现】

1. 真性动脉瘤　SE 序列横轴位可较好显示主动脉瘤的最大内、外径，矢状位可显示瘤体的纵行范围及远近端瘤颈长度，瘤腔内呈无信号区，当有附壁血栓时显示为 T_1WI 呈等信号，T_2WI 呈高信号（图 3-7-4）。

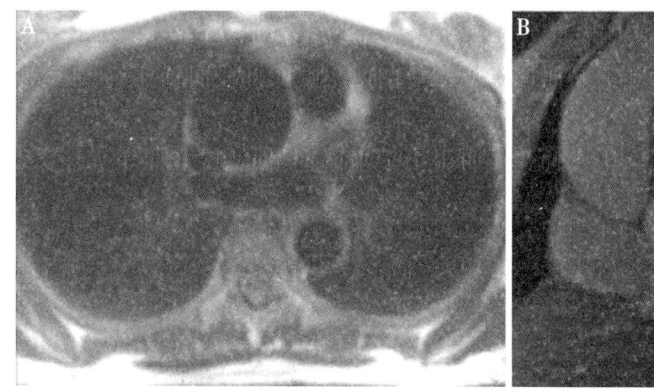

图 3-7-4　主动脉瘤 MRI 表现

MRI SE 序列轴位及矢状位示升主动脉管腔增宽，呈瘤样扩张，管壁厚度均匀，管腔内未见异常信号影

2. 假性动脉瘤　SE 序列横轴位上可见主动脉旁一软组织块影,其中有流空的开放管腔与主动脉腔以狭颈相通。

【超声表现】

1. 二维超声心动图　显示主动脉内径增大,呈梭形或囊样扩张,主动脉管壁变薄,搏动幅度减低。

2. 多普勒超声心动图　主动脉瘤体腔内血流速度减慢,色彩较暗淡。

二、主动脉夹层

【病理与临床】　主动脉夹层是主动脉中膜血肿或出血。多见于中老年人,多有高血压病史,男性多见。继发于马方综合征者,则多为青壮年。主动脉内膜和部分中膜撕裂,主动脉腔内血流经破裂口灌入中膜内形成壁内血肿,并在主动脉的壁内扩展延伸,形成主动脉的壁内假腔。一旦主动脉夹层处血管外膜破裂,会发生大出血而猝死。DeBakey 将此病分为三型:①Ⅰ型,内膜撕裂口在升主动脉近端,夹层伸展到主动脉弓及降主动脉;②Ⅱ型,夹层起源于升主动脉,终止于无名动脉水平;③Ⅲ型,夹层发生于胸主动脉降部,向下延伸可达腹主动脉(图 3-7-5)。

临床上慢性病例可无临床症状。急性者出现突发剧烈的胸、背部疼痛,可向颈、腹部放射,伴有心率加快、呼吸困难、恶心、呕吐、少尿或无尿、血压下降等。

【X 线表现】

1. 平片　上纵隔或主动脉影增宽,主动脉壁(内膜)钙化内移大于 4 mm。

2. 主动脉造影　可显示主动脉真、假腔,假腔常较真腔大。真、假腔之间的线状低密度影为内膜片,可见破裂口(图 3-7-6)。

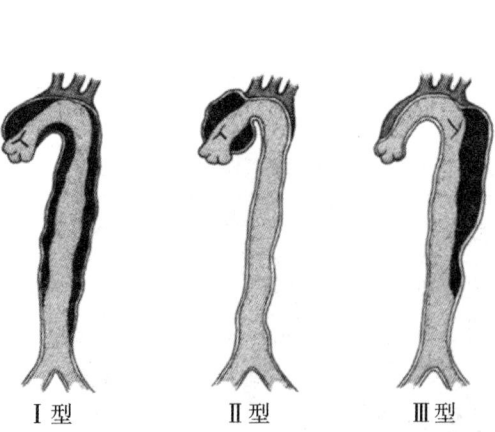

图 3-7-5　主动脉夹层分型

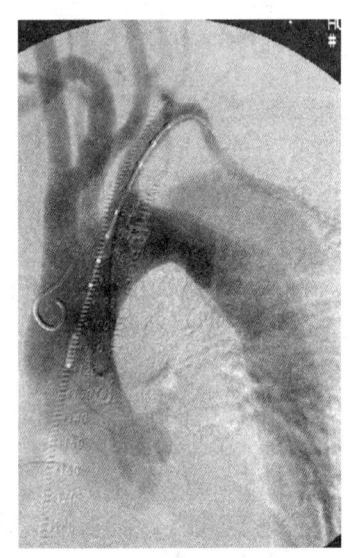

图 3-7-6　主动脉夹层造影表现

【CT 表现】　CT 平扫可显示主动脉壁钙化内移;增强扫描可见真、假腔和内膜片,假腔内常可见附壁血栓。重要的是 MSCTA 三维重组,可以明确破口的位置(图 3-7-7)。

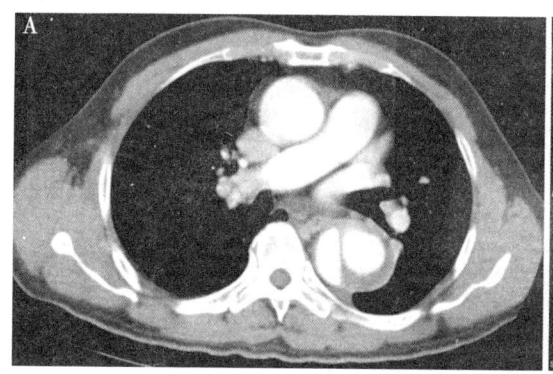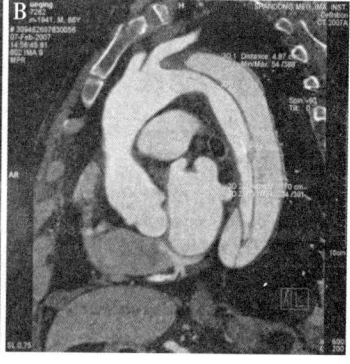

图 3-7-7 主动脉夹层 CT 增强扫描及重建图像

CT 增强扫描 A 示：降主动脉夹层，管腔内可见膜样分隔。矢状重建 B 示：降主动脉呈双腔改变，真腔小，假腔大，真腔位于前方，假腔位于后方，真假腔之间为撕脱内膜片

【MRI 表现】 MRI 无须对比增强即可显示内膜片、真假腔和破口。在 SE 序列横轴位上，内膜片呈在流空信号的管腔内见一线状中等信号；真、假腔表现为主动脉增粗，其内线状影将动脉腔分成两个腔，多数真腔小，由于血流速度较快呈低或无信号；假腔大，由于血流速度较慢呈低信号或中等信号（图 3-7-8）。

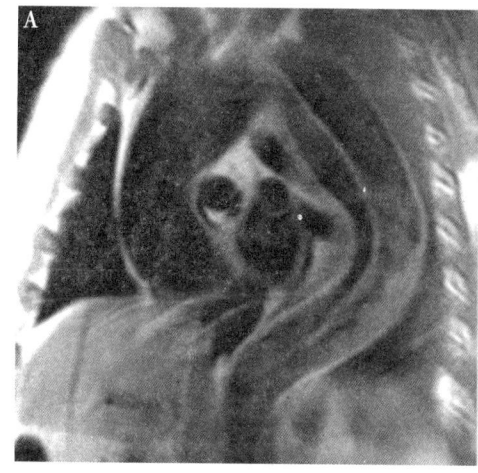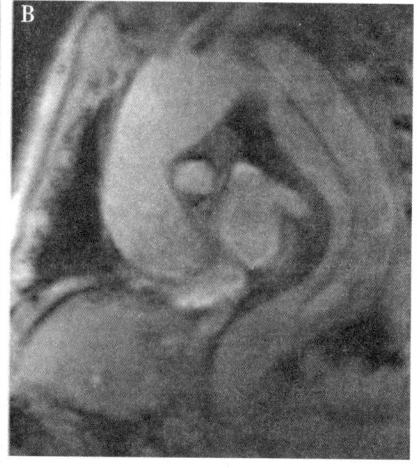

图 3-7-8 主动脉夹层 MRI 图像

SE 序列矢状位 T_1WI（A）显示降主动脉内部可见一膜样分隔，真腔呈均匀流空低信号，外侧为不均匀信号的假腔；增强扫描（B）可清晰显示内膜片，假腔呈不均匀强化

三、肺动脉栓塞

【病理与临床】 肺动脉栓塞是指来自静脉系统和右心的血栓或外源性栓子栓塞肺动脉或其分支所引起的呼吸系统和循环系统功能障碍的综合征。本病发病率和死亡率均较高。栓子可包括血栓、脂肪、空气、羊水等。肺动脉栓塞主要引起肺循环阻力增加，肺动脉高压及右心功能障碍。肺动脉栓塞如并发肺出血或坏死者称为肺梗死。

临床上最常见的症状为呼吸困难、胸痛、晕厥，其他可表现为烦躁、咳嗽、咯血、心悸等。体检：为呼吸急促、心动过速、血压下降甚至休克等。

【X线表现】

1. 平片　可见区域性肺纹理稀疏、纤细、透亮度增加或肺叶、肺段不张；肺梗死表现为尖端指向肺门的楔形致密实变影。还可有肺动脉高压、右心室增大等表现。

2. 肺动脉造影　是临床上诊断肺动脉栓塞的金标准，可以直接显示肺动脉管腔内的充盈缺损和管腔完全或不完全阻塞（图3-7-9）。

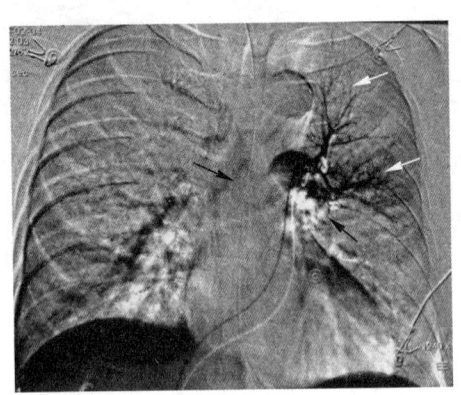

图3-7-9　肺动脉栓塞X线表现

【CT表现】　MSCTA是诊断肺动脉栓塞的较常用和可靠的方法，可直接显示肺动脉管腔内的充盈缺损或闭塞（图3-7-10）。

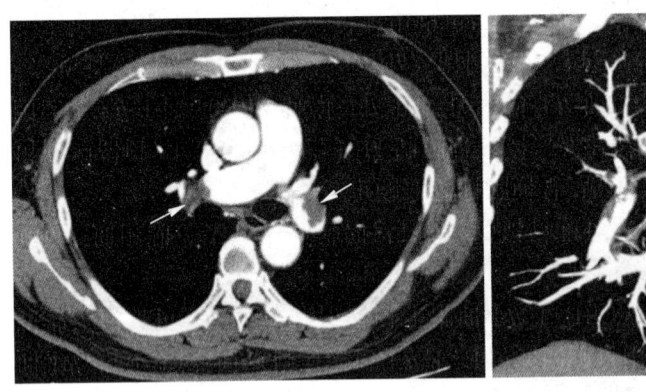

图3-7-10　左、右肺动脉栓塞CT横断面扫描及冠状位重建图像

CT增强扫描示：右肺动脉主干远端和左肺动脉主干腔内不规则充盈缺损（↑）

【MRI表现】　MRI表现为肺动脉血管腔内有中度至略高的信号。

【诊断与鉴别要点】　X线平片对于大血管病变的诊断价值不大。CT、MRI及血管造影均可直接显示主动脉瘤、主动脉夹层、肺动脉栓塞的血管管径的改变、管腔内有无充盈缺损等明确诊断。

小　结

```
          ┌ 影像检查技术与临床应用——X线检查、CT检查、MRI检查、超声检查
          │                    ┌ X线表现——心脏4个体位的X线投影表现
          │                    │ 心血管造影表现——冠状动脉的造影表现
          │ 正常影像学表现      ┤ CT表现——心脏大血管典型层面的表现、心包的表现
          │                    │ MRI表现——心脏大血管常规扫描断层的表现
循环      │                    └ 超声表现——心脏大血管常用超声心动图表现
系统     ┤                    ┌ X线表现——心脏形态改变、心脏增大改变、主动脉改变、
          │ 基本病变影像学表现  │         肺循环改变、心力衰竭表现
          │                    │ CT表现——心脏、心包、血管改变表现
          │                    └ MRI表现——心脏、血管改变表现
          │                    ┌ 先天性心脏病——房间隔缺损、室间隔缺损、动脉导管未闭、
          │                    │              法洛四联症
          │ 常见疾病影像学表现  ┤ 获得性心脏病——风湿性心脏病、肺源性心脏病、冠状动脉
          │                    │              粥样硬化性心脏病
          │                    │ 心包疾病——心包积液、缩窄性心包炎
          └                    └ 大血管疾病——主动脉瘤、主动脉夹层、肺动脉栓塞
```

问题分析与能力提升

病例一：患者，男性，35岁，劳累后心悸、气短并呼吸困难7年。体检：呈二尖瓣面容，颈静脉轻度怒张，心尖搏动未超过左锁骨中线第5肋间。心律不齐，心音强弱不等。心尖部可闻及隆隆样舒张期杂音。患者进行了X线检查。

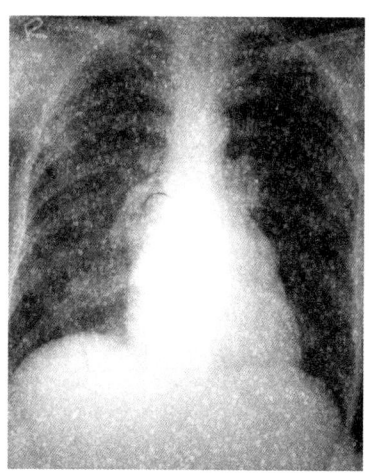
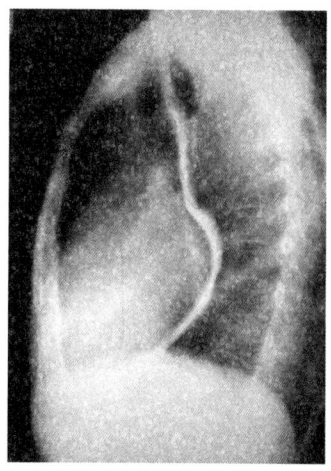

讨论：①请指出病变发生部位。②试描述病变的影像学表现。③初步诊断为什么疾病？请说出诊断依据。④应与哪些疾病鉴别？简要说明鉴别要点。

病例二：患者，女性，7岁，活动后心悸、气短、呼吸困难3年。体检：患者一般营养状况差，面色

发绀,心率快,96次/分。胸骨左缘第2、3肋间可闻及吹风样收缩期杂音。患者进行了X线检查。

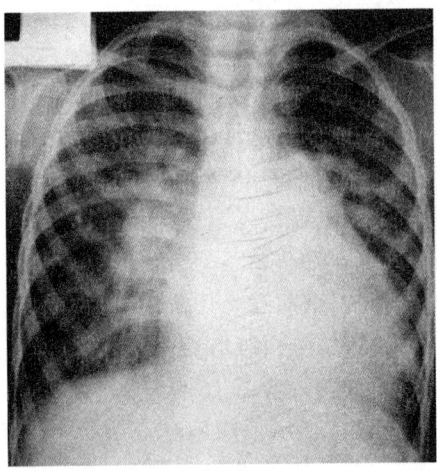
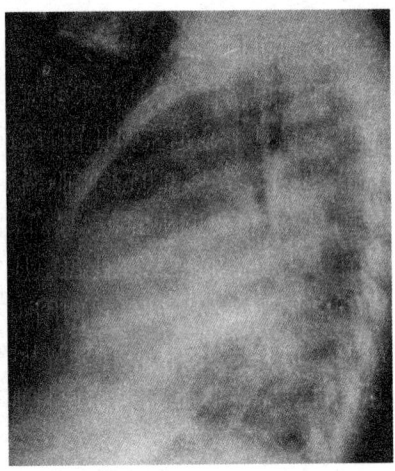

讨论：①请指出病变发生部位。②试描述病变的影像学表现。③初步诊断为什么疾病？请说出诊断依据。④应与哪些疾病鉴别？简要说明鉴别要点。

思考题

1. 简述左心房增大的X线表现。
2. 简述房间隔缺损的影像学表现。
3. 简述主动脉夹层的影像学表现。
4. 简述肺充血与肺淤血的不同。

（姜金龙　张红彬）

第四章 消化系统

学习目标

本章主要介绍消化系统的影像检查技术和常见病、多发病的影像诊断。要求熟悉消化系统常用影像检查技术的临床应用范围及限度,掌握正常消化系统影像学表现,能对消化系统常见病的基本病变和常见多发病的影像学表现进行观察分析。

第一节 影像检查技术与临床应用

消化系统分为空腔脏器与实质性脏器两部分。空腔脏器因缺乏组织、器官对比度,常选用X线钡餐造影作为其首选的影像检查方法;急腹症时,常出现胃肠道穿孔与肠梗阻,此时因气体密度低,与周围组织具有良好的天然对比度,故首选的检查方法为腹部平片。实质性的检查选择超声作为首选的影像检查方法,具有经济、有效、安全等优点。随着CT设备的不断更新,对胃、结肠等空腔脏器的疾病也具有一定的诊断价值,对超声检查无法诊断的实质脏器及腹膜腔疾病,如肿块、脏器的弥漫性病变、腹腔血管变化等具有十分重要的作用,已成为主要的影像检查方法。MRI检查具有良好的软组织对比和信噪比,无须对比剂就可较好地显示病变,对肿瘤、炎症、胆道疾病等具有重要的诊断价值。

(一)X线检查

1.钡剂造影 常用钡剂造影检查方法有钡餐及钡灌肠。此为消化道首选的影像检查方法。

(1)对比剂 医用硫酸钡为胃肠道造影检查最常用的阳性对比剂,是不溶于水的白色粉末,不被胃肠道吸收,无中毒或过敏反应,不易被X线穿透,于胃肠道内呈高密度,与周围组织对比明显。硫酸钡与气体同时使用形成双对比检查,可更清晰勾画出胃肠道内腔形态,利于早期病变的发现。

(2)造影方法 ①单对比造影法:利用硫酸钡通过黏膜像与充盈像分别观察胃肠

道黏膜、黏膜皱襞、轮廓、功能的变化。②气钡双重对比造影法：口服产气粉扩张胃肠道，随后吞咽少量钡剂，使其均匀涂布于黏膜表面，从而显示内腔表面的细微结构及病变。

(3)常用造影检查　食管造影、上消化道造影、小肠造影、结肠灌肠造影等。

(4)造影前准备　食管、胃、小肠造影时，需禁食6 h；结肠造影时需清洁肠道。

(5)注意事项　肠梗阻及消化道穿孔患者禁用硫酸钡进行造影检查，活动性出血患者需在出血停止一周后进行检查，胃肠道钡剂造影检查时应动态观察与摄影相结合、形态与功能并重、压迫器应用合理。

2.腹部平片　常用体位为站立正、侧位，仰卧前后位，仰卧水平侧位等。利于观察膈下游离气体、肠腔气液平面、膨胀扩张的胃肠道、婴儿先天性直肠肛管闭锁的范围与部位等。

3.其他检查　经皮经肝胆管造影(percutaneous transhepatic cholangiography,PTC)主要应用于梗阻性黄疸的诊断与鉴别诊断，是经皮经肝直接穿刺入胆内胆管，注入对比剂，显示肝内、外胆管的一种方法。内镜逆行胰胆管造影(endoscopic retrograde cholangio pancreatography,ERCP)可用于梗阻性黄疸的诊断及胆管下段小结石取石治疗，是将带有侧视镜头的十二指肠纤维镜经口腔送至十二指肠降段，随后经十二指肠乳头插管注入对比剂，由此显示胰管与胆管的检查方法。

(二)CT检查

1.食管与胃肠道CT检查　可显示管壁的局限性增厚、病变内部变化、管壁浸润、肿瘤腔外生长情况、转移等。增强扫描可判断有无纵隔淋巴结增大，判断肿瘤血供及临床分期。胃肠道检查常规应空腹准备。胃部检查于检查前30 min口服500～1 000 mL清水或1%～2%泛影葡胺；小肠检查前30～60 min口服500～1 000 mL清水；结肠检查前需清洁灌肠，注射盐酸山莨菪碱，降低结肠张力，随后注入气体扩张肠腔。

2.肝CT检查　CT平扫可显示肝内钙化、胆管结石，对弥漫性脂肪肝、肝硬化等疾病诊断价值较高。CT增强扫描(除禁忌证外)应常规应用，多期扫描可提高小病灶的检出率，对于病灶的轮廓、形态、范围等均可清晰显示，对于肝内及病灶内血管结构显影更佳。CT扫描前应禁食4 h以上，禁服含有金属的药品或进行消化道钡餐检查。检查前充盈胃肠道。增强扫描常采用双期或多期扫描，分为动脉期、门脉期、平衡期、延时扫描。

3.胆道CT检查　检查前准备与肝CT检查相同，平扫可显示胆道结石并利于增强后对比。平扫无法定性的疾病，需进行增强扫描，常采用双期或多期扫描，并且多需进行薄层重建与图像后处理。

4.胰腺CT检查　平扫与增强CT扫描为胰腺疾病重要的影像检查方法。胰腺增强常进行双期扫描，扫描时间与肝动脉期与门脉期相同，称为胰腺动脉期与胰腺实质期。利用胰腺CTA可对胰腺疾病的血供情况及相关疾病的诊断、鉴别诊断提供有价值的信息。

5.脾CT检查　与肝CT检查基本相同，多期增强扫描便于显示各种小病灶，可以明确病变的大小及范围等。

(三) MRI 检查

1. 消化道 MRI 检查　MRI 检查可用于结、直肠癌的诊断与分期。选用直肠内线圈,或直肠内注入对比剂,可显著提高影像质量。

2. 肝 MRI 检查　强调多序列综合应用与联合分析,对提高疾病检出率及定性诊断具有重要意义。常规采用自旋回波(SE)T_1WI 与快速自旋回波(FSE)T_2WI 抑脂横轴位像,同时强调梯度回波(GRE)T_1WI 抑脂平扫加增强检查。也可根据需要进行冠状位显示肝血管为主的增强扫描。

3. 胆道 MRI 检查　需空腹进行检查,平扫与增强检查方法与肝相似。MRCP 可清晰显示含液的胆道、胰管情况,是梗阻性黄疸的重要评价手段之一。

4. 胰腺 MRI 检查　平扫与增强检查是胰腺 MRI 常规检查技术,扫描序列包括横轴位 SE 序列 T_1WI、FSE 序列 T_2WI、GRE 序列 T_2WI、增强 GRE 序列 T_2WI 等。因胰腺上下径与前后径均较小,故应进行薄层扫描。MRCP 为显示胰管最佳检查方法,可清晰完整地显示胰管,对其形态及通畅情况可做出评价。

5. 脾 MRI 检查　与肝 MRI 检查方法相同,常规采用横轴位与冠状位,增强后对病变特征的显示更加清晰,可提高脾疾病的诊断准确率。

第二节　消化系统正常影像学表现

(一) 正常 X 线表现

1. 食管　食管是连接下咽部与胃之间的肌性管道,入口平环状软骨下缘(第 6 颈椎水平),下端与贲门相连(第 10~11 胸椎水平),分为颈、胸、腹三段。

消化道造影表现:食管吞钡充盈后,轮廓光滑整齐,宽度达 2~3 cm,正位观察食管位于中线偏左,管壁柔软,伸缩自如。右前斜位为观察食管常用体位,前缘显示 3 个压迹,从上至下分别为主动脉弓压迹、左主支气管压迹、左心房压迹。食管黏膜皱襞呈 3~5 条纵行走行、平行排列的纤细条纹状透亮影(图 4-2-1)。正常食管有 3 种蠕动,第一种蠕动为原发性蠕动,系下咽动作激发;第二种蠕动又称继发性蠕动,系因食团对食管壁的压力引起,始于主动脉弓水平;第三种蠕动波系食管环状肌的局限性不规则收缩运动,形成波浪状或锯齿状边缘,出现突然、消失迅速,常发生于食管下段。

2. 胃　胃分为胃底、胃体、胃窦、胃小弯、胃大弯。

消化道造影表现:胃的形态因体型、张力神经功能状态等不同而分为四型。①钩型胃:位置及张力中等,胃角明显,形如鱼钩,胃下极约平髂嵴连线水平,此型最常见(图 4-2-2)。②牛角型胃:位置及张力高,呈横位,上宽下窄,胃角不明显,状如牛角,常见于肥胖体型者。③瀑布型胃:胃底宽大呈囊袋状向后倾,胃体小、张力高,造影时钡剂经贲门进入后倾的胃底,充满一定量后溢入胃体,犹如瀑布。④长型胃:位置与张力低,胃腔上窄下宽状如水袋,角切迹明显,胃下极多在髂嵴平面以下,多见于瘦长体型者。充盈像中胃小弯及胃窦大弯侧光滑整齐,胃底及胃体大弯侧呈锯齿状边缘(图 4-2-3)。黏膜相上,胃小弯侧皱襞平行于小弯走行,通常 3~5 条,胃大弯侧皱襞为横行、斜行,表现为不规则的锯齿状。胃底皱襞排列不规则,相互交错呈网状。胃的蠕动波由胃体上部开始,有节律地向幽门方向推进,波形逐渐加深。

3. 十二指肠　十二指肠全程呈"C"形,包绕胰头。分为球部、降部、水平部、升部。

消化道造影表现:球部轮廓光滑整齐,黏膜皱襞为纵行且平行排列的纤细条纹。降部黏膜呈羽毛状,呈整体性收缩,可一次性将钡剂排入降部,有时可见逆蠕动。低张双对比造影时,肠腔增宽,黏膜皱襞表现为环状与龟背状花纹。降部中段内侧壁的局限性肩样突起为乳头所在部位,呈圆形或椭圆形透亮区,边缘光滑,直径通常小于1.5 cm。

4. 空肠、回肠　空肠、回肠之间无明确分界,空肠位于左中上腹。回肠位于右中下腹及盆腔。

消化道造影表现:空肠蠕动活跃,黏膜皱襞多,呈密集环状、羽毛状,钡剂少时表现为雪花状。回肠肠腔较空肠略小,蠕动不活跃,皱襞少且浅(图4-2-4)。回盲瓣上下缘呈唇状突起,充盈像呈透亮影。充钡的小肠粗细均匀,边缘光整,管壁柔软、活动良好。服钡后2~6 h钡首到达盲肠,7~9 h小肠排空。

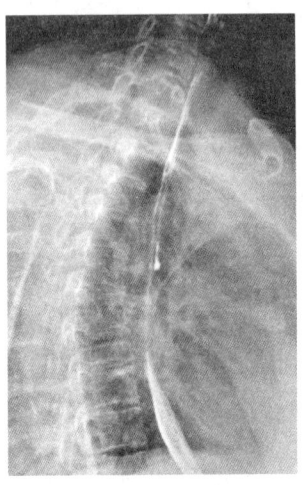

图4-2-1　食管钡餐造影

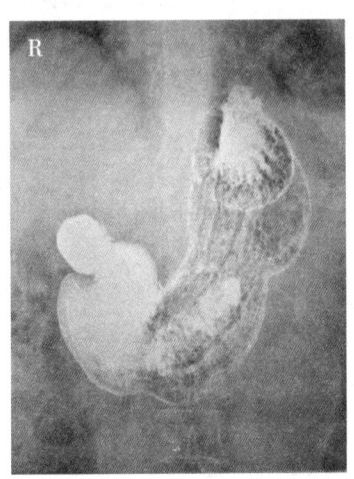

图4-2-2　胃气钡双重造影

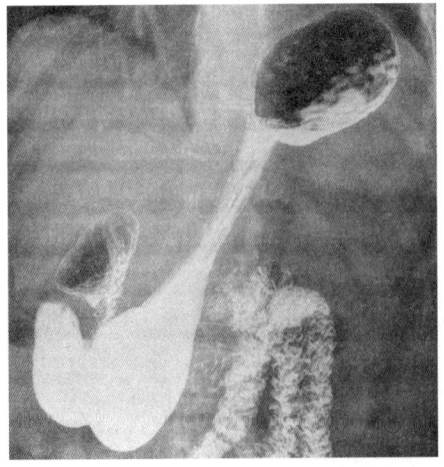

图4-2-3　胃充盈相

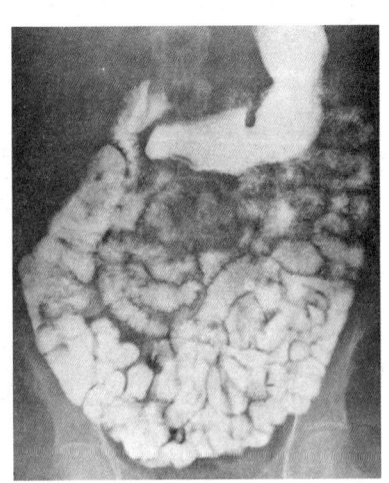

图4-2-4　小肠钡餐造影

5. 大肠 分为盲肠、结肠、直肠,绕行于腹部四周。

消化道造影表现:大肠充钡后,可见对称的袋状突出,为结肠袋。结肠袋的数目、大小、深浅因人因时而异,横结肠以上较明显。排钡后结肠的黏膜表现为纵、横、斜三种方向交错的不规则纹理,盲肠、升结肠、横结肠皱襞密集,多为横行、斜行;降结肠以下皱襞减少,以纵行为主,皱襞的形态可随蠕动发生变化。双对比造影时,结肠轮廓清晰,黏膜面上可显示细小网状的微皱襞影像,为无名沟与无名区,是肉眼可见的X线最小单位。

(二)CT表现

1. 食管 胸部CT横断面图像上呈圆形软组织影,位于胸椎与胸主动脉前方,穿过横膈食管裂孔转向左与胃贲门连接。食管壁因扩张程度不同,管壁厚度也不相同,通常壁厚约为3 mm。胃食管连接部呈管壁局限性增厚,不要误认为病变。

2. 胃 胃壁的厚度因扩张程度而异,若充分扩张,胃壁厚度常为2~5 mm,均匀一致。充盈不足时,胃壁厚度可大于10 mm。增强扫描可显示3层胃壁结构:黏膜层为高密度,黏膜下层为低密度,肌层与浆膜层呈高密度。

3. 十二指肠 肠壁厚度与小肠相似,各分部位置固定,容易辨识。十二指肠上连胃窦,向下绕过胰头和钩突,水平部横过中线,走行于腹主动脉、下腔静脉与肠系膜上静脉、动脉之间。

4. 空肠、回肠 充盈良好的小肠壁厚约为3 mm,回肠末端壁厚可达5 mm。增强CT可更好地显示小肠肠腔外的结构,尤其是小肠系膜、网膜、腹膜等。

5. 大肠 肠壁清晰、轮廓光滑且边缘锐利。结肠壁厚度为3~5 mm。结肠内均含有气体,结肠肝曲与脾曲的位置相对固定,横结肠与乙状结肠的位置、弯曲度、长度变异较大。腹部MPR重组后冠状图像可全面、形象地反映结肠的位置、分布、系膜、邻近器官的解剖关系。CT仿真内镜也可观察结肠腔内结构。

6. 肝

(1)平扫 正常肝轮廓光滑整齐,肝实质呈均匀的软组织密度影,CT值为40~70 Hu,略高于同层面脾、胰腺、肾的CT值。边缘轮廓光整,棱角锐利,外缘与腹壁紧贴。肝由膈顶至肝下缘正常不超过15 cm。通过肝叶径线测量计算比例,可评估肝叶的大小。肝静脉、门静脉常表现为条形或圆形低密度影,越近肝门处和下腔静脉处其管径越粗。肝门和肝裂因含较多脂肪而表现为不规则低密度影。临床上按Couinaud划分法把肝分为八段,肝中静脉纵向分肝为左右叶;肝右静脉分肝右叶为前、后段;镰状韧带分肝左叶为内、外侧段;横向于第一肝门水平沿右和左门静脉主干将肝右叶和左叶外侧段分为上下段。因此肝八段尾叶段为Ⅰ段,左外叶上段为Ⅱ段,左外叶下段为Ⅲ段,左内叶段为Ⅳ段,右前叶下段为Ⅴ段,右后叶下段为Ⅵ段,右后叶上段为Ⅶ段,右前叶上段为Ⅷ段(图4-2-5)。

(2)增强扫描 肝为双重供血器官,门静脉血供约占75%,肝动脉血供约占25%。静脉注入对比剂后,肝实质和肝内血管在不同时期扫描表现不同:①动脉期,肝内动脉显影,肝实质密度同CT平扫密度;②门静脉期,门静脉和肝静脉显影,肝实质明显强化,肝内门静脉密度高于肝实质,肝静脉均匀强化;③平衡期,肝实质仍然明显强化,肝内静脉密度仍然高于肝实质(图4-2-6A、B、C、D)。

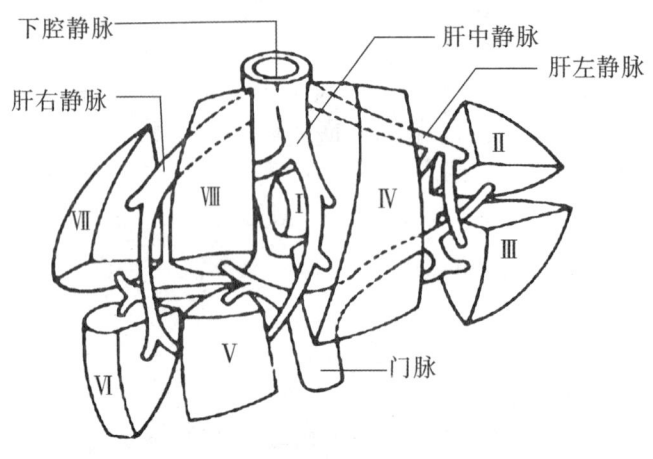

图 4-2-5 肝分段

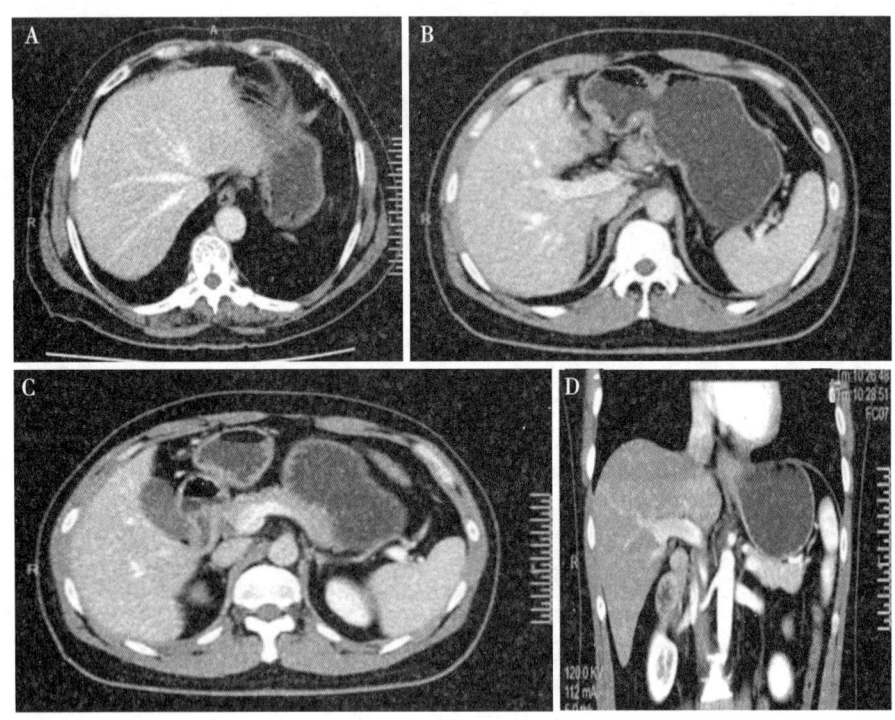

图 4-2-6 正常肝增强扫描 CT

7. 胆囊

(1) 平扫 胆囊的位置、大小、外形变异很大，一般位于肝左内叶下外侧的胆囊窝内，呈卵圆形或梨形，囊壁菲薄，1～2 mm，囊腔呈均匀水样低密度，CT 值为 0～20 Hu。正常肝内胆管于平扫时常无法显示，肝外胆管特别是胆总管常显示为管状或圆形低密度区；左右肝管汇合而成的肝总管在肝门部横断面呈圆形低密度影，直径为 3～6 mm，肝门部、门静脉主干前外侧的圆形低密度影为胆总管，长 4～8 cm，直径 6～8 mm，下段位于胰头内及十二指肠降部内侧，横断面直径为 3～6 mm，呈圆形水样低密度影。

(2)增强扫描　胆囊壁呈均匀一致强化,胆囊腔不强化。增强扫描时由于血管强化而胆管不强化,便于显示肝内胆管。

8.胰腺

(1)平扫　胰腺呈弓状条带形软组织密度,在周围脂肪的衬托下边缘清楚。胰腺实质密度均匀,CT值40～50 Hu,略低于肝,与脾相似。胰腺的位置、大小受年龄、体型、性别等因素影响,存在个体差异。一般胰尾位置较高,胰体位于中线,钩突是胰头最低的部分,为胰头部向左下内方的楔形突出,前方可见肠系膜上动、静脉。脾静脉沿胰腺体尾部后缘走行,与肠系膜上静脉在胰头体交界部后方汇合成门静脉,是识别胰腺的重要标志(图4-2-7A、B)。正常胰头、体、尾与胰腺长轴垂直的径线可达3 cm、2.5 cm、2 cm,60岁以上老年人胰腺逐渐萎缩变细。

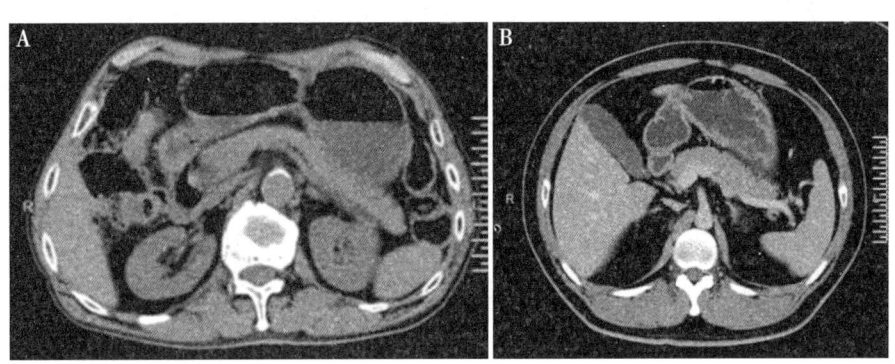

图4-2-7　正常胰腺CT表现

(2)增强扫描　动脉期由于胰腺实质明显均匀强化,静脉期和实质期胰腺强化程度逐渐减退,胰管一般不显示。

(三)MRI表现

1.肝

(1)平扫　横断面上肝不同层面显示不同解剖结构,正常肝实质在T_1WI上呈均匀中等信号,略高于脾信号,在T_2WI上表现为低信号,明显低于脾信号,信号均匀一致。肝门区及肝裂内因含有较多脂肪,在T_1WI和T_2WI上均呈高或稍高信号。肝内、外胆管因含有胆汁,表现为T_1WI低信号,T_2WI上高信号。肝内血管在T_1WI和T_2WI上因流空效应表现为黑色流空信号,但肝内小血管由于流动相关增强效应,而呈高信号(图4-2-8)。

(2)增强扫描　动脉期肝实质信号增高不显著,肝内动脉明显强化呈高信号;静脉期和平衡期强化表现与CT增强扫描相似。

2.胆系

(1)平扫　胆囊一般显示为T_1WI低信号、T_2WI高信号;囊壁在T_1WI和T_2WI上均为中等信号,胆囊内胆汁表现为T_1WI低信号(较浓缩时为高信号),T_2WI为高信号。胆总管正常横径为6～8 mm,胆囊术后胆总管管径10 mm内仍属正常,胆管呈T_1WI低信号,T_2WI高信号。

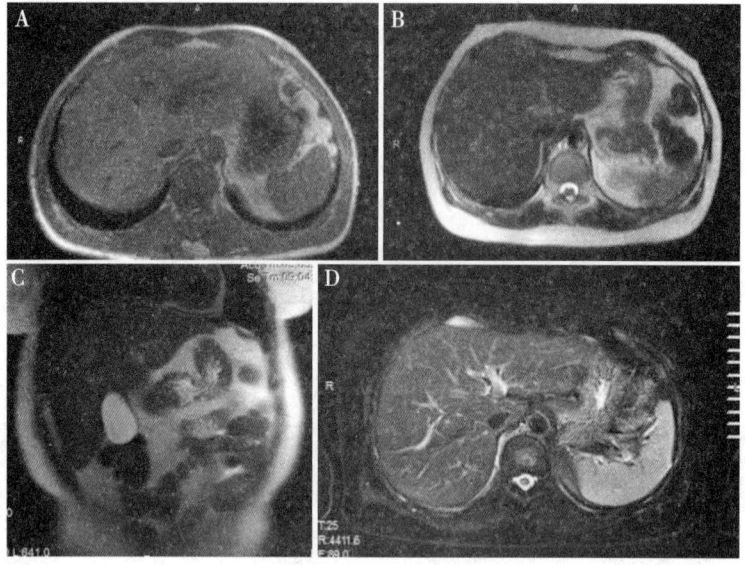

图4-2-8 正常肝MRI表现

(2) MRCP MRCP具有无创性、多方位观察等优点,可以完整、清晰地显示胆系结构(图4-2-9)。

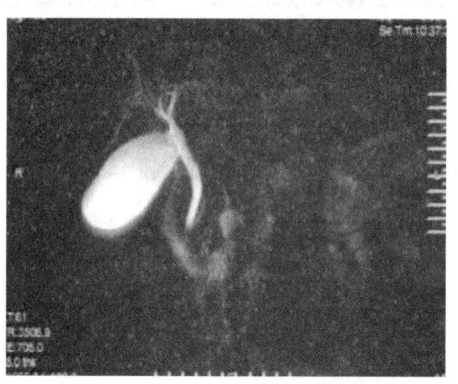

图4-2-9 正常胆道MRCP

3. 胰腺 胰腺实质的信号强度与肝相似。胰腺周围的脂肪呈高信号,衬托出胰腺的轮廓,在T_1WI和T_2WI上呈均匀中低信号。判断胰腺的解剖标志:一是脾静脉,其紧邻胰腺背侧,与胰腺体、尾部伴行;二是肠系膜上动脉从腹主动脉发出的起始部总是指向胰腺体部,这两支血管由于流空效应表现为无信号血管影。MRCP能清晰地显出胰管的走行、分支及通畅情况。主胰管在MRCP上呈细条状高信号影。

第三节 消化系统异常影像学表现

一、胃肠道基本病变

1. X线造影改变

(1) 轮廓的改变 ①龛影(niche):为钡剂涂布的轮廓局限性外突的表现。胃溃疡、溃疡型胃癌均可出现局限性外突的龛影(图4-3-1A)。②充盈缺损(filling defect):为钡剂涂布的轮廓局限性向内凹陷的表现(图4-3-1B)。多由肿瘤、息肉等向腔内突入导致。③憩室(diverticulum):指食管等管壁局限性向外囊袋状膨出,黏膜皱襞无变化,与龛影不同(图4-3-1C、D)。

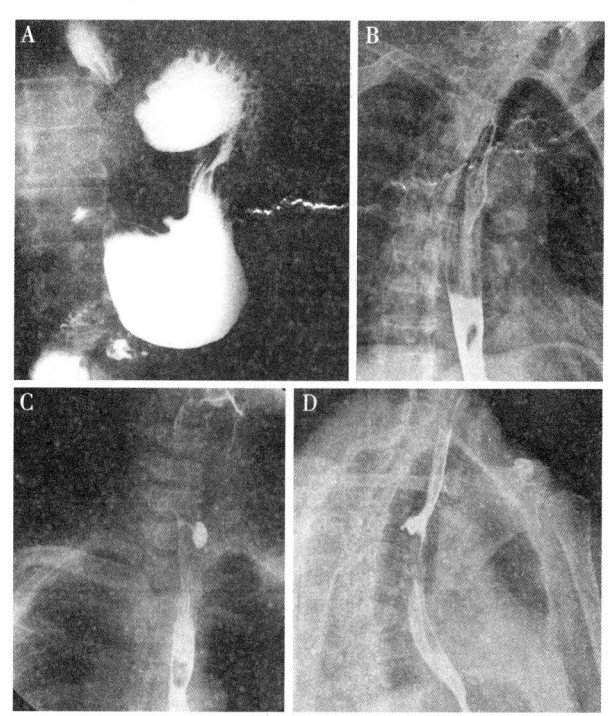

图4-3-1 轮廓的改变
A.龛影;B.充盈缺损;C、D.食管憩室

(2) 管腔的改变 ①管腔狭窄:持久性超过正常限度的管腔缩小称为管腔狭窄。炎症性狭窄呈范围较广或分段性,边缘整齐,与正常组织界限不清晰;肿瘤性狭窄表现为范围局限且边缘不整齐、管壁僵硬的病变区,局部可触及包块,与正常组织界限较明显;先天性狭窄范围局限,边缘光滑;痉挛性狭窄于解痉后恢复正常;外压性狭窄常位于管腔一侧,伴有管腔移位,压迹清晰。②管腔扩张:持续性超过正常限度的管腔增大称为管腔扩张。各种原因造成的管腔狭窄、闭塞均可形成胃肠道近端扩张,可见管腔增宽、钡剂停留,也可出现积气、积液等征象。

(3) 黏膜皱襞的改变 ①黏膜皱襞破坏：条纹状透明皱襞影消失，呈杂乱不规则的钡影。与正常黏膜皱襞分界清楚，形成黏膜皱襞中断，常由恶性肿瘤破坏导致。②黏膜皱襞增宽、迂曲：呈增宽的透明条纹影，伴有走行迂曲、结构紊乱。常由黏膜及黏膜下层炎症浸润、肿胀、结缔组织增生导致。常见于慢性胃炎。黏膜下静脉曲张也呈黏膜皱襞增宽、迂曲。③黏膜皱襞纠集：为黏膜皱襞由四周向病变区集中，表现为放射状或车辐状。多因慢性溃疡性病变产生的纤维结缔组织增生及瘢痕收缩造成。

(4) 功能的改变 ①张力改变：张力增高形成管腔缩窄、变小。张力减低形成管腔扩大。食管痉挛呈波浪状或螺旋状；胃大弯痉挛可呈一个或多个深浅不等且边缘光滑的凹陷。②蠕动改变：蠕动增强呈蠕动波加深、增多、运行加快；蠕动减弱呈变浅、减少、运行减慢；逆蠕动为与正常运动方向相反的蠕动，多出现在梗阻部位上方。③分泌功能改变：胃分泌增加形成空腹下胃液增多，立位显示胃内液平面，为空腹潴留，吞钡后钡剂无法均匀涂布于胃壁，呈絮状下沉、分布不均。小肠分泌增加时，黏膜皱襞显示模糊或钡剂散在分布在分泌液中，表现为不定形片状影。

二、异常CT表现

1. 肝异常CT表现

(1) 平扫 ①形态、大小改变：肝增大表现为肝形态饱满，边缘变钝；肝缩小表现为肝叶萎缩变形，肝外缘与腹壁间距离增宽，肝裂、胆囊窝增宽，肝硬化等病变时常表现为肝叶比例失调，肝表面凹凸不平，呈锯齿状或波浪状。②密度改变：肝内密度弥漫性减低常见于脂肪肝；肝内密度弥漫性增高常见于含铁血红素沉着症；肝内密度局限性减低多为肝占位性病变，常见于肝癌、肝血管瘤、肝囊肿、肝脓肿等（图4-3-2）。

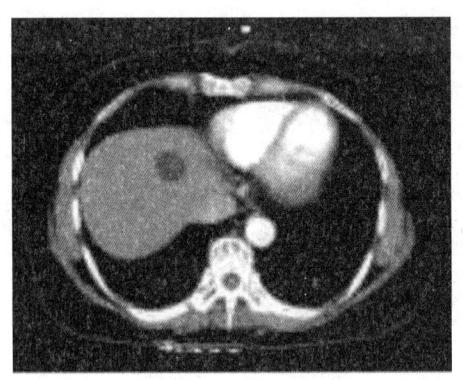

图4-3-2 肝密度改变

(2) 增强扫描 病灶不强化多见于肝囊肿；病灶边缘呈环形强化多见于肝脓肿或肝转移瘤；病灶呈明显强化多见于肝癌、肝海绵状血管瘤、腺瘤等。

2. 胆系异常CT表现

(1) 平扫 ①形态、大小改变：胆囊横断面直径超过5 mm为异常增大，壁厚超过3 mm为异常增厚，肝内胆管直径超过5 mm、肝总管和胆总管直径超过10 mm为扩张，表现为连续的管状低密度影，常见于炎症、结石和肿瘤性病变（图4-3-3A）。②密度异常：密度增高常见于结石或肿瘤，密度减低常见于阴性结石或气体。胆系结石时，高密度结石在周围低密度胆汁的衬托下呈现出具有特征性的"靶征"及"新月征"(图4-3-3B)。

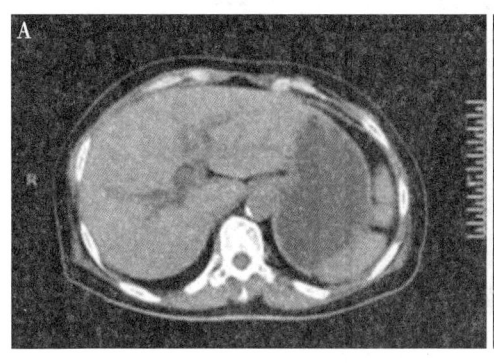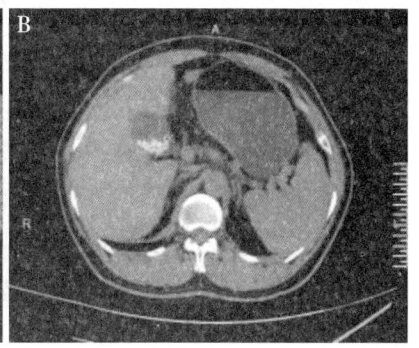

图4-3-3 胆道异常CT表现
A.肝内胆管扩张;B.胆囊结石

(2)增强扫描 胆囊内结石不强化,炎症或肿瘤时胆囊壁明显强化。

3.胰腺异常CT表现

(1)平扫 ①形态大小改变:胰腺弥漫性增大常见于急性胰腺炎,局限性增大常见于胰腺肿块;胰腺体积缩小常见于慢性胰腺炎,胰头癌常伴有胰腺体、尾部萎缩。②密度改变:密度增高常见于出血、钙化或结石等,密度减低常见于炎症、肿瘤、囊肿、胰管扩张等。

(2)增强扫描 胰腺囊肿或胰管扩张多不强化,胰腺癌多为轻度强化,胰岛细胞瘤、囊腺瘤常为明显强化。

4.胃肠道CT与MRI检查改变 可清晰显示胃肠道管壁增厚,腔内肿块或腔外肿块影,周围脂肪层的变化也可清楚观察,对于疾病的鉴别具有重要意义。另外,对于显示邻近脏器或组织的浸润、有无淋巴结及远隔脏器转移、肿瘤的分期也非常重要。当食管壁≥5 mm,胃壁≥10 mm,小肠壁≥5 mm为管壁增厚;大肠壁≥5 mm为可疑增厚,≥10 mm为管壁增厚。

(三)异常MRI表现

1.肝

(1)平扫 ①形态大小改变:同CT。②信号改变:肝弥漫性病变,表现为弥漫性或灶性异常信号。脂肪浸润T_1WI上呈高信号,T_2WI上呈稍高信号,反相位则为低信号。如肝内有含铁血黄素沉着时,在T_1WI和T_2WI上均为低信号;T_1WI低信号、T_2WI高信号多为肝的占位性病变,多数具有细胞内水分增多的特征,如肝囊肿、肝脓肿、海绵状血管瘤、肝癌等(图4-3-4A、B)。

(2)增强扫描 表现同异常CT。

2.胆系异常MRI表现

(1)平扫 ①形态大小改变:MRI检查容易发现胆囊增大,肝内外胆管扩张;②信号改变:在T_1WI和T_2WI上均表现为低信号,常见于结石,T_2WI及MRCP显示更加清晰,表现为扩张的胆管下端有杯口状或半月状低信号的充盈缺损。T_1WI低信号、T_2WI高信号多为肿瘤性病变。壶腹区的肿瘤性病变常引起胰胆管同时扩张,MRCP

上表现为"双管征"。

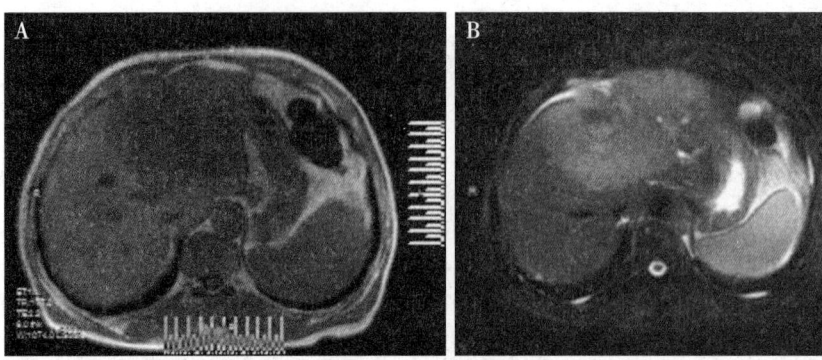

图 4-3-4　肝 MRI 信号改变
A. T_1WI；B. T_2WI

(2) 增强扫描　没有强化的多为结石,明显强化的多为炎症、肿瘤等。

3. 胰腺异常 MRI 表现

(1) 平扫　①形态、大小改变:表现同 CT;②信号改变:T_1WI 低信号、T_2WI 高信号常见于炎症和肿瘤,肿瘤内出现出血、液化坏死时表现为混杂高信号,T_1WI 和 T_2WI 均为高信号常见于出血,T_1WI 和 T_2WI 均为无信号常见于结石、钙化等。胰管扩张时,MRI 表现为条带状或串珠状高信号影。

(2) 增强扫描　同 CT 异常表现。

第四节　食管疾病

一、食管静脉曲张

食管静脉曲张是因食管静脉血量增加和(或)回流障碍导致的疾病。依据曲张的起始部位可分为起自食管下段的上行性食管静脉曲张及起自食管上段的下行性食管静脉曲张,其中前者发病率高,通常所指食管静脉曲张为前者,是门静脉高压的重要并发症,主要见于肝硬化。下行性食管静脉曲张多由上腔静脉阻塞导致。

【病理与临床】　一般情况下,食管下半段的静脉网和门静脉系统的胃冠状静脉及胃短静脉间存在吻合,当门静脉受阻后,来自于消化器官的静脉血无法进入肝,大量血液由胃冠状静脉与胃短静脉进入食管黏膜下静脉、食管周围静脉丛,再通过奇静脉进入上腔静脉,形成食管及胃底静脉曲张。患者食管黏膜下静脉因曲张而变薄,容易被粗糙的食物损伤或因黏膜面发生溃疡、糜烂而破裂,出现呕血或柏油样便。多数因门静脉高压致食管静脉曲张者可伴有脾增大及功能亢进、肝功能异常、腹腔积液等多种表现。出血严重者出现休克甚至死亡。

【X 线表现】　食管吞钡造影早期表现为下段食管黏膜皱襞增粗或略迂曲,管腔边缘稍呈锯齿状,管壁软,钡剂通过良好。随着病变进一步进展,典型者表现为蚯蚓状或串珠状充盈缺损,管壁边缘欠规则,食管管腔扩张,蠕动减弱,排空延迟。胃底静脉曲张表现为胃底贲门周围黏膜皱襞呈现多发息肉状卵圆形、类圆形、弧形充盈缺损,偶见团块状(图4-4-1A 和 B)。

【CT表现】 同期CT增强扫描显示曲张静脉均一强化。

【诊断与鉴别要点】 明确的肝硬化病史、典型的食管钡剂造影表现者明确诊断不难。本病应和以下情况进行鉴别:检查中因唾液和气泡形成的充盈缺损,常随钡剂下行而消失,但食管静脉曲张的充盈缺损位置不变且持续存在;食管裂孔疝位于膈上的疝囊也可显示粗大迂曲或颗粒状胃黏膜皱襞形成的充盈缺损,此时充盈钡剂,易于鉴别;食管癌位于食管下段出现充盈缺损时,其管壁僵硬,管腔狭窄且不能扩张。

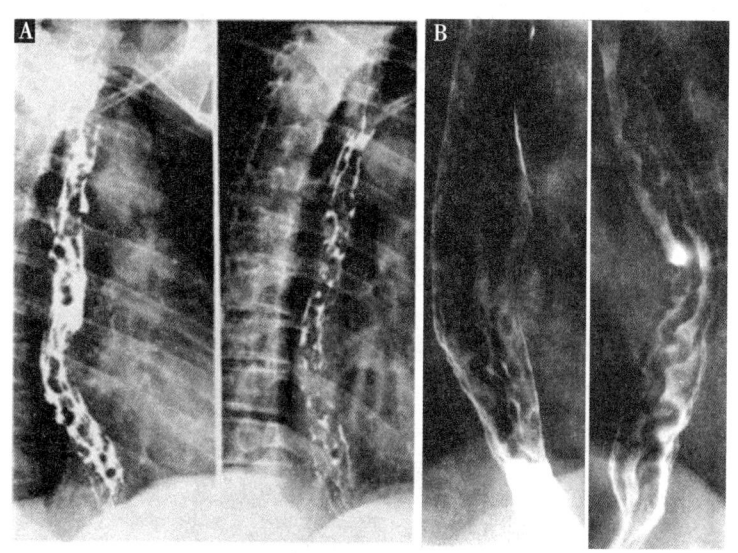

图 4-4-1 食管静脉曲张
食管钡餐造影 A、B 示食管全长黏膜增粗、迂曲,呈蚯蚓状或串珠样改变,管壁边缘不规则

二、食管癌

食管癌是我国最常见的恶性肿瘤之一,也是食管最常见的疾病。我国发病率最高的地区为山西、河南,呈北方高于南方、男性多于女性的分布特征。发病年龄为50~70岁之间,常在40岁以上发病。

【病理与临床】 食管癌的病因与多种因素有关,如吸烟、饮酒过量、亚硝酸盐的摄入、真菌霉素、微量元素、营养缺乏、食管上皮病变、遗传等因素。病理上以鳞状上皮癌常见,腺癌及未分化癌少见,偶然可见鳞癌与腺癌并存的鳞腺癌,恶性程度高的小细胞癌十分罕见。腺癌易于转移,转移途径主要为淋巴转移和血行转移,这是由于食管无浆膜层,癌细胞易于穿透肌层而累及邻近脏器。

癌组织仅浸润食管黏膜、黏膜下层,无论是否出现淋巴结转移,均为浅表性食管癌,其中无淋巴结转移者称早期食管癌。依据浸润情况又分为上皮癌、黏膜癌、黏膜下层癌。中、晚期食管癌为癌肿已累及肌层、外膜层甚至外膜以外,出现局部或远处淋巴结转移。大体病理分为以下4型:髓质型、蕈伞型、溃疡型、缩窄型。

本病早期无症状或有轻微哽噎感、胸骨后闷胀感及食管内异物感;中、晚期食管癌可表现为进行性吞咽困难,逐渐加重并出现胸背痛、声音嘶哑、进食呛咳、呕血、黑便等。

【X线表现】

1. 早期食管癌

(1)黏膜皱襞变化。黏膜皱襞增粗、迂曲,部分黏膜中断,边缘毛糙。

(2)小溃疡。增粗的黏膜面上可出现大小不等的小龛影,通常直径小于0.5 cm。

(3)小充盈缺损。呈向腔内隆起的小结节,直径约0.5 cm,最大不超过2 cm。

(4)管壁局限性僵硬,蠕动减弱。

2. 中、晚期食管癌

(1)黏膜皱襞变化。黏膜中断、消失、破坏,代之以杂乱不规则的影像。

(2)管腔狭窄与扩张。病变段食管呈环状或不规则狭窄,范围可局限或广泛,轮廓不规则、管壁僵硬,钡剂通过受阻,病变段食管上方管腔扩张。

(3)腔内充盈缺损。肿瘤向腔内生长,形成不规则、大小不等的充盈缺损(图4-4-2A、B)。

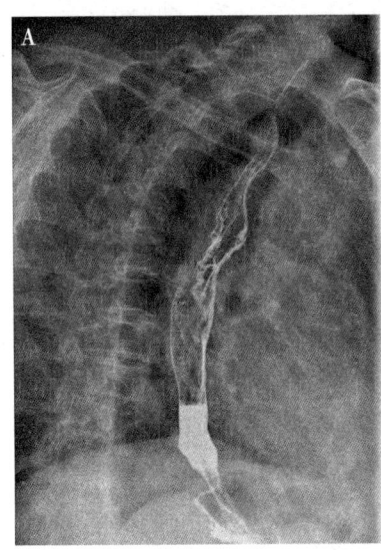
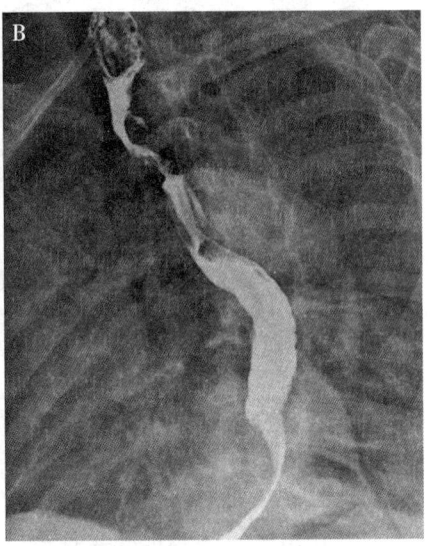

图 4-4-2 食管癌

A:食管中段管腔内"菜花样"充盈缺损,表面不规则,有浅溃疡,黏膜皱襞破坏、食管钡餐造影中断。B:食管中段管腔呈向心性狭窄,自管壁向腔内生长不规则充盈缺损,其表面有大小不一的龛影,表面黏膜皱襞破坏、中断,管壁僵硬

(4)不规则龛影。见于溃疡型食管癌,可显示较大且轮廓不规则的长形龛影,其长径与食管纵轴方向一致,周围伴有不规则充盈缺损。

(5)其他表现。食管癌穿孔后,形成食管纵隔瘘表现为对比剂溢出食管轮廓之外;食管气管瘘则显示对比剂进入相应节段气管、支气管;肿瘤向食管外生长,可显示纵隔内肿块影。

【CT与MRI表现】 CT常见表现为局部食管壁不规则增厚,强化不均匀,晚期可显示周围胸膜、肺、纵隔、胸椎、肋骨等结构的侵犯、淋巴结转移情况。对于食管癌的定位、评估病变与周围组织的关系、肿瘤分期可做出评价。

因受到呼吸运动、心脏搏动、含气组织的影响,多不采用MRI进行食管疾病的诊断。平扫时肿瘤表现为等T_1长T_2信号,增强扫描时,肿瘤强化明显。

【诊断与鉴别要点】 依据黏膜皱襞变化、管腔狭窄与扩张、腔内充盈缺损、不规则龛影等表现可诊断食管癌。需要与食管贲门失弛缓症、食管平滑肌瘤、食管静脉曲张进行鉴别。若钡剂通过病变段呈漏斗状或鸟嘴状狭窄变细,管腔内滞留大量内容物,狭窄部位边缘光滑,管壁柔软者为贲门失弛缓症;若表现为食管边缘光滑的局限性充盈缺损,表面黏膜多光滑整齐者为食管平滑肌瘤;若黏膜皱襞呈增粗、迂曲、串珠状或蚯蚓状充盈缺损者为食管静脉曲张。

第五节 胃肠道疾病

一、胃与十二指肠溃疡

胃溃疡与十二指肠溃疡是胃肠道常见疾病,其中十二指肠溃疡发病率高于胃溃疡,多见于十二指肠球部。青壮年发病率高,与幽门螺杆菌感染、胃酸分泌异常等因素有关。

【病理与临床】 胃溃疡好发于胃小弯与胃角附近,常单发,呈圆形或椭圆形,直径多在5~20 mm之间,深度为5~10 mm。病理变化主要从黏膜开始,逐渐侵及黏膜下层、肌层。溃疡底部炎症细胞浸润、肉芽组织增生,溃疡口部黏膜水肿。溃疡周围有纤维结缔组织增生者为胼胝性溃疡;溃疡深达浆膜层为穿透性溃疡;浆膜层穿透后成为急性穿孔。

十二指肠溃疡球后壁与前壁多发,为圆形或椭圆形,直径较胃溃疡小,多在4~12 mm之间,溃疡周围亦有炎性浸润、水肿、显微组织增生。可单发或多发,若前、后壁同时出现相对应的溃疡称为对吻溃疡,若与胃溃疡同时存在称为复合溃疡。胃与十二指肠溃疡愈合时,溃疡变浅、变小,黏膜恢复正常,可遗留瘢痕,引起胃壁短缩或球变形。

临床表现常为上腹部节律性疼痛,具有反复性、周期性特点,可伴有恶心、反酸、嗳气、呕吐等症状。严重者可有便血、梗阻、穿孔等表现。胃溃疡可发生恶变。

【X线表现】 钡餐造影是最常用的发现与诊断胃与十二指肠溃疡的检查方法,造影表现包括直接征象与间接征象,分别代表溃疡本身的变化以及溃疡引起的功能性与瘢痕性改变。

1. 直接征象　龛影是胃与十二指肠溃疡的直接征象,为钡剂充填胃与十二指肠壁缺损处的直接投影。切线位显示突出于胃及十二指肠轮廓以外的乳头状、锥形龛影,正面显示为圆形、椭圆形、米粒状钡斑,边缘光滑、整齐,底部平整或略不平(图4-5-1)。

溃疡形成的龛影周围于不同时期具有不同形态特征。早期周围黏膜水肿,龛影口部有一圈透明带,这是良性溃疡的特征,按照范围不同表现为以下方面。①黏膜线:龛影口部一条宽为1~2 mm的光滑整齐透明线。②项圈征:龛影口部一条宽为0.5~1 cm透明带,状如项圈。③狭颈征:龛影口部明显狭小,使龛影状如一个狭长的颈。慢性胃溃疡因周围瘢痕收缩,龛影周围显示黏膜皱襞均匀性纠集,表现为车轮状向龛影口部集中,直达龛影口部,称为黏膜集中征象。十二指肠球部溃疡,因痉挛与瘢痕收缩导致球部变形,是球部溃疡常见且重要指征,多呈球部一侧壁的切迹样凹陷,也可呈山字形、葫芦形、三叶形变化。若仅有恒久的球部变形,也可诊断为十二指肠溃疡(图 4-5-2)。

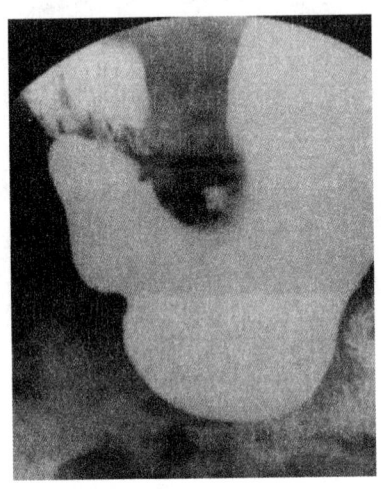

图 4-5-1　胃溃疡

上消化道造影示:胃小弯侧乳头状龛影形成,其口部与胃壁之间可见条带状光滑透明影

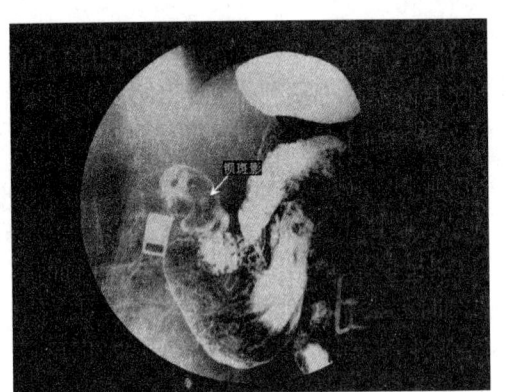

图 4-5-2　十二指肠溃疡

上消化道造影示:十二指肠球部黄豆大小龛影,其周围黏膜向龛影纠集

2. 间接征象　胃大弯侧切迹形成;胃液分泌增多;蠕动增强、排空加快;胃变形;激惹征;幽门痉挛;球部固定压痛;常出现胃炎、胃黏膜皱襞增粗迂曲的表现。

3. 胃溃疡的特殊类型　①穿透性溃疡:龛影深且大,深度及大小均大于 1 cm,形如囊袋。②穿孔性溃疡:呈囊袋状大龛影,可出现气钡或气液钡分层现象,但此现象并非慢性穿孔性溃疡特有表现。③胼胝性溃疡:龛影大但深度较浅,直径可达 1.5~2 cm,深度通常不超过 1 cm,龛影口部完整,且有一圈较宽的透明带,边界清晰、多伴有黏膜纠集。④多发性溃疡:胃内同时出现两个以上溃疡,常见于胃体部。

【CT 与 MRI 表现】　CT 与 MRI 检查对胃与十二指肠溃疡诊断意义不大。

【诊断与鉴别要点】　钡剂造影时显示龛影突出于胃腔以外,龛影周围黏膜水肿、黏膜纠集即可诊断为胃溃疡;龛影与球部恒定的变形,可诊断为十二指肠溃疡。若因瘢痕组织增生或溃疡较扁平,需与恶性溃疡鉴别。仅有球部变形的愈合性溃疡需与活动性溃疡鉴别。前者无龛影,若出现点状钡斑时,常由于瘢痕形成前凹陷导致,此时可结合相互交叉或聚拢的纠集黏膜及临床症状消失可进行鉴别。十二指肠炎无龛影,但可出现球部痉挛与"激惹征"。

溃疡型胃癌与胃良性溃疡 X 线鉴别诊断见表 4-5-1。

表 4-5-1　溃疡型胃癌与胃良性溃疡 X 线鉴别诊断

鉴别要点	溃疡型胃癌	胃良性溃疡
龛影形状	不规则,扁平,有多个尖角	圆形或椭圆形,边缘光整
龛影位置	位于胃轮廓之内	位于胃轮廓之外
龛影口部	不规则环堤、指压样充盈缺损	黏膜水肿形成透明带呈黏膜线、项圈征、狭颈征
黏膜皱襞	皱襞破坏、中断不能到达龛影口部	均匀纠集状如车轮,可达龛影口部
邻近胃壁	僵硬,蠕动消失	柔软、有蠕动波

二、胃癌

胃癌是我国最常见的恶性肿瘤之一,病因不明,好发年龄为 40～60 岁,全胃均可发生,尤以胃小弯、胃窦、贲门区常见。

【病理与临床】　胃癌依据大体病理类型分为三型。①增生型:肿瘤向胃腔内生长,状如菜花,常有糜烂,表面常高低不平,与周围组织界限清晰。②浸润型:肿瘤沿胃壁浸润性生长,胃壁各层均可累及,造成胃壁增厚、僵硬;黏膜表面粗糙、平坦,与正常组织界限不清;病变可累及胃壁局部,也可侵及全胃形成"革袋状"胃。③溃疡型:肿瘤常达肌层,形成浅且大的溃疡,边缘有一圈堤状隆起,称为环堤。

早期胃癌常见于胃窦、胃体部,进展期胃癌常见于胃窦、幽门前区、小弯、贲门、胃体胃底部,临床上主要表现为上腹部疼痛、消瘦、食欲减退,并且呈进行性加重,也可出现恶心、呕吐、黑便等。

【X 线表现】　早期胃癌:早期胃癌是指无论大小或有无转移,癌组织局限于黏膜或黏膜下层。依据肉眼形态分为 3 个基本类型。①隆起型:肿瘤隆起的高度大于 5 mm,外观呈息肉状。基底宽,表面粗糙、边界锐利。②浅表型:肿瘤比较平坦,无明显隆起与凹陷。此型又分为浅表隆起型(癌组织隆起高度小于或等于 5 mm)、浅表平坦型(与周围黏膜高度几乎无差别)、浅表凹陷型(癌组织凹陷深度小于或等于 5 mm)。③凹陷型:肿瘤凹陷深度大于 5 mm,形状不规则,可见边界明显的龛影,周围黏膜皱襞可融合或截断。

进展期胃癌:①增生型,向腔内生长的肿瘤呈菜花状,常有溃烂,与周围胃壁界限清晰。②浸润型,肿瘤沿胃壁各层浸润,导致胃壁增厚、僵硬,边缘不整,胃腔狭窄,蠕动消失。③溃疡型,位于胃轮廓之内的癌性龛影,常表现为不规则的盘状或半月形,外缘平直,内缘不整,可见"指压征"和"裂隙征";龛影周围为宽窄不一的透亮带即"环堤征"。腔内半月形龛影及周围环堤统称为"半月综合征"(图 4-5-3A 和 B)。

进展期胃癌

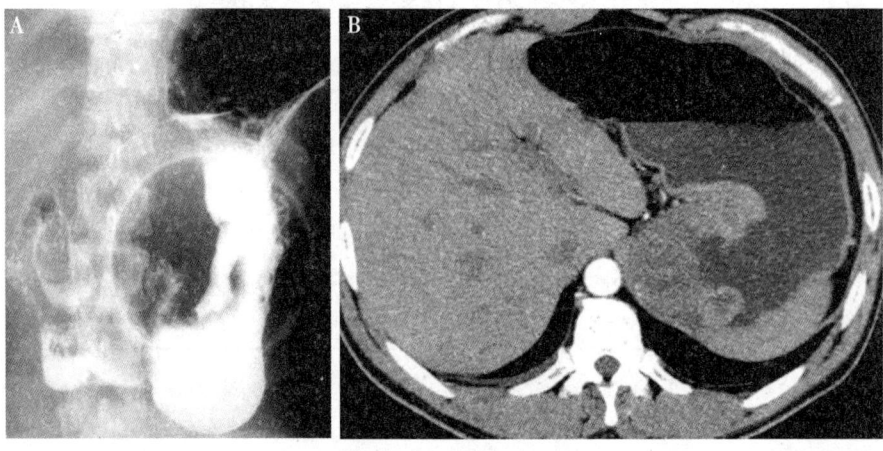

图 4-5-3 溃疡型胃癌

A. 上消化道造影示:胃小弯腔内条状龛影,其周围伴宽窄不一的环堤(充盈缺损)。B. CT 增强扫描示:胃体后壁不规则软组织肿块影,中心可见巨大扁平状溃疡,溃疡底部不平,凸凹状,肿块与周围胃壁分界清,成锐角相交

【CT 与 MRI 表现】 检查前使用对比剂充分扩张胃腔,此时 CT 及 MRI 可评估胃壁厚度,对于进展期胃癌的分期、疗效评价、随访复查具有显著价值。CT 与 MRI 可显示胃内大小不等的软组织肿块影,局部胃壁增厚、柔韧度消失、僵直、硬化或凹凸不平结节状改变(图 4-5-4A 和 B),增强扫描可发现病变表现为明显强化。另外,通过 CT 与 MRI 检查可评估癌组织累及邻近组织的情况,是否出现邻近组织浸润,有无转移等。

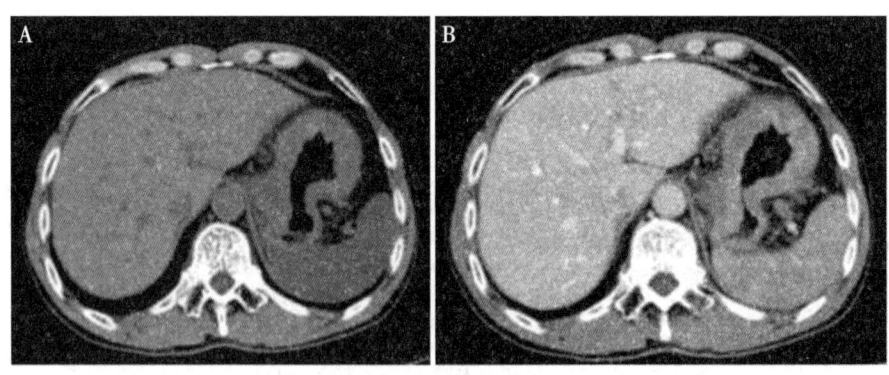

图 4-5-4 浸润型胃癌

A. 平扫;B. 增强

CT 平扫+增强 A、B 示:胃体胃壁不规则增厚,呈软组织肿块影响胃腔内突出,局部胃腔狭窄变形、增强后强化明显

【诊断与鉴别要点】 进展期胃癌影像征象较典型,多不难诊断。增生型需要注意与胃内其他良、恶性肿瘤、息肉进行鉴别,后者虽可见充盈缺损,但外形光滑整齐。溃疡型胃癌需要与胃部良性溃疡进行鉴别。随着医学影像设备的发展,除 X 线、CT、MRI 检查外,超声内镜检查也具有明显的诊断价值。

三、胃间质瘤

胃间质瘤(gastrointestinal stromal tumor,GIST)为最常见的消化道间叶源性肿瘤,起源于胃肠道为定向分化的间质细胞,可发生于消化道的任何部位,其中发生于胃者占60%~70%,发生于小肠者占20%~30%,多发生于50岁以上中老年人,男女发病率无差别。

【病理与临床】 胃间质瘤可单发也可多发,表现为膨胀性向腔内外生长,其中腔外生长多见,境界清楚,表面可呈分叶状。瘤体较大时中心常发生坏死,并可有出血和囊变,肿瘤表面易形成溃疡导致消化道穿孔。大体病理可分为黏膜下型、肌壁间型、浆膜下型等。CD117免疫组化阳性是本病与胃肠道其他间叶性肿瘤的主要鉴别点。GIST具有恶变潜能,其危险程度与肿瘤的大小及核分裂计数相关。

【X线表现】 钡剂造影时黏膜下肿瘤通常呈胃腔内圆形或椭圆形充盈缺损,边缘光整,肿瘤区黏膜皱襞可展平消失,无黏膜僵硬、破坏,局部胃壁柔软;当肿瘤表面溃烂或溃疡时可显示小龛影。向外生长且肿瘤较大时,周围肠管受压移位。胃肠道钡剂造影难以评价肿瘤的良、恶性,还需要进一步检查。

【CT表现】 可显示肿瘤的位置、生长趋势。常呈圆形、类圆形,少数为不规则或分叶状。若溃疡或窦道形成,则可显示胃内对比剂进入肿块。良性肿瘤直径常小于5 cm,密度均匀,偶见小点状钙化,形态规则,与周围组织界限清晰。恶性肿瘤直径常大于5 cm,密度多不均匀,可出现液化、坏死等低密度病灶,形态不规则,可表现为分叶状,与周围组织结构界限不清,有时可见邻近结构转移。增强扫描常表现为中等或明显强化,部分肿块表面可见明显强化的黏膜面(图4-5-5A、B、C、D)。

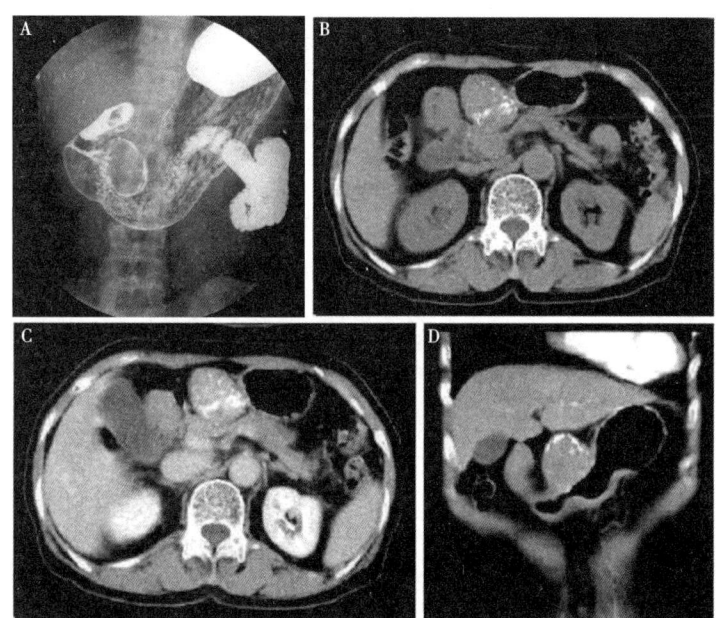

图4-5-5 胃间质瘤

上消化道造影A示:胃窦区巨大充盈缺损,表面光滑。CT平扫B示:胃窦区突向胃壁外生长的软组织肿块影,内部密度不均,可见斑点状钙化,形态规则与周围组织分界清。CT增强C示:胃窦区软组织肿块均匀强化,表面光滑。重建图像(冠状MPR)D示:胃壁圆形肿块向胃腔外生长

【MRI 表现】 肿瘤 T_1WI 上表现为稍低信号或等信号,T_2WI 上呈中等高信号;增强扫描与 CT 表现相似,呈明显强化。MRI 对肿瘤中坏死、囊变、出血、邻近结构受侵、转移等内容的显示明显优于 CT。

【诊断与鉴别要点】 X 线钡剂造影发现胃腔内圆形或类圆形充盈缺损,CT 及 MRI 显示胃壁黏膜下软组织肿块,有外生倾向时常提示为胃间质瘤,增强扫描明显强化。结合病理免疫组化检查,CD117 阳性表达可确诊。

胃间质瘤需要与胃癌、胃淋巴瘤等疾病进行鉴别。胃癌常向腔内生长,X 线造影上显示黏膜破坏、恶性溃疡征象,胃壁僵硬;CT 与 MRI 发现胃腔内肿块呈菜花状,邻近胃壁增厚,胃腔狭窄,幽门梗阻等。胃淋巴瘤主要表现为胃壁广泛增厚,多伴有其他部位淋巴结肿大。

四、结肠癌

结肠癌是胃肠道常见的恶性肿瘤,发病率低于胃癌与食管癌,近年来呈上升趋势,老年人多见,常见于乙状结肠,男性多于女性,与高脂、低纤维饮食,溃疡性结肠炎等因素有关。

【病理与临床】 结肠癌病理上多为腺癌,其次为黏液癌、胶样癌、乳头状癌、类癌等,大体病理表现分为三型。①增生型:肿瘤局部呈菜花状向腔内生长,肿瘤基底宽、局部肠壁增厚,表面可出现浅溃疡。②溃疡型:癌组织自黏膜向肠腔生长并且浸润肠壁各层,中央部分坏死产生巨大溃疡,深且不规则,形态各样。③浸润型:癌组织沿肠壁浸润导致肠壁增厚,多呈环绕肠壁生长,肠腔向心性狭窄。临床中常为两种类型混合出现,且以某一种为主。

【X 线表现】

1. 增生型 腔内常显示出现于肠壁一侧的不规则充盈缺损,轮廓不整,表面黏膜皱襞破坏中断或消失,结肠袋消失,局部肠壁僵硬、平直。肿瘤较大时,钡剂通过受阻,病变区可触及肿块。

2. 溃疡型 腔内可见较大的龛影,边界不整齐、形状不规则,龛影周围可出现不同程度充盈缺损与狭窄,与胃癌的"半月综合征"相似,黏膜破坏中断、肠壁僵硬、结肠袋消失。

3. 浸润型 病变段肠腔呈向心性或偏于一侧狭窄,多累及一小段肠管,轮廓可光滑整齐,也可不规则,肠壁僵硬、黏膜破坏消失,病变区界限清晰。可引起梗阻,病变区可触及肿块(图 4-5-6A)。

结肠癌

【CT 表现】 中、晚期结肠癌常呈局部肠壁增厚、腔内肿块、龛影、肠腔狭窄等(图 4-5-6B 和 C),同时可显示病变与周围组织的关系,有无淋巴结转移等,对结肠癌的术前分期具有重要意义。CT 仿真内镜技术可显示结肠癌梗阻的肠腔内情况。

【MRI 表现】 MRI 可从多方位显示盆腔,对病灶的显示非常理想。对病灶局部的管壁形态、厚度变化、肿块特征清晰显示,肿块于 T_1WI 显示信号低于直肠壁,T_2WI 高于直肠壁。淋巴结转移时,显示形态不规则、边缘毛糙、T_2WI 上信号不均匀等特征。

【诊断与鉴别要点】 X 线显示结肠局限性管腔狭窄、不规则充盈缺损及龛影、局部肠壁僵硬、黏膜皱襞中断与破坏等征象,结合临床进行诊断。本病需要与肠结核、结肠息肉鉴别。增殖型肠结核显示同时累及回肠末段与盲肠,盲肠可挛缩向上,狭窄段与正常肠壁之间逐渐移行过渡,分界不如结肠癌明显。结肠息肉时,充盈缺损光滑整齐,黏膜规则且蠕动正常。

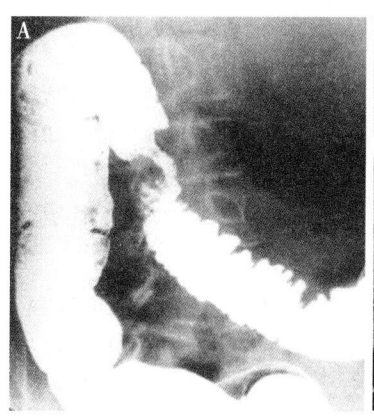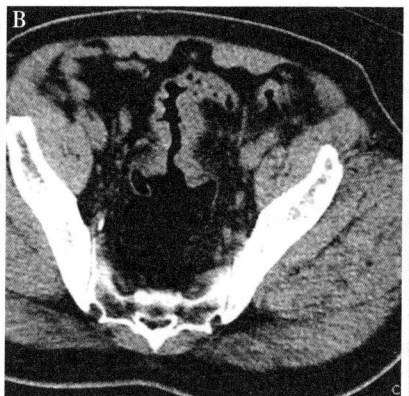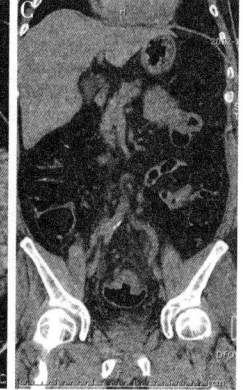

图 4-5-6 结肠癌

钡剂灌肠 A 示:降结肠管腔局限性向心性狭窄,管壁僵硬与正常肠管分界突然。CT 平扫 B 示:降结肠管壁不规则增厚,管腔向心性狭窄,肠壁全层浸润。冠状位 MPR 重建图像 C 示:肠壁肿块同时向肠腔内和肠腔外生长

胃肠道疾病影像检查方法的选择与应用

第六节 肝、胆、胰常见疾病

一、肝硬化

肝硬化是以肝组织弥漫性纤维化、假小叶和再生结节形成为特征的慢性肝病。常见病因为病毒性肝炎和酗酒,其他病因有血吸虫病、慢性胆道梗阻、药物中毒、慢性心功能不全等。

【病理与临床】 病理上可见肝细胞出现弥漫性变性、坏死,大量纤维组织增生,形成许多再生结节,同时伴肝内广泛纤维化致小叶结构紊乱,肝变形、变硬,体积缩小而发展为肝硬化。中、晚期可引起门静脉高压、脾大、侧支循环建立及腹水等表现。

早期可无明显症状,后期出现不同程度的腹胀、消化不良、消瘦、乏力、贫血、黄疸、腹水、呕血和肝性脑病。合并门静脉高压则出现腹壁静脉曲张、脾大、腹水等表现。如合并门静脉主干或分支血栓形成,则门静脉周围出现大量迂曲增粗的侧支循环静脉,形成门静脉海绵样变。实验室检查血清转氨酶升高,白蛋白/球蛋白比例倒置。

【X 线表现】 ①胃肠道钡餐造影可见食管、胃底静脉曲张。②肝动脉造影可见肝动脉分支变小变少、扭曲。③门静脉造影可见脾静脉、门静脉扩张。

【CT 表现】 CT 扫描可反映肝硬化的大体病理形态学改变,主要表现包括以下几个方面。

1.肝大小的改变 早期肝硬化可能表现为肝大,中、晚期肝硬化出现部分肝叶增大或缩小,也可表现为全肝萎缩。表现为尾叶和左叶外侧段增大,右叶和左叶内侧段萎缩,部分也可表现为右叶增大并左叶或尾叶萎缩,出现肝各叶大小比例失调,此为肝

硬化的特征性表现之一。

2. 肝形态、轮廓的改变　因结节再生和纤维化收缩,肝边缘凹凸不平呈锯齿状或波浪状改变。部分肝段正常形态消失,如方叶由菱形变为圆钝,右叶下段正常内凹的前后缘变为膨隆等。

3. 肝密度的改变　脂肪变性、纤维组织增生及再生结节形成,可引起肝实质密度弥漫性或不均匀的降低。较大而多发的再生结节可表现为散在的略高密度结节。增强扫描动脉期结节轻度强化,门脉期和实质期与肝实质强化一致。

4. 肝门、肝裂增宽　纤维组织增生,肝叶萎缩,致肝裂和肝门增宽,胆囊也可因此而外移。

5. 继发性改变　①脾大,脾外缘超过5个肋单元,或脾下缘低于肝下缘;②门静脉扩张,侧支循环形成,食管下段、胃底及脾门静脉血管增粗扭曲,呈蚯蚓状、串珠样改变;③腹水(图4-6-1A、B)。

【MRI 表现】　MRI 在显示肝大小、形态改变和脾大、门静脉高压征象方面与 CT 相同。

1. 平扫　肝再生结节在 T_1WI 上呈等信号,T_2WI 上呈低信号(图4-6-1C、D),当结节信号出现变化时,应注意癌变可能。在 T_2WI 上肝硬化变细的血管和炎性纤维组织表现为肝实质结构紊乱,并可见高信号的细小网状结构。

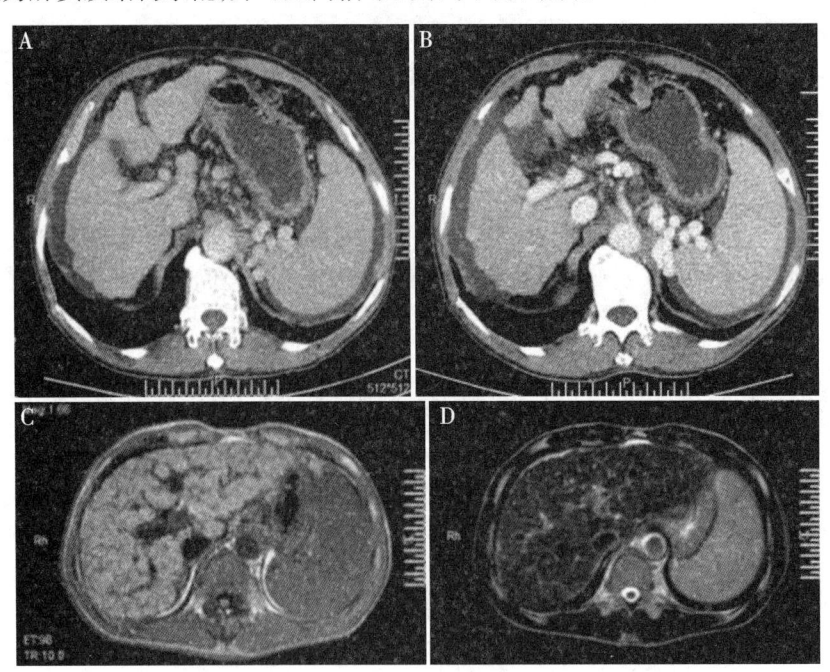

图 4-6-1　肝硬化

A、B(同一病人):平扫 A 示:肝体积变小,肝裂增宽,脾增大,肝周、脾周积液。增强 B 示:肝实质均匀强化,肝内动脉普遍变细,门脉及脾静脉增粗,肝门、脾门周围见多发性曲扩张血管影

C、D(同一病人):T_1WI C 示:肝表面不光滑,表面凹凸状,弥漫分布大小不一类圆形等信号肿块影,脾明显增大。T_2WI D 示:肝内硬化结节呈低信号,并见高信号细小网格影

2. 增强扫描 肝再生结节无明显强化。应用超顺磁氧化铁(superparamagnetic iron oxide,SPIO)进行对比增强,硬化结节因含有库普弗(Kupffer)细胞,SPIO被吞噬,T_2WI上信号进一步减低。

【诊断与鉴别要点】 早期肝硬化可能只表现为肝大,影像学表现缺乏特异性。中、晚期肝硬化出现典型的肝大小、形态、轮廓、密度或信号异常,脾大,门静脉高压及腹水改变的征象,CT、MRI均易做出诊断。肝硬化再生结节有时需与肝癌鉴别,螺旋CT多期扫描时再生结节为门静脉供血,动脉期不强化,静脉期呈轻度低密度强化,MRI检查T_2WI呈低信号等表现可鉴别。

二、脂肪肝

正常肝脂肪含量低于5%,超过5%则为肝脂肪浸润,简称为脂肪肝(fatty liver)。常见病因有肥胖、糖尿病、肝硬化、酗酒、库欣综合征、妊娠、肝炎、激素治疗、化疗和营养不良等,这些常见病因可以诱发三酰甘油和脂肪酸等脂类物质在肝内聚集、浸润,使肝细胞脂肪变性。

【病理与临床】 病理上为肝细胞内含有过量的三酰甘油,根据脂肪的浸润程度和范围,脂肪肝分为弥漫性和局灶性脂肪肝。后者多位于肝裂周围及肝边缘部分。大体病理可见肝大,颜色变黄,油腻感,肝脂肪含量增高。当脂肪含量占肝总量的5%~10%属于轻度脂肪肝,>10%~25%为中度脂肪肝,>25%为重度脂肪肝。镜下肝细胞内出现脂肪空泡,也可见肝细胞坏死、多核细胞浸润和胆汁潴留。

临床表现各不相同,轻度脂肪肝多在体检时偶然发现;中、重度脂肪肝可有食欲缺乏、恶心、呕吐、乏力、体重减轻或右上腹隐痛等慢性肝炎表现;或在原发病基础上出现肝大、高脂血症等。

【CT表现】

1. 平扫 正常肝密度总是高于脾的密度,如果肝/脾CT值之比<0.85,则可诊断为脂肪肝。表现为肝实质密度降低,弥漫性脂肪浸润表现全肝密度降低(图4-6-2A),局灶性脂肪肝则出现肝叶、肝段或亚段的肝局部密度降低(图4-6-2B)。肝内密度显著减低时,使得原本为低密度的肝内血管不再显示,出现所谓的"血管湮没征"(图4-6-2C),但血管的走行、分布及内径均正常。弥漫性密度减低的脂肪肝内存有的正常肝组织称为肝岛,呈圆形或条形的相对高密度,多见于胆囊旁和叶间裂附近。

2. 增强扫描 肝实质的强化程度减低,肝内血管强化使之显示更为清晰(图4-6-2D)。

【MRI表现】 轻、中度脂肪肝常无异常表现,少数病例显示为T_1WI和T_2WI稍高信号,STIR序列上稍高信号消失。由于脂肪和水中的氢质子共振频率不同,进行化学位移成像的同相和反相位成像,具有特异性表现,与同相位相比,反相位上均表现为肝实质信号明显减低。肝岛信号强度在各序列上均同正常肝实质。

【诊断与鉴别要点】 脂肪肝的影像检查目前主要应用CT,根据平扫显示,同一层面肝弥漫性密度低于脾,肝内血管相对低密度而不再显示,其走向、分布及管径正常,无受压、移位和被侵犯征象,增强扫描同正常肝,即可诊断。局灶性脂肪肝有时需与肝占位性病变鉴别。局灶性脂肪肝表现为片状或楔形低密度区,增强扫描病灶内可见正常血管通过,无占位效应,结合临床表现不难鉴别。

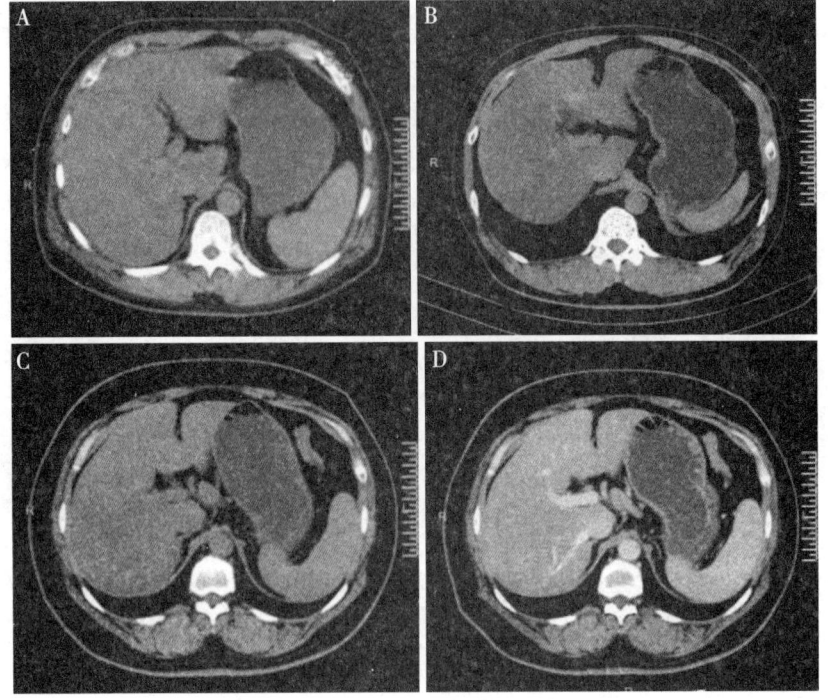

图 4-6-2 脂肪肝

CT 平扫 A 示:肝内密度弥漫性减低,低于同层面脾密度。CT 平扫 B 示:肝内密度不均匀性减低。C、D 为同一患者,肝内密度弥漫性减低,出现"血管淹没征",增强扫描显示肝内强化程度减低

三、肝细胞癌

肝细胞癌(hepatocellular carcinoma,HCC)是指源于肝细胞或肝内胆管上皮细胞的肿瘤,亦称肝癌,是肝最常见的恶性肿瘤,好发于 40～60 岁,男性多见。其发病与乙型肝炎、肝硬化和黄曲霉素等因素密切相关。

【病理与临床】 HCC 发病与肝硬化密切相关,从肝硬化发展到肝癌,经历了 RN-DN-早期 HCC-中晚期 HCC 的病理演变过程。肝癌病理上分为 3 种类型。①巨块型,肿瘤直径≥5 cm,最多见;②结节型,每个癌结节直径<5 cm;③弥漫型,弥漫性小结节分布全肝,直径<1 cm,较少见。此外,直径≤3 cm 的单发结节,或 2 个结节直径之和不超过 3 cm 的肝癌称为小肝癌。

肝癌主要由肝动脉供血,且血供丰富。肿瘤一般呈膨胀性生长,压迫周围肝实质,导致纤维组织增生包绕肿瘤,形成假包膜。肝癌容易侵犯门静脉和肝静脉引起血管内癌栓和肝内外血行转移;侵犯胆道引起阻塞性黄疸;淋巴转移引起肝门及腹主动脉旁淋巴结增大;晚期可发生肺、骨骼、肾上腺和肾等远处转移。邻近肝表面的 HCC 可发生破裂出血。

早期可无临床症状和体征,中、晚期表现为肝区疼痛、上腹部肿块、消瘦乏力、黄疸等。实验室检查甲胎蛋白多为阳性。

【X 线表现】 肝动脉造影主要表现为:①肿瘤供血的肝动脉扩张,肿瘤内显示异

常的肿瘤血管,并可见周围肝血管受压移位;②静脉期肿瘤染色,并显示肿瘤大小轮廓;③肝内血管受压拉直、移位,或被肿瘤包绕;④有时可见动静脉瘘和"肿瘤湖征"。

【CT 表现】

1. 平扫　巨块型或结节型多表现为肝实质内单发或多发、圆形或类圆形肿块,边缘模糊或清楚的肿块,呈膨胀性生长,多数为低密度,边缘有假包膜时显示更清楚。有时较大的肿块可发生中央坏死显示为更低密度影,肿瘤破裂出血或钙化时可见瘤周斑片状高密度影(图4-6-3A)。弥漫型肝癌表现为全肝或局部增大,肝实质内广泛分布、边界不清的低密度小结节影。小肝癌表现为肝实质内3 cm 以下的类圆形低密度结节,边界清楚或不清楚。侵犯胆道系统时,可引起上方胆管扩张;肝门、腹主动脉旁淋巴结增大提示淋巴结转移;如同时出现肺、肾上腺、骨骼等部位的转移,是肝癌的重要征象。肝癌多数合并有肝硬化。

2. 增强扫描　动脉期,因肿瘤主要由肝动脉供血,可迅速出现明显的斑点状、结节状强化,部分肿瘤内可见肿瘤血管,而正常肝组织尚未强化;门静脉期,可见门静脉和肝实质明显强化,而肿瘤的强化速度迅速下降;平衡期,肝实质继续保持高密度强化,肿瘤的强化程度持续下降则显示为相对低密度。整个强化过程表现为"快进快出"的特征性表现(图4-6-3B、C、D)。肿瘤的假包膜一般呈延迟强化表现。肝癌侵犯血管或癌栓形成时表现为血管扩张,增强扫描出现充盈缺损征象。

原发性肝癌

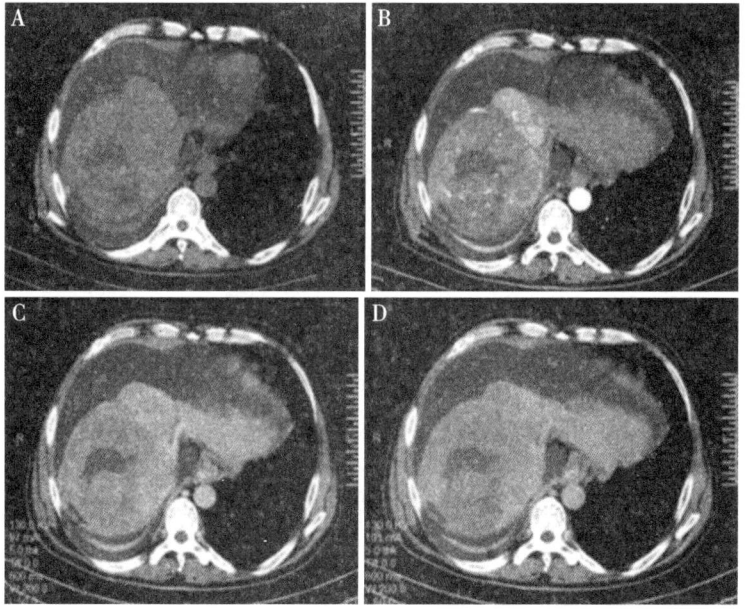

图 4-6-3　肝细胞癌(巨块型)CT

同一病人 CT 平扫 A 示:肝右叶见类圆形、巨大低密度肿块,边缘模糊、肝周有积液。CT 增强扫描 B 示:动脉期肿块不均匀明显强化。CT 增强扫描 C 示:门静脉期肿瘤强化程度迅速下降。CT 增强扫描 D 示:平衡期肿块强度进一步降低

【MRI 表现】

1. 平扫　肿瘤在 T_1WI 上表现为稍低信号或等信号,在 T_2WI 上呈高信号,若肿瘤内出现坏死囊变区时,呈不均匀混杂信号影,其中囊变坏死区在 T_1WI 呈低信号;出血

或脂肪变性在 T_1WI 为高信号;T_2WI 脂肪抑制序列肿块表现为边界更清楚的稍高信号;肿瘤周围的假包膜在 T_1WI 表现为肿瘤周围的环状低信号影,厚 0.5~3 mm。小肝癌在 T_1WI 上低信号,T_2WI 上为稍高信号。静脉内癌栓在 T_1WI 上呈较高信号,T_2WI 上信号较低,且血管内正常流空效应消失。

2. 增强扫描 Gd-DTPA 增强扫描,肿瘤强化程度同 CT。若肝、门静脉扩张,其内见软组织信号肿块,提示肝、门静脉癌栓形成。也可见到腹部淋巴结肿大等肝外转移征象。

【诊断与鉴别要点】 影像检查发现肝实质内低密度肿块,肿瘤边缘有假包膜,CT、MRI 对比增强多期扫描表现"快进快出",结合临床肝硬化表现及血中甲胎蛋白明显升高,即可诊断;若同时发现门、肝静脉内癌栓、上腹部淋巴结肿大及远处器官转移征象则提示肝癌已属晚期。

鉴别诊断中,除了与血管瘤、肝硬化鉴别之外,还需与以下疾病鉴别。①转移瘤:转移瘤多有原发病灶,常多发,增强扫描肿块边缘环形强化,中央多为无强化的坏死区,形成典型的"牛眼征"。②炎性假瘤:炎性假瘤是致炎因子引发的肝局部以组织炎症细胞浸润和纤维组织增生为特征的瘤样病变,临床上经抗炎治疗后肿块常缩小或消失,结合 CT 环形强化特点,鉴别不难。③肝细胞腺瘤:肝细胞腺瘤多表现为边缘光滑,密度均匀,肿瘤周围可有低信号环,多见于青年女性,常有口服避孕药史,停药后肿瘤缩小或消失。④局灶性结节性增生:多数局灶性结节性增生边缘无包膜,CT 平扫有瘤巢,增强后常有延迟强化的中央瘤巢,可与 HCC 鉴别。

四、肝脓肿

肝脓肿(hepatic abscess)是肝组织的局限性化脓性炎症。根据致病微生物不同可分为细菌性肝脓肿、阿米巴性肝脓肿、真菌性肝脓肿、结核性肝脓肿等,以细菌性肝脓肿多见,常见的致病菌有大肠杆菌、金黄色葡萄球菌,少见的有肠炎杆菌、变形杆菌、铜绿假单胞菌。

【病理与临床】 脓肿常为单发,也可为多发;多为单房,少数为多房,为脓肿内纤维组织分隔而成。感染途径主要有 3 种:①经胆管感染;②血行感染;③邻近组织感染直接蔓延。急性期局部肝组织充血、水肿,大量白细胞浸润,组织液化坏死,形成脓腔,周围肉芽组织增生则形成脓肿壁,脓肿壁周围肝组织可有水肿。病变发展,则脓肿不断扩大,甚至穿破、侵犯周围组织、器官引起继发性脓肿,如继发膈下脓肿、脓胸、肺脓肿等。

临床上起病较急,主要症状为寒战、高热、肝大、肝区疼痛和白细胞计数升高等急性感染表现。

【X 线表现】

1. 站立位腹部平片 有时可见肝区含气或液平的脓腔影,改变体位时,液平可随之移动。同时可见右膈膨隆、右下肺盘状肺不张、右胸膜增厚及胸腔少量积液等表现。

2. 肝动脉造影 可见肝血管受压移位,脓肿周围可见新生血管或脓肿壁染色,脓腔内无染色。

【CT表现】

1. **平扫** 显示肝实质圆形或类圆形低密度病灶,中央为脓腔,密度均匀或不均匀,内可有间隔,CT值高于水而低于肝。有时可见小气泡或液平面(图4-6-4A)。脓肿壁环绕脓腔周围,密度低于肝而高于脓腔,急性期脓肿壁的外周可出现环状低密度水肿带,边缘模糊。

2. **增强扫描** 动脉期脓肿壁呈明显环形强化,脓肿所在的肝叶或肝段的肝实质由于充血出现短暂强化,而脓肿壁周围的水肿带则无强化。门静脉期及延迟期,脓肿壁进一步持续强化,而脓肿壁周围水肿带也逐渐强化。脓腔在各期均无强化。环形强化的脓肿壁和外周低密度水肿带形成"双环征",若同时可见脓肿壁内层的炎性坏死组织不强化呈低密度影,则形成所谓"三环征"(图4-6-4B、C)。环征和脓肿内的小气泡为肝脓肿的特征性表现。肝脓肿易发生右侧胸腔积液。

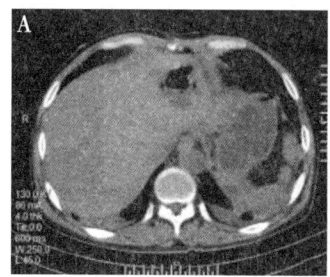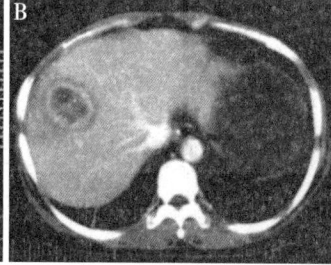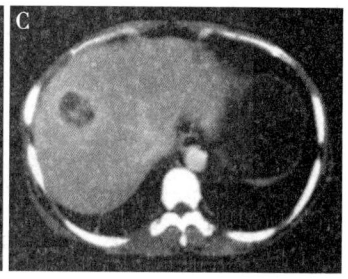

图4-6-4 肝脓肿

CT平扫A示:肝左叶近肝顶可见类圆形低密度病灶,边界清,其内可见气-液平面;同一病人CT增强扫描B、C示:病变实质部分门脉期轻度强化,周围可见一环形水肿带,脓肿内液化灶无强化

【MRI表现】

1. **平扫** 肝脓肿在MRI上表现为圆形或类圆形病灶,脓腔在T_1WI上呈均匀或不均匀的低信号,T_2WI上表现为明显高信号;脓肿壁的信号强度在T_1WI上高于脓腔而低于肝实质,T_2WI则表现为中等信号;脓肿壁外侧的水肿带在T_1WI上呈低信号,T_2WI上明显高信号。肝脓肿在MRI扩散加权信号特点主要与脓腔内的成分有关,脓腔内含有细菌、炎性细胞、黏蛋白、细胞碎片组织的黏稠酸性液体,水分子扩散受限,DWI上呈高信号。

2. **增强扫描** 与CT强化所见相似。

【诊断与鉴别要点】 细菌性肝脓肿一般都有肝大、肝区疼痛及全身感染的表现,CT发现厚壁的囊性病灶,特别是典型的环征和脓肿内的小气泡,常可明确诊断。

早期肝脓肿未出现液化时需与肝癌鉴别,结合临床是否有炎症表现,或抗炎治疗后复查脓肿有无吸收可鉴别,必要时穿刺活检确诊;多发性脓肿还需与囊性转移瘤鉴别,两者均可为多发,但转移瘤多有原发肿瘤病史且壁多厚薄不均,周围常无水肿带,结合临床表现不难鉴别;肝囊肿囊内密度均一,囊壁菲薄,增强扫描不强化,易与肝脓肿鉴别。

五、胆结石

在胆汁淤滞和胆道感染等因素的影响下,胆汁中胆色素、胆固醇、黏液物质和钙盐

肝脏占位性病变影像检查方法的选择与应用

析出、聚集而形成胆结石。发生在胆管内的称为胆管结石,发生在胆囊内的称为胆囊结石,统称为胆结石症(cholelithiasis)。多见于中青年。

【病理与临床】 根据化学成分不同,胆结石分为胆色素性、胆固醇性和混合性胆结石三类,以胆色素性结石最常见。胆结石在胆囊或胆管内引起胆汁淤滞,易继发胆囊、胆道梗阻和感染,反之又促进结石形成和发展。主要临床症状为反复、突然发作的右上腹绞痛,疼痛呈持续性,3~4 h后缓解,并放射到背部和右肩胛下区,同时出现恶心、呕吐。如合并胆囊炎则疼痛不缓解。查体右上腹压痛。

【X线表现】 平片能够发现胆囊内的阳性结石,占全部胆囊结石的10%~20%,多表现为右上腹部大小不等、边缘高密度,中间低密度的环形、菱形、多角形影,多发者聚集成堆形似石榴籽,侧位片位于脊柱的前方。胆囊内的阴性结石在平片上不能显示。PTC或ERCP检查,可见胆囊或胆管内阴性结石所致的充盈缺损或胆道狭窄、梗阻(图4-6-5A)。

【CT表现】 根据其化学成分不同,胆结石在CT上分为高密度(CT值>25 Hu)、等密度(CT值0~25 Hu)、低密度(CT值<0 Hu)三种类型。

1. 胆囊结石 常表现为单发或多发、圆形、多边形或泥沙样高密度影(图4-6-5B),密度均一、不均或分层,常伴有慢性胆囊炎;等密度或低密度结石则在胆囊造影CT上表现为低密度的充盈缺损,其位置可随体位变化而改变。

2. 肝内胆管结石 呈点状、结节状、不规则状表现,与肝管走向一致,常伴有周围胆管扩张。

3. 肝总管或胆总管结石 多表现为圆形高密度影,其上部胆管扩张,在结石部位层面,可见圆形高密度结石周围环有低密度的胆汁,形成所谓的"靶环征"或"半月征",若部分围绕,则形成"新月征"。

【MRI表现】

1. 平扫 胆囊内结石在T_1WI上多表现为低信号,少数可见高信号,与胆囊结石的成分有关;在T_2WI上,高信号的胆囊内可显示低信号的胆结石(图4-6-5C)。

2. 增强扫描 表现同CT。

3. MRCP 既可观察到低信号的结石及其大小、部位、形态、数目等,又能显示梗阻上方胆管的扩张程度。MRCP显示的扩张胆总管下端呈杯口状充盈缺损,为胆总管结石的典型表现(图4-6-5D)。

【诊断与鉴别要点】 胆结石的影像诊断一般不难,X线对胆结石的诊断有限;超声对胆囊结石的检查简便易行、可靠性高,是胆囊结石的首选检查方法;CT对胆管结石的诊断优于超声,对于胆囊内阴性结石,可行MRCP检查。

胆管结石引起胆管梗阻时需与胆囊癌鉴别,前者胆总管末端可见高密度影;后者则表现为扩张胆管远端发现胆管突然狭窄或中断、管壁不规则增厚并有强化,结合临床表现及实验室检查两者不难鉴别。

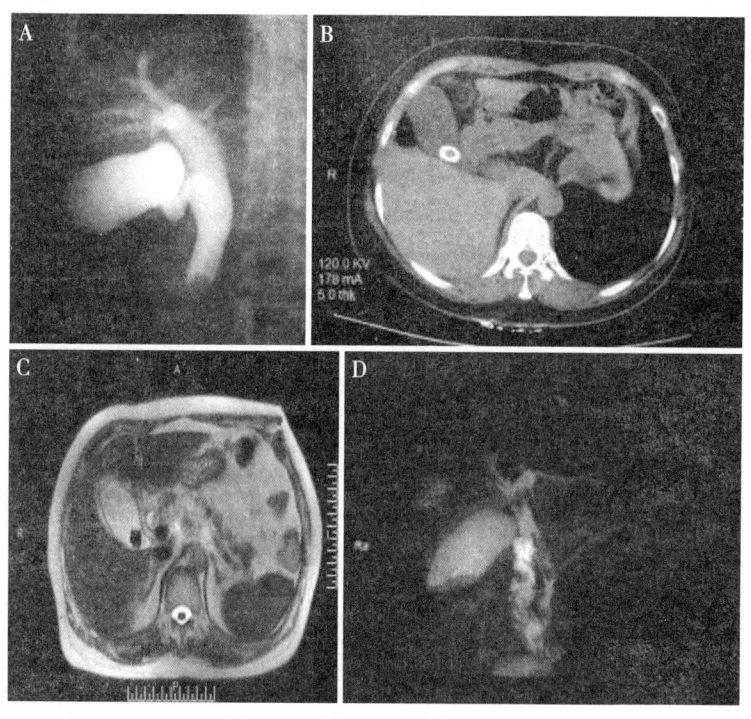

图 4-6-5 胆囊结石（不同患者）

PTC 检查 A 示：胆总管下端杯口状充盈缺损。CT 平扫 B 示：胆囊内同心圆状高密度结石影。MRI C 示：T_2WI 上高信号胆囊腔内可见低信号结石影，胆囊壁增厚。MRCP 检查 D 示：胆总管及肝总管内多发低信号结石影

六、胰腺癌

胰腺癌是胰腺最常见的恶性肿瘤，可发生在胰腺的任何部位，以胰头癌最常见，多发生在 40 岁以上的中老年人。

【病理与临床】 胰腺癌大多起源于胰管上皮细胞，质地坚硬，为乏血管肿瘤。肿瘤因富有黏蛋白和致密胶原纤维性基质，易发生局部直接延伸或通过血行、淋巴转移，常直接侵犯胰管、胆总管、十二指肠、胃窦部、腹腔动脉及肠系膜上动脉起始部，也可经淋巴、血行转移至远处器官。

临床多表现为腹部胀痛不适、胃纳减退、消瘦、乏力、黄疸及腰背部疼痛。胰头癌可侵犯胆总管下端引起进行性无痛性梗阻性黄疸；有时可表现为反复发作的急性胰腺炎；体、尾部肿瘤晚期可出现持续性剧烈的左腰背部疼痛。实验室检查可发现血清糖链抗原 CA199 显著升高。

【X 线表现】 平片对胰腺的显示没有价值。胃肠道造影检查，可见胰头癌肿块对十二指肠的压迫及侵犯等间接征象，主要表现为十二指肠内缘肠黏膜破坏，肠壁僵硬，呈"反 3 字形压迹"，体、尾部肿块进展期可侵犯十二指肠水平部，致管腔狭窄、僵硬、黏膜破坏。目前很少用此方法诊断胰腺癌。

【CT 表现】

1. 平扫　肿块密度常与邻近胰腺组织密度相似，肿块较小时不易发现，较大时主

要表现为胰腺外形失去正常形态,局部增大或出现肿块,肿块呈等密度或略低密度,可呈分叶状(图4-6-6A)。肿瘤侵犯胰管、胆总管引起阻塞时,可引起主胰管或胆总管扩张,两者同时受累并扩张时可形成"双管征",是诊断胰头癌较可靠的征象。肿瘤侵犯周围血管时表现为胰腺与血管之间的脂肪间隙消失,肿块包绕血管,血管形态不规则、变细,血管内有癌栓形成甚至完全阻塞,并继发侧支循环形成。肿瘤侵犯邻近脏器,如十二指肠、胃窦后壁、结肠、大网膜等,可出现局部肠管壁增厚、僵硬并引起消化道梗阻和近端肠管扩张,侵犯大网膜时可致大网膜混浊增厚形成饼状大网膜。肝是胰腺癌血行转移最常见的部位,淋巴转移可引起腹膜后淋巴结肿大。

2. 增强扫描 动脉期肿瘤呈低密度影,其密度均匀或不均匀,边缘呈规则或不规则环形强化(肿瘤边缘血供相对丰富);门静脉期,肿瘤与正常胰腺密度减小,肿瘤边界模糊不清;平衡期,肿瘤的密度仍低于正常胰腺的密度。胰腺癌为乏血管肿瘤,增强扫描时肿瘤显示更清楚(图4-6-6B、C、D)。当肿瘤侵犯胰周血管时,增强扫描表现为胰腺与血管之间的脂肪间隙消失,肿块包绕血管,血管形态不规则、狭窄、中断或有癌栓形成。

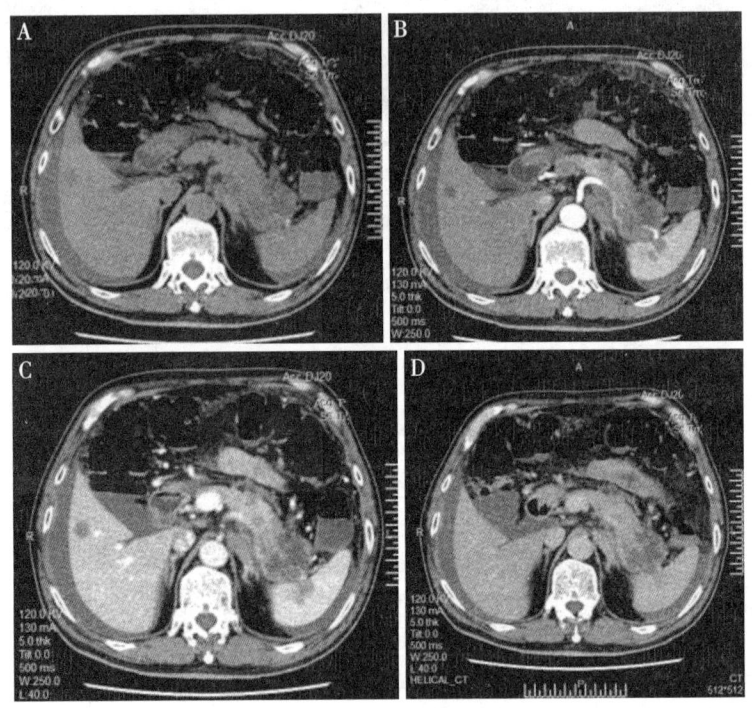

图4-6-6 胰腺癌(同一患者)

CT平扫A示:胰腺体尾部明显增粗,其内密度不均;CT增强扫描B、C、D示:胰腺强化明显,病灶呈坏均匀轻微强化,坏死区不强化

【MRI表现】

1. 平扫 在T_1WI上,胰腺癌多表现为低信号或等信号;在T_2WI上,肿瘤呈稍高信号,肿瘤内发生液化、出血、坏死时可表现为混杂不均信号。DWI肿块呈高信号。MRI易显示周围血管受压、被包绕及癌栓等。MRCP可清楚地显示梗阻扩张的胰管,其梗阻末端呈喙突状。

2. 增强扫描 注入 Gd-DTPA 后,梯度回波动脉期显示肿瘤最理想,表现为低信号,门静脉期及实质期仍为低信号。

【诊断与鉴别要点】 早期肿瘤外形改变不明显,通过 CT 增强扫描即可做出诊断,晚期根据 CT 平扫肿瘤显示边界不清的等或略低密度肿块,MRI 显示 T_1WI 低信号,T_2WI 稍高信号,胰腺周围脏器受侵犯,实验室检查 CA199 升高即可诊断。若老年人无明显诱因的反复出现急性胰腺炎应警惕胰头癌的可能。

慢性胰腺炎有时可见胰头部局部增大,需与以下几种疾病鉴别。①胰腺癌,若有明确的病史及体征,胰腺内可见钙化,假性囊肿形成,周围血管无侵犯,一般支持炎症,若出现肝、淋巴结转移及邻近血管受侵犯则符合肿瘤诊断。②胰腺囊腺瘤或囊腺癌,肿块呈囊性或囊实性,边缘规则,CT 增强扫描囊壁或壁结节不规则强化。③胰岛细胞瘤,体、尾部多见,瘤体较小,CT 增强扫描由于血供丰富明显强化,结合临床有明显内分泌症状,不难鉴别。

七、胰腺炎

胰腺炎的病因、病理通常较复杂,根据病情及发病经过可分为急性胰腺炎和慢性胰腺炎。多见于成年人。

【病理与临床】 急性胰腺炎是一种常见的急腹症,系为胰液外溢所致的胰腺及周围组织的化学性炎症,常见病因为胆道疾病、过量饮酒、暴饮暴食等。病理上分为急性水肿性胰腺炎和急性出血坏死性胰腺炎,前者病变轻,表现为病变胰腺体积增大,间质充血水肿并炎症细胞浸润,多局限于体、尾部;后者以胰腺组织的出血、坏死为特征,病变较重。

慢性胰腺炎是急性胰腺炎反复发作所致,有些与长期酗酒有关。病理上胰腺萎缩呈不规则结节样变硬,胰管扩张,实质内可有钙化及假性囊肿形成。

临床上急性胰腺炎起病急,主要症状为上腹部疼痛,常于饱餐和饮酒后突然发作,腹痛为持续性剧痛,放射到胸、背部,伴发热、腹胀、恶心、呕吐等消化道症状,重者可出现腹膜炎、低血压及休克等临床表现。实验室检查可见白细胞计数升高,血、尿淀粉酶及胰蛋白酶升高。

慢性胰腺炎主要表现为反复发作的上腹部疼痛、脂肪泻、体重下降及糖尿病等。

【X 线表现】 腹部 X 线检查,急性胰腺炎可见肠管积气,慢性胰腺炎部分患者可见胰腺区不规则斑点状钙化。

ERCP 可显示慢性胰腺炎所致的胰管及其分支出现扭曲、变形、扩大、轮廓不规则和狭窄。

【CT 表现】 1. 急性胰腺炎

(1) 急性水肿性胰腺炎 通常表现为胰腺体积局限或弥漫性增大,密度减低,边缘多模糊不清,渗出明显者可见胰周积液,左肾前筋膜增厚是常见表现(图 4-6-7A)。增强扫描显示胰腺呈均匀性强化,胰周渗出显示更加明显。

(2) 急性出血坏死性胰腺炎 主要表现为胰腺弥漫性增大,轮廓模糊,密度不均,其中液化坏死区密度更低,出血区密度高;胰周脂肪间隙模糊消失,胰周积液明显,肾前筋膜增厚;有时在胰腺内或周围出现假性囊肿,重者可见胰腺蜂窝织炎、胰腺脓肿(表现为低密度影内出现小气泡影)等(图 4-6-7B 和 C);增强扫描显示胰腺呈不均匀强化,其中坏死区不强化与正常胰腺组织形成对比。

2.慢性胰腺炎　多表现为胰腺大小、形态可正常,也可弥漫性或局限性增大或萎缩,取决于纤维化、炎症反应的程度和范围;胰腺实质钙化和胰管结石,胰管呈串珠样扩张(大于 5 mm),且粗细不均(图4-6-7D);合并假性囊肿形成时可见边界清楚的囊状水样低密度区,常位于胰腺实质内,可有肾周筋膜增厚。其中主胰管呈串珠样扩张、胰管及胰腺钙化是慢性胰腺炎的特征性表现。增强扫描显示胰腺实质强化不均。

【MRI 表现】

1.急性胰腺炎　急性胰腺炎性改变导致胰腺肿大、边缘模糊不清,在 T_1WI 上表现为低信号,在 T_2WI 上为高信号,而胰腺内出血在 T_1WI 和 T_2WI 上表现为高信号。假性囊肿表现为圆形或椭圆形边缘光滑锐利的呈 T_1WI 低信号、T_2WI 高信号,囊内呈不均信号。

2.慢性胰腺炎　胰腺局限性或弥漫性增大或萎缩,在 T_1WI 上表现为混杂低信号,T_2WI 上表现为混杂高信号,胰腺内钙化在 T_1WI 和 T_2WI 上均为低信号或无信号。

3. MRCP　可显示主胰管僵直、扭曲及串珠样改变。

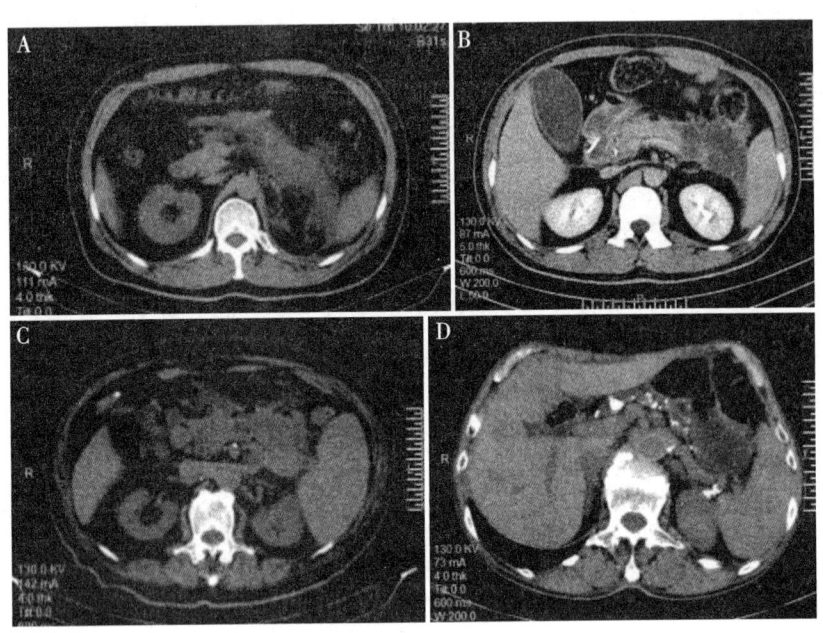

图4-6-7　胰腺炎(不同患者)

A.急性胰腺炎CT平扫示:胰腺体积增大,密度减低,边界不清,胰周渗出明显。B.急性胰腺炎并假性囊肿形成,CT增强扫描示:胰尾体积增大,呈液性密度影,胰腺实质强化明显假性囊肿,囊腔无强化。C.急性胰腺炎并脓肿形成,CT平扫示:胰腺体积增大,边界不清密度减低,胰尾可见局限性低密度影,其内出现气体。D.慢性胰腺炎CT平扫示:胰腺体积萎缩,胰体部见点状颗粒状多发钙化影

【诊断与鉴别要点】　胰腺体积弥漫性增大,轮廓模糊伴水肿、出血、坏死,肾前筋膜增厚,结合实验室检查血清、尿淀粉酶升高,即可诊断为急性胰腺炎。胰腺弥漫性萎缩、胰管串珠样扩张伴钙化,假性囊肿形成,即可诊断为慢性胰腺炎,若萎缩仅局限于胰腺体、尾部,同时有胰头增大或肿块时,应警惕胰腺癌的可能性。

慢性胰腺炎通常需要与胰腺癌鉴别,胰腺或肿块内出现钙化一般支持炎症,而胰腺癌常表现为胰腺内不规则肿块,胰腺失去正常形态,CT 增强扫描胰腺强化明显,肿块强化不明显,若出现周围血管受侵,结合患者临床表现两者不难鉴别。

第七节　急腹症

急腹症是腹部急性疾病的总称。消化系统、泌尿系统、血管系统甚至部分全身性疾病都有涉及或出现类似急腹症的影像学表现。急腹症范围广,需要医生在短时间内做出明确诊断,便于采取积极有效的治疗。

一、正常影像学表现

(一) X 线表现

立位腹部 X 线平片在急腹症的检查中应用较多,肝、肾、脾等器官在条件良好的 X 线平片上,借助周围脂肪组织和相邻充气胃肠道的对比能显示出这些器官的轮廓、大小、形状及位置。胃、十二指肠球部和结肠,由于腔内多有气体,在腹部平片上可见部分内腔影像,小肠除婴儿可有积气,多与肠壁同呈中等密度,在腹平片上因缺乏密度差而不能显示。腰大肌位于腹后壁,在周围脂肪的对比下,可以显示其边缘。两侧胁腹壁内可见腹膜外窄带样脂肪影,上缘可达肝下方,下缘可延伸至髂窝,又称胁腹线。肾周脂肪影多可显示。而腹肌间脂肪线由于较薄很难显影(图 4-7-1)。

(二) CT 表现

CT 组织密度分辨力高于 X 线平片,其扫描图像可以清晰显示肝、胆囊、胰腺、脾、肾和腹膜后间隙等组织结构的密度、形态。观察胃肠道位置、内腔和腔壁径线、形态及密度。还可以观察正常腹腔内有无积液、积气等表现。增强扫描可观察正常腹部组织、器官的血供情况。

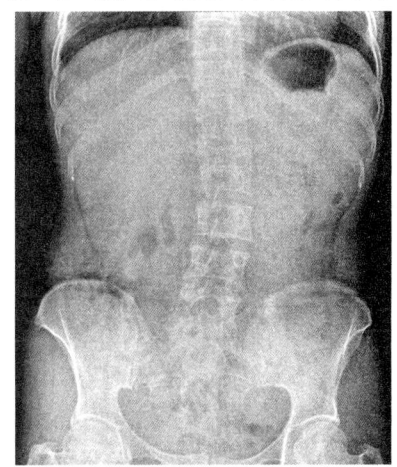

图 4-7-1　正常腹部平片

二、基本病变

(一) X 线表现

1. 腹腔积气　腹腔积气是指胃肠道之外的气体,又称为气腹。正常情况下,脏层、壁腹膜间无存留气体,因胃肠道穿孔等病因,胃肠道内的气体进入腹膜腔后产生气腹。若积气可随体位变化而移动,称之为游离气腹。患者采取立位检查时,气体游离到膈下,于肝与膈或胃与膈之间可见新月形或镰刀状透明气体影。患者采取侧卧水平位投照时,气体游离到上方侧腹壁与腹腔脏器间,若采取仰卧水平位投照时,气体游离到腹腔前方。当气体积留于小网膜囊时,如网膜孔不通畅,气体则无法进入大腹膜腔,称为局限性气腹,多为胃后壁穿孔。腹膜间位肠管如十二指肠后壁穿孔,可出现腹膜后间隙积气表现(图4-7-2)。

2. 腹腔积液　腹部外伤、腹腔炎症等病因均可形成腹腔积液。若腹腔中游离液体量较少,液体常积聚于盆腔直肠旁窝中,于X线平片仰卧位难于显示。若液体量较多,腰大肌与肾边缘模糊,腹部密度增高。

3. 实质器官增大　平片可显示肝、脾、肾等实质性器官的轮廓、形状的变化,增大的脏器可压迫邻近器官移位,特别是含气的空腔脏器。但因X线平片密度分辨力不如CT等其他影像检查方法,所以实质性脏器的检查还需要依靠超声、CT、MRI检查。

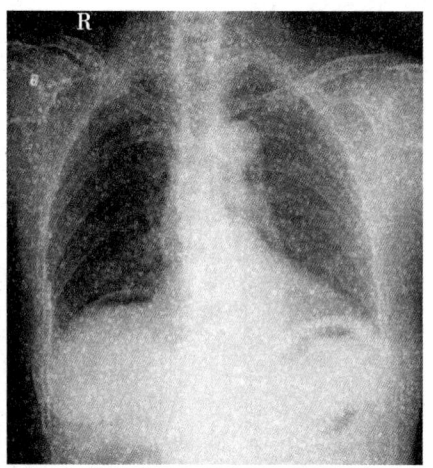

图 4-7-2　腹腔积气

立位腹部平片示:右侧膈肌下方新月形透亮影

4. 胃肠道积气、积液、管腔扩大　主要见于梗阻性疾病,炎症、外伤等疾病也可引起胃肠道积气、积液以及管腔扩大。

(1)胃扩张　病因较多,常为幽门机械性梗阻或麻痹性扩张。胃扩张后大量充气或可见位于上腹中部大的气液平面。

(2)十二指肠扩张　主要为炎症性反射或十二指肠器质性狭窄(肿瘤或外压性)引起。胃、十二指肠球部呈明显扩张充气,若为器质性狭窄,立位腹部平片可显示胃及十二指肠各出现一个较长的气-液平面,即为"双泡征"。

(3)小肠与大肠扩张　当小肠与大肠充气扩张后,可通过气体的衬托来观察肠道黏膜皱襞的形态,区分大肠与小肠。并常常据此判断梗阻平面,观察肠曲位置、活动度、排列形式,肠黏膜皱襞增粗、增厚等变化。

空肠扩张时表现为位于上腹部或中腹部偏左侧的连续管状结构,管径多大于3 cm。仰卧位平片显示扩张的空肠呈平行或层层连续排列的管腔;立位平片表现为拱形。当肠腔扩张不明显时,肠道黏膜皱襞表现为弹簧状,肠腔扩张明显时,表现为平行的线状阴影。回肠扩张时,黏膜皱襞排列稀疏甚至消失,表现为光滑管状,常位于中下腹部或中下腹偏右侧。

大肠充气扩张时,管径较小肠明显增宽,左半结肠多在5 cm以上,右半结肠常大于7 cm,极度扩张时可大于10 cm。仰卧位时,扩张结肠的边缘呈花边状,立位时呈波浪状;半月皱襞处的肠壁边缘内陷,不能横贯内径。

5. 腹腔内肿块影　腹腔内占位性病变在邻近充气肠管的衬托下可以显示,呈均匀的软组织密度肿块影,边界较清晰,周围充气肠曲受压移位。

6. 腹腔内高密度影　腹腔中高密度影多为阳性结石、钙化、异物等。急腹症患者中,阳性结石主要为泌尿系结石、胆系结石、阑尾粪石等。诊断时,依据高密度病灶的数目、大小、密度、形态、部位等内容判断其性质。

7. 腹脂线、盆脂线　在腹部外伤或局限性腹膜炎时,患侧脂肪肿胀常显示腹脂线密度增高、变宽,边缘模糊甚至消失。全腹膜炎或大量腹水时,两侧腹脂线不清晰甚至消失。盆腔积液、炎症时,盆脂线模糊不清。

8. 胸部外伤 腹部外伤后应注意胸部变化,有无胸部外伤如血气胸、肋骨骨折、皮下气肿等。急腹症时多合并胸腔积液与脓胸。膈肌变化对急腹症的诊断也具有十分重要的意义,急性胰腺炎、急性胆囊炎时,出现患侧膈肌运动减弱、消失、位置上升等变化。

(二) CT 表现

1. 密度变化 当腹腔及脏器受损或发生密度变化时,CT 平扫测量 CT 值尤为重要。若 CT 值与水的密度(1~20 Hu)相当,腹腔中可能有腹水、淋巴液、尿液,脏器内可能为囊肿、肿瘤液化或坏死、陈旧性出血等(图 4-7-3);CT 范围在 60~90 Hu 时,常认为是脏器内的凝固血液,腹腔中游离的不凝血 CT 值平均为 45 Hu;CT 值高于 90 Hu 时,主要见于钙化、结石、粪石等;CT 值在 -90~-30 Hu 之间时,为脂肪瘤或脂肪组织。

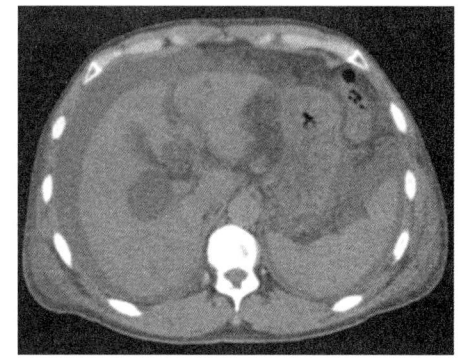

图 4-7-3 腹水
CT 平扫示:肝周及脾周见新月形、线条样水样密度影,肝右叶萎缩、左叶增大、肝裂增宽

2. 对比增强扫描变化 急腹症患者通常不宜行对比增强 CT 扫描,若疑为腹腔内实质性脏器破裂、难以定性的腹腔肿块、肠系膜血管病变者可采用增强扫描。诊断时,首先观察 CT 值的变化,如肝脾破裂后,均匀强化区域为正常组织,轻度不均匀强化或无明显强化区为破裂部位;无强化区域主要见于囊肿、血肿、肿瘤坏死液化区等;病变周围呈环形强化时,多为慢性脓肿;肠系膜血管病变时,呈管腔狭窄甚至闭塞。

3. 腹腔脏器大小变化 实质性脏器弥漫性增大常由炎症、水肿、肿块引起;局限性增大多由脓肿、肿瘤、出血引起;空腔脏器管腔扩张可由腔内外肿瘤、炎症、肠扭转等导致肠梗阻引起。

4. 形态、轮廓变化 炎症、肿瘤、脓肿、脏器破裂等疾病可导致脏器形态不规则,边缘不清晰。

5. 病变区邻近脏器位置变化 因 CT 检查显示横断面图像,可对腹腔内肿块与邻近脏器关系进行准确判断,依据肿块的位置、周围脏器受压方向等可推测病变的起源。

三、常见疾病影像诊断

(一) 胃肠道穿孔

胃肠道穿孔为常见的急腹症之一,影像检查对其诊断尤为重要。

【病理与临床】 溃疡、创伤、肿瘤等因素常导致胃肠道穿孔,其中胃与十二指肠溃疡是最常见的病因,肿瘤穿孔为肿瘤坏死所致,创伤性穿孔常合并其他脏器损伤。胃与十二指肠溃疡穿孔通常出现在前壁,直径多为 0.5 cm。穿孔后,胃与十二指肠中的气体及内容物流入腹腔,形成气腹和急性腹膜炎。慢性穿孔常出现在后壁,因穿透前浆膜已经与邻近组织、器官粘连,故穿孔后内容物不流入腹腔。小肠肠曲因彼此紧靠,穿孔后纤维蛋白沉着,相互粘连使穿孔部位很快封闭,小肠腔内气体少,所以小肠内容物流出少,也不易形成气腹。结肠腔内气体量多,穿孔后肠内容物及气体流入腹腔形成气腹及局限性或全腹膜炎。

临床上常表现为起病急剧的持续性上腹部剧痛,且可扩展至全腹,腹肌紧张并可出现全腹压痛、反跳痛等腹膜刺激征。

【X线表现】 X线主要表现为气腹、腹腔积液、腹脂线异常、麻痹性肠胀气等。气腹是诊断胃肠道穿孔的重要征象,典型表现为膈下游离气体。分析游离气腹时需注意:①穿孔后气体主要由含气较多的胃、十二指肠、结肠游离进入腹腔;②小肠及阑尾因正常时常无气体,故穿孔后少见游离气腹征象;③胃后壁穿孔时,气体进入网膜孔不通畅的小网膜囊时,气体局限在网膜中而不进入大腹腔,立位X线平片显示中腹部气腔或气-液腔;④腹膜间位或腹膜后空腔器官向腹膜后间隙穿孔,气体可进入肾旁前间隙、腹膜后其他间隙,腹膜后间隙可表现为充气征象。由此可见,无游离气腹征象不能排除胃肠道穿孔(图4-7-4)。

胃肠道穿孔后,胃肠腔内容物进入腹腔引起化学性、细菌性腹膜炎,形成腹腔积液或气-液征象。受到刺激的腹壁可出现腹脂线模糊甚至消失,肠麻痹等。以上是继发性腹膜炎的征象,原发性腹膜炎常无气腹表现。

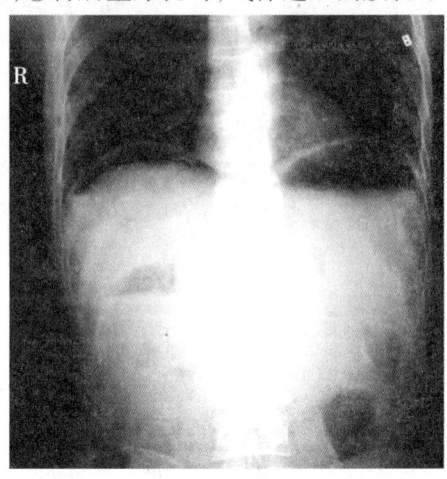

图4-7-4 胃肠道穿孔
立位腹部平片示:右侧膈肌下方新月形游离气体,左侧膈肌下可见扩张积气的胃

【CT表现】 CT检查除了可观察腹腔游离气体外,还可显示胃肠液体漏出引起的腹膜炎、腹腔积液。积液、积液的部位与量在CT图像上都能很好显示。如横结肠系膜以上腹腔最低处为Morrison囊,位于肝右叶后方与右肾之间,又称为肝后下间隙,液体早期聚积于此,显示围绕肝右叶后内缘的水样密度影。横结肠系膜下方的积液,早期存积于子宫直肠陷窝或膀胱直肠陷窝中,呈边界清晰的水样密度影,随着积液量增加,延伸至结肠旁沟中。大量积液时,小肠漂浮,在前腹部集中。位于胃体后壁与胰腺间的小网膜囊积液表现为水样低密度影,大量积液则显示脾胃韧带移位。

【诊断与鉴别要点】 胃肠道穿孔病因中胃与十二指肠溃疡最常见,形成穿孔后主要表现为气腹、腹腔积液、腹脂线异常、麻痹性肠胀气等。腹部手术后,短期内患者膈下可见游离气体;结肠过长时,移至肝与膈肌间,为间位结肠;左侧胃泡也应与膈下游离气体鉴别。结合临床症状、体征、病史,以X线立位腹部平片检查为主进行诊断,必要时使用CT、超声检查判断穿孔后并发症。

(二)肠梗阻

肠腔内容物无法正常运行顺利通过肠道称为肠梗阻(intestinal obstruction)。肠梗阻分为机械性、血运性、动力性三类,其中机械性肠梗阻最常见。机械性肠梗阻又分为单纯性与绞窄性两种类型,前者存在肠道通过障碍而无血运障碍,后者肠道通过障碍与血运障碍同时并存。血运性肠梗阻主要见于肠系膜动脉栓塞或血栓形成,血液循环障碍及肠肌运动功能失调。动力性肠梗阻包括麻痹性肠梗阻及痉挛性肠梗阻,肠道本身无器质性病变。

1. 单纯性小肠梗阻

【病理与临床】 单纯性小肠梗阻为小肠梗阻中最常见类型。病因较多,如小肠炎症狭窄、不同病因引起的肠粘连、肠腔肿瘤等,其中肠粘连导致者最常见。病理上,小肠腔阻塞后,梗阻上方肠腔扩张,充满气体与液体,梗阻以下肠曲空虚、萎缩。因肠壁吸收气体与液体功能障碍,且肠腔内细菌分解食物,增加肠腔中的气体与液体量。随着梗阻时间延长、病情发展,梗阻上方肠腔压力显著增高,肠腔扩大加重,肠壁血运障碍,致使肠壁坏死、穿孔,引发腹腔积液与腹膜炎。

临床主要表现为腹痛,恶心,呕吐,停止排气、排便,腹胀等。体征通常为腹部膨隆,可见肠型,有压痛,听诊肠鸣音增强、有气过水声等。

【X线表现】

(1)有无肠梗阻的判断　多依靠X线检查。典型表现如下。①小肠扩张积气:因单纯性小肠梗阻为非闭襻性梗阻,无系膜牵拉,故而积气肠曲舒展,横贯于腹腔大部,多在上腹部、中腹部出现平行排列、相互靠拢的肠腔。肠壁黏膜皱襞呈"鱼肋样"或"弹簧样",也可见皱襞稀少(图4-7-5A、B)。②肠腔内积液:立位腹部平片显示多个液平面。肠腔内气柱高、液平面较短,且呈阶梯状排列,这是单纯性小肠梗阻的特征性表现。③胃与结肠内气体少,甚至消失。

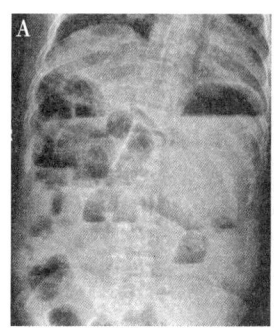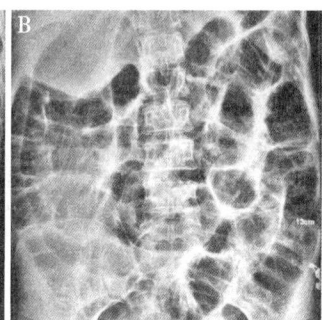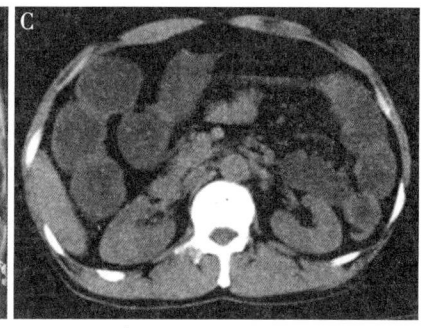

图4-7-5　单纯性小肠梗阻(同一病人)

A.腹部立位片示肠管扩张积气、高低不等气-液平面;B.腹部仰卧位片示肠管扩张积气;C.腹部CT平扫示肠管扩张积液,可见气-液平面

(2)梗阻部位判断　十二指肠梗阻时,于卧位显示胃与十二指肠充气扩张,立位显示胃与十二指肠中存在较大液平面,其余肠腔内无液平面;空肠梗阻时常呈左上腹或中上腹偏左数量较少的扩张肠曲,液平面也较少,空肠扩张,肠管黏膜皱襞排列紧密;回肠梗阻时,于立位可显示位置高低不等、阶梯状排列的液平面,积气扩张的肠管占满全腹,肠管横或斜贯腹腔,呈平行排列。通常,若积气扩张肠曲少、液平面少、扩张肠曲与液平面位置高、肠管皱襞明显,提示梗阻部位较高。相反,扩张肠曲多、液平面多、扩张积气与液平面全腹可见,提示梗阻部位较低。

(3)梗阻程度判断　按照程度将梗阻分为完全性和不完全性梗阻。完全性小肠梗阻时,肠腔内容物无法通过梗阻部位,梗阻部位以下肠道吸收梗阻前肠腔内气体与液体,故梗阻以下肠腔无积气及液平面,结肠无积气或少量混在粪便中气体。梗阻后24 h复查,小肠积气、积液加重,而结肠内仍无气体影,提示为完全性小肠梗阻。不全梗阻时,梗阻以上肠曲扩张较轻,肠腔内容物可部分通过梗阻部位,故梗阻以下肠腔中可出现少量积气与积液,结肠中可有较多气体。

（4）梗阻原因判断　X线腹部平片仅能推测或判断梗阻原因,若显示多发性梗阻点,常为肠粘连导致;梗阻下端显示成团蛔虫影,提示蛔虫阻塞肠腔;腹腔内出现病理性钙化,提示结核性腹膜炎或肿瘤阻塞肠管。

【CT表现】　梗阻发生后,CT显示肠管扩张,同时可见多个腔内气-液平面(4-7-5C)。CT有助于梗阻病因的判断,若肠管相互融合成团,与腹壁相连,多为黏连性梗阻;若肠道内或腹腔中显示肿块影,多为肿瘤导致的梗阻;若存在肠套叠,可显示典型的三层肠壁表现(图4-7-6)。

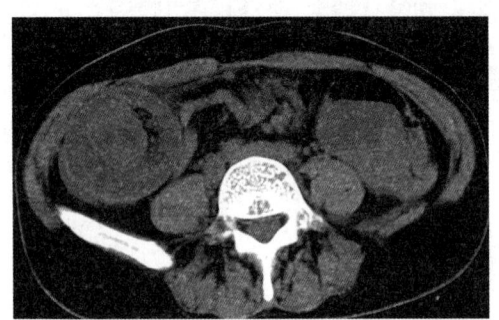

图4-7-6　肠套叠

CT平扫示:升结肠区呈靶环状表现、各层密度高低相间

【诊断与鉴别要点】　小肠梗阻时,典型病例显示小肠扩张、积气、积液,结肠无气体征象。临床实际工作中,梗阻早期检查,结肠内可存在少量气体,晚期检查,因小肠过度扩张又难于与结肠区分,故应反复检查以确定扩张的肠管为小肠还是空肠。对于暂时无法判断的病例,需短时间内复查,动态观察病情变化。

2.绞窄性小肠梗阻　绞窄性小肠梗阻为肠梗阻并发肠系膜血运受阻,导致肠管血液循环障碍而使小肠坏死。

【病理与临床】　常见病因为小肠扭转、内疝、粘连带压迫等。肠系膜过长、肠道功能紊乱、肠腔内容物过多也可导致小肠扭转。

病理变化:首先,小肠发生绞窄后静脉回流障碍,系膜充血与淤血,小血管破裂,从而产生出血性梗死,血液大量渗入肠腔与腹膜腔而导致血液丢失。其次,梗阻发生后,肠腔内产生大量细菌,患者吸收毒素而形成毒血症。再次,特别是高位梗阻患者,体液丢失后无法回收,因失水迅速而导致病情危重、休克甚至死亡。临床表现较单纯性小肠梗阻严重。

【X线表现】　绞窄性小肠梗阻除肠管扩张、积气、积液等单纯性小肠梗阻的基本征象外,还可有以下表现:①"咖啡豆征":不完全性绞窄性小肠梗阻时,梗阻平面以上肠管中大量气体与液体进入闭襻肠曲,使闭襻肠曲扩张而显示为边缘光滑的椭圆形透亮影,中央有一条分隔带,状如咖啡豆,称之为"咖啡豆征"。②"假肿瘤征":完全性绞窄性小肠梗阻时,闭襻肠曲中完全充满液体,在周围肠曲衬托下,呈略圆形、轮廓较清晰的软组织密度影,称之为"假肿瘤征"。③"长液面征":立位腹部平片可见扩张的小肠、大肠中出现几个长的液平面,上方气柱扁且低。④多个小跨度卷曲肠襻:当肠系膜绞窄时,系膜痉挛水肿、挛缩变短,形成以肠系膜为中心,牵拉闭襻梗阻肠曲的两端,造成纠集变位,形成各种特殊排列状态,如"8"字形、"C"字形、香蕉状、花瓣形等(图4-7-7)。⑤空、回肠换位征:小肠扭转时,扭转的度数为180°的奇数倍时,回肠移至左上腹,而空肠移至右下腹,这也是小肠扭转诊断最有利的证据。

【CT表现】 CT检查对于"假肿瘤征"的准确判定、腹腔积液的诊断有一定帮助。若发现肠系膜血管扭曲、变形、换位,有助于小肠扭转的诊断。

【诊断与鉴别要点】 单纯性小肠梗阻的征象主要为肠管扩张、积气、积液,诊断明确后,需要分析是否存在绞窄性小肠梗阻的可能。而绞窄性小肠梗阻因其病情进展快,所以它的诊断与鉴别诊断更有意义。若有"假肿瘤征""咖啡豆征"、小跨度卷曲肠襻、空回肠换位、腹水等表现时,结合临床,可进行初步诊断。

3. 麻痹性肠梗阻

【病理与临床】 麻痹性肠梗阻多见于腹膜炎、腹部手术后、胸部外伤及感染等疾病。临床表现一般为腹胀,疼痛,呕吐,停止排气、排便,其腹部柔软,肠鸣音减弱甚至消失。

【X线表现】 特征性表现为胃、小肠、大肠均出现积气、扩张,结肠积气更为显著。立位腹部平片可显示液平面,数量较机械性肠梗阻少。多次复查肠管形态变化不明显。无腹膜炎时,扩张肠曲互相靠拢,肠间隙如常。合并腹膜炎后,肠间隙可增宽、腹脂线模糊不清(图4-7-6)。

【CT表现】 可显示扩张充气的小肠、大肠,肠管内可见液平面,积气较积液显著。

【诊断与鉴别要点】 结合病史,临床表现中除肠梗阻典型表现外,触诊时腹部柔软,肠鸣音减弱或消失为其特征。影像学表现中以典型的肠管扩张、积气、积液为主要表现,积气显著多于积液。

小　结

```
                 ┌ 影像检查技术与应用——钡餐造影、腹部平片、CT检查、MRI检查
                 │ 正常影像学表现 ┌ 食管、胃肠道——位置、形态、黏膜、蠕动、排空时间
                 │                └ 肝、胆、胰、脾——位置、形态、大小、密度(信号)、强化特征
                 │                ┌ 普通X线 ┌ 腹腔积气积液、空腔脏器积气积液、黏膜皱襞
消化             │                │         │   变化
系统             │ 异常影像学表现 │         └ 实质性脏器增大、腹腔内肿块、腹内高密度
                 │                │ X线钡餐造影——管腔大小改变、管腔轮廓改变、黏膜
                 │                │             皱襞改变、功能性改变
                 │                └ CT、MRI——大小与形态异常、密度或信号异常、血管异常、
                 │                            周围结构异常
                 │                ┌ 食管疾病——食管静脉曲张、食管癌
                 │                │ 胃肠道疾病——胃与十二指肠溃疡、胃癌、胃间质瘤、结肠癌
                 └ 常见疾病影像学表现 │ 肝、胆、胰疾病  肝硬化、脂肪肝、肝癌、肝脓肿、胆结石、
                                  │                胰腺癌、胰腺炎
                                  └ 急腹症——胃肠道穿孔、肠梗阻
```

问题分析与能力提升

病例一:患者,男性,80岁,吞咽困难2个月。以"吞咽困难2个月"为主诉入院,一般情况尚可。查体:无异常。临床诊断:食管癌患者入院后进行了X线、CT检查。

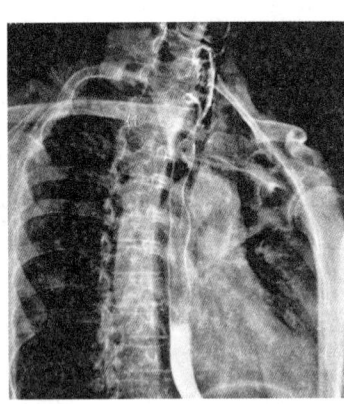
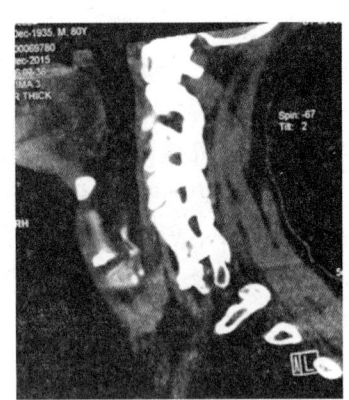

讨论:①指出病变发生部位?②试描述病变的影像学表现。③初步诊断为什么疾病?请说出诊断依据。④应与哪些疾病鉴别?简要说明鉴别要点。

病例二:患者,男性,64岁,以"中上腹胀痛1个月,黑便10天"为主诉入院。患者3天前受凉淋雨后出现咳嗽、鼻塞等上呼吸道感染症状,并出现高热,体温39 ℃,咳嗽,痰少,时有血丝,呈铁锈色,右侧胸部疼痛,深呼吸时加剧。

查体:体温36.8 ℃,呼吸20次/min,心率82次/min,血压129/88 mmHg,意识清,精神偏软,皮肤、巩膜无黄染,左锁骨上及余浅表淋巴结未触及肿大。双肺呼吸音清,未闻及干、湿啰音。心脏听诊律齐,各瓣膜听诊区未闻及杂音。腹平软,脐周有压痛,无反跳痛,未触及包块,肝、脾肋下未触及,肝区无叩击痛,Murphy征(-),移动性浊音(-),肠鸣音3次/分。双下肢无水肿,病理征未引出。

实验室检查:CRP 46 mg/L,大便隐血(++++),CA125 10^6 U/mL。患者进行了CT检查。

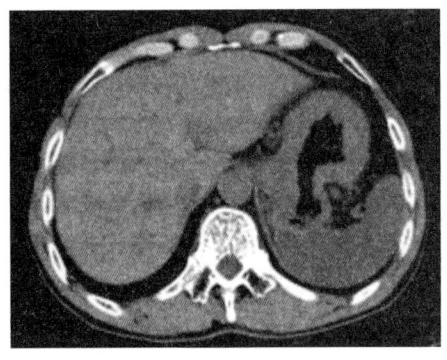
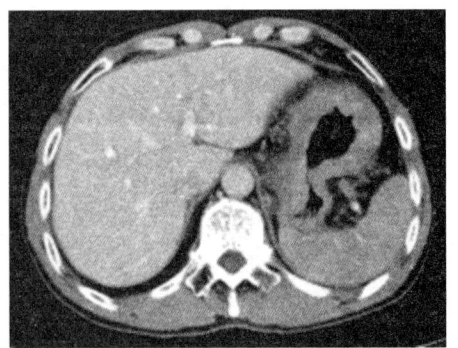

讨论:①指出病变发生部位?②试描述病变的影像学表现。③初步诊断为什么疾病?请说出诊断依据。④应与哪些疾病鉴别?简要说明鉴别要点。

病例三:患者,女性,45岁,肠梗阻术后3天,腹痛、腹胀加剧、切口大量渗出入院。

患者因为腹痛、腹胀8天,在当地医院诊断为急性肠梗阻,进行剖腹探查术。手术医生描述术中发现部分大网膜与回盲部、原切口粘连、成角,全小肠重度扩张,腹腔少量淡黄色渗液。术中分解粘连,末段回肠切开术中减压。术后患者腹胀有缓解,解便3次,量少。术后第3天患者腹痛阵发性加剧,腹胀明显,切口大量渗出。

查体:腹极度膨隆,有肠型,肠鸣音严重亢进,伴气过水声。患者入院后进行了X线检查。

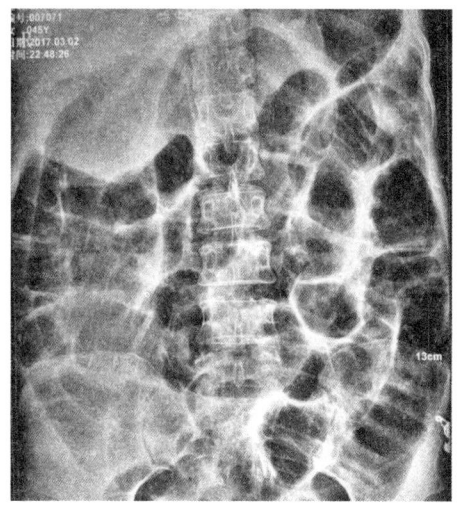

讨论: ①指出病变发生部位？②试描述病变的影像学表现。③初步诊断为什么疾病？请说出诊断依据。④应与哪些疾病鉴别？简要说明鉴别要点。

思考题

1. 胃肠道常用的影像检查方法有哪些？
2. 简述胃癌的分型及各型X线表现。
3. 试述食管癌病理分型及各型X线钡餐造影表现。
4. 如何鉴别胃良、恶性溃疡？
5. 试述肠梗阻分型及各型X线表现。
6. 正常肝多期增强扫描的CT表现有哪些？
7. 肝癌与肝血管瘤如何鉴别？
8. 胆结石的CT表现有哪些？

(林志艳　王　露　李　杨)

第五章 泌尿与生殖系统

> **学习目标**
>
> 本章主要介绍泌尿、生殖系统及乳腺的影像检查技术和常见病、多发病的影像诊断。要求熟悉泌尿、生殖系统及乳腺常用影像检查的临床应用范围及限度,掌握泌尿、生殖系统及乳腺正常影像学表现,能对泌尿、生殖系统及乳腺常见疾病基本病变和常见多发病影像表现进行观察分析。

第一节 影像检查技术与临床应用

(一) X 线检查

1. **透视和平片** 在质量优良的 X 线平片上能显示肾影轮廓,有时平片能显示泌尿系阳性结石。透视和平片可用于观察金属性的节育环,但由于 X 线对生殖腺的辐射作用,目前应用很少。泌尿与生殖系统的器官和组织均为软组织,缺乏天然对比,在 X 线透视和平片上显影不佳,大多数病变也不易显示,诊断价值有限。

2. **静脉尿路造影**(intravenous pyelography,IVP) 又称排泄性尿路造影,是将对比剂注入静脉内,经肾排泄,使肾盂、肾盏、输尿管和膀胱显影。检查前应清除肠管内气体和粪便,并限制饮水;做碘剂过敏试验。禁忌证:严重的肝、肾和心血管疾病,过敏体质,甲状腺功能亢进,妊娠等。造影方法有常规法、双倍剂量法和大剂量法。

3. **逆行性肾盂造影** 在膀胱镜引导下,将导管插入输尿管与肾盂交接处,经导管注入对比剂后摄片。本法用于静脉尿路造影不显影或显影不佳及不适合做静脉尿路造影者。

4. **血管造影** 肾动脉造影可以显示肾动脉有无狭窄及狭窄的部位、程度、范围和性质,了解有无先天发育畸形及损伤等,也是肾动脉扩张前不可缺少的检查技术。

(二) CT 检查

CT 对泌尿与生殖系统疾病,尤其是肿瘤的定位与定性诊断有重要价值。①CT 易于发现泌尿系结石,尤其是肾内小的结石;②CT 易于显示肿瘤内的钙化、脂肪组织等,并依据肿瘤的强化特点,可对部分肿瘤做出定性诊断;③CT血管成像无须插管便能立体地显示肾动脉,可用于诊断肾血管性病变,如肾动脉狭窄等,但对肾内小分支的显示不佳;④用于肾创伤的诊断,可判断肾损伤的程度;⑤用于膀胱疾病,尤其是膀胱肿瘤的诊断。

(三) MRI检查

MRI在泌尿与生殖系统疾病诊断中主要用于:①肾恶性肿瘤的分期、观察淋巴结转移和静脉内瘤栓;②判断膀胱癌侵袭范围并准确分期。

第二节 泌尿系统正常影像学表现

(一) 正常X线表现

1. 腹部平片 肾位于脊柱两旁,在后前位X线片上肾影呈长轴自内上向外下斜行,正常肾影呈蚕豆状,边缘光整,外缘为凸面,内缘凹陷为肾门。肾影长12~13 cm,宽5~6 cm,位于第12胸椎至第3腰椎之间,一般右肾略低于左肾。

2. 尿路造影 能清晰地显示肾盂、肾盏、输尿管和膀胱。包括排泄性尿路造影和逆行性肾盂造影。

(1) 肾盏、肾盂 正常排泄性尿路造影时,注药后1~2 min,肾实质显影,密度均匀;2~3 min后,肾盏和肾盂开始显影;15~30 min时,肾盏和肾盂显影最浓。肾盏包括肾小盏和肾大盏。

肾小盏分为体部和穹隆部:①体部又称漏斗部,是与肾大盏相连的短管;②管的远端即为穹隆部,其顶端因肾乳头的突入而形成杯口状凹陷,杯口的两侧缘是尖锐的小盏穹隆。

肾大盏边缘光整,呈长管状,分为三部分:①顶端或尖部,与数个肾小盏相连;②峡部或颈部,为长管状部分;③基底部,与肾盂相连。正常肾大、小盏的形态有很大差异,可短粗或细长,数目亦常不相同,两侧也多不对称。肾盂略呈三角形,上缘隆凸,下缘微凹,边缘光整。正常肾盂形态亦有很大变异,常呈喇叭状,少数呈分支型或壶腹型。

(2) 输尿管 静脉注入对比剂后30 min能清楚显示,全程25~30 cm,上端与肾盂相连,在腹膜后沿脊柱旁向前下行,入盆腔后在骶髂关节内侧走行,越过骶骨水平后再弯向外,最后斜行入膀胱。输尿管有3个生理狭窄区,即与肾盂连接处、通过骨盆缘处和进入膀胱处。输尿管腔的宽度因蠕动而有较大变化,宽度为3~7 mm,但边缘光滑,走行柔和,可有折曲。

(3) 膀胱 能够显示膀胱腔,其大小、形态取决于充盈程度及相邻结构对膀胱的推压。正位观察充盈较满的膀胱呈椭圆形,横置在耻骨联合上方,边缘光滑、整齐,密度均一。膀胱顶部可略凹,为乙状结肠或子宫压迹。若膀胱未充满,其粗大的黏膜皱壁致边缘不整齐而呈锯齿状。

(二) 正常CT表现

1. 肾 平扫时在肾周低密度脂肪组织的对比下,肾表现为圆形或椭圆形软组织密度影,边缘光整。肾的中部层面可见肾门内凹,指向前内。肾动脉和静脉呈窄带状软组织密度影,自肾门向腹主动脉和下腔静脉走行。除肾窦脂肪呈低密度和肾盂为水样密度外,肾实质密度是均一的,平扫不能分辨皮、髓质(图5-2-1A)。肾实质30~50 Hu,肾窦0~10 Hu。增强检查,肾的强化表现为3个期相。①皮质期(注药后30~90 s)、肾血管和肾皮质明显强化,而髓质仍维持较低密度,可清楚分辨出肾皮、髓质;②实质期(注药后90~120 s):髓质强化程度类似或略高于皮质,皮、髓质分界不再清晰;③排泄期(注药后5~10 min):肾实质强化程度下降,而肾盏和肾盂发生明显强化(图5-2-1B、C、D)。

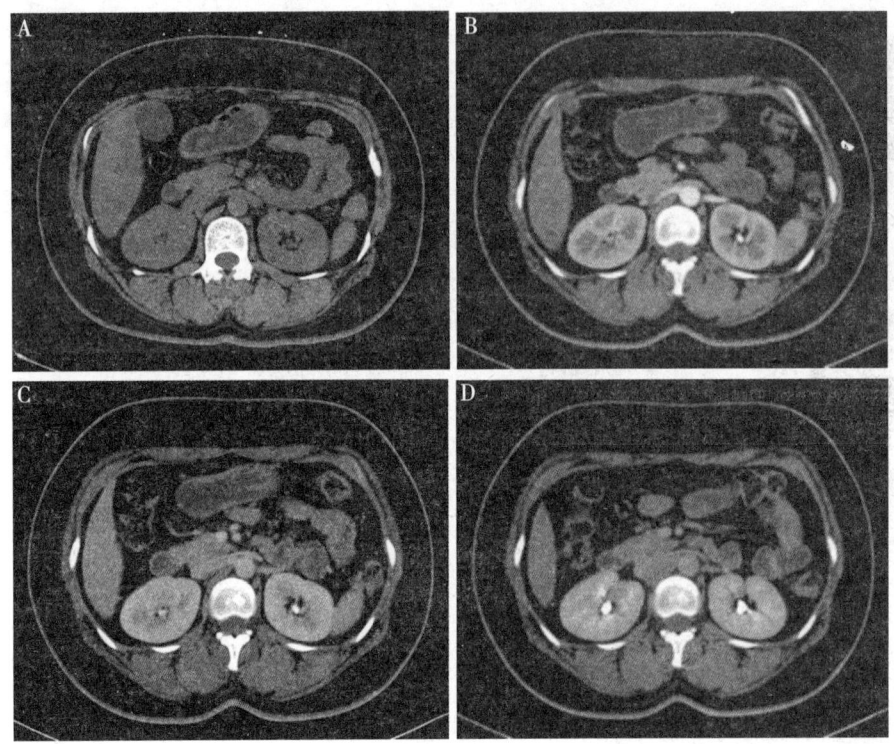

图5-2-1 正常肾脏CT表现

A.CT平扫示:肾实质密度均匀,皮、髓质难以识别,肾窦脂肪为低密度。B.皮质期,皮质明显强化,可识别明显强化的肾柱。C.实质期,髓质强化,与强化皮质不能分辨。D.排泄期,肾实质强化程度减低,肾盏、肾盂明显强化

2.输尿管 平扫时正常输尿管显示不佳,多能识别正常输尿管腹段的上、中部分,呈小圆形软组织密度影,位于腰大肌前缘处,自肾盂层面向下连续追踪,多可确定腹段输尿管,呈点状软组织密度影,而盆段输尿管通常难以识别。增强扫描管腔内充盈对比剂而呈点状致密影,常能观察输尿管全程。

3.膀胱 平扫易于识别,膀胱的大小和形态与充盈程度相关。适度充盈的膀胱呈圆形或椭圆形,充盈较满的膀胱可呈类方形。膀胱腔内尿液呈均匀水样低密度。在周围低密度脂肪组织及腔内尿液的对比下,膀胱壁表现为厚薄均匀薄壁软组织密度影,内、外缘均较光整。增强检查,早期扫描显示膀胱壁强化;10~30 min后的延迟扫描,膀胱腔呈均匀高密度,其内壁光整,若对比剂与尿液混合不均,则出现液-液平面。

4.肾上腺 正常呈倒"V"形、倒"Y"形,三角形或线状,尖嵴向前、内、外肢后伸。边缘光滑,不出现结节状轮廓。增强扫描,呈均一强化。

(三)正常 MRI 表现

1.肾 MRI可清楚显示肾。T_1WI上,肾皮质呈中等强度信号,肾髓质信号低于肾皮质,二者形成皮、髓质差异。但T_2WI,二者差异不显,整个肾实质均呈高信号。肾盂、肾盏因含尿液,信号强度与水相似。肾包膜呈中等强度信号,与肌肉、纤维性病变相似。肾周脂肪在T_1WI和T_2WI上,信号均较高。

2.膀胱 平扫检查膀胱内尿液在T_1WI为低信号,T_2WI上为高信号。膀胱壁信号强度与肌肉类似,在T_1WI和T_2WI上均呈厚度一致的薄壁环状影。在T_1WI增强扫描,膀胱内尿液含有对比剂表现为高信号,而当对比剂浓度较高达到一定程度时,可呈低信号改变。MRU检查膀胱内尿液呈高信号。

3.肾上腺 MRI正常肾上腺的T_1WI和T_2WI上信号强度与肝相近。

第三节 泌尿系统异常影像学表现

(一)位置改变

正常肾的位置可有一定的移动度。肾位置异常可为先天性异常如异位肾、游走肾等;也可为肾本身疾病如肾肿瘤、囊肿等所致;还可为肾外病变压迫所致,如肾周病变、肾上腺肿瘤、腹腔内或腹膜后肿瘤等。肾位置异常可伴有肾轴旋转。

输尿管位置异常多见于腹膜后肿瘤的压迫移位及纤维组织的牵拉移位。膀胱位置异常多见于盆腔内占位性病变的压迫移位。

(二)大小形态改变

肾大小改变包括肾影增大或缩小,可为单侧或双侧性。肾影增大可见于肾积水、肾肿瘤、肾囊肿、多囊肾、肾脓肿及血肿、先天性重复肾等。肾影缩小常见于一侧肾发育不全、慢性肾盂肾炎、肾动脉狭窄等。当一侧肾影缩小时,可出现对侧肾代偿性增大。

肾形态异常多伴有肾影大小改变,常见于肾占位性病变所致的肾轮廓局限性突出(图5-3-1),也见于慢性肾盂肾炎所致的肾萎缩。

输尿管狭窄见于炎症痉挛、瘢痕收缩或肿瘤压迫等。输尿管扩张多见于输尿管梗阻所致的近段输尿管积水扩张,见于输尿管结石、结核、肿瘤及外来性压迫,也可见于先天性巨输尿管。

膀胱缩小,边缘毛糙不整,多见于晚期膀胱结核和慢性膀胱炎。膀胱增大见于尿道梗阻、膀胱神经功能障碍。

(三)密度、信号改变

1.腹部平片

(1)肾区密度增高 主要见于肾盂、肾盏结石和肾区钙化,后者又常见于肾结核、肾癌、肾囊肿或肾动脉瘤等。不同病因的钙化可有一定的形态特征:如肾结石常见形状为珊瑚状或鹿角状;肾结核常为斑点状钙化或全肾弥漫性钙化;肾癌常为散在斑点状钙化;肾囊肿多为弧线状钙化,而肾动脉瘤则多为环形钙化。

(2)输尿管区密度增高 主要见于结石和输尿管结核所致的钙化。前者多为圆形或椭圆形致密影,后者则呈节段性条状或双轨道状致密影。

(3)膀胱区密度增高 见于结石和膀胱肿瘤钙化。前者多为椭圆形致密影,位于耻骨联合上方;后者则呈散在斑点状、结节状或小环状致密影。

2. CT 肾密度改变,根据肾实质内病变密度可分为:①低密度囊性肿块,边缘光滑,无强化,见于肾囊肿及多囊肾。②低密度、等密度或混合密度肿块,有不同程度强化,见于各种良、恶性肾肿瘤及肾脓肿(图5-3-1)。③高密度肿块,常为外伤后血肿,偶见于囊肿出血及肾癌。④肾盂、肾盏内高密度影,常见于肾结石。肾盂积水使肾盂、肾盏扩张,呈水样密度。

3. MRI 肾病变的信号强度、增强表现与其组织成分及病理特征相关。①肾内病变 T_1WI 为低信号,T_2WI 为高信号,且信号强度与游离水一致,提示其内富含水分,常见于各种肾囊肿及肾盂积水。②T_1WI 和 T_2WI 上均呈高信号病灶,见于含蛋白量较高或有出血的肾囊肿及外伤后亚急性血肿。③T_1WI 和 T_2WI 上呈混杂信号的实质性肿块,内含与脂肪组织相同强度的信号灶,并在脂肪抑制像上这些信号强度明显减低,提示病变内含脂肪组织,是肾血管平滑肌脂肪瘤的特征性表现。④T_1WI 和 T_2WI 上呈混杂信号的实质性肿块,脂肪抑制像上信号无改变,增强检查为不均匀强化,为肾癌的常见表现。

(四)管腔改变

泌尿系统肿瘤、结石、结核、血块或邻近病变的压迫等均可导致尿路梗阻性改变。尿路造影显示肾盏、肾盂扩张积水,输尿管扩张或膀胱膨胀。轻度肾盏积水尿路造影表现为肾盏杯口变平或膨隆,峡部变宽变短,边缘光滑。肾积水严重者,可见肾盏扩大呈球形或呈多房囊袋状,此时肾皮质萎缩变薄,肾功能减退。

(五)功能性改变

肾疾病可以导致肾排泄功能的损害,影像检查也可了解肾排泄功能的损害情况。一般静脉尿路造影检查,若15~30 min肾盂、肾盏显影密度淡或不显影,即可提示该侧肾功能受损;若60 min仍不显影,则提示该肾排泄功能严重受损,多见于肾结核、肿瘤及肾积水等。

CT增强扫描时,在静脉团注对比剂后1~2 min肾皮质及髓质即先后强化,3 min后即可见肾盂、肾盏内强化。若肾排泄功能减退,则肾实质和肾盂、肾盏的强化时间延迟或强化程度减轻。

CT、MRI显示肿块内有脂肪成分,其密度、信号及回声不均匀,多为肾血管平滑肌脂肪瘤。肾内单发或多发边缘光滑的圆形或椭圆形肿块,CT、MRI和US均显示为均匀的液体成分,壁薄而且不与肾盂、肾盏相通,见于单纯肾囊肿或多囊肾(图5-3-2)。

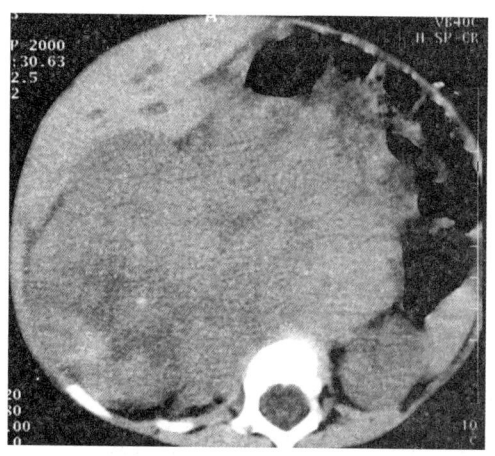

图 5-3-1 右侧肾巨大肿块 CT 表现

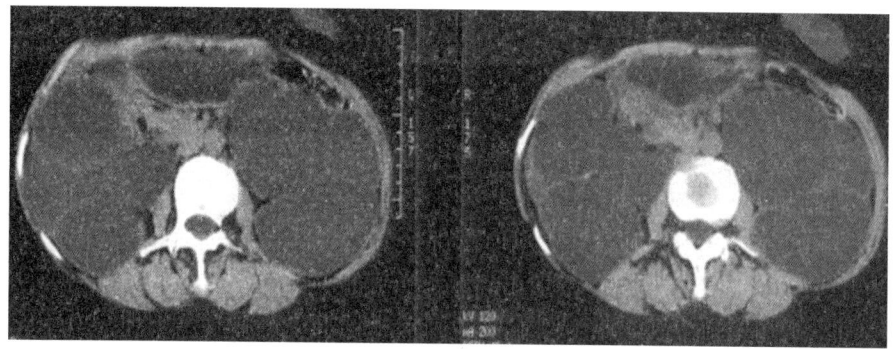

图 5-3-2 双肾盂积水

与膀胱壁相连的腔内肿块影多见于膀胱肿瘤和息肉,也可为血块或结石。在变化体位扫描时,结石与血块的位置通常可发生变化(图 5-3-3)。

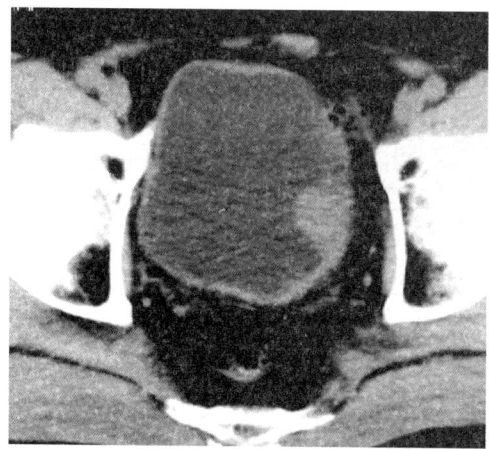

图 5-3-3 膀胱肿块

第四节 泌尿系统疾病

一、肾结石

肾结石的发病率在泌尿系统结石中居首位,多见于20~50岁的男性;大多数为单侧性,少数为双侧性,结石可单发或多发;80%的肾结石在肾盂内,少数在肾盏,肾实质结石极少见。

【病理与临床】 肾结石引起的病理改变主要是梗阻、积水、感染和黏膜损伤。

临床上典型症状为疼痛、血尿。轻者腰部钝痛或隐痛,重者可有肾绞痛,向下腹部和会阴部放射;血尿多为镜下血尿,少发生肉眼血尿,如有感染可出现尿频、尿痛、尿急和脓尿症状。

肾结石

【X线表现】 90%尿路结石可由X线平片显示,称为阳性结石,少数如尿酸盐结石,密度低,平片难以显示,故称阴性结石。阳性肾结石表现为圆形、卵圆形、桑葚状或鹿角状高密度影,可均匀一致也可浓淡不均或呈分层状。填满肾盏、肾盂内的结石,与肾盏、肾盂的形态一致,呈珊瑚状或鹿角状,称为铸型结石,为肾结石的特征性表现(图5-4-1)。

静脉肾盂造影:在充盈对比剂的肾盂、肾盏内可显示出结石影。阳性结石小,易被对比剂遮盖。如果是阴性结石则形成充盈缺损影。

【CT表现】 对于高密度结石,CT不仅能发现肾盂、肾盏内的较小的结石,并能显示平片不能显影的阴性结石。

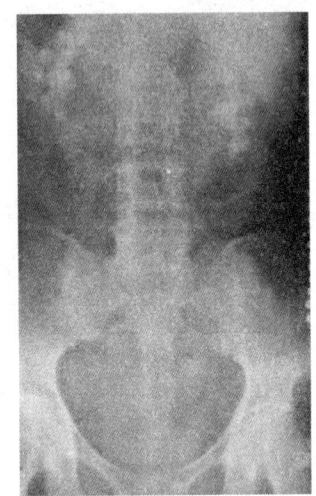

图5-4-1 腹部平片双肾结石
双侧肾盂、肾盏内显示铸形高密度结石影

【诊断与鉴别要点】 对于临床怀疑的肾结石,通常以X线平片作为初查方法,表现典型的结石诊断并不难。若平片确认困难,应行尿路造影、CT和US检查,以确定有无结石。

二、肾结核

【病理与临床】 肾结核大多数是由血源性感染引起;结核分枝杆菌经血行到达肾后,在肾皮质内形成多发性病灶,这些小病灶多可自愈;若病变继续发展侵犯肾髓质,形成干酪样坏死和结核性脓肿,脓肿可破坏肾盏,坏死物经肾盏排出形成空洞;病变可累及一个肾盏或多个肾盏,甚至全部肾盂、肾盏,称为肾盂积脓;严重的病变可使肾盂、肾盏和肾实质几乎完全被破坏,几个肾成为含有几个脓腔的大囊袋;结核空洞内的干酪样坏死物质可以发生钙化,若整个肾的多个干酪样空洞病变发生弥漫性钙化,此时肾功能完全丧失,称为"肾自截"。肾结核晚期,少数病人肾实质可为大量的纤维组织所代替,整个肾萎缩,称为硬化型肾结核,但此型较少见。

临床上肾结核多无明显症状,当感染波及肾盂、输尿管、膀胱后出现尿频、尿急、血尿或脓尿;还可伴有全身症状,如消瘦、低热、乏力及贫血、血沉加快、肾功能受损等实验室改变。

【影像学表现】

1. X 线表现 可无异常表现,有时可见肾实质内云絮状、斑点状或环状钙化,甚至全肾钙化。

2. 排泄性尿路造影 早期病变区肾盂、肾盏显影较淡,肾小盏杯口边缘不整如虫蚀状。当肾实质空洞与肾小盏相通时,可见肾小盏外侧有一团对比剂与之相连,边缘不整。肾盏广泛破坏或形成肾盂积脓时,排泄性尿路造影常不显影,逆行性尿路造影显示肾盂、肾盏形成一不规则的空腔(图 5-4-2)。

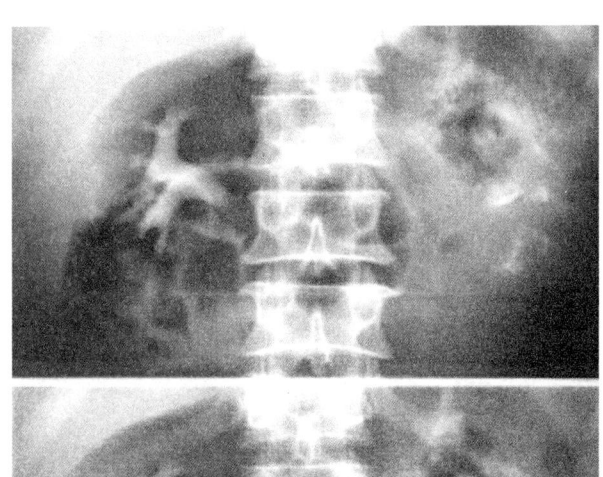
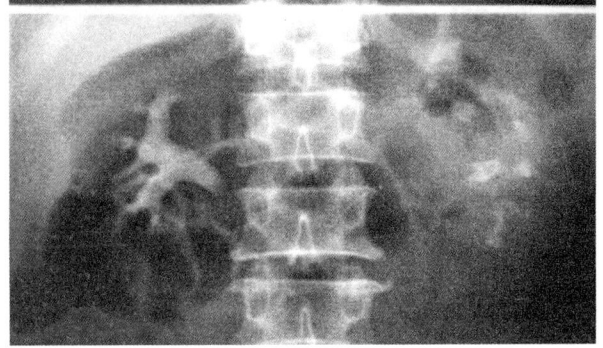

图 5-4-2 左侧肾结核的静脉肾盂造影表现

肾盂、肾盏显影较淡,肾小盏杯口边缘不整如虫蚀状

3. CT 表现 肾结核早期 CT 平扫显示肾实质内边缘模糊的低密度灶。增强扫描时,对比剂可进入肾实质的结核性空洞,显示为高密度影。当肾盂、肾盏扩张,呈多个囊状低密度影,CT 值略高于水。可伴有肾盂和输尿管壁的增厚、管腔狭窄。膀胱变小,壁不规则。晚期,肾结核可发生钙化,显示为多发点状或不规则的高密度影,甚至全肾钙化,肾影增大或萎缩。输尿管完全闭塞。

【诊断与鉴别要点】 肾结核的诊断,主要依靠尿中查出结核分枝杆菌及影像检查表现。后者以尿路造影和 CT 检查为主,可显示病变范围、程度和病期,特别是尿路造影能显示早期肾盏改变,CT 则能敏感地发现灶内钙化和管壁增厚,均有助于正确诊断。

三、肾囊肿

单纯性肾囊肿是一种常见的肾占位性病变。多见于30岁以上中老年人。

【病理与临床】 单纯肾囊肿常发生于肾皮质或包膜下，常突向肾外，多单发性，亦可多发性。囊肿壁薄，由扁平上皮细胞构成，其内为浆液。偶可见囊壁钙化。5%囊肿内含有血性浆液。临床上多无症状，囊肿较大时可触及肿块。

【影像学表现】

1. X线 腹部平片一般无异常，较大囊肿可见肾轮廓突出，少数可见囊壁弧形钙化。静脉尿路造影的表现取决于肾囊肿的位置及大小。囊肿较小或位于包膜下，可无异常改变。囊肿较大或位置较深，则可见肾盂、肾盏受压变形、移位、变短或拉长等改变，但不引起肾盂、肾盏破坏。肾动脉造影可见局部肾动脉牵直及推移，典型者呈"手握球"状包绕移位，病灶内无异常血管，准确率达90%以上。

2. CT 平扫表现为肾实质内圆形或椭圆形水样低密度病灶，CT值为0~15 Hu，边界光滑、锐利，囊壁薄不能显示，但少数囊壁见弧形钙化。增强扫描病灶无强化（图5-4-3A和B）。但少数囊肿合并出血或感染，表现为囊内密度较高，囊壁增厚等不典型表现，增强扫描有助于鉴别。

肾囊肿

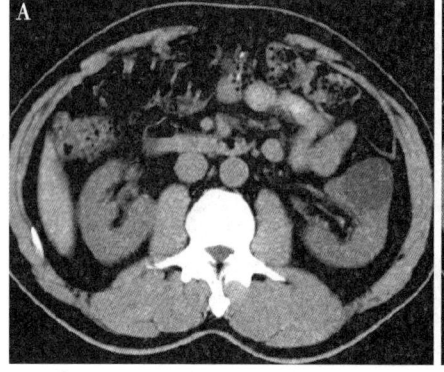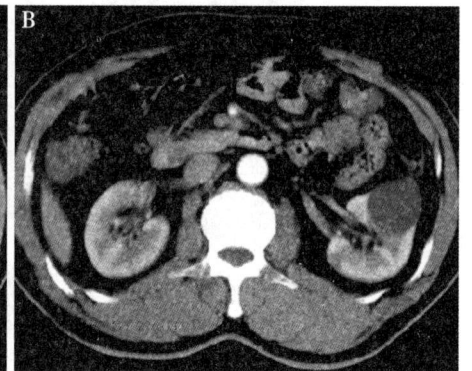

图 5-4-3 左侧单纯肾囊肿

A. CT 平扫显示左肾实质内一小圆形低密度灶，边界光滑锐利，CT值为10 Hu。B. 增强扫描病灶无强化，也未见囊壁强化

3. MRI MRI检查肾囊肿的形态学表现类似于CT所见。囊肿信号强度均匀，T_1WI为低信号，T_1WI为高信号。增强检查囊肿无强化。

【诊断与鉴别要点】 根据CT或MRI上肾囊肿的典型表现，一般容易诊断。但肾囊肿合并出血或感染时，影像学表现不典型，有时需与囊性肾癌鉴别。肾囊肿合并出血时，囊壁薄而光滑，CT增强扫描无强化。肾囊肿合并感染时，囊壁均匀性增厚，CT增强扫描无或轻度强化，与囊性肾癌不同（见肾癌的鉴别）。

四、泌尿系肿瘤

(一) 肾细胞癌

肾细胞癌(renal cell carcinoma, RCC)简称肾癌,是肾最常见的恶性肿瘤,占全部肾恶性肿瘤的80%~90%,多发生在40岁以上的中老年人,男女比例为3:1。

【病理与临床】 肾细胞癌起源于肾小管上皮细胞,易发生在肾上、下两极,多无包膜。表现为肾实质内肿块,周围可有假性包膜,血供较丰富,常发生出血、坏死、囊变及钙化。病理上分为透明细胞癌(占70%)、乳头状细胞癌(占10%~20%)、嫌色细胞癌(占5%~10%)、集合管癌(占1%)和未分类癌(罕见)5种亚型。晚期可侵犯周围组织、器官,肾静脉和下腔静脉,并可发生局部淋巴结和远隔部位的转移。

临床上常表现为无痛性肉眼血尿、胁腹部痛和胁腹部肿块,约20%患者表现为红细胞增多症或高钙血症等副肿瘤综合征。

【X线表现】

1. 平片　可见肾影增大,肾轮廓局限性外突和点状或弧线状钙化。

2. 尿路造影　由于肿瘤压迫,肾小盏杯口不规则加深扩大,肾盏拉长移位,可呈"手握球"状。肿瘤压迫或侵犯肾盂时,肾盂变形或出现充盈缺损。

【CT表现】

1. 平扫　表现为肾实质内类圆形或分叶状肿块,边界模糊不清,多为单发。肿瘤较大时,常造成局部肾轮廓外突,密度多不均,中央可发生陈旧性出血和坏死,少数内可见点状或弧线状钙化;肿瘤较小时,密度可均匀,略低于、高于或类似周围肾实质。

2. 增强扫描　大多数肿瘤(透明细胞型RCC)在皮质期肿块实性部分明显强化,类似肾皮质密度;实质期和排泄期肾实质强化明显,肿瘤强化程度降低,整个强化程度呈"快进快出"的表现,肿瘤较大出现坏死时,坏死区不强化;相对乏血供肿瘤(其他类型RCC)在各期强化程度较低。

肿瘤发生肾外侵犯时,可致肾周脂肪密度增高和肾筋膜增厚;肾静脉和下腔静脉发生瘤栓时,管径增粗,增强扫描皮质期,瘤栓内的血管呈不规则点、线状强化,实质期则表现为充盈缺损;出现远隔组织和器官发生转移时,增强扫描表现为显著强化的病灶(图5-4-4)。

肾细胞癌

【MRI表现】　肿块在T_1WI上呈低信号,低于肾皮质的信号强度,在T_2WI上为混杂高信号,有时周边可见低信号环,多为肿瘤的假性包膜。增强扫描表现同CT。

【诊断与鉴别要点】　中老年患者,CT或MRI显示一侧肾实质肿块,有假包膜,CT增强扫描呈"快进快出"的强化特点,结合临床上出现无痛性肉眼血尿,首先考虑肾细胞癌,若出现肾静脉和下腔静脉内瘤栓形成时,可进一步明确诊断。需与下列疾病鉴别。

1. 肾血管平滑肌脂肪瘤　表现为肾实质内混杂密度肿块,境界清楚,密度不均,其内的低密度脂肪组织为诊断依据。肾细胞癌边界不清,很少有脂肪组织。根据肿块密度即可鉴别。

2. 肾盂癌　多发生于肾窦区,很少造成肾轮廓改变,其内无坏死囊性变。

3. 复杂性肾囊肿　常表现为囊壁和分隔薄而均匀,无确切强化的壁结节或明显的实性部分。

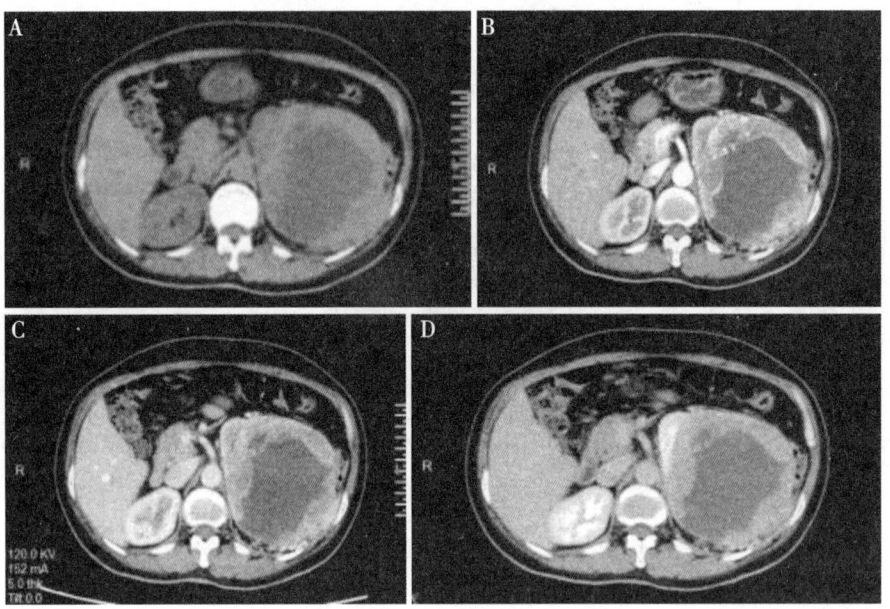

图 5-4-4 左肾癌

A.CT 平扫示:左肾体积增大,形态失常,内可见类圆形不均匀软组织肿块,内可见不规则低密度影。B.CT 增强扫描示:皮质期,肿块实性部分明显强化,密度类似肾皮质,中间低密度坏死区未见强化;实质期(C)和排泄期(D)肾实质强化明显,肿块强化程度降低,呈相对低密度

(二) 肾盂癌

肾盂癌占肾恶性肿瘤的 8%~12%。好发于 40 岁以上中老年人,男性多见。

【病理与临床】 肾盂癌起源于肾盂及肾盏上皮细胞,以移行上皮细胞癌多见(占 80%~90%),常呈乳头状生长,又称乳头状癌。少数为鳞癌和腺癌。肿瘤可向下种植至输尿管和膀胱。临床表现主要为无痛性全程血尿,部分有腰痛。较大肿瘤或肾积水时可触及肿块。

【影像学表现】

1.X 线　腹部平片一般无阳性表现。当肿瘤引起肾积水时,可显示肾影增大。静脉尿路造影或逆行肾盂造影可见肾盂、肾盏内有固定不变的充盈缺损,形态不规则。肿瘤可致梗阻性肾盂积水。肿瘤侵犯肾实质后可出现肾盂、肾盏受压、变形和移位改变。

2.CT　平扫表现为肾盂、肾盏内软组织肿块,密度高于尿液但低于肾实质。肿块较小时局限于肾盂、肾盏内,周围肾窦脂肪有受压移位(图 5-4-5A);肿块较大时呈分叶状,肾窦脂肪完全消失,并侵入邻近肾实质。瘤内可有出血及坏死。肾盂、肾盏梗阻时可见肾积水。增强扫描时肿块多为轻度强化(图 5-4-5B),延时扫描当肾盂、肾盏明显强化时,可显示肿块所致的充盈缺损。

3.MRI　肾盂癌的形态学表现类似于 CT 所见。MRI 检查可多方位观察,能全面确定肾盂肿块的大小及范围。在 T_1WI 上肿块信号强度高于尿液,而 T_2WI 上则低于尿液。

【诊断与鉴别要点】 肾盂癌的主要诊断依据是发现肾盂、肾盏内肿块,静脉或逆行肾盂造影可直接显示肾盂、肾盏内充盈缺损,是目前最常用的检查方法。CT 和 MRI 能显示较大肿块,并明确其侵犯范围及有无转移。肾盂癌主要与肾盂内阴性结石及血块鉴别。

肾脏疾病影像检查方法的选择与应用

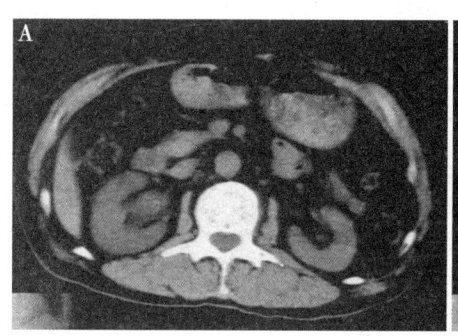 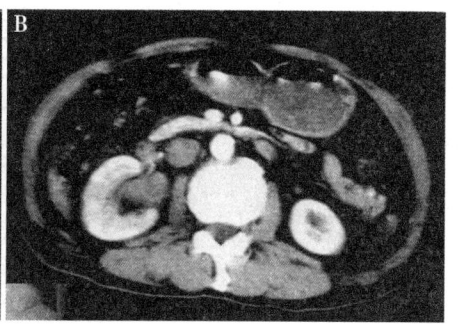

图 5-4-5 右侧肾盂癌

A. CT 平扫示:右侧肾盂内一软组织肿块,密度高于尿液而低于肾实质,周围肾窦脂肪受压。

B. CT 增强扫描示:肾盂内肿块有轻度强化,正常肾实质强化显著

(三)膀胱癌

膀胱癌是泌尿系统中最常见的恶性肿瘤,多发生在 40 岁以上的中老年人,男女发病率为 4∶1。

【病理与临床】 膀胱癌多为移行细胞癌,少数为鳞状细胞癌和腺癌。移行细胞癌常呈乳头状向腔内生长,故称乳头状癌,自膀胱壁突向腔内,常向外侵犯肌层,进而延伸至周围组织和器官。部分呈浸润性生长,造成膀胱壁局限性增厚。膀胱癌易发生于膀胱侧壁和膀胱三角区近输尿管开口处,表面凹凸不平,可有溃疡,少数可有钙化。晚期肿块较大时可发生坏死,侵犯膀胱壁全层,累及膀胱周围组织结构,常发生局部转移。

膀胱癌的主要症状为无痛性肉眼血尿,一般为全程血尿,终末加重,常伴尿频、尿急和尿痛等膀胱刺激症状。如血块阻塞膀胱出口时,可出现排尿困难,甚至尿潴留。

【X 线表现】 排泄性尿路造影检查,肿瘤表现为自膀胱壁凸向腔内的充盈缺损,通常单发,偶有多发,轮廓不规则呈菜花状(图 5-4-6A),侵犯肌层时局部膀胱壁僵硬。

【CT 表现】

1.平扫 在周围低密度脂肪和腔内尿液的对比下,膀胱癌多表现为自膀胱壁突入腔内或腔外的软组织肿块,多位于膀胱侧壁和膀胱三角区。肿块大小不等,呈菜花状、结节状、分叶状或不规则状,基底部多较宽与膀胱壁相连,密度均匀或不均匀,少数肿块内可见点状或不规则状钙化。部分膀胱癌可无明确充盈缺损,仅表现为局部膀胱壁不规则增厚,表面常凹凸不平,变换体位时可显示有蒂与膀胱壁相连。

2.增强扫描 肿瘤多均匀强化,偶见其内无强化的低密度坏死灶,延迟扫描,在腔内对比剂的充盈下肿块显示更清楚(图 5-4-6B 和 C)。

晚期肿瘤发生壁外侵犯时,表现为病变处膀胱壁边界不清,周围脂肪密度增高,出

现条索状软组织密度影。肿瘤较大时,可进一步累及邻近脏器,累及输尿管开口可导致输尿管阻塞;侵犯前列腺可导致前列腺增大变形。

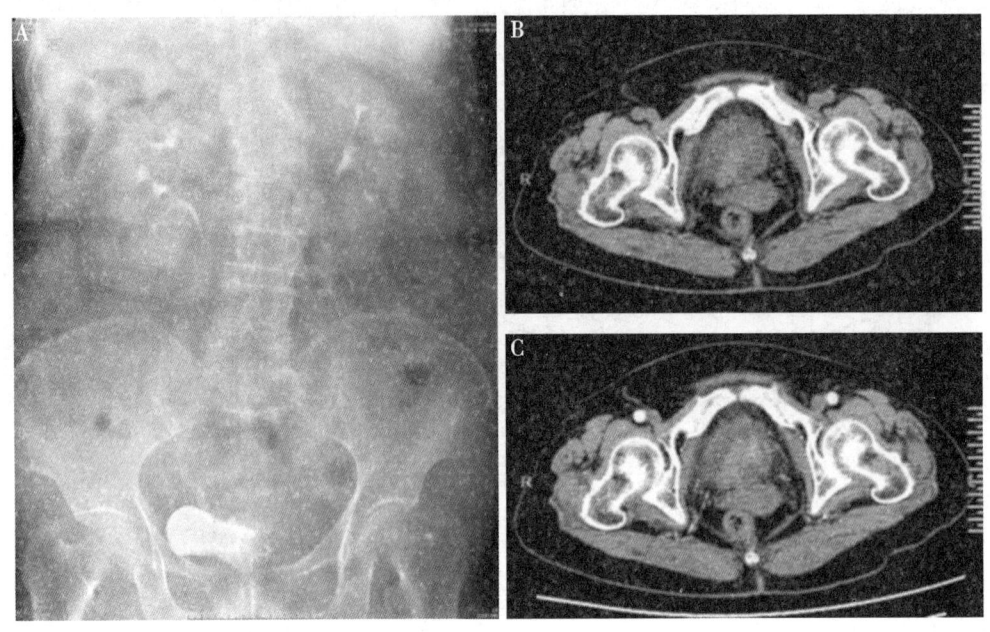

图 5-4-6 膀胱癌

A.排泄性尿路造影示:可见膀胱腔左侧菜花状充盈缺损。B.CT平扫示:膀胱充盈欠佳,壁增厚,内可见软组织密度肿块影,边界不清。C.CT增强扫描示:肿块呈中度均匀强化

【MRI 表现】

1. 平扫　肿块在 T_1WI 上信号强度类似于膀胱壁,介于尿液与脂肪之间,T_2WI 上,肿块的信号强度显著高于正常膀胱壁的信号,多为中等信号。

2. 增强扫描　Gd-DTPA 增强扫描,肿瘤的强化高于膀胱壁,可清楚显示肿瘤对膀胱壁侵犯程度及是否有淋巴结转移。膀胱周围受侵犯,表现为膀胱壁与高信号脂肪界面模糊。

【诊断与鉴别要点】　依据膀胱壁局限性增厚、自膀胱壁突入腔内或向腔外突出不规则软组织肿块,结合临床出现无痛性全程肉眼血尿基本上可做出诊断。膀胱癌应与膀胱内的阴性结石和血块进行鉴别,膀胱内的阴性结石和血块也可造成膀胱内的充盈缺损,变换体位可随体位改变而移动,而膀胱癌内肿块不随体位改变而移动,结合超声和 CT 表现即可鉴别。

第五节　男性生殖系统疾病

男性生殖系统常见病变是前列腺增生和前列腺癌,影像检查不仅能发现病变,还能明确病变的位置范围,并可对病变进行分期,对临床治疗和疗效评估有较大价值。

前列腺位于膀胱底及泌尿生殖膈之间,呈栗子形或倒锥形,前临耻骨联合,后为直肠,中央有尿道通过。前列腺分为 5 个小叶:尿道前的前叶、两侧的侧叶、尿道后的中

叶及后叶。组织学上又将前列腺分为中央带、移行带及外周带。中央带主要是中叶，移行带为尿道旁的两侧叶部分，外周带相当于侧叶及后叶的部分。

精囊是一对卷曲的管道结构，内含精液，位于前列腺上方、膀胱之后，为椭圆形。

(一)影像检查方法

1. CT 检查

(1)平扫　患者检查前需口服水 800～1 000 mL，在膀胱充盈的状态下进行检查，以充盈和识别盆腔内肠管。

(2)增强扫描　一般在平扫后进行，为从静脉内大量快速注入对比剂，对盆腔内病变区进行扫描。增强扫描有利于发现病变，对盆腔内的血管影与肿大淋巴结有很好的鉴别，且对于疾病的定位、定性有很大帮助。

2. MRI 检查　对于男性生殖系统疾病，MRI 检查有较大的影像诊断价值。MRI 能够很好地显示前列腺的外周带及中央带、前列腺周围脂肪与静脉丛，对于早期局限于被膜内的前列腺癌，MRI 应为首选检查方法；此外，MRI 还能精确地评估前列腺肿瘤组织结构特点及显示肿瘤侵袭的范围，有助于临床的分期与治疗。

(1)平扫　常规行 SE 序列 T_1WI 和 T_2WI 横断、矢状和冠状位检查，必要时加行脂肪抑制技术 T_2WI 检查。选用体部相控阵线圈。检查前需清洁肠道。

(2)增强扫描　通常采用动态增强检查，于静脉内快速注入顺磁性对比剂 Gd-DTPA 后对病变区进行脂肪抑制前后的 T_1WI 增强扫描，用于分析病变的动态强化特征。

(3)磁共振功能成像　目前用于前列腺疾病的磁共振功能成像包括扩散加权成像和灌注加权成像。扩散加权成像可通过水分子扩散运动变化来反映病变的微观结构变化，并用 ADC 值高低表明扩散受限程度；灌注加权成像可根据病变组织内对比剂通过速度变化来推测病变的血供特点。

(二)正常影像学表现

1. 正常 CT 表现　正常前列腺紧邻膀胱下缘，呈圆形或椭圆形均匀软组织密度影，边缘光整，前邻耻骨联合，后为直肠，中央有尿道通过。其经线随年龄而增大。年轻人前列腺平均上下径为 3.0 cm、前后径为 2.3 cm、横径为 3.1 cm。而老年人分别为 5.0 cm、4.3 cm、4.8 cm。动态增强扫描前列腺外周腺体和外周带表现为不同的强化特点：动脉期中央腺体强化明显，晚期中央腺体和外周带密度趋于一致。

精囊位于膀胱底的后方，呈八字形对称的软组织密度影，边缘常呈小的分叶状。两侧精囊于中线部汇合。精囊前缘与膀胱后壁之间的三角形低密度脂肪间隙，为膀胱精囊角。

2. 正常 MRI 表现

(1)正常前列腺在 T_1WI 上呈均匀低信号，强度类似于肌肉信号，前列腺周围为高信号的脂肪组织，其内可见蚯蚓状低信号的静脉丛。前列腺各区在 T_2WI 上显示较好，中央区为低信号，代表移行带和中央带；外周区为新月形较高信号，代表周围带；位于尿道前方的前纤维基质表现为低信号；前列腺被膜位于前列腺周边表现为细环状低信号影(图 5-5-1A、B)。

(2)前列腺扩散加权成像显示正常前列腺周围带信号强度稍低于移行带和中央带。

(3)精囊位于前列腺后上方和膀胱后方,由卷曲的细管构成,内含液体,在T_1WI上呈低信号,T_2WI上呈高信号。

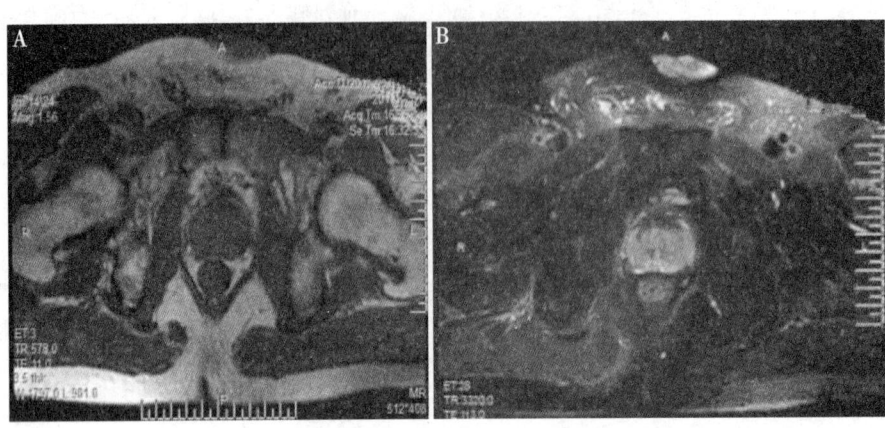

图 5-5-1　正常前列腺 MRI 表现

A. 正常前列腺在T_1WI 上呈均一低信号;B.T_2WI 示前列腺移行带和中央带呈低信号,周围带呈高信号

(三)异常影像学表现

1. 异常 CT 表现

(1)前列腺　①体积增大:为最常见的异常征象,表现为前列腺横径超过 5 cm 或其上缘超过耻骨联合上方 2 cm。分为对称性和非对称性,前者多见于良性前列腺增生和炎症,后者常见于前列腺癌。②形态异常:前列腺体积增大,局部结节状膨隆或呈分叶状改变,多为前列腺癌。③密度异常:前列腺内低密度病灶多见于囊肿、脓肿或肿瘤坏死灶,前列腺内高密度钙化灶常为腺体内结石。增强扫描前列腺内的脓肿或肿瘤表现为异常强化。

(2)精囊　①大小异常:两侧精囊对称性增大多为液体潴留所致,一侧增大为囊肿、脓肿、肿瘤等。②形态异常:精囊局限性形态异常多提示局部占位可能。若出现膀胱精囊角消失,对于膀胱癌和前列腺癌患者,多提示膀胱侵犯精囊。③密度异常:软组织密度灶多见于肿瘤,低密度灶多见于囊肿、脓肿或肿瘤坏死灶。

2. 异常 MRI 表现

(1)常规 MRI 异常　大小、形态异常表现同 CT。信号异常常伴有前列腺大小和形态异常,T_2WI 上周围带内出现低信号,常提示前列腺癌,但也可能为良性病变,如慢性前列腺炎、肉芽肿性病变和活检后出血。当移行带增大并多发不均匀高信号结节为主时常提示以腺体为主的良性前列腺增生;若以中等信号为主,则提示以基质为主的良性前列腺增生。

(2)DWI 异常　前列腺内明显高信号结节多为前列腺癌,其 ADC 值低于周围正常组织,为肿瘤内水分子扩散受限所致。

(四)前列腺增生

前列腺增生又称良性前列腺增生(benign prostatic hyperplasia,BPH)是由于前列腺腺体组织和基质组织增生导致前列腺体积增大,是老年人常见的病变,多见于 60 岁以上的老年人。

【病理与临床】 前列腺增生主要发生于前列腺的移行带,增生的前列腺由腺体、平滑肌和结缔组织组成,形成增生结节,周边可有纤维性假包膜。早期增生的结节可由疏松的纤维组织和平滑肌组成,以后可出现纤维、腺体及平滑肌增生性结节,部分可见钙化。增大的前列腺可引起膀胱出口梗阻,膀胱残余尿量增多,易诱发感染和结石。长期梗阻可出现膀胱壁肥厚,肌小梁形成,严重时形成膀胱憩室。

临床上主要表现为尿频、尿急、夜尿、排尿困难及尿潴留。直肠指检可触及前列腺增大,表面光滑富有弹性,中央沟变浅或消失。血清前列腺特异性抗原(prostate specific antigen,PSA)水平可略高于正常水平。

【影像学表现】

1. X 线表现　膀胱造影可见膀胱底部抬高,有压迹。

2. CT 表现　正常前列腺一般不超过耻骨联合上缘。若前列腺上缘超过耻骨联合上方 2 cm 或前列腺横径超过 5 cm,即可诊断为前列腺增生(图 5-5-2A)。增大的前列腺密度均匀,常突入膀胱底部,其内可见圆形、小片状、小砂粒状的高密度钙化灶。冠状位扫描可见部分前列腺呈宽基底突入膀胱内,膀胱壁受压向上推移,界限清楚(图 5-5-2B)。增强扫描增大的前列腺呈均匀强化。

3. MRI 表现　前列腺增生多表现为中央带和移行带均增大。增大的前列腺在 T_1WI 上呈均匀低信号,T_2WI 上呈均匀或不均匀的高、低相间混杂信号(图 5-5-2C 和 D)。增生结节的信号强度取决于基质和腺体比例,当以腺体增生为主时,呈结节性不均一高信号,若基质增生明显时,则以中等信号为主,边缘可有假包膜形成,脂肪抑制 T_2WI 显示较好。增大的前列腺压迫并突入膀胱颈部,推移精囊,但膀胱壁厚度和精囊信号正常。DWI 显示 BPH 内无局灶性水分子扩散受限表现。

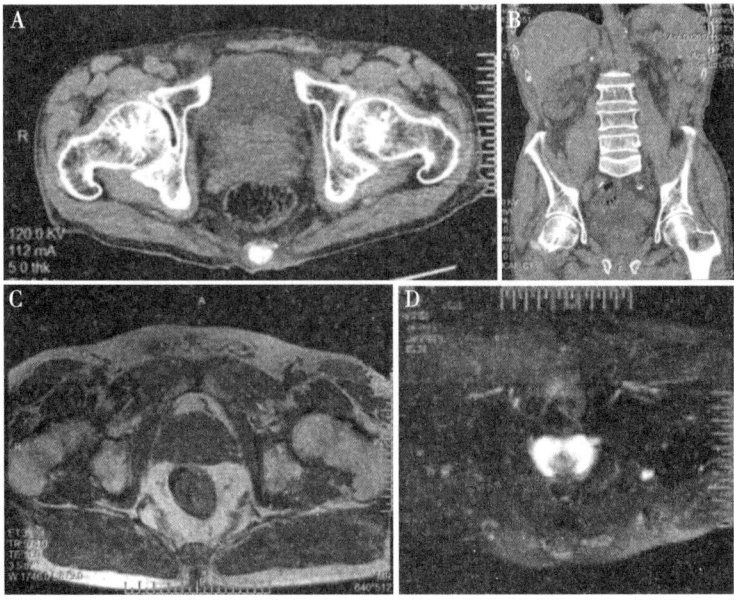

图 5-5-2　前列腺增生

A、B:为同一患者 CT 平扫(A)和冠状 MPR 示前列腺体积增大,压迫膀胱,并向上突入膀胱内;C、D:为同一患者 MRI T_1WI(C)示前列腺对称性增大呈均匀低信号;T_2WI(D)示前列腺体积增大呈高低混杂信号

【诊断与鉴别要点】 CT发现前列腺横径超过5 cm或其上缘超过耻骨联合上方2 cm,以中央腺体即移行带增生为主,结合临床表现即可诊断,但不能排除局限在前列腺被膜内的早期前列腺癌。MRI发现前列腺增大,外周带受压变薄而信号正常,可明确诊断。

良性前列腺增生通常需与前列腺癌鉴别。前列腺癌多发生在外周带,局部出现不规则分叶状增大,结合MRI,T_2WI上低信号,DWI上高信号及PSA水平升高可鉴别。

(五)前列腺癌

前列腺癌是男性生殖系统中较常见的恶性肿瘤,好发于50岁以上。

【病理与临床】 前列腺癌多为腺癌,并以高分化腺癌多见,多发生在前列腺的周围带,也可发生在移行带和中央带,起源于腺管和腺泡上皮。其生长可侵犯相邻区,并可突破前列腺被膜,进而侵犯周围脂肪、精囊和邻近结构,还可发生淋巴转移和血行转移,尤易发生成骨性转移,并致血清酸性磷酸酶升高。

前列腺癌早期可与良性前列腺增生有相似的症状,如尿频、尿急、排尿困难,甚至出现尿潴留或尿失禁。晚期则出现膀胱和会阴部疼痛及转移体征。肛门指诊检查可触及前列腺硬结,表面不光滑。实验室检查:PSA显著增高,且游离PSA/总PSA的比值减低。

前列腺癌

【CT表现】 早期前列腺癌仅表现为体积增大,密度无异常改变。对于进展期前列腺癌,可表现为前列腺不规则增大和分叶状软组织肿块。肿瘤侵犯精囊时,造成精囊增大、不对称和精囊角消失。侵及膀胱时,膀胱底增厚,形成突出膀胱腔内的肿块。CT检查可发现盆腔淋巴转移、远隔部位及骨的转移。增强检查可显示前列腺癌有早期强化的特点。

【MRI表现】 MRI对早期前列腺癌有较高诊断价值,在T_1WI上前列腺组织呈均匀一致低信号,难以识别肿瘤,而在T_2WI上主要表现为正常较高信号的周围带内出现低信号病灶,易于发现病变。进展期前列腺癌表现为前列腺包膜受到侵犯,包膜局部不光整、连续性中断,两侧神经血管丛不对称,前列腺直肠角消失。DWI上,肿瘤表现为高信号结节影,ADC值显著低于周围前列腺组织(图5-5-3)。MRS检查,前列腺结节的Cit峰明显下降或(Cho+Cre)/Cit的比值显著增高,动态增强肿瘤明显强化,呈"快进快出"表现。当肿瘤外侵时,T_1WI上表现为前列腺周围的高信号脂肪消失,两侧精囊不等大,信号降低;累及膀胱时为低信号,膀胱壁信号中断。

【诊断与鉴别要点】 对于早期前列腺被膜内的肿瘤,MRI为首选检查方法。T_2WI上较高信号周围带内发现低信号结节,结合直肠指检、PSA检查多能做出诊断。早期局限于被膜内的前列腺癌,特别是中央带与移行带内的早期前列腺癌需要与良性前列腺增生相鉴别,根据T_2WI上增大前列腺的周围带受压变薄而信号正常及临床表现不难鉴别。

进展期前列腺癌时,前列腺体积不规则增大和分叶状软组织肿块,结合MRI T_2WI上异常信号且出现包膜中断即可诊断。需与膀胱癌和直肠癌鉴别:①膀胱癌,前列腺癌有时易与膀胱癌混淆,前者肿块常与前列腺内病变相连且位于前列腺轮廓内,结合血中PSA显著升高可鉴别;②直肠癌,进展期直肠癌可向前侵犯前列腺,但直肠癌的肿块多以直肠为中心,多表现为肠壁不规则增厚,周围脂肪间隙模糊甚至消失,不难鉴别。

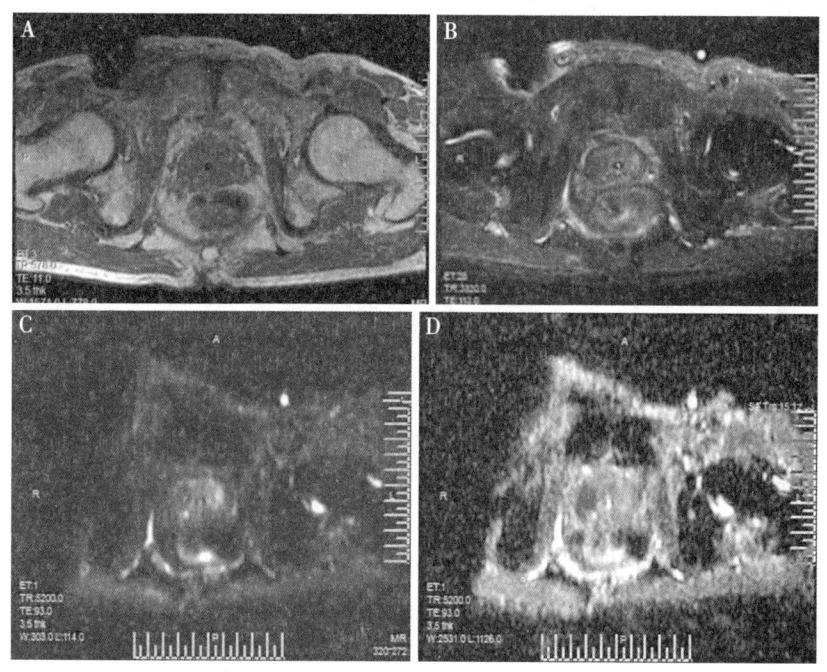

图 5-5-3 前列腺癌

MRI 检查前列腺不规则增大,$T_1WI(A)$ 和 $T_2WI(B)$ 中央带右侧呈略低信号,边界尚清,C.DWI 上病灶呈不均匀略高信号;D.ADC 示弥散受限,肿块呈低信号

第六节 女性生殖系统疾病

女性生殖系统常见疾病包括炎症、肿瘤和先天性畸形。影像检查对于发现这些疾病,确定其位置、大小、范围及性质有重要价值。

(一)影像检查方法

1. X 线检查

(1)子宫输卵管造影 子宫输卵管造影是经宫颈口注入 40% 碘化油或有机碘剂地显示子宫和输卵管内腔的方法。常用来观察子宫的大小、位置、有无先天畸形;观察输卵管是否通畅,有时可使宫腔内的粘连分离,起到治疗作用。是子宫、输卵管病变,尤其是不孕症的重要诊断技术,缺点是不能显示子宫壁及周围结构。

(2)盆腔动脉造影 经皮穿刺股动脉插管,将导管顶端置于腹主动脉分叉处行造影检查,可显示子宫动脉和盆腔动脉各分支,主要用于明确盆腔出血来源及恶性肿瘤血供有一定临床价值。

2. CT 检查 CT 检查射线量大,不易作为女性生殖系统疾病初查的首选检查方法,尤其育龄期妇女,孕妇当属禁忌。但对绝经期妇女盆腔内出现巨大包块时,CT 检查可为临床诊断和治疗提供更多有价值信息。

(1)平扫 检查前 2~3 h 分多次口服清水 800~1 000 mL,以充盈膀胱可识别盆腔、肠管。扫描范围自髂嵴水平至耻骨联合,层厚5 mm,连续扫描。

(2)增强扫描 平扫发现病变时,常规应行多期增强检查。方法为静脉注入对比剂80~100 mL,注射速率2~5 mL/s,双期扫描。

3. MRI 检查 MRI 无 X 线辐射且组织分辨率高,有利于女性生殖系统检查及疾病的检出和诊断,为女性生殖系统疾病重要的影像检查技术。

(1)平扫 常规行 T_1WI 和 T_2WI 并脂肪抑制技术检查。其中 T_2WI 序列可以很好地显示子宫各部位的解剖结构,且能显示卵巢,对盆腔内病变的范围及起源部位有很大帮助。

(2)增强扫描 静脉内注入顺磁性对比剂 Gd-DTPA 后行脂肪抑制 T_1WI 扫描。

(二)正常影像学表现

1. 子宫输卵管造影 女性生殖系统呈软组织密度影,与周围组织之间缺乏自然对比,常不能显示,需要引入对比剂进行检查。造影时间通常为月经后的5~7 d。

正常子宫呈倒置的三角形。子宫底部在上,下端与子宫颈管相连,两侧为子宫角与输卵管相通。两侧的输卵管沿子宫角向外下走行,呈迂曲的线状影,依次分为峡部、壶腹部和伞端。由于输卵管有蠕动,通常充盈不连续。注入碘油后24 h或注入水溶性碘剂后1~2 h,可见输卵管内的碘剂排空进入腹腔,呈多发弧线状或波浪状致密线影,提示输卵管正常通畅(图5-6-1)。

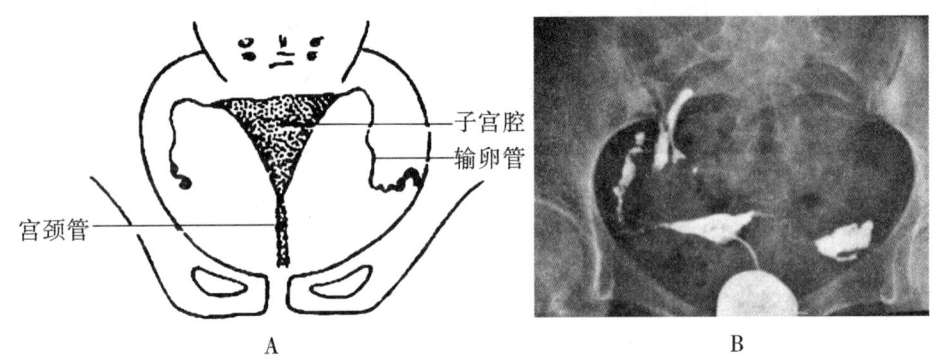

图 5-6-1 正常子宫输卵管 X 线造影表现

注入对比剂后,宫腔显影呈倒置三角形,两侧输卵管呈迂曲线状影,其末端呈漏斗状扩大

2. 正常 CT 表现

(1)平扫 子宫分为宫颈和宫体两部分。成人子宫自宫颈至宫体7~8 cm,左右径4~5 cm,厚2~3 cm。正常子宫体呈横置圆形或椭圆形软组织密度影,边缘光滑。中心较小的类圆形或 T 形低密度区代表宫腔和分泌液。CT 值为40~80 Hu。宫颈显示在子宫体下方层面,呈横置棱形软组织密度影,外缘光滑,横径小于3 cm。宫体、宫颈和阴道上部的外侧为宫旁组织,为脂肪性低密度区,内含细小点状或条状软组织密度影,代表血管、神经和纤维组织。子宫前方为膀胱,呈水样密度;后为直肠,内常有气体。其中,可见条带状自宫底向前外侧走行的子宫圆韧带。育龄期妇女的正常卵巢表现为双侧子宫旁卵圆形的低密度影,在排卵前期因卵泡成熟最易显示,输卵管则难以识别。

(2)增强扫描 子宫肌呈明显均一强化,中心低密度宫腔显示更为清楚。

3. 正常 MRI 表现

（1）平扫　T_1WI 上正常宫体、宫颈和阴道表现为均匀一致的较低信号。T_2WI 矢状位上可清楚显示宫体、宫颈和阴道的解剖结构。宫体自内向外有 3 层组成：中心高信号为子宫内膜及宫腔分泌物，中间薄的低信号带即联合带为子宫肌内层，周围为中等信号的子宫肌外层（图 5-6-2）。

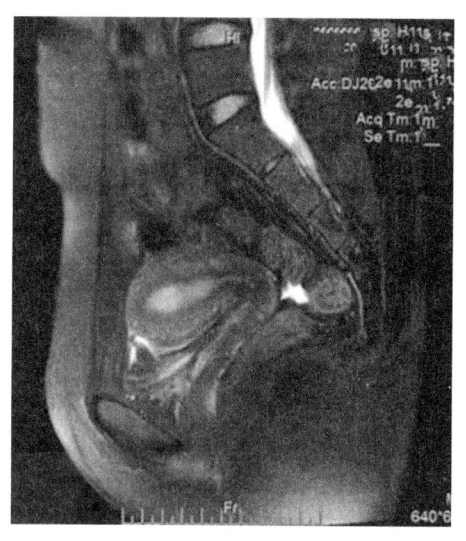

图 5-6-2　正常子宫 MRI 表现

T_2WI 矢状位抑脂像，宫体内向外为 3 层信号，即中心高信号的子宫内膜及宫腔分泌物、中间低信号为子宫肌内层和周围中等信号为子宫肌外层

宫颈在 T_2WI 上自内向外分为 4 种信号：①宫颈管内含黏液呈高信号；②宫颈黏膜呈中等信号；③宫颈纤维化间质为低信号；④宫颈肌层呈中等信号。阴道在 MRI 矢状位显示最佳，阴道壁 T_2WI 上呈低信号，而阴道内容物则呈高信号。卵巢通常位于子宫体两侧外上方，绝经期前正常卵巢可识别，在 T_1WI 上呈低信号，T_2WI 上卵泡呈高信号，中心部为低至中等信号。

（2）增强扫描　子宫内膜和子宫肌外层强化，而联合带强化程度低。

（三）异常影像学表现

1. 异常 X 线表现　子宫输卵管造影：①宫腔异常，子宫先天发育异常常表现为子宫大小、形态改变；宫腔变形、边缘不规则常见于炎性病变；宫腔内充盈缺损常见于黏膜下肌瘤及息肉；②输卵管异常，结核和非特异性炎症可使输卵管僵硬、狭窄、扩张等改变。

2. 异常 CT 表现

（1）子宫异常　①子宫大小、形态异常：多为先天性子宫发育异常，例如幼稚子宫、双角子宫、双子宫等，可伴有宫腔改变，常见的病理性子宫大小和形态异常为子宫肌瘤和瘤样改变。②子宫密度异常：边界清楚、含有钙化、低密度的肿块常提示良性肿瘤；而边界不清、无包膜的混合密度肿块多提示恶性肌瘤。

（2）盆腔肿块　女性盆腔肿块常来自卵巢。卵巢内圆形或椭圆形、壁薄而均一、呈均匀水样密度的肿块，常为各种类型的卵巢囊肿；边缘不规则或分叶状肿块，呈多房表现,同时含有液体和实性成分,多为卵巢的囊腺瘤或囊腺癌;肿块内有脂肪性低密度区或有脂-液分层,是卵巢囊性畸胎瘤的特征表现。

3. 异常 MRI 表现

(1) 子宫异常　①大小及形态异常:表现同 CT 检查,但 MRI 对子宫内部结构的显示优于 CT。②信号异常:T_2WI 上,宫腔内出现类圆形中等信号影常见于息肉或黏膜下肌瘤;宫壁信号异常,联合带增宽,边界不清,见于子宫内膜异位症。宫壁信号异常见于子宫良、恶性肿瘤。宫颈信号异常,T_1WI 等信号、T_2WI 上中等信号,见于宫颈癌。

(2) 盆腔肿块　女性盆腔内肿块多来自卵巢。卵巢内类圆形、信号与尿液相似,见于卵巢囊肿;肿瘤形态不规则,呈多房样表现,同时含有液性和实性成分,见于卵巢囊腺瘤或囊腺癌;肿块内有脂肪高信号影是卵巢畸胎瘤的特征性表现。

(四) 子宫肌瘤

子宫肌瘤(uterine myoma)又称子宫平滑肌瘤(uterine leiomyoma),由平滑肌和纤维间质组成,是女性生殖系统中最常见的良性肿瘤。好发于 30～50 岁,占绝经期前妇女的 70%～80%,其发病可能与长期和过度的卵巢雌激素刺激有关。

【病理与临床】　子宫肌瘤可发生在子宫的任何部位,以子宫体最为多见,依次为后壁、前壁和侧壁,少数发生在宫颈,常为多发、大小不等。按肿瘤生长部位又可分为黏膜下肌瘤、浆膜下肌瘤和肌壁间肌瘤。病理上常表现为实质性的球结节,表面光滑,主要有漩涡状排列的平滑肌细胞和数量不等的纤维结缔组织分隔所构成。肿瘤外有一层纤维结缔组织形成假性包膜。较大的肿瘤因血供障碍可发生变性、坏死、囊变、出血,在此基础上部分子宫肌瘤可见钙化。

临床上常见症状是月经过多、痛经、经期长且间隔时间短、不孕和习惯性流产。肿瘤较大压迫膀胱可引起尿频,压迫直肠可引起便秘。由于出血多可出现贫血。

子宫肌瘤

【X 线表现】　平片偶尔发现子宫肌瘤的堆积样颗粒状钙化。子宫输卵管造影,肿瘤较大时可表现为子宫的增大,变形;黏膜下肌瘤可出现圆形充盈缺损;肌壁间肌瘤可致宫壁出现弧形压迹;浆膜下肌瘤可致宫腔偏位。

【CT 表现】　平扫时可见子宫体积增大,肌瘤呈分叶状,肌瘤的密度常类似于正常子宫肌而不易识别,仅表现为突出子宫轮廓的类圆形密度影(图 5-6-3A),如发生坏死时,可见不规则低密度区。增强扫描,子宫肌瘤呈不同程度强化,多略低于正常子宫肌的强化。若瘤内出现不规则斑点状或"蛋壳样"钙化影,可明确诊断。

【MRI 表现】　MRI 能检出小至 3 mm 的肌瘤,也易分辨黏膜下、肌层内、浆膜下或子宫颈的肿瘤,是发现和诊断子宫肌瘤最敏感的方法。

1. 在 T_1WI 上,肌瘤的信号强度与邻近肌层信号强度相似;在 T_2WI 上,肌瘤边界清晰,呈明显均一的低信号,与周围正常子宫肌形成对比(图 5-6-3B)。

2. 若肌瘤有继发变性者则表现各异。黏液样变者在 T_1WI 上呈略高信号;囊性变者在 T_1WI 上呈低信号,T_2WI 上呈高信号(图 5-6-3C);有钙化者在 T_1WI 和 T_2WI 上均为低信号。

3. 增强扫描,肿瘤呈不均匀强化。

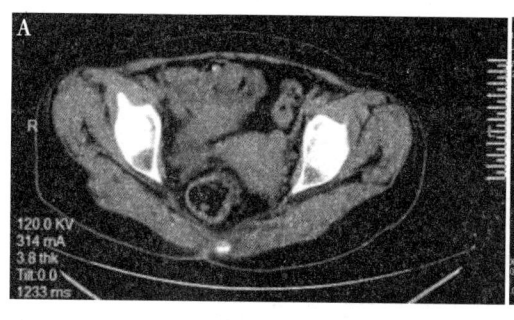
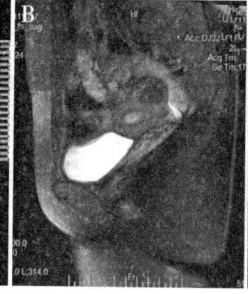
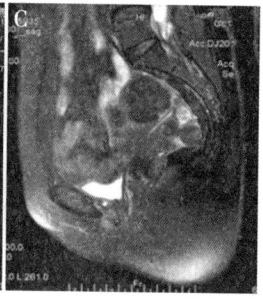

图 5-6-3　子宫肌瘤(不同患者)

A.CT 平扫示:子宫左侧可见局限性向前外侧突出的结节状软组织密度影。B.T_2WI 矢状位抑脂像可见子宫右后壁类圆形低信号影,边界清。C.T_2WI 矢状位抑脂像可见子宫多发浆膜下肌瘤,呈低信号,部分变性肌瘤呈略高信号,肿块周边可见高信号影

【诊断与鉴别要点】　超声检查通常为子宫肌瘤的筛查手段,能发现大多数子宫肌瘤,但对于较小的肌瘤难以显示。CT 发现子宫呈分叶状增大,局部密度减低伴钙化,MRI 可以准确发现子宫肌瘤的大小、位置和数目,在 T_2WI 上多表现为类圆形低信号或以低信号为主的结节或肿块,即可明确诊断。

(五)卵巢肿瘤

卵巢肿瘤是女性生殖系统常见肿瘤。卵巢肿瘤有良性或恶性,良性肿瘤以囊腺瘤和畸胎瘤多见,恶性肿瘤则以卵巢囊腺癌多见。

【病理与临床】　囊腺瘤又可分为浆液性和黏液性液性。浆液性以房壁薄,单房多见,囊内液体稀薄,内可有钙化,恶变率较高;黏液性多房样,囊壁光滑,囊液黏稠。

良性畸胎瘤通常由 3 个胚层构成,多为囊性,少数为实性,表面光滑,囊壁较厚,内含有脂样物质、脂肪、毛发,并可有浆液、牙齿或骨骼,肿瘤可发生扭转、破裂。

卵巢恶性肿瘤是最常见的卵巢肿瘤,发病率仅次于宫颈癌。可分为浆液性囊腺癌和黏液性囊腺癌。转移瘤多来自胃肠道和乳腺。

卵巢良性肿瘤临床上一般无症状,部分患者可出现下腹部不适、腹胀、月经紊乱,少数因肿瘤发生扭转出现腹痛。

卵巢恶性肿瘤症状出现通常较晚,表现为腹部肿块、阴道流血,并有消瘦、贫血、乏力等。实验室检查:CA125 和癌胚抗原明显升高。

【CT 表现】

1.囊腺瘤　平扫表现为附件区圆形或椭圆形水样低密度肿块,边界清楚,单房或多房。浆液性囊腺瘤以双侧单房多见,呈水样密度,囊壁较薄,体积较小,囊内可见多个细条状间隔,壁上可见乳头状软组织突起。黏液性囊腺瘤以单侧多房多见,囊壁厚,体积大,直径大于 10 cm,囊内也有多个细条样间隔,很少见乳头状突起。增强扫描,囊壁和间隔轻度均匀强化,囊腔无强化。

2.畸胎瘤　囊性畸胎瘤由 3 个胚层组织构成,为盆腔内囊实性肿块,密度不均,囊壁厚薄不等,内可见脂肪、软组织、骨骼和钙化(图 5-6-4)。增强扫描呈不均匀强化。

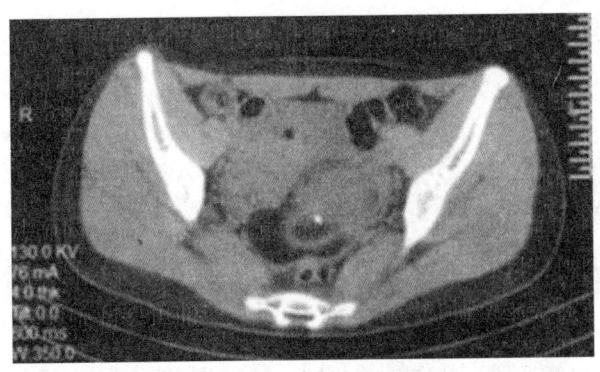

图 5-6-4 卵巢囊性畸胎瘤

CT 平扫示:子宫左后方可见混杂密度肿块,内有脂肪性密度、软组织密度及钙化

3. 卵巢癌 以囊腺癌多见,分为浆液性囊腺癌和黏液性囊腺癌。表现为盆腔内大小不等、边界不清的低密度肿块,呈囊实性,囊壁厚薄不等。增强扫描,囊壁、间隔及实性部分明显强化。可伴发腹腔及大网膜的转移,表现为腹水及大网膜增厚形成网膜饼,有时还可见腹膜和肠系膜多发结节状肿块,从而确定肿瘤转移情况,有助于临床分期。

【MRI 表现】

1. 囊腺瘤 盆腔内边界清楚,大小不等的肿块,单房或多房,呈圆形或椭圆形,边缘光滑,内可见多发分隔(图 5-6-5)。浆液性囊腺瘤表现为 T_1WI 低信号,T_2WI 高信号;黏液性囊腺瘤因蛋白含量高在 T_1WI 和 T_2WI 上均为高信号,增强扫描囊壁及间隔强化。

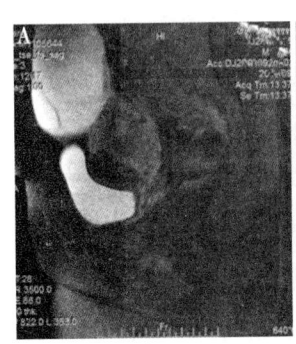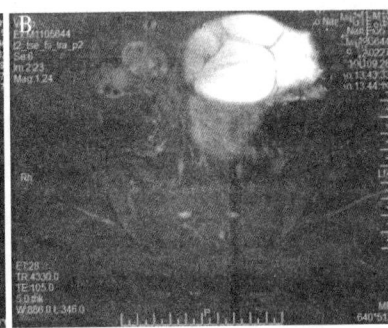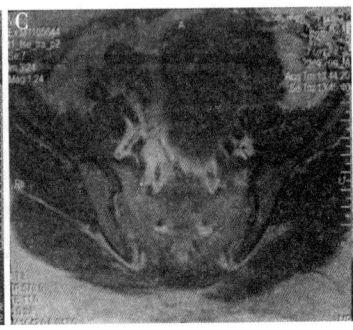

图 5-6-5 卵巢囊腺瘤

同一患者 MRI 检查,A、B 矢状位和横断位 T_2WI 检查,子宫偏左前方可见囊状异常高信号影,形态欠规则,其内可见多发索条状低信号影;C. 横断位 T_1WI 检查,子宫偏左前方肿块呈低信号

2. 畸胎瘤 为盆腔内混杂信号肿块,因肿块内含有脂肪组织,在 T_1WI 和 T_2WI 上均为高信号。MRI 对肿块内组织的成分显示较好。

3. 卵巢癌 肿块在 T_1WI 上为中等信号,在 T_2WI 上为不均匀高信号,腹水在 T_1WI 上为低信号,在 T_2WI 上因蛋白含量高表现为高信号(图 5-6-6)。MRI 在诊断诊断肿瘤的范围、囊实性及邻近器官的受累情况具有显著优势。

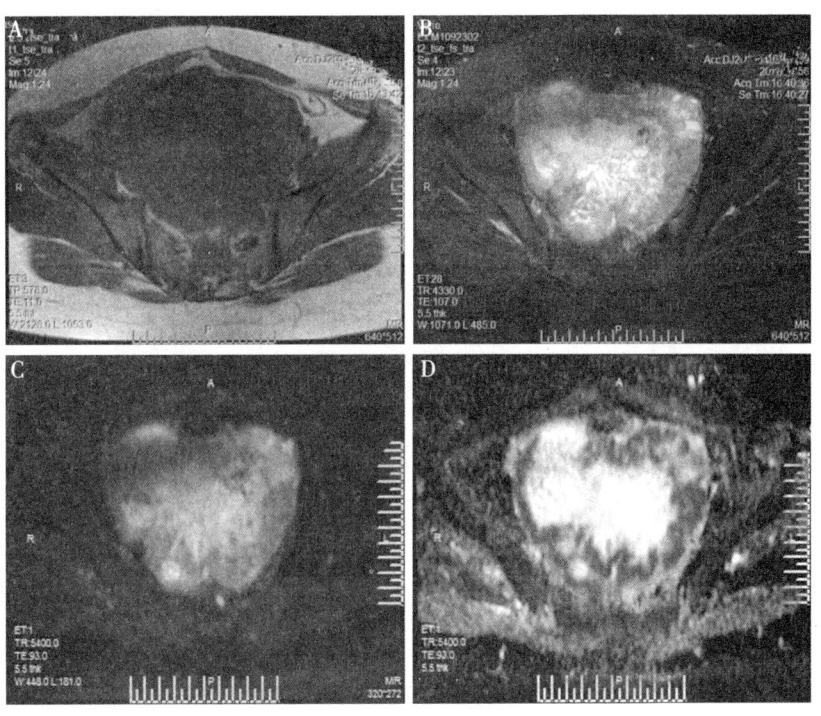

图 5-6-6 卵巢癌

A. T_1WI 示盆腔内巨大低信号肿块,边界尚清;B. T_2WI 肿块呈高低混杂信号,子宫受压前移;C. DWI 局部弥散活动受限呈高信号;D. ADC 肿块呈高信号

【诊断与鉴别要点】 各类卵巢肿瘤,当影像检查具有下述典型表现时,常可做出正确诊断。

1. 盆腔内圆形或椭圆形囊性肿块,边缘光滑,单房或多房,囊内可见多发间隔等征象,可诊断为卵巢囊腺瘤。

2. 盆腔内出现混杂密度肿块,内含有脂肪成分,即可诊断为卵巢畸胎瘤。

3. 盆腔内一侧附件区出现囊实性肿块,增强扫描呈不均匀强化,结合临床实验室检查 CA199 和癌胚抗原升高,即可诊断为卵巢癌。若出现大网膜转移、腹水、盆腔淋巴结肿大可进一步明确诊断。

卵巢囊腺瘤有时需与卵巢巧克力囊肿鉴别,卵巢巧克力囊肿常为双侧发病,呈单囊或多囊状肿块,囊内因新旧出血而密度不一,结合 MRI T_1WI 和 T_2WI 均为高信号可鉴别。

盆腔疾病影像检查方法的选择与应用

第七节 乳腺疾病

一、影像检查技术与临床应用

(一) X 线检查

1.乳腺 X 线摄影 因乳腺纤维腺体组织随月经周期而有所变化,乳腺 X 线摄影

检查的最佳时间应是月经周期的1~2周。乳腺X线摄片时应包括双侧乳腺以利于对比,以头尾位(cranio-caudal,CC)和内外斜位(medio-lateral oblique,MLO)为主,辅以90°侧位、点片压迫位、切线位、扩大头尾位及腋尾位等。乳腺X线片显示乳腺层次丰富,对比度高,并能清晰地显示皮肤、皮下脂肪、纤维腺体、结缔组织和血管等结构。投照技师站位应在被检侧乳腺的对侧。

(1)头尾位 ①摄影体位:患者面对乳腺机,身体外旋5°~10°,被检乳腺下缘置于检查台之上。检查台高度应调节至乳腺下缘转角处平面。乳腺放置在检查台中央后用压迫板压迫。②中心线:X线自头端投射向尾端。中心线在乳头的正后方(乳头与胸壁的垂直连线上)。机架"C"臂角度为0°。

临床应用:头尾位是乳腺常规投照位置之一,可以确定局限性病变的内外空间位置(图5-7-1A)。

(2)内外斜位 ①摄影体位:患者面对乳腺机,稍微外旋,被检乳腺和同侧腋前皱襞(包括胸大肌外上部分)置于检查台上。检查台外上转角顶点正对患者被检侧腋窝尖,使检查台边缘贴近被检侧腋中线,保持乳腺外缘及腋前皱襞(胸大肌外缘)与检查台边缘平行,技术员的手向外及乳头向上操作法,同时压迫固定投照。②中心线:X线自内上向外下投射,中心线在乳头稍上平面。机架"C"臂角度(30°~60°范围)推荐内外斜位投照机架旋转角度为45°。同一患者左、右乳投照所需角度基本相同,极少数患者可有差异。

临床应用:内外斜位是乳腺常规投照位置之一,可以大致确定局限性病变的上下空间位置。除能观察乳腺大部分区域外,还能观察外上方的乳腺腋尾部、胸大肌、腋前淋巴结等(图5-7-1B)。

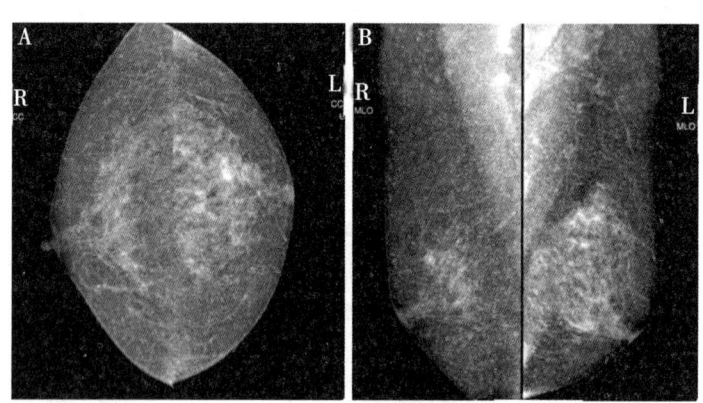

图5-7-1 正常乳腺X线平片

(3)乳腺导管造影 适用于有乳头溢液的患者,造影时在溢液导管乳头开口处注入对比剂,至患者出现胀感时止。一般需注入0.5~1 mL,个别可达2 mL,注毕保留针头,或撤出针头后用胶膜将导管口封闭,以防止对比剂流出。迅速摄放大CC位及90°侧位片,拍照时,只需对乳房轻度加压,避免过度压迫使对比剂溢出而影响造影效果。乳腺导管造影可以使乳腺导管显影,显示导管有无狭窄、扩张、阻塞、侵蚀及充盈缺损等,从而诊断乳腺导管内的疾病(图5-7-2)。

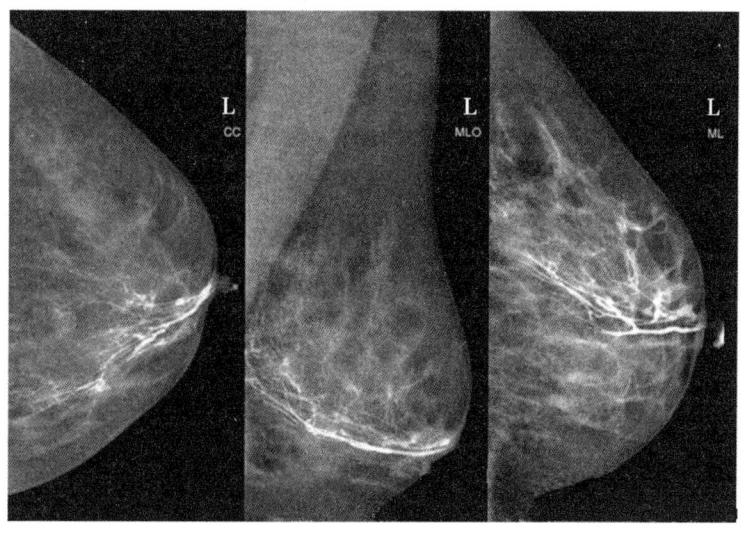

图 5-7-2 正常乳腺导管造影

(二) CT 检查

CT 检查对微细钙化这一重要征象的显示,不如乳腺 X 线摄影显示清晰,随着乳腺机性能的改进,配合立体定位活检,已基本能解决乳腺疾病的诊断问题。所以,目前 CT 检查只作为个别特殊病例的一种辅助诊断手段。CT 检查,患者取仰卧位、俯卧位或侧卧位。扫描范围从腋窝顶部至双乳下界行连续扫描,层厚选择 3~10 mm 不等。

(三) MRI 检查

MRI 常规平扫加增强检查,需考虑两方面因素:一是要求空间分辨力高,以利于发现早期乳腺癌,二是时间分辨力应允许做出动态增强的时间-信号强度曲线。采用特制的乳腺相控阵表面线圈,患者取俯卧位,双乳自然悬垂于线圈的双孔内。扫描范围包括全部乳腺,必要时包括腋窝。扫描方位采用横轴位、冠状位和矢状位。扫描常用的成像序列包括自旋回波序列、快速自旋回波序列、梯度回波序列及脂肪抑制序列等。

(四) 超声检查

一般采用频率为 7.5~10 MHz 的线阵型探头,探头近场的频率范围 10~13 MHz,远场频率为 5 MHz,探头中心频率为 7 MHz 或更高,穿透深度为 5 cm。患者一般取仰卧位或斜侧卧位,抬高上臂,充分暴露乳房。可进行横切、纵切和放射状切面扫查,同时注意两侧乳腺对比观察。沿着正常解剖方式做放射状切面扫查,对导管结构的改变显示较好。对乳头及乳晕部位的检查需要特殊的技术方法,由于不规则的皮肤表面和探头之间空气产生的后方声影,乳头下的组织只有通过把探头放在乳头旁并以角度进入乳晕后区域来成像。

目前乳腺影像检查体检主要以 X 线及超声检查为主。MRI 对软组织分辨力高,对鉴别良、恶性病变性质具有高敏感性,无辐射,已成为 X 线及超声检查的重要补充手段,对临床应用如术前评价及分期、监测新辅助治疗效果等也在不断扩展,对乳腺癌高危人群普查更是一线检查方法。MRI 引导下穿刺定位或活检已逐渐成熟开展,更适应部分乳腺病变术前定性诊断。CT 的密度分辨力较 X 线高,可清晰显示乳腺内部结构及一些 X 线无法显示的病变,但射线剂量较大,不宜作为乳腺检查的主要手段。

二、正常影像学表现

(一) 正常乳腺解剖

成年女性乳腺位于前胸壁,乳腺的上界在第 2～3 前肋,下达第 6～7 前肋,内侧缘在胸骨旁,外侧缘直至腋窝前线,并可向上突入到腋窝内,称之为乳腺的腋尾部。乳腺主要由输乳管、腺叶、腺小叶、腺泡及间质所构成,成人乳房内共有 15～20 支乳导管,它们起自乳头皮肤的开口向乳房内部依次呈放射状分布。乳腺组织位于皮下浅筋膜的浅层与深层之间(图 5-7-3)。

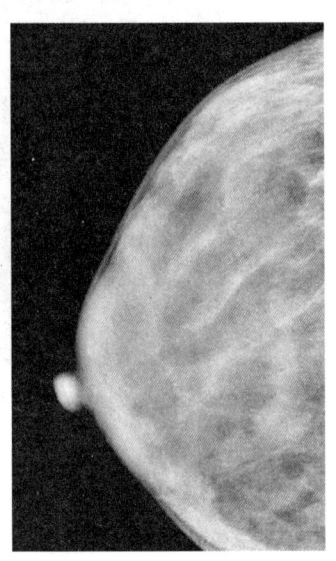

图 5-7-3　正常乳腺 X 线平片

1. 正常 X 线表现

(1) 乳头　乳头阴影密度应是均匀一致的,一般两侧对称,大小相等。

(2) 乳晕　呈盘状,位于乳头四周,其大小随年龄、乳房发育及生产情况而异。在 X 线上,一般厚 1～5 mm,比乳房其他部位的皮肤厚。乳晕表面因有 Montgomery 腺,有时可见微小突起。

(3) 皮肤　呈线样阴影,厚度均匀一致,观察是否增厚或萎缩,应与同侧乳晕或乳房下方反褶处或者对侧同部位比较。

(4) 皮下脂肪层　介于皮肤与浅筋膜浅层之间,于 X 线上表现为透亮低密度影。其内有脂肪间隔、静脉及悬吊韧带。

(5) 悬吊韧带　发育良好的悬吊韧带表现为狭长的三角形阴影,基底位于浅筋膜浅层。尖指向乳头。某一悬吊韧带的密度增高、增粗或走行方向异常应考虑有病理意义,可能与增生、炎症或癌瘤侵犯有关。

(6) 纤维腺体组织　实质上由许多小叶及其周围纤维组织间质融合而成的片状阴影,其边缘模糊,随年龄的变化,腺体萎缩,纤维组织减少,并由脂肪组织取代,整个乳房显示较为透亮,层次及对比亦更清晰。

(7) 乳导管　正常人有 15～20 支乳导管,开口于乳头,犹如支气管树样呈分枝状,逐渐变细,止于腺泡。起自乳头下方,呈 3～5 条线样阴影,放射状向乳腺深部走行,经 2～3 cm 后,分支变细而不能显示。它与纤维组织构成的线样阴影较难鉴别,统称为"乳腺小梁"。若乳导管密度增高、增宽、粗糙等改变,常见于导管扩张症、大导管乳头状瘤或为乳腺癌的间接征象。

(8) 乳后脂肪间隙　位于乳腺浅筋膜深层与胸大肌筋膜之间,此透亮线宽 0.5～2 mm,在乳腺 X 线上显示率低。

(9) 血管　皮下脂肪层中能见到静脉阴影,乳腺动脉在 X 线片上多不能见到,脂肪型乳腺血管影显示最清晰。当乳腺动脉壁发生钙化时,则可清晰辨认出动脉的走行。放射科医生阅片时应注意两侧乳房的血运比较,若一侧血运增加,应仔细搜索是否有癌瘤可能。

（10）淋巴结　乳腺内淋巴结典型呈肾形，位于乳腺外上部，正常淋巴结可见一侧凹陷的淋巴门，表现为低密度区，且有一脂肪透亮切迹，通常为 10 mm 左右大小。偶尔在乳房内可见结节样乳内淋巴结，直径 5～6 mm。

附：乳腺 X 线实质构成分类
◆脂肪类：双乳几乎都为脂肪。
◆散在纤维腺体类：纤维腺体密度小，区域性分散存在。
◆不均匀致密类：双乳不均匀性致密，可遮掩小肿块，可为弥漫和局限两种情况。
◆极度致密类：双乳极度致密，使乳腺 X 线摄影敏感性降低。

2. **正常乳腺 CT 表现**　与乳腺 X 线片相似，在 CT 上用不同窗宽可清晰地看到乳头和皮肤及悬韧带，腺体在 CT 上表现为大片软组织密度致密影，但无论腺体多么丰富，其内均可见或多或少的斑点状透亮的脂肪岛，当腺体逐渐萎缩，此脂肪岛即增大、增多（图 5-7-4）。绝经后多数妇女的腺体已大部分或全部萎缩，仅残存少许粗大条索状影。增强后正常腺体轻度均匀强化。大导管在 CT 上表现为自乳头下呈扇形的软组织密度影，多难以一一辨认出各个乳导管影。CT 强化后可辨认出血管影，但不如 X 线可以看到全程走行。

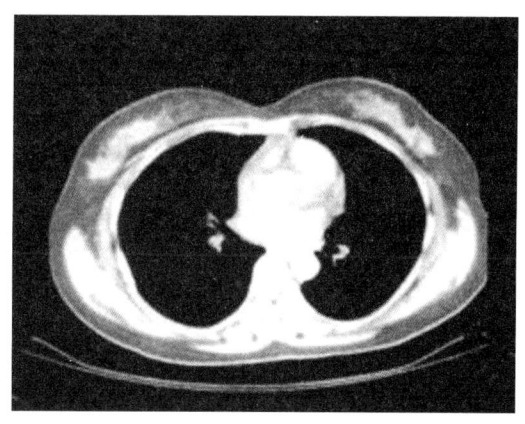

图 5-7-4　正常乳腺 CT

3. **正常乳腺 MRI 表现**　脂肪组织 T_1WI 及 T_2WI 皆为高信号，FS 序列上显示为低信号，增强无强化。乳腺实质（腺体及导管）平扫低于脂肪而高于肌肉，动态增强显示轻度、缓慢渐进性强化，强化峰值出现在延迟期，强化程度不超过增强前信号强度的 1/3，在经期或经前期也可呈中到重度强化。乳腺导管在矢状位上显示最好，脂肪型乳腺主要由脂肪组织组成，残留一些条索状"乳腺小梁"，T_1WI、T_2WI 为低或中等信号，致密型乳腺实质占乳腺大部分，T_1WI、T_2WI 表现为中低信号，混合型介于两者之间（图 5-7-5）。

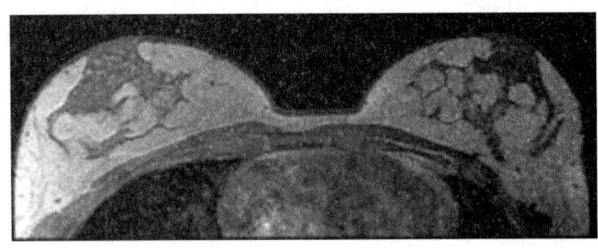

图 5-7-5 正常乳腺 MRI

4.正常乳腺超声表现 皮肤呈一条清晰、光滑的线状强回声,乳晕及乳头回声减弱,乳头呈低回声,后方伴声影。纤维腺体层呈较均质中等回声,纤维腺体组织较均匀,近乳晕区厚,逐渐变薄。导管呈圆形或椭圆形暗区,有时呈管状,连续观察,自乳腺边缘逐渐向乳头处汇集,在乳晕下区增宽形成乳窦,乳窦内径 2~3 mm。正常纤维腺体组织彩色多普勒多无血流信号,少数区域表现为点状血流信号。胸大肌位于乳腺组织深层,呈条状均匀实质性低回声,再深层为肋骨,呈强回声。

三、异常影像学表现

(一)异常 X 线表现

1.肿块 是具有三维立体结构的占位性病变,可以推挤或者牵拉周围乳腺组织(图 5-7-6),可见于良性及恶性肿瘤,包括以下几个方面。

(1)形状 可分为圆形、椭圆形及不规则形,依此顺序,良性病变的可能性依次减小。

(2)边缘 肿块边缘清晰、模糊,光滑者多为良性病变,边缘模糊及毛刺多为恶性的征象,少数纤维腺瘤及囊肿因周围感染亦可边缘模糊。良性肿块环绕低密度弧线影厚度通常在 1 mm 左右,称之为"晕圈征"。部分恶性肿块周围出现的低密度环影,完整或不完整,厚度不均匀,超过 2 mm,最厚可达 12 mm,称之为恶性"晕圈征",是恶性病变的较为特征的征象之一。

(3)密度 肿块与周围的乳腺实质相比,分为密度增高、中等密度、密度减低、脂肪密度等 4 种描述。大多数乳腺癌呈密度增高影或中等密度影。含脂肪的肿块可显示低密度影,多为良性病变。肿块可以合并高密度的钙化影。

2.钙化 根据美国放射学会的 BI-RADS 报告分类要求,钙化分为典型良性钙化、拟似恶性钙化两种类型。一般典型良性钙化常表现为边缘清楚,密度较均一,形态不规则或具特定形状,多较粗大,可呈条状、新月形或环形,密度较高,比较分散。恶性钙化则边缘模糊、密度变化较大,多较小,形态不规则,多呈细小沙粒状或不定形等,常密集成簇分布或沿导管分布,钙化可位于肿块内外(图 5-7-7)。放大镜是从事乳腺 X 线诊断医生的必备工具,阅片时应仔细搜索有无钙化,一旦发现应认真分析其意义。

3.结构扭曲 乳腺的正常结构被扭曲,但未见明显肿块。包括细线状或毛刺影从某一点向四周辐射以及乳腺实质边缘局部牵拉或扭曲。结构扭曲亦可伴发于肿块、不对称致密或钙化。慢性炎症、术后瘢痕、近期曾行放疗后等也可有此表现。如无外伤或手术史,结构扭曲须疑为恶性肿瘤或放射状瘢痕,应行活检。

4. 局灶性非对称致密 与前片比较发现新出现的局限性致密区,且在2个投照位上均呈相同形状,但完全缺乏明确的边缘及明显的真正肿块;或双乳对比显示有不对称局限性致密区,特别是其呈进行性密度增高或扩大时,应考虑有浸润癌的可能性。

5. 皮肤局限增厚、回缩 多见于恶性肿瘤,由于肿瘤与表面皮肤之间的浸润,可致皮肤局限性增厚并向肿瘤方向回缩。

6. 乳头内陷 中央区域乳头后方的癌瘤与乳头之间有浸润时,可导致乳头内陷,即"漏斗征",也可见于先天性乳头发育不良者。

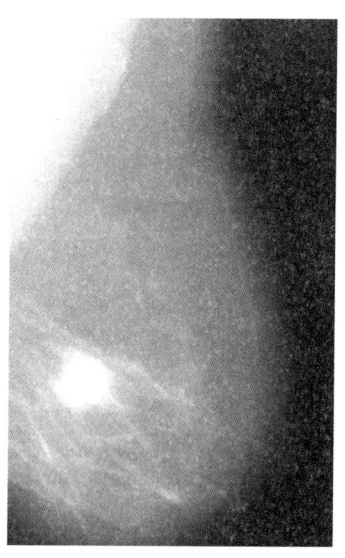
图 5-7-6 乳腺肿块 X 线平片

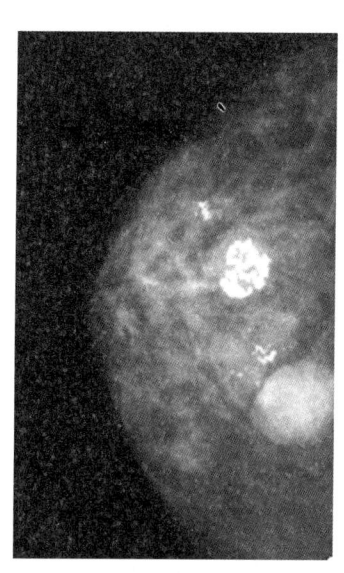
图 5-7-7 乳腺钙化 X 线平片

(二)异常 CT 表现

1. 肿块 与 X 线相同,可清晰显示良、恶性肿块的特征。此外,CT 的密度分辨力高,可以发现更小的病变,并可通过 CT 值测量对囊肿或含有脂肪成分肿块及肿块内出血、坏死、钙化等进行准确测量。增强扫描时,良性肿块多为中等均匀强化,恶性肿块多为明显不均匀强化。

2. 钙化 良性病变的钙化多较粗大,可呈颗粒状或环状,恶性病变的钙化多细小不定形。

3. 乳头及皮肤 乳头内陷及局部皮肤增厚回缩。

4. 乳腺后间隙消失及淋巴结肿大 当病变浸润胸壁时,表现为乳腺后间隙消失,当发生淋巴结转移时表现为腋窝部和胸骨后内乳区淋巴结增大。

5. 血运增加 乳腺恶性肿瘤常有患侧乳房的血运增加,但多见于中、晚期患者,由于 CT 图像缩小,对是否有血运增加的判断不如 X 线片上明确、可靠。

6. 乳晕下纤维化或"漏斗征" 多数为乳晕下非特异性的纤维增生反应,少数系癌瘤已侵犯乳晕下区所致。表现为底坐落在乳晕上,尖指向乳晕深部,呈三角形致密阴影,形似漏斗状故亦称"漏斗征"。

(三)异常 MRI 表现

1. MRI 主要依据以下几点对乳腺良、恶性病变进行鉴别诊断。①形态学表现,与X线表现相似，不再赘述。②信号强度及内部结构，病变T_1WI上多呈低或中等信号，T_2WI上依据病变内细胞、纤维成分及水的含量不同而异，纤维成分多时为低信号，细胞及水分含量多时为高信号，一般良性病变内部结构多较均匀，信号一致，恶性病变内部可有液化、坏死、囊变或纤维化，甚至出血，表现为混杂信号。

2. 动态增强MRI　对良恶性病变的评价包括以下几个方面。

(1) 异常强化　按照BI-RADS-MRI标准，乳腺异常强化其信号强度高于正常乳腺实质。异常强化形态学表现可分为：灶性强化、肿块强化、还是非肿块强化的异常病灶。

(2) 强化特征　分为均匀，不均匀，环状强化，内部低信号分隔，分隔强化及中心强化。簇环状及环状强化高度提示恶性，但需与囊肿合并感染，脂肪坏死鉴别。肿块内部不强化低信号分隔提示纤维腺瘤。分隔强化及中心强化良、恶性病变均可出现，不规则者多提示恶性。

(3) 动态增强血流动力学表现　可通过描绘时间-信号强度曲线来判断。通常乳腺恶性病变倾向于速升流出型(Ⅲ型，可能性为87%)，而良性病变表现为持续缓升型(Ⅰ型，可能性为83%~94%)，速升平台型(Ⅱ型)可为恶性也可为良性病变(恶性可能性为64%)。

(4) 强化后病灶的形态学　在进行病变性质分析时病变的形态特征分析先于增强特性的分析和判断。大致与X线相似，但较之能更好地显示其生长类型、病变范围及内部结构，且能显示常规方法难以检出的多灶性、多中心性病变，比平扫MRI能提供更多信息。

(四) 乳腺增生

乳腺增生是乳腺组成结构(乳腺实质和间质)在雌、孕激素周期性地刺激作用下增生与复旧(退化)的过程，其本质并不仅仅指增生。乳腺增生并非炎症性或肿瘤性疾病，甚至大多数情况下都是代表乳腺组织对激素的生理性反应，而不是真正的疾病。仅有少部分可能属于疾病，从非典型增生到原位癌，这个过程并非线性进展，所以不能把乳腺增生视作癌前期病变。

【病理与临床】　乳腺增生性改变的产生与脑垂体和卵巢分泌激素作用有关。月经周期内乳腺有周期性的变化，雌激素主要使乳腺导管和间质增生，孕激素使乳腺腺泡增生。尤其当体内激素比例失去平衡，雌激素水平升高与孕激素比例失调，乳腺组织增生与复旧失衡，就可能出现乳腺增生改变的相关病理改变。

发病高峰年龄为25~50岁。女性乳腺在月经前出现的周期性轻度疼痛，大多属于正常的生理性改变，只有当患者在经前出现剧烈的乳房疼痛，月经后又不能马上缓解，疼痛持续时间超过5~7 d，并且月经前乳房出现的"肿块"无明显缩小、软化，其乳腺增生诊断才能成立。大多数乳腺增生患者都有疼痛、包块形成，部分患者还出现乳头溢液。

【X线表现】　新的乳腺肿瘤病理学分类中关于乳腺增生的描述结合影像学特点，放射学将乳腺增生分为放射科医生可以辨别的乳腺纤维囊性改变(普通腺病、肌上皮增生、未形成肿块的导管内增生性病变和微小囊肿病)、乳腺单纯囊肿、硬化性腺病(包括部分导管上皮增生性改变)、放射状瘢痕。通常表现乳腺内局限性或弥漫性片状、肿块状或大小不等串珠样阴影，边界模糊，以乳腺中央区和外上象限最常见(图5-7-8)。需要注意的是在极度致密的乳腺中合并癌瘤，此时亦造成假阴性诊断。

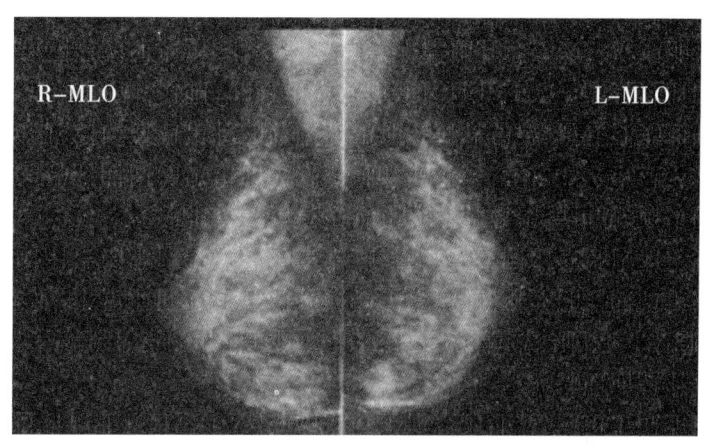

图 5-7-8 双侧乳腺增生 X 线平片

双侧乳腺密度增高,腺体内见大片状、结节样不均匀密度增高影

【CT 表现】 平扫增生的组织片状或结节状多发致密影,密度略高于周围腺体,在增厚的组织中可见条索状低密度影,当有囊肿形成时,可显示为椭圆形水样密度区,密度均匀,囊肿无强化,大多数病变呈轻度至中度逐渐明显渐进性强化。

【MRI 表现】 增生的导管纤维腺体组织 T_1WI 为低或中等信号,含水量越多 T_2WI 信号越高,DWI 图像上,可为高信号,亦可为略高于正常纤维腺体的信号。增强呈不均匀中等强化,动态增强曲线呈流入型,动态增强扫描,大部分可呈灶点状强化,直径小于 5 mm。腺病伴纤维腺瘤形成时与纤维腺瘤表现类似,表现为境界清晰,强化更均匀。非肿块强化与弥漫增生表现类似,只是范围局限。囊性增生可无强化,或部分环壁及周围片状强化。如乳腺增生的 MRI 表现类似恶性病变,须结合其形态学改变、强化程度、曲线类型及临床触诊情况综合分析做出诊断,甚至活检方能确诊。

【诊断与鉴别要点】 患者多为 30~50 岁,病变常两侧多发,临床症状与月经周期有关,增生的乳腺组织多表现为弥漫的片状或结节状致密影,MRI 乳腺增生纤维腺体组织 T_1WI 为低或中等信号,T_2WI 为高信号,增强扫描呈轻中度渐进性强化,时间-信号强度曲线为持续缓升型表现,结合病史一般不难诊断。

本病需与乳腺癌和局限性纤维化相鉴别;部分局灶性乳腺增生与浸润型乳腺癌表现类似,乳腺癌发病年龄多为中老年妇女,增生多发于年轻女性,乳腺癌肿块不规则伴毛刺及微钙化灶多见,周围血管增粗、局部皮肤增厚内陷,腋窝淋巴结肿大等多见。局限性纤维化又称纤维性乳腺病,常见于绝经期妇女,临床表现为坚硬的肿块,X 线局灶性纤维化可表现境界清晰或不规则的肿块或局灶性非对称影,病理有致密的胶原基质构成伴散在纤维腺体组织或血管成分,MRI 则发现肿块内部含水量较低,亦不强化,有一定特点。

(五)乳腺纤维腺瘤

【病理与临床】 乳腺纤维腺瘤是最常见的乳腺良性肿瘤,多发于发育良好的青春期乳腺中,15~39 岁者占 82.75%,起源于乳腺末梢导管小叶单位上皮和间质结缔组织,可能与局部乳腺组织对雌激素刺激的过度反应有关。瘤体内含纤维成分多而腺体组织少者,临床多称乳腺纤维腺瘤;瘤体内含纤维成分少而腺体组织多者称为乳腺纤维瘤。单发常见,有 15% 的病例表现为双侧多发。

一般无自觉症状,少数可在月经时疼痛明显,好发于乳腺外上象限,触诊时表现为类圆形肿块与皮肤无粘连,表面光滑、质韧、活动度好。

【X线表现】 随肿瘤的部位、大小、病理特征、所处的背景及钙化情形而异。表现为圆形或者类圆形肿块,伴或不伴分叶,边缘光滑整齐,密度接近于纤维腺体。周围可见细线样透亮晕征,钙化可位于肿块内的边缘部位或中心位,形态多样化,可互相融合成为粗糙颗粒状、大块钙化或骨化,占据肿块的大部分或全部。

【CT表现】 对乳腺纤维腺瘤的检出及诊断能力都优于乳腺X线摄片,尤其致密型纤维腺体分辨力更高。平扫表现为类圆形或分叶状肿块,轮廓整齐,并可清晰显示肿块内钙化及小的囊性变,增强后一般有轻度强化,但少数血运较丰富的乳腺纤维腺瘤亦可能有明显强化。

【MRI表现】 平扫T_1WI上多为低信号或等信号,轮廓边界清晰,圆形或卵圆形,大小不一,T_2WI上依肿瘤内细胞、纤维成分及水的含量不同而表现信号不同,其内部结构多较均匀,信号一致,肿瘤退化,细胞少,胶原纤维多者及老年妇女的乳腺纤维腺瘤通常含纤维成分较多,T_2WI多为低信号,钙化区无信号,年轻妇女的乳腺纤维腺瘤通常含水量较高的细胞成分较多,因此T_2WI多为高信号。动态增强扫描,多数表现为缓慢渐进性均匀强化或由中心向外围扩散的离心样强化,少数亦可呈快速显著强化,DWI检查,乳腺纤维腺瘤的ADC值多较高。约有64%的乳腺纤维腺瘤内有胶原纤维形成的分隔,有时需要测量增强前后相对信号增加强度及形态学综合判断。MRI显示T_2WI及增强后早期的内部低信号分隔是乳腺纤维腺瘤的特征性表现。复杂纤维腺瘤可出现囊性变,发生率占乳腺纤维腺瘤的2.9%。

【诊断与鉴别要点】 患者多为40岁以下的青年女性,无自觉症状。影像学表现为类圆形肿块,边缘光滑、锐利,部分可有分叶。肿块为密度或信号均匀,部分伴有较粗大颗粒状的钙化。增强扫描大多数表现为缓慢渐进性均匀强化,其内可见无强化分隔更具特征性。

本病需与乳腺癌、叶状肿瘤、乳腺囊肿及致密性积乳囊肿相鉴别。乳腺癌形态多不规则,边缘不整,有毛刺,密度较高,其钙化多为成簇分布细小钙化。MRI增强扫描,乳腺癌信号强度趋于快速明显增高且快速减低,典型呈簇环样强化或多由周边向中心渗透,呈向心样强化或不均匀强化。肿瘤浸润局部皮肤导致皮肤橘皮样改变和乳头内陷并有淋巴结转移。叶状肿瘤临床上比乳腺纤维腺瘤的平均发病年龄要晚,多数表现为无痛性肿块。体积往往较大、密度比纤维腺瘤高、超声显示圆形囊变或裂隙征多提示叶状肿瘤。乳腺囊肿多发于中老年女性,多发可见相互融合趋势。其钙化多位于周围呈环状,致密型积乳囊肿多发生于哺乳期或断奶后1年左右的妇女,密度更高,呈规则圆形或椭圆形,无分叶状,边界更光滑整齐。MRI检查更能明确囊肿内容物的成分,增强后囊壁有强化。

(六)乳腺癌

【病理与临床】 乳腺癌大多来源于导管上皮,乳腺癌分类复杂,病理学上通常将乳腺癌分为三类:①非浸润性癌;②浸润性非特殊型癌;③浸润性特殊型癌。肿瘤病理形态因组织学类型不同而异,其切面多呈灰白色,可有出血点、坏死和囊腔形成,边界不规则,质地坚硬。

多见于绝经前后的40~60岁妇女,临床症状常为乳腺肿块,钝痛或隐痛,疼痛与月经周期无关,乳头回缩,乳头血性溢液,广泛浸润时可出现整个乳房质地坚硬,固定,腋窝及锁骨上可触及肿大的淋巴结，晚期癌肿侵犯神经时，则疼痛剧烈，可放射到同侧肩部及臀部。

【X线表现】

1. 肿块 是乳腺癌最常见、最基本的X线征象。肿块多位于外上象限，密度高于肿物乳腺实质或乳头。肿块可呈分叶状、团块状、不规则形或星形，边缘不光整，多有长短不一的毛刺，X线显示的肿块常小于触诊扪及。

2. 钙化 是乳腺癌常见的X线表现，可达30%~40%。表现为数量多，分布密集，密度不均，浓淡不一，常较细小，大小不等，可以单独存在或位于肿块内、外。

间接征象主要有以下几点。①局灶性非对称致密影，为乳腺某一区域密度异常增高，比增生密度更高，可伴结构扭曲或微钙化，可能由于纤维腺体致密掩盖真实肿块，或肿瘤非肿块生长所致，局部加压放大点片或MRI检查可帮助鉴别。②皮肤增厚和局限性凹陷，肿块附近皮下脂肪层中出现网状高密度影，由于癌肿向皮下的浅层淋巴浸润。③血管增粗、迂曲。④皮肤、乳头凹陷，肿瘤纤维化或肿瘤侵及导管牵拉所致。⑤病灶后或上方，逐渐变细的狭长三角形致密影，为肿瘤侵犯或牵拉乳腺实质所致，即"彗星尾征"。⑥肿块周围可见宽窄不一的透明水肿带。

乳腺疾病影像检查方法的选择与应用

【CT表现】 与X线上基本相同。在脂肪型乳房中，X线发现小结节的能力要优于CT；而在致密型乳腺中，CT要优于X线，CT对微小钙化的显示欠佳；对于"毛刺征"、皮肤增厚、乳头内陷、血运增加、"彗星尾征"、乳房后间隙及胸大肌侵犯等，CT要优于X线；CT增强扫描病灶的CT值明显增高，病灶变得更为显著。

【MRI表现】 T_1WI表现为低或等信号，周围为脂肪组织时其轮廓清楚，肿块边缘呈毛刺或放射状突起，边缘不清，与周围组织分界不清，内部信号不均，T_2WI信号取决于肿瘤内部成分（含水分越多，信号越高），以略高混杂信号多见，在DWI上，乳腺癌多呈高信号，ADC值较低（图5-7-9）。乳腺增强扫描具有不可缺少的重要诊断价值，敏感度达90%~100%。典型肿块型乳腺癌表现为不均匀或环状强化，增强后其信号强度

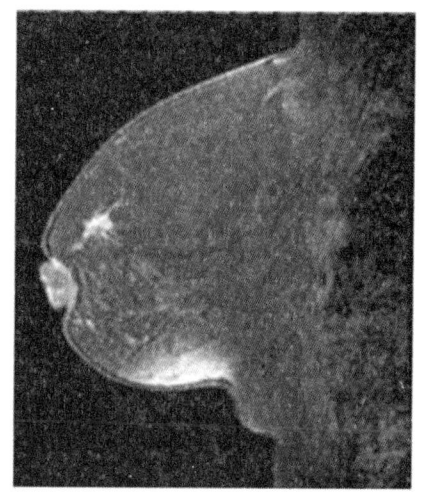

图5-7-9 左侧乳腺癌MRI

MRI增强扫描示：左侧乳腺内可见一不规则肿块，边缘毛刺样改变，强化显著，乳头内陷，周围皮肤增厚明显。

曲线多呈流出型，部分表现为平台型，少数为流入型。非肿块型乳腺癌强化形态多为不均匀或集簇状强化，分布特征多呈线样或段样，增强曲线以平台型为主。MRI对钙化病灶显示不敏感。在进行病变性质分析时病变的形态特征分析先于增强特性的分析和判断。

【诊断与鉴别要点】 患者多为40~60岁妇女。影像检查发现乳腺内肿块，边缘不规则有毛刺，肿块内伴或不伴拟似恶性钙化，肿块与皮肤粘连，皮肤增厚回缩，乳头内陷，同侧腋窝淋巴结肿大。

乳腺癌需与纤维腺瘤鉴别，纤维腺瘤发病多为40岁以下年轻妇女，肿块为圆形或类圆形，边界整齐无毛刺，可有较为粗大的钙化，无皮肤增厚及乳头内陷。增强呈轻度

均匀强化,部分其内有无强化分隔更为特征。

小 结

泌尿生殖系统
- 影像检查技术与应用——腹部平片、泌尿系统造影、乳腺X线摄影、CT检查、超声检查、MRI检查
- 正常影像学表现
  - 肾、输尿管、膀胱
  - 前列腺、子宫、乳腺
  位置、形态、大小、密度(信号)、强化特征
- 异常影像学表现
  - 肾、输尿管、膀胱——位置、形态、大小、密度(信号)、管腔、功能性改变
  - 前列腺、子宫——大小与形态异常、密度或信号异常、周围结构异常
  - 乳腺——肿块、钙化、结构扭曲、局限性不对称致密、皮肤局限性增厚、回缩、乳头内陷、血运改变
- 常见疾病影像学表现
  - 肾、输尿管、膀胱疾病——结石、结核、囊肿、肿瘤
  - 前列腺疾病——前列腺增生、前列腺癌
  - 子宫卵巢疾病——子宫肌瘤、卵巢肿瘤
  - 乳腺疾病——乳腺增生、乳腺纤维腺瘤、乳腺癌

问题分析与能力提升

病例一:男性,49岁,以"乏力,尿黄半年余"为主诉入院。

患者半年前无明显诱因出现乏力,伴小便黄染,无发热、腰痛等不适。患者神志差,饮食差,体重较前减轻2 kg。

实验室检查:红细胞 $3.34 \times 10^{12}/L$,血红蛋白 62 g/L,血小板 $487 \times 10^{9}/L$,γ-谷氨酰转肽酶 69 U/L,白蛋白 27.8 g/L,乳酸脱氢酶 89 U/L。

患者进行了肾CT检查。

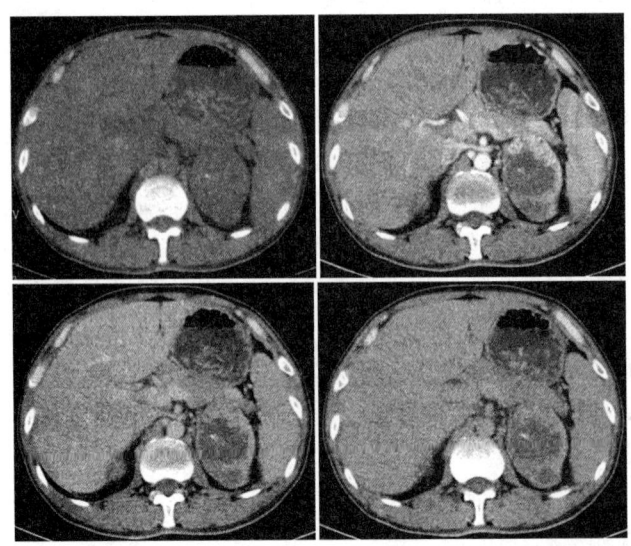

讨论：①指出病变发生部位。②试描述病变的影像学表现。③初步诊断为什么疾病？请说出诊断依据。④应与哪些疾病鉴别？简要说明鉴别要点。

病例二：男性，40岁，以"间断性全程无痛性肉眼血尿14 d"为主诉入院。

患者于14 d前无明显诱因出现全程无痛性肉眼血尿，暗红色，大便时伴尿道外口滴血，鲜红色，伴尿频、尿急，夜尿2~3次，无尿痛、排尿困难等症状。

实验室检查：谷丙转氨酶41 U/L，γ-谷氨酰转肽酶62 U/L，中性粒细胞绝对值$2.63×10^9$/L。

患者进行了盆腔MRI检查。

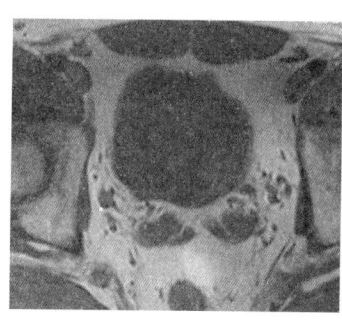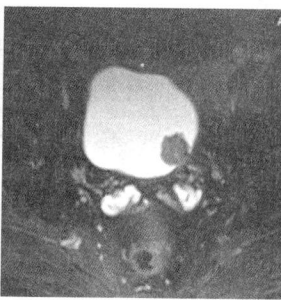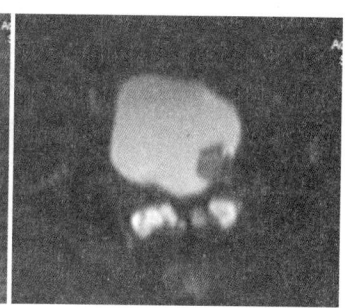

讨论：①指出病变发生部位。②试描述病变的影像学表现。③初步诊断为什么疾病？请说出诊断依据。④应与哪些疾病鉴别？简要说明鉴别要点。

病例三：男性，66岁，以"尿频，进行性排尿困难1年余，加重7 d余"为主诉入院。

1年多前，患者无明显诱因出现尿频、排尿困难、尿急、夜尿增多(5~6次/夜)、尿线变细、尿流无力、排尿踌躇、尿流中断，无尿痛、肉眼血尿、腰痛等伴随症状，未行特殊治疗。一年来上述症状逐渐加重，有时呈间断性排尿伴尿后滴沥，有尿不尽感，夜尿最多达十余次。7 d前出现不能尿痛，下腹憋胀，伴食纳

实验室检查：γ-谷氨酰转肽酶83 U/L，C反应蛋白42 mg/L，PSA 100 ng/mL。

患者进行了盆腔MRI检查。

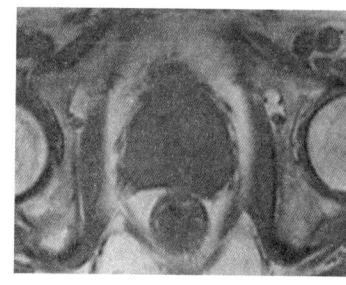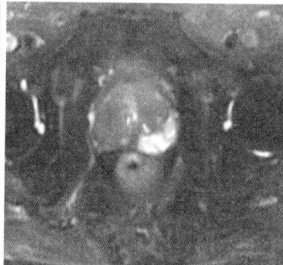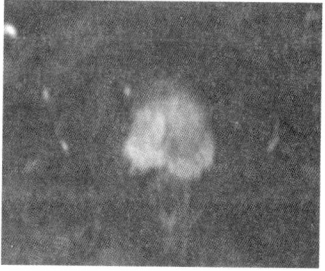

讨论：①指出病变发生部位。②试描述病变的影像学表现。③初步诊断为什么疾病？请说出诊断依据。④应与哪些疾病鉴别？简要说明鉴别要点。

病例四：女性，60岁，以"不规则阴道出血3个月伴右下腹痛1个月余"为主诉入院。

患者绝经10年，3个月前无明显诱因出现阴道出血，如月经量。1个月前无明显诱因出现右下腹痛，呈胀痛，多为晨起时疼痛，间断发作，排气后好转，偶有腰痛，无腹胀、恶心、呕吐等伴随症状。

实验室检查：上皮细胞计数128.1 U/L，白细胞计数25.9 U/L，C反应蛋白157.92 g/L，血红蛋白97 g/L，中性粒细胞84.0%，淋巴细胞9.82%，过氧化氢(+)，白细胞酯酶(+++)，CA 125 237 U/mL，CEA 7.8 ng/mL。

患者进行了盆腔MRI检查。

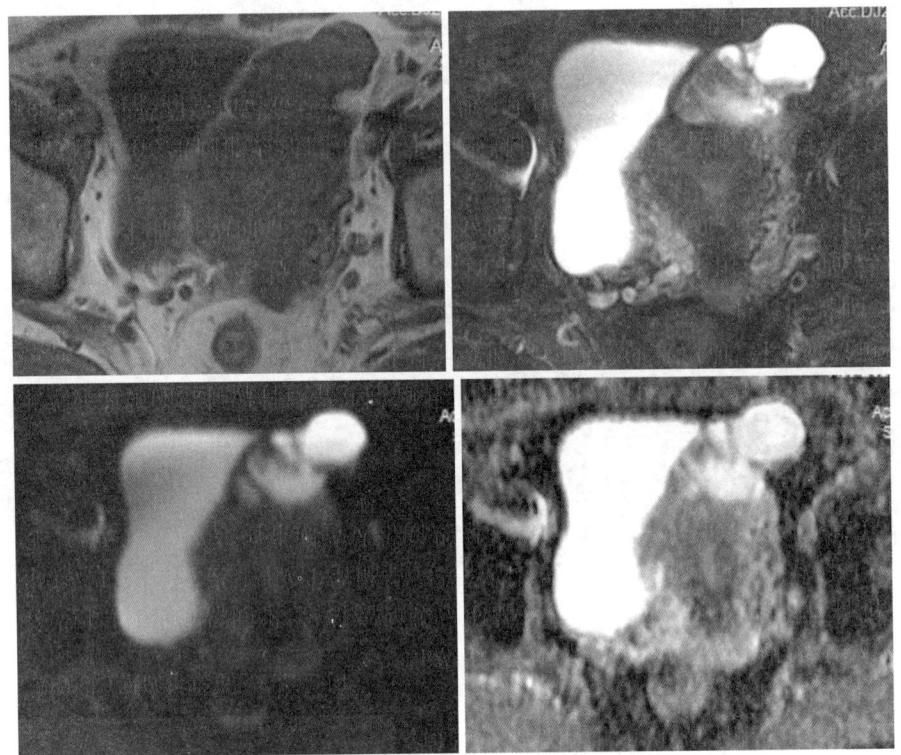

讨论：①指出病变发生部位。②试描述病变的影像学表现。③初步诊断为什么疾病？请说出诊断依据。④应与哪些疾病鉴别？简要说明鉴别要点。

病例五：女性，67岁，以"右乳疼痛十余天"为主诉入院。

患者于十余天前自觉右乳疼痛不适，始终未见缓解，无高热，无全身症状，饮食良好。

查体：右乳外侧可触及不规则形肿块，质硬，活动度差，肿块与周围组织分界不清，左乳未见异常。

患者进行乳腺X线摄影及MRI检查。

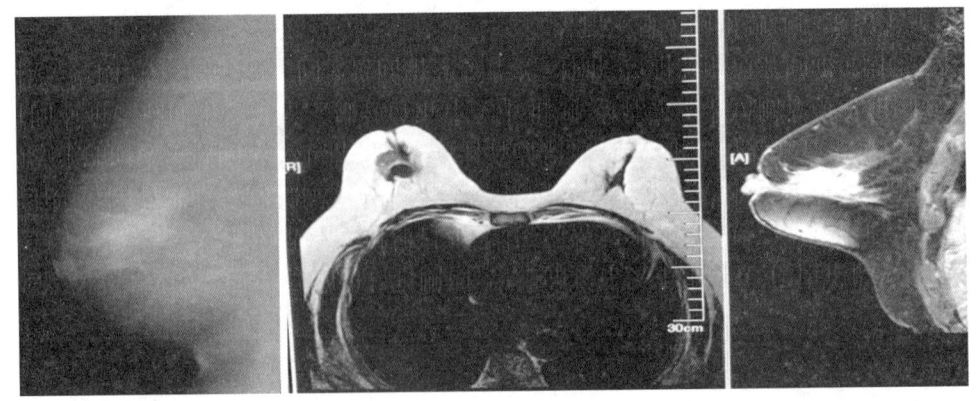

讨论：①指出病变发生部位。②试述病变的影像学表现。③初步诊断为什么疾病？请说出诊断依据。④应与哪些疾病鉴别？简要说明鉴别要点。

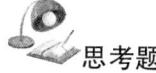**思考题**

1. 试述一侧肾增大常见于哪些疾病。
2. 试述乳腺癌的影像诊断特点。
3. 简述乳腺纤维腺瘤的X线、MRI表现。
4. 简述前列腺增生的影像学表现。
5. 试述子宫MRI检查的优势。

(王　露　刘春梅　张　武)

第六章 骨与关节系统

> **学习目标**
>
> 骨与关节系统由骨、关节和骨骼肌组成,本系统的疾病多而复杂,除外伤、炎症、肿瘤等疾病外,全身性疾病、内分泌和代谢异常均可引起骨骼的改变。影像学各种检查方法均能在不同程度上反映疾病的病理变化。X线可显示病变部位、范围、骨质增生及破坏等。CT对骨内小病灶和软组织的显示优于X线。MRI对软组织及骨髓病变的分辨率明显优于X线及CT。因此,对骨与关节系统疾病的诊断需在X线检查的基础上,应用CT及MRI做进一步检查。

第一节 影像检查技术与临床应用

(一) X线检查

骨质含有大量的钙盐,是人体最致密的组织,它与周围的软组织在密度上有显著的对比。另外,骨骼本身的皮质骨密度高,松质骨和骨髓密度较皮质骨低,对比显著。因此给X线检查提供了良好的条件。

X线对骨与关节系统的检查不仅能明确区别正常与异常,还能显示病变的范围、程度,对某些疾病有定性诊断价值。但是不少骨与关节疾病的X线表现晚于临床表现。因此,初次检查为阴性也不能排除早期病变的存在。

X线平片摄影要注意以下几点:①常规部位摄片都要有正侧位,再根据需要加摄斜位、轴位或切线位;②摄片部位应包括周围的软组织及邻近的一个关节;③两侧对称的骨关节,一侧病变应摄同一技术条件下的双侧关节片,以便双侧对照。

(二) CT检查

X线检查是骨与关节疾病的常规检查方法,当临床和X线诊断困难时,可选用CT进一步检查。对软组织病变和骨骼解剖较复杂的部位可首选CT检查。

1. 平扫 首先按扫描部位做出定位像,再根据病变的范围及可能性质,决定横断面的层厚及层数,必要时可薄层扫描后行矢状位、冠状位或斜位重建。由于骨与软组织的 CT 值相差很大，所以常用骨窗及软组织窗。

2. 增强扫描　对于平扫发现的软组织和骨病变，常需进一步行增强扫描观察病变是否强化、强化程度和有无坏死等，对确定病变的范围和性质有很大帮助。

(三) MRI 检查

目前，MRI 是检查骨及软组织疾病的重要方法，它对正常软组织、韧带、肌腱、软骨、骨髓及病变的出血、坏死、水肿都能清晰显示，但 MRI 对钙化、细小骨化显示欠佳，因此骨与关节疾病的 MRI 检查应在平片或 CT 的基础上进行。

1. 平扫　MRI 检查依部位不同而选择不同的线圈，如脊柱线圈及表面线圈。采用常规的 SE 序列或 FSE 序列的 T_1WI、T_2WI，根据病情需要可加脂肪抑制序列，使病变组织与正常组织的信号差别更加明显。通常扫描选用横断位、矢状位、冠状位，必要时加扫各方向的斜位。

2. 增强扫描　其目的同 CT 增强扫描，MRI 对比剂常用 Gd-DTPA。

第二节　骨与关节系统正常影像学表现

(一) 四肢长骨

1. 小儿长骨　小儿长骨是由软骨雏形骨化形成的，属软骨内成骨，一般有 3 个以上的骨化中心。1 个在骨干，其余 2 个分别位于骨干的两端，前者为原发或一次骨化中心，后者为继发或二次骨化中心，出生时，长骨骨干均已骨化，而两端仍为软骨，即骺软骨，所以小儿长骨的主要特点是骺软骨尚未完全骨化，故长骨分为骨干、干骺端、骨骺和骺板等部分(图 6-2-1)。

(1) 骨干　管状骨周围由密质骨构成，即骨皮质，因其含钙多，X 线表现为密度均匀的致密影，外缘清楚，骨皮质在骨干的中部最厚，越近两端越薄，骨干中央为骨髓腔，含造血和脂肪组织。X 线表现为由骨干皮质包绕的无结构的半透明区，骨皮质表面有骨膜覆盖，骨膜属软组织，X 线上不显影。CT 上骨皮质为线状或带状高密度，骨髓腔因红骨髓、黄骨髓含量不同而密度不一。MRI 上骨皮质在 T_1WI、T_2WI 上均为低信号，骨髓腔可为等信号或高信号，骨膜在 CT 及 MRI 上均不能显示。

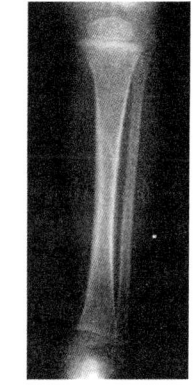

图 6-2-1　儿童长骨

(2) 干骺端　干骺端为骨干两端较粗大的部分，由松质骨构成，周围为薄的骨皮质，干骺端的密度较低，X 线为灰黑色，骨干与干骺端无明显分界线。CT 骨窗上干骺端松质骨表现为高密度的骨小梁交错而构成细密的网状影，密度低于骨皮质。MRI 上由于干骺端骨髓常为红骨髓，且含有一定量的骨小梁，故信号低于骨髓腔。

(3) 骨骺　骨骺为长骨未完成发育的末端，在胎儿及幼儿期为骺软骨，X 线片上不能显示。骨化初期，骺软骨中央出现一个或几个二次骨化中心，X 线表现为小点状骨性致密影。骺软骨随着骨骼的生长不断增大，其中的骺核也随之增大形成松质骨，其边缘由不规则变得光整。X 线上，将这样的骺核称为骨骺，其周围仍有薄层软骨。

CT上骺软骨为软组织密度影,骨化中心密度类似干骺端。在MRI上SE序列骺软骨为等信号,骨化中心信号与干骺端类似。

(4)骺板 当骨骺与干骺端不断骨化,二者间的软骨逐渐变薄而呈板状则称为骨骺板或骨骺盘,骺板为软骨,X线上为横行的透亮线即骨骺线,骺板不断变薄最后消失,即骨骺与干骺端结合,完成骨的发育。X线表现为骺线消失,此时只有骨干和骨端,有时遗留一条横行线状致密影,为骺线的痕迹,可持续终生。骺线在CT及MRI上密度及信号特点与骺软骨类似。

2. 骨龄 在骨的发育过程中,骨的原始骨化中心和继发骨化中心的出现时间、骨骺与干骺端骨性愈合的时间及其形态的变化都有一定规律性,这种规律以月或年表示,即骨龄。用以估计骨的发育情况,了解患者实际骨发育的年龄。由于种族、区域及性别的差异,患者骨龄低于或高于正常骨龄标准1~2岁,多属于正常情况。若骨龄与患者实际年龄相差超出一定范围,常提示骨发育过早或延迟,对诊断内分泌疾病和一些先天性畸形或综合征有一定临床价值。

3. 成人长骨 成人长骨的外形与小儿骨骼相似,但骨骼已发育完全,骨骺与干骺端愈合,骺线消失,因此只有骨干和骨端。成人长骨骨皮质较厚、密度高。长骨骨端由松质骨组成,骨端的皮质显著变薄,骨端的顶端有一薄层壳状骨板,即骨性关节面,其外方覆盖一层软骨,即关节软骨,骨端各部位所承受重力、肌肉张力及功能活动不同,其骨小梁分布的比例和排列方向也不同,此外,在关节附近,肌腱中常有光滑的子骨块,即子骨,以手、足部多见。随着年龄的增长,骨髓腔内红骨髓减少,黄骨髓增多。

(二)四肢关节

四肢关节均为滑膜关节,其基本结构包括关节面、关节囊和关节腔三部分。关节骨端有关节软骨,关节囊内衬以滑膜,关节腔内有少量滑液,另外,关节囊内或外有韧带附着。

1. 关节骨端 骨性关节面由组成关节的骨端骨皮质构成,X线平片表现为边缘光整的线状致密影。CT为高密度影,MRI的T_1WI及T_2WI均呈低信号影。关节软骨及儿童骺软骨在X线及CT上均不显影,MRI上关节软骨呈弧形稍低信号影,脂肪抑制T_2WI上为高信号。

2. 关节间隙 X线表现为两个骨性关节面之间的透亮间隙,是关节软骨、关节腔及少量滑液的共同投影。CT示关节骨端的低密度间隙,少量滑液在CT上常不能分辨,而MRI的T_1WI显示薄层低信号,T_2WI为线状高信号。

3. 关节囊、韧带、关节盘 X线平片不能显示,关节囊在CT上示细条状等密度影,韧带为条带状等密度影。MRI上关节囊呈光整弧线样低信号,韧带为低信号影。关节盘如膝关节半月板,CT呈"C"形或"O"形均匀高密度影,MRI的T_1WI及T_2WI均为低信号。

(三)脊柱

脊柱由脊椎和其间的椎间盘构成,除寰椎外,每个脊椎由椎体及椎弓两部分组成,椎弓包括椎弓根、椎板、棘突、横突和关节突,同侧上下关节突组成椎小关节。

1. X线表现 正位片上椎体呈长方形,从上向下依次增大,椎体主要由松质骨构成,周围为致密的皮质骨,椎体两侧可见横突影,其内侧的椭圆形环状致密影为椎弓根影,在椎弓根的上下方为上下关节突的影像,两侧椎弓根向后内延续形成椎弓板,在中线处联合形成棘突,为类三角形致密影,其大小与形状可有所不同。

侧位片上前方为长方形的椎体,椎弓位于后方,椎管为椎体后方的纵行半透明区,上下关节突呈叠瓦状构成椎小关节,保持脊柱稳定性。椎小关节间隙示匀称的半透明影,颈胸椎小关节侧位片显示清楚,腰椎小关节正位片显示清楚。椎间隙为椎体间横行半透明影,椎间孔居相邻椎弓、椎体、关节突及椎间盘之间,呈类圆形半透明影,颈椎斜位显示清楚,胸、腰椎侧位显示清楚。

2. CT 表现　在脊柱的 CT 横断面图像上,椎体由薄层皮质骨包绕的松质骨构成,呈后缘向前凹的圆形,椎体、椎弓根和椎板构成椎管的骨环,环的两侧为横突,后方可见棘突,椎体后外侧方可见椎间孔和上下关节突,黄韧带附着在椎弓板和关节突的内侧,为软组织密度影,厚 2~4 mm,硬膜囊居椎管中央,亦呈软组织密度,其与椎管壁间有不等的脂肪组织,在椎间盘层面,可见略高密度的椎间盘影,CT 值为 50~110 Hu(图 6-2-2)。

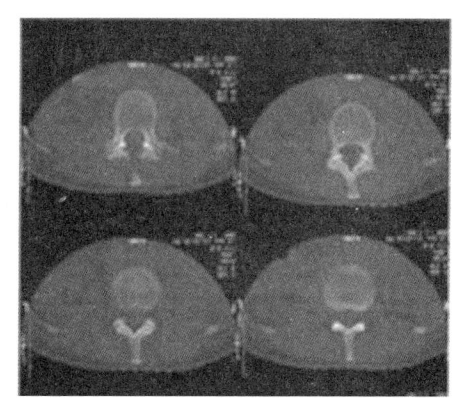

图 6-2-2　正常椎间盘 CT 表现

3. MRI 表现　在 MRI 的 T_1WI 及 T_2WI 上,脊椎各骨性结构的皮质呈低信号,髓质呈等或高信号,椎间盘在 T_1WI 上为较低信号,T_2WI 上为纤维环为低信号,髓核为高信号,脊髓在 T_1WI 上为等信号,T_2WI 上为稍高信号(低于脑脊液信号)。椎体后缘的后纵韧带及黄韧带在 T_1WI 及 T_2WI 上均为低信号。

(四)解剖变异

人体骨骼有很多正常的解剖变异,而某些解剖变异与骨病引起的破坏或增生病灶类似,可造成误诊,所以掌握常见的解剖变异是非常必要的。

1. 副骨和籽骨

(1)副骨　是由于某一骨骼的多个骨化中心在发育过程中没有融合。从而导致多出一块或几块骨,亦可由一个额外、独立的骨化中心发育而成。副骨在腕骨及跗骨附近常见。

(2)籽骨　是附着于骨骼附近肌腱中的小骨,呈圆形或卵圆形,在手、足部多见。籽骨可有多个骨化中心,亦可分为几块,观察子骨形态及部位时要除外其本身的病变,如骨折、脱位等。

2. 肩胛带及上肢骨

(1)锁骨菱形窝　在锁骨内端下缘,有时可见一半圆形或菱形凹陷。

(2)肩胛骨变异　肩胛骨体部有时可见到放射状的营养血管沟,易被误以为骨折。肩胛骨下角、肩峰、喙突和关节盂的继发骨化中心在 16 岁出现,25 岁融合,个别可终生不融合。

(3)肱骨变异　成年人肱骨人结节部皮质骨较薄,松质骨较多,密度低,需与骨质破坏鉴别。成年人肱骨结节间沟很深时,侧位片需与骨皮质缺损区别。上肢轻度旋转,大、小结节下方的结节嵴相错时,要与皮质增生鉴别,肱骨鹰嘴窝的骨壁有时可能很薄,正位片上示透亮区,有时骨壁缺如呈一空洞,称滑车上孔。肱骨小头的骨化中心与干骺端之间的距离,随年龄及投照位置不同有一定差异。

(4)肘部变异 肘部骨化中心较为复杂,一侧病变时可照对侧对比,滑车和鹰嘴的骨化中心可由多个组成,且边缘可不规整。肘髌骨为罕见发育异常,是位于肘关节后方的籽骨,类似膝关节的髌骨。桡骨结节处骨皮质较薄,松质骨较多,上肢轻度内旋时和骨干重叠,形成圆形透明区,形似囊肿。

(5)腕部及手部变异 新生儿的尺桡骨远端可以略呈杯口形,尺骨远端与腕骨间距离较远,易误诊为半脱臼。第一掌骨与大多角骨的关节间隙较宽,小儿指骨骨骺中心的密度不同,亦属正常变异。

3. 骨盆及下肢骨

(1)骨盆变异 髂骨嵴在2~3岁后为不规则。继发骨化中心常呈不整齐的分节状,髂骨翼向后突出的骨性隆起,称髂角。14~18岁时髋臼外上缘可能出现多个骨骺,称髋臼小骨。坐骨与耻骨间融合的速度和形态多不一致,有的显示融合部分不规则呈局部扩大,突入闭孔内。

(2)股骨变异 圆韧带窝在正位片上表现为股骨头顶部小的半圆形骨质缺损。股骨下端腘窝部边缘常呈不规则的锯齿状骨质缺损,有时可稍隆起,为肌肉附着所致。5岁以下儿童,股骨远端骨骺的内、外缘不规则。4~8岁儿童股骨髁间凹陷的营养血管孔,在正位片上可表现为圆形或不规则透亮影。儿童股骨髁间凹侧位片,显示深而宽的局限性透亮区,不可误认为骨质破坏。

(3)膝关节及小腿骨变异 髌骨是全身最大的籽骨,多个骨化中心不融合可形成双或多髌骨,腓肠小骨系腓肠肌腱鞘里的籽骨。胫骨结节骨化中心有时为单个,也可呈分节状。

(4)踝和足部变异 胫腓骨远端内外踝部分可能有继发骨化中心,也可能为一侧性的,外伤后可能被认为骨折;婴幼儿的跟骨,在侧位片上可表现为后缘不整齐,跟骨结节的骨化中心最初亦呈不规则的分节状,渐渐较其他部分致密;跟骨侧位片上,在滑车突区的骨质中往往可见一边界不明显的三角形透明区,为局部骨小梁特别稀,应与骨囊肿鉴别。

4. 脊柱的解剖变异

(1)第2颈椎 幼儿第2颈椎齿状突可分裂,在齿状突与椎体部之间可为软骨结合,X线表现为横行透亮线,勿认为骨折。

(2)腰椎茎突 在上关节突底部有一骨突斜向下外方,有时长达3~5 mm,正位片上,从上关节突处斜向外下与横突底部重叠。

(3)隐性脊柱裂 指椎弓骨化不全,局部仅为软骨或纤维组织连接。常见于第4、5腰椎和第1骶椎椎弓部不愈合,呈透亮间隙,有时可见游离棘突。

(4)椎体数目变异 胸椎、腰椎与骶椎的数目可在相互间多一个或少一个,为骶椎腰化或腰椎骶化等。

(5)椎体的形态与永存骨骺 不同年龄,椎体形态可表现不同,新生儿呈椭圆形,儿童呈长方形。10岁左右椎体上下缘骨化中心开始出现。椎体永存骨骺也称额外骨突,常见于椎体前缘角部,呈三角形的多余小骨块,勿认为骨折。

5. 其他变异

(1) 致密骨岛　致密骨岛系一种骨松质内局限性骨质生长变异,表现为边缘清楚的致密影,而存在于完全正常的骨质之内,其长轴常与骨小梁方向一致,呈圆形或类圆形,直径多为 2~4 mm。以腕部及足部多见,亦可见于骨盆等。

(2) 生长障碍线　亦称发育障碍线,在干骺端有时可见一条或数条平行的横行致密线,在髌骨则表现为弯曲线状阴影。

第三节　骨与关节系统异常影像学表现

(一) 骨骼基本病变

1. 骨密度改变

(1) 骨质疏松　骨质疏松是指一定单位体积内正常钙化的骨组织减少,即骨组织的有机成分和钙盐均减少,而比例仍正常。组织学上为骨皮质变薄,哈氏管扩大和骨小梁减少。

X线表现为骨密度减低,长骨骨松质中骨小梁数目明显减少、变细,间隙增宽,骨皮质变薄和出现分层现象。脊柱椎体骨皮质变薄,横行的骨小梁减少,椎体外形变扁或上下缘内凹,椎间隙增宽,疏松的骨骼易发生骨折,椎体有时压缩呈楔形。

骨质疏松的 CT 表现与 X 线表现基本相同。MRI 除可见骨外形的改变外,老年人由于黄骨髓的增多,在 T_1WI 及 T_2WI 上信号均增高。

骨质疏松见于多种疾病。广泛性骨质疏松主要是由于成骨减少,常见于老年、绝经期后妇女,营养不良、代谢或内分泌障碍均可引起。局限性骨质疏松多为失用性改变、感染和恶性肿瘤等因素造成。

(2) 骨质软化　骨质软化是指一定单位体积内骨组织有机成分正常,而矿物质含量减少,为骨内钙盐含量降低,骨发生软化。组织学上为骨样组织钙化不足,常见骨小梁中央部分钙化,而外围以一层未钙化的骨样组织。

骨质软化的 X 线表现为骨密度减低,以腰椎及骨盆为明显,与骨质疏松不同的是骨小梁和骨皮质边缘模糊。由于骨质软化,承重骨骼常发生各种变形,如膝内翻、三叶形骨盆等,椎体上下缘呈半月形凹陷,骨质软化可见假骨折线,表现为与骨皮质垂直的 1~2 mm 宽的骨折样透亮线,常见于耻骨支、股骨和胫骨上 1/3 内缘、肋骨、肱骨等某些特殊部位。骨质软化同骨质疏松一样易发生骨折,但是假骨折线是骨质软化具有的特征性表现。

骨质软化的 CT 表现与 X 线表现基本相同,而 MRI 上无特异改变。骨质软化系全身性疾病,常由维生素 D 缺乏症(佝偻病)、骨质软化症、肠道吸收功能减退、肾功能不全、甲状旁腺功能亢进等疾病所致。

(3) 骨质破坏　骨质破坏是局部骨质为病理组织所代替而造成的骨组织消失,可由病理组织本身或由它引起破骨细胞生成和活动增强所致,骨皮质或骨松质均可发生破坏。

骨质破坏的 X 线表现为骨质局限性密度减低,骨小梁稀疏消失而形成骨质缺损,其中全无骨结构。早期破坏可形成斑片骨小梁缺损,组织学上发生哈氏管的扩大,而在 X 线上呈筛孔状,骨皮质表面的破坏呈虫蚀状,当骨破坏进展到一定程度时,有皮质骨和松质骨的大片缺失(图6-3-1)。

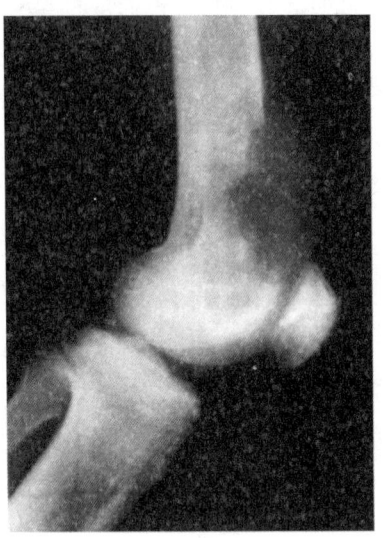

图6-3-1　骨质破坏X线表现

CT易于区分松质骨和皮质骨的破坏,前者表现为斑片状松质骨缺损区,而后者表现为其内的筛孔样破坏和表面不规则的虫蚀样改变。

MRI上骨质破坏表现为低信号的骨质为不同信号强度的病理组织所代替。骨皮质破坏的形态改变与CT相同,松质骨的破坏常表现为高信号的骨髓被较低信号或混杂信号影所取代。

临床上,骨质破坏见于炎症、肉芽肿、肿瘤或瘤样病变。而急性期炎症或恶性肿瘤,骨质破坏常进展迅速,边界模糊;慢性期炎症或良性肿瘤则骨质破坏发展缓慢,边界清楚,有时还可见一致密带状影围绕,且可使骨骼轮廓膨胀等。

(4)骨质增生硬化　骨质增生硬化是一定单位体积内骨量增多。组织学上为骨皮质增厚,骨小梁增粗、增多。X线表现为骨质密度增高,伴或不伴有骨骼的增大,骨小梁增粗、增多、致密,骨皮质增厚致密,明显者则难于分清皮质骨与松质骨(图6-3-2)。

骨质增生硬化的CT表现与其X线表现相似。

MRI上增生硬化的骨质在T_1WI及T_2WI上均为低信号,MRI可以很好地显示骨质增生硬化造成的骨形态改变。

骨质增生硬化见于多种疾病,大多数为局限性骨增生,见于慢性炎症、外伤和原发性骨肿瘤,如成骨性转移瘤、骨肉瘤等。少数为普遍性增生,骨皮质与骨松质同时受累,如甲状旁腺功能减退或中毒性疾病。

(5)骨膜增生　骨膜增生又称骨膜反应,是因骨膜受刺激,骨膜内层成骨细胞活动增加形成骨膜新生骨,通常表明有病变存在。组织学上可见骨膜内层成骨细胞增多,有新生的骨小梁。X线表现,早期骨膜增生是一段长短不定,与骨皮质平行的细线状致密影,与皮质间可见1~2mm宽的透亮间隙。继而则骨膜新生骨增厚,常见有与骨皮质平行排列的线状、层状和葱皮样骨膜增生。骨膜增生的厚度与范围同病变发生的部位、性质和发展阶段有关。一般发生于长骨骨干的明显,炎症者较广泛,而肿瘤较局限(图6-3-3)。随着病变好转与痊愈,骨膜增生可变得致密,逐渐与骨皮质融合,表现为骨皮质增厚,痊愈后骨膜新生骨可逐渐被吸收。在恶性骨肿瘤,骨膜新生骨可受肿瘤细胞侵蚀而被破坏。

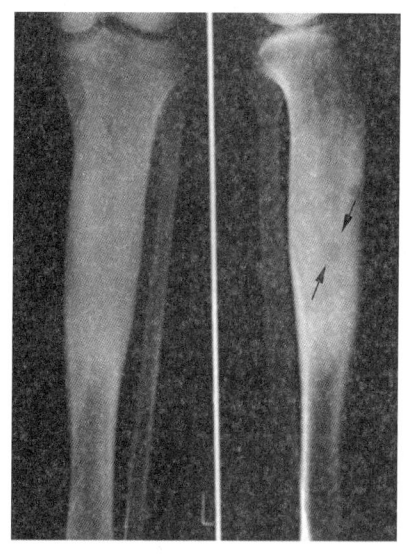

图6-3-2　骨质增生硬化X线表现

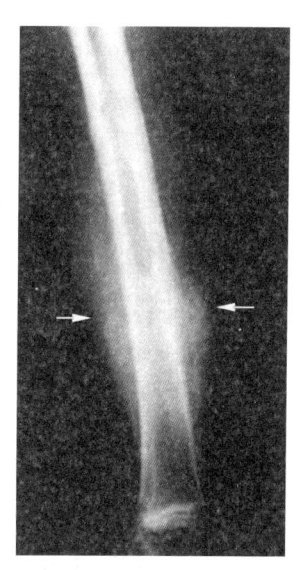

图6-3-3　骨膜增生X线表现

骨膜增生的CT表现与X线表现相似。

MRI显示骨膜增生要早于X线及CT,早期骨膜增生在T_1WI上为中等信号,T_2WI为高信号。骨膜新生骨在所有序列均为低信号。CT及MRI的空间分辨力不如X线平片,故显示骨膜新生骨的精细形态与结构不如平片。

骨膜增生见于炎症、外伤、肿瘤、骨膜下出血和骨生长发育异常。根据骨膜增生的形态,结合其他基本病变方能做出诊断。

(6)骨质坏死　骨质坏死是骨组织局部代谢的停止,坏死的骨质称为死骨。形成死骨的原因主要是血液供应中断,组织学上为骨细胞死亡、消失和骨髓液化、萎缩。在早期骨小梁和钙质含量无任何变化,此时X线无异常发现,当血管丰富的肉芽组织长向死骨,则出现破骨细胞对死骨的吸收和成骨细胞的新骨生成。

死骨的X线表现是骨质局限性密度增高,其形态因疾病的发展阶段而不同,并随时间而逐渐被吸收。

骨质坏死多见于慢性化脓性骨髓炎,也见于骨缺血性坏死和外伤骨折后。

(7)骨内与软骨内钙化　骨内钙化多见于骨梗死和骨松质内的肿瘤。软骨内钙化为关节软骨或椎间盘软骨退行性变出现的钙化,原发于骨的软骨类肿瘤可出现肿瘤软骨内钙化。

骨与软骨内钙化的X线表现为颗粒状或小环状无结构致密影,分布多较局限,CT能显示平片不能见到的钙化影,MRI对细小的钙化不敏感。

(8)无机盐沉积　某些矿物质,如铅、磷、铋、氟等进入人体后,大部分沉积在骨内,在生长期主要沉积于生长较快的干骺端部位,氟进入体内与钙结合,主要沉积于躯干骨。

骨内矿物质沉积于干骺端的 X 线表现为多条横行的带状致密影,厚薄不等,相互平行,成年人则不易显示。

2. 骨大小和形态的改变　骨骼变形多与骨骼大小改变并存,可累及一骨、多骨或全身骨骼,局部病变或全身性疾病均可引起骨大小和形态的改变。全身性骨骼增大一般仅见于垂体功能亢进。局部骨骼增大见于血液供应增多,长期肌肉功能增加和发育畸形等病变。骨软化症和成骨不全使全身骨骼变形。

3. 周围软组织改变　许多骨骼疾病常引起或伴有周围软组织的改变,骨骼 X 线片上可见肌肉、肌间隙和皮下脂肪层等影像发生改变。外伤和感染引起软组织肿胀时,X 线表现为局部软组织肿胀,密度增高,软组织内的正常层次模糊不清(图 6-3-4)。开放性损伤或产气细菌感染时,于皮下或肌纤维间可见气体。软组织肿瘤或恶性骨肿瘤侵犯软组织,可见软组织块影,肢体运动长期受限,可见肢体变细、肌肉萎缩。先天性骨疾病可引起全身肌肉发育不良。外伤后发生骨化性肌炎,可见软组织内钙化和骨化。

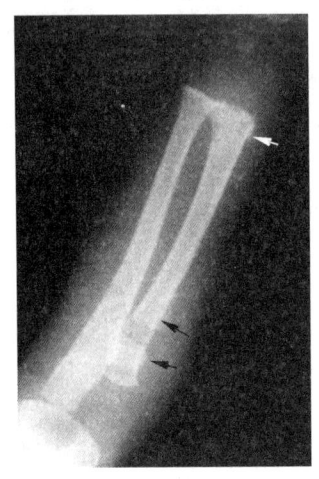

图 6-3-4　软组织肿胀 X 线表现

对软组织的改变 CT 明显优于 X 线,水肿表现为局部肌肉肿胀,肌间隙模糊、密度略减低,邻近的皮下脂肪层密度增高并可出现网状影。血肿表现为边界清楚的高密度区。软组织肿块在 CT 上表现为密度均匀或不均匀,边缘规则或不规则,软组织内的坏死表现为类圆形或不规则形的低密度区(脂肪成分 CT 值为 −70 ~ −90 Hu)。增强扫描有助于区别软组织肿块与邻近组织、肿瘤与瘤周水肿,有助于显示病变与邻近血管的关系。

在 MRI 上,软组织水肿在 T_1WI 为低信号,T_2WI 为高信号,出血及血肿在 T_1WI 及 T_2WI 上多为高信号,多数肿瘤表现为 T_1WI 不均匀低信号,T_2WI 不均匀高信号,脂肪成分在 MRI 上有较特异表现,必要时可用脂肪抑制序列来证实。MRI 增强扫描的作用与 CT 增强相同。

骨与软组织基本病变的影像学表现,对定性诊断多无特异性。综合病变部位、边缘、范围、数目及病变的特征性表现将有助于对疾病做出正确诊断。

(二)关节基本病变

1. 关节肿胀 关节肿胀包括关节积液和关节周围软组织肿胀。关节积液指疾病所致的关节腔内积液增多。关节周围软组织肿胀指关节疾病、关节囊及其周围软组织由于充血、水肿、出血和炎症增生等因素而致增厚。

关节肿胀的 X 线表现为关节周围软组织增厚和密度增高,关节积液可见关节间隙增宽。

关节肿胀在 CT 上可见软组织密度的关节囊肿胀、增厚,关节积液表现为关节内液体密度影。

在 MRI 上关节肿胀除见关节囊增厚外,在 T_2WI 上可见滑膜层的高信号,关节周围软组织肿胀可呈 T_1WI 低信号、T_2WI 高信号,MRI 对关节积液非常敏感,表现为 T_1WI 低信号、T_2WI 高信号,合并出血时 T_1WI 和 T_2WI 均为高信号。

关节肿胀常见于关节炎症、外伤和出血等疾病。

2. 关节破坏 关节破坏是关节软骨及其下方的骨性关节面骨质为病理组织侵犯、代替所致。X 线表现是当破坏只累及关节软骨时,仅见关节间隙变窄,当累及关节面骨质时则出现相应区的骨质破坏和缺损,严重破坏时可引起关节半脱位和变形。

目前 CT 尚不能显示软骨,但软骨破坏导致的关节间隙狭窄在冠状位或矢状位重建图像上易于发现,CT 可显示关节软骨下的骨质破坏,尤其能发现微细的改变。

MRI 在关节软骨破坏的早期可见关节软骨表面毛糙、凹凸不平,表面缺损、变薄,甚至不连续,关节骨质破坏时,低信号的骨性关节面中断不连续。

关节破坏最常见的病因为炎症、结核等。

3. 关节退行性变 关节退行性变早期改变始于软骨,为缓慢发生的软骨变性,坏死和溶解,并逐渐为纤维组织或纤维软骨所代替,广泛软骨坏死可引起关节间隙狭窄,骨性关节面骨质增生、硬化并形成骨赘,关节囊肥厚、韧带骨化。

X 线表现,早期主要是骨性关节面模糊、中断、消失,中、晚期表现为关节间隙变窄,软骨下骨质囊变和骨性关节面边缘骨赘形成,不发生明显骨质破坏,无骨质疏松。

关节退行性变各种 X 线征象在 CT 上均可更清晰地显示。

MRI 除可见关节软骨的改变和关节间隙变窄外,还可见骨性关节面中断或局部增厚,骨质增生在 T_1WI 及 T_2WI 均呈低信号,关节面下的囊变呈 T_1WI 低信号,T_2WI 高信号。

关节退行性变多见于老年人,以脊柱及髋、膝关节多见,另外,慢性外伤或长期承重亦可引起关节退行性变。

4. 关节强直 关节强直指关节破坏在愈合的过程中,由于组织愈合所致的关节活动丧失。任何破坏性关节疾病使关节软骨损坏,均可导致关节强直。关节强直分为骨性和纤维性强直两种。

骨性强直是关节明显破坏后,关节组成骨之间为骨质所连接。X 线表现为关节间隙明显狭窄或消失,并有骨小梁通过关节连接两侧骨端,多见于化脓性关节炎愈合后(图 6-3-5)。

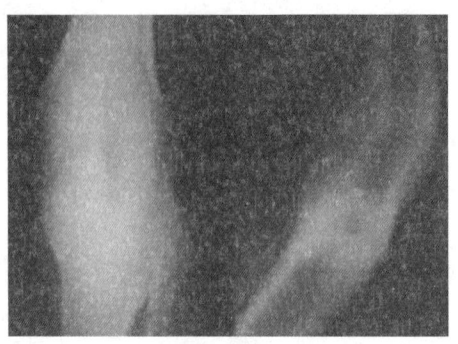

图 6-3-5　骨性强直 X 线表现

纤维性强直是指相邻关节面破坏修复后为纤维组织所代替,由于纤维组织固定所致的关节强直。X 线表现为关节间隙变窄,关节面略不规则,边界较清,无骨小梁贯穿关节。常见于结核(图 6-3-6)。

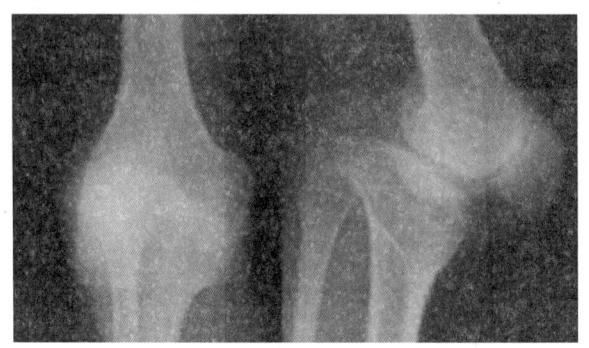

图 6-3-6　纤维性强直 X 线表现

CT 上关节骨性强直表现为关节间隙消失,并有骨小梁连接两侧骨端。

关节骨性强直时 MRI 可见关节软骨完全破坏、间隙消失,并可见骨髓贯穿于关节骨端之间。纤维性强直时关节间隙可存在,但关节骨端有破坏,骨端间可见异常混杂信号。

5. 关节脱位　关节脱位指关节从其正常位置上脱开,即关节组成骨脱离、错位,可分为完全脱位和半脱位两种。而从病因上又可分为外伤性、先天性和病理性脱位 3 种。

对一般部位的关节脱位平片即可做出诊断。CT 易显示一些平片难以发现的关节脱位,如胸锁关节前、后脱位,骶髂关节脱位等。

MRI 不仅可显示关节脱位,还可直观显示关节脱位的合并损伤,如关节内积血、囊内外韧带和肌腱撕裂及周围软组织损伤。MRI 矢状位、冠状位成像可显示解剖部位复杂的关节脱位。

第四节 骨与关节创伤

一、骨折

骨与关节创伤是常见病、多发病。X线平片检查是诊断、观察骨折、脱位,指导临床治疗最简便有效的方法,但对软组织检查效果较差,MRI检查效果较好。CT检查克服了组织的重叠,检查复杂结构效果更好。

【病理与临床】 骨折是指骨骼的连续性中断,即骨小梁和骨皮质的断裂。根据作用力的方式和骨折的性质,分为创伤骨折、疲劳骨折和病理骨折。儿童可以发生骺板骨折。

骨折及创伤性关节炎都有明确的外伤史。直接暴力或间接暴力作用于骨骼,前者是主要原因。骨折局部肿痛、变形、患肢缩短、保护性姿势及功能障碍等。活动患肢可听到或触知骨的摩擦音(感)。本病常合并局部软组织撕裂,有时出现相邻脏器或神经损伤。

【X线表现】

1. Colles骨折 为四肢骨最常见的骨折,是指桡骨远端距离远端关节面2.5cm以内的骨折。常伴远侧断段向背侧移位和向掌侧成角,桡骨前倾角减小或成为负角,使手呈银叉状畸形。骨折线常为横形,有时为粉碎性骨折,并累及关节面。此种骨折常合并尺骨茎突骨折和下尺桡关节分离。桡骨远端骨骺联合前,常发生桡骨远端骨骺分离。同一部位的骨折,如因作用力相反手背着地,使桡骨远侧断段向掌侧移位和向背侧成角,则称为反柯莱斯骨折或史密斯(Smith)骨折,这种骨折少见。

儿童创伤性骨折影像分析

2. 肱骨髁上骨折 骨折分为两型。①伸直型:远侧断段向背侧倾斜,致骨折向掌侧成角,此型多见;②屈曲型:较少见,远侧断段向掌侧倾斜,致骨折向背侧成角。肱骨髁上骨折经常有旋转移位。

3. 股骨颈骨折 老年人骨质疏松,轻微外伤即可引起股骨颈骨折,多为单侧,以绝经后妇女多见,50岁以上老年人占74%。股骨颈骨折极易损伤股骨头的供血血管,骨折愈合缓慢,易并发股骨头缺血性坏死。按骨折是否稳定,股骨颈骨折分为无错位嵌入型骨折和错位型骨折。

4. 脊柱压缩性骨折 以胸、腰椎最多见,占胸、腰椎骨折的48%。X线表现为椎体前侧上部终板塌陷,皮质断裂,而后柱正常,致使椎体成楔形。已有骨质疏松软化的,则椎体上下终板都塌陷。压缩大于50%的骨折,需经CT检查排除爆裂。在MRI上椎体新鲜骨折表现为椎体内长T_1WI长T_2WI信号。

【CT表现】 可发现平片上不能发现的隐匿骨折。对于结构复杂和有骨性重叠部位的骨折,CT比平片能更精确显示骨折移位情况。但当骨折线与CT扫描平面平行时,则可能漏掉骨折,因此不能单凭CT就排除骨折,一定要结合平片。不易观察骨折的整体情况也是其缺点,但三维重建可以全面直观地了解骨折情况。

【MRI表现】 比CT更敏感地发现隐匿骨折,而且能够清晰地显示骨挫伤、软组

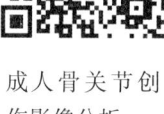

成人骨关节创伤影像分析

织及脊髓的损伤。但显示有结构重叠部位骨折的关系不如 CT。骨折在 T_1WI 上表现为线样低信号影,与骨髓的高信号形成明显的对比,T_2WI 上为高信号影,代表水肿或肉芽组织;由于骨折断端间出血的时间及肉芽组织形成与演变的不同也可表现为多种信号。

【诊断与鉴别要点】 因 X 线投影的物理学因素,一些正常解剖结构,如管状骨的滋养血管沟、扁骨的血管压迹、周围肌肉间脂肪线、儿童的骨骺板及正常骨变异均可形成类似骨折的征象,但是这些改变有一个共同特点就是边缘光滑,而骨折边缘锐利。如果熟悉骨骼正常 X 线表现,密切结合临床症状,必要时与健侧比较,一般都能与骨折鉴别。

二、关节脱位

关节脱位为关节组成骨之间正常解剖关系的异常改变,表现为关节对位关系完全或部分脱离。关节脱位多发生在活动范围大、活动较频繁且关节囊和周围韧带不坚固、结构不稳定的关节。

【病理与临床】 关节脱位根据发病机制可分为先天性关节脱位、习惯性关节脱位、创伤性关节脱位和病理性关节脱位。创伤性关节脱位系由暴力造成关节囊、韧带及附近肌腱广泛撕裂后而发生的关节脱位。以肘关节脱位发生率最高,其他发生部位依次为肩、足、髋、踝、腕等关节。脱位超过 3 周者为陈旧性关节脱位。陈旧性关节脱位常出现纤维愈合、功能丧失、关节周围异常骨质增生、韧带骨化和畸形等。创伤性关节脱位治疗不当,经复位后屡次复发者,则称为习惯性脱位。

临床表现:创伤性关节脱位有明确的外伤史,关节疼痛、肿胀变形和功能丧失,甚至引起关节畸形或关节囊的撕裂,可并发邻近关节肌腱附着部的撕脱骨折。

【X 线表现】 关节脱位根据发病机制可分为先天性关节脱位、习惯性关节脱位、创伤性关节脱位和病理性关节脱位。

1.肩关节脱位 分为前脱位和后脱位。前脱位又分为盂下、喙突下和锁骨下脱位。病人有明显外伤史。伤肩疼痛、无力、酸胀和活动受限。体检见"方肩"畸形,搭肩试验阳性。X 线易于显示肱骨头前脱位,常伴有肱骨大结节和肩胛盂撕脱骨折,但肱骨头前后方向移位则在前后位片上容易漏诊。

2.肘关节脱位 多为间接外力致伤,常合并骨折,或伴有血管、神经损伤,以后方脱位最多见。

3.髋关节脱位 分为后脱位、中心脱位和前脱位,以后脱位多见。X 线平片容易诊断髋关节脱位。髋关节后脱位常伴髋臼后上缘骨折。中心性脱位则合并髋臼穿通性粉碎骨折,股骨头突入盆腔。

4.寰枢关节脱位 寰枢关节前间隙增宽,侧位 X 线片上,表现为寰椎前弓后缘与齿状突前间隙增宽,该征象是诊断寰枢关节脱位的主要依据,正常成人间隙在 2 mm 以下儿童在 4 mm 以下;脊椎椎管前后缘连线错位;齿状突与寰椎侧块的关节失常。

【CT 表现】

1.肩关节脱位 关节盂空虚,肱骨头向前移位(前脱位)或向后移位(后脱位),正常盂头间平行弧线关系消失,常伴有肱骨大结节撕脱骨折,有时可显示肱骨头压缩骨折和关节盂骨折。

2. 肘关节脱位 正常肘关节对位关系消失,矢状位图像显示尺、桡骨近端移向肱骨下端的后上方(后脱位),也可观察到合并的骨折情况。

3. 髋关节脱位 CT轴位显示髋臼窝空虚,股骨头脱出髋臼,可合并髋臼或股骨头的骨折,CT可准确显示骨折片的形态、大小及移位情况,还可以显示关节腔内的骨折碎片。

4. 寰枢关节脱位 MSCT扫描及图像三维重建能清楚显示寰枢椎关节的对位情况,是否合并骨折,骨折的位置和骨片移位,以及椎管狭窄的程度。

第五节 骨缺血性坏死

骨缺血性坏死是因局部血液循环障碍引起的骨坏死。与发病有关的因素包括创伤、使用皮质激素、镰状细胞贫血、酗酒、Gaucher病等。

一、成人股骨头缺血坏死

【病理与临床】 成人股骨头易患缺血性坏死,与其特殊的供血有关。股骨头凹动脉只供应股骨头紧邻凹的一小部分,股骨头其余部分和股骨颈由旋股内动脉和旋股外动脉从股骨颈基底部进入,供血路径较长且容易受外伤等因素的影响。股骨头因血液供应障碍发生骨质变性、坏死,致使骨髓和关节周围软组织充血、水肿渗出,淋巴细胞和浆细胞浸润;邻近骨质因充血、失用而脱钙、疏松。关节囊积液、肿胀。骨质修复过程可持续1~3年。治疗及时,股骨头可恢复正常;多数遗留永久性畸形,包括股骨头变扁、增宽,或呈冒状覆盖股骨颈,髋关节半脱位;髋臼窝常出现变宽、变浅,骨赘形成和关节间隙变窄等退行性变等。

根据临床表现、组织病理学改变,股骨头缺血性坏死可分为5期。①初期:骨细胞死亡,骨髓也死亡,邻近的正常组织的反应已开始。死亡的骨小梁结构仍保持完好,在X线和CT上无法识别。②早期:1~3个月后周围的活骨发生失用性或废用性骨质疏松,死骨结构仍正常但相对密度较高。③中期:死骨吸收形成囊变区,新生骨形成在坏死囊变区周围形成硬化带,此时患者可以出现症状。④晚期:以股骨头骨性关节面塌陷为代表,死骨的吸收和新骨形成过程继续进行,此时症状明显。⑤末期:死骨已全部吸收,增生的骨质经改建、塑性,此时主要是损伤性关节炎的病理改变期,髋关节疼痛会加重。

股骨头缺血性坏死好发于50~60岁男性,50%~80%的患者最终双侧受累。主要症状和体征为髋部疼痛、压痛、活动受限、跛行及"4"字试验阳性。晚期,关节活动受限、疼痛加重,同时可有肢体短缩、肌肉萎缩等。

【X线表现】

1. 初期 早期,股骨头内出现斑片状密度增高区,局部骨小梁结构可变模糊,以股骨头前上方多见,此时股骨头轮廓形态正常(图6-5-1)。这种密度增高区是在周围活性骨骨质疏松衬托下的相对性密度增高,为骨坏死区域。病灶形态可以是椭圆形、三角形或楔形,这是本病特征性改变。病变继续发展,病变骨强度下降,继续负重可造成邻近关节软骨下骨反复微骨折,此时X线片上可以观察到关节面下方,与关节面平行的弧形低密度带,即为新月征,是诊断股骨头缺血坏死的重要征象。

如果继续下降,股骨头软骨塌陷。骨小梁的断裂嵌插及骨质修复,股骨头局部密度变得更致密,而此时髋关节间隙无变窄。关节软骨下骨塌陷引起关节软骨受力不均匀而受损退变。关节软骨损伤退变,则 X 线上关节间隙变窄。继而出现典型骨关节炎表现,是本病终末期表现。

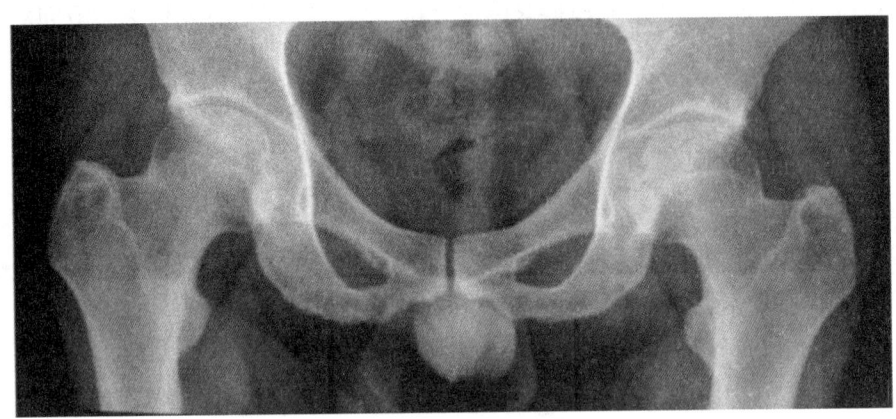

图 6-5-1　成人股骨头坏死早期 X 线表现

双侧股骨头关节面下方可见多个大小不一囊状透光区,其周围骨质增生硬化以左侧为重。双侧股骨头表面光滑,形态正常,关节间隙正常

【CT 表现】　CT 显示股骨头缺血坏死较平片稍敏感。早期表现为股骨头内簇状、条带状和斑片状高密度硬化影,边缘较模糊。

条带状硬化粗细不均,主要有 3 种走行:①沿正常股骨头星芒结构,自股骨头中心向周围延伸;②与正常股骨头星芒结构交叉走行;③伴行于股骨头边缘皮质表现为皮质增厚。3 种走行方式可单独或同时存在。斑片状高密度硬化区多呈扇形或地图形,其内正常骨小梁结构模糊或消失,可呈磨玻璃样改变,周围多有高密度硬化条带构成的边缘,颇具诊断特征。

股骨头塌陷可发生于低密度区出现前后或同时,表现为股骨头皮质成角、"台阶征""双边征""裂隙征"和股骨头碎裂。"新月征"多显示于股骨头前侧皮质下。"台阶征"和"双边征"亦多发生于前侧皮质。"裂隙征"多出现于股骨头前上部高密度硬化区内,呈条状软组织密度线(图 6-5-2)。

【MRI 表现】　大多表现为股骨头前上部边缘的异常条带影,T_1WI 低信号、T_2WI 低信号或内高外低两条并行信号带,与 CT 上的硬化带或并行的透光及硬化带相对应,此即为双线征,为较特异的诊断征象。双线征中,外侧低信号带为增生硬化骨质所致,内侧高信号带为肉芽肿纤维组织修复的结果。

条带影所包绕的股骨头前上部可呈 3 种信号特点:①正常骨髓信号;②长 T_1、长 T_2 组织信号;③长 T_1、短 T_2 组织信号。早期病变除周边低信号环外呈正常骨髓信号,晚期病变则呈低信号,提示骨髓脂肪被纤维增生组织或骨质增生硬化替代。

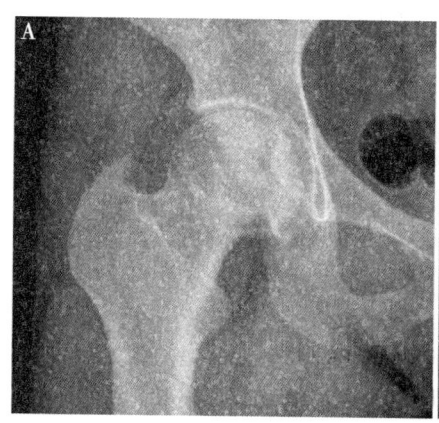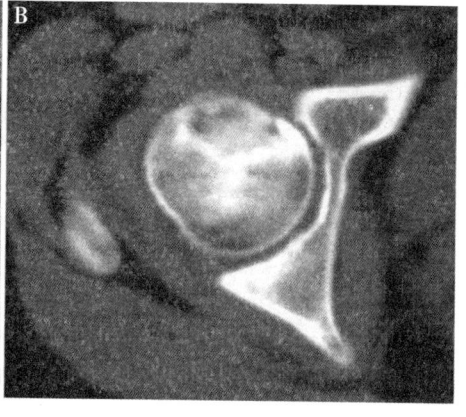

图 6-5-2　股骨头缺血坏死（同一患者）

A. 右骨宽前后位片示：右侧股骨头见不规则异常密度区，小梁模糊，周边见不规则走行硬化带，硬化带内可见低密度区。B. CT 平扫示：右股骨头前上方塌陷，高密度硬化区内可见断续低密度带

【诊断与鉴别要点】

1. 髋关节结核与早期股骨头缺血坏死　骨型髋关节结核一般由股骨头结核、股骨颈结核发展而来，常见股骨头、髋臼骨质破坏，不会出现"双线征"和"黑线征"。股骨头、颈和髋臼边缘侵蚀，关节间隙明显变窄，MRI 增强扫描显示滑膜轻度增厚，内壁毛糙。后者无股骨颈和髋臼破坏，关节间隙多保持正常，MRI 增强扫描显示滑膜轻度均匀增厚。

2. 退行性骨关节病与晚期股骨头缺血性坏死　前者发病较晚，多见于老年患者，关节间隙狭窄、骨质增生和关节软骨下囊性变较后者显著，但股骨头无塌陷和变形，也不会出现"双线征"和"黑线征"；后者主要是关节面塌陷和"黑线征"，后期股骨颈变短、增粗及股骨颈、髋臼变形较前者重。

二、胫骨结节缺血性坏死

【病理与临床】　关于发病机制既往倾向于胫骨结节的软骨炎或缺血坏死，而现多认为系髌韧带慢性牵拉性损伤所致的胫骨结节撕脱骨折和髌韧带骨化。此外，髌韧带牵拉，也可刺激胫骨结节处的成骨细胞增生成骨，故病变晚期胫骨结节常有增大。由于发病基础不在骨骺而是韧带，所以成人亦可发病。

本病好发于 10～14 岁儿童，多单侧发病，右侧更常见，常有明确的外伤史。局部轻度疼痛，股四头肌用力收缩时疼痛加剧。局部多有肿胀，髌韧带部软组织增厚，胫骨结节明显突出，髌韧带胫骨结节附着处明显压痛。

【X 线、CT 表现】　胫骨结节软组织肿胀，髌韧带肥厚，髌韧带下可见多个骨片。随病程进展，髌韧带中可见到游离的圆形、卵圆形或三角形骨化或钙化影。胫骨结节骨骺不规则增大，密度增高，可节裂形成大小、形态不一、排列不整的骨块，并常向上方移位。胫骨干骺端前缘常有较大的骨质缺损区，范围常大于骨碎块。病变修复后，胫骨结节骨质可恢复正常。撕下的软骨块可因软骨化骨而继续长大，并与胫骨结节愈合而形成骨性隆起,亦可长期游离于髌韧带内或下方。

【诊断与鉴别要点】 青少年期出现胫骨结节髌韧带附着处肿痛。影像检查显示髌韧带及附着处软组织肿胀,胫骨结节骨骺形态不规则、密度不均、节裂或部分缺失,即可做出诊断。

第六节 骨关节感染性疾病

一、化脓性骨髓炎

化脓性骨髓炎是指涉及骨、骨膜和骨髓的化脓性炎症,关节滑膜的化脓性炎症即为化脓性关节炎,统称为骨关节化脓性感染。致病菌常以金黄色葡萄球菌最多见,可经血行播散、邻近软组织的蔓延或开放性骨折使细菌侵及骨髓或关节滑膜。根据其病情进展情况可分为急性化脓性骨髓炎和慢性化脓性骨髓炎。

(一)急性化脓性骨髓炎

【病理与临床】 急性化脓性骨髓炎致病菌多数为金黄色葡萄球菌,大多为血行播散性感染。好发于10岁以下儿童的长骨,以股骨、胫骨及肱骨的干骺端和骨干为好发部位。

细菌栓子经滋养动脉进入骨髓停留在长骨干骺端松质骨区,形成局部病灶,至局部骨皮质发生坏死,然后形成死骨,骨的滋养血管栓塞,则可形成大块状死骨。骨破坏的同时即可出现骨膜下新生骨的形成,并逐渐增厚或骨壳包绕骨干,骨壳表面有多数穿孔、脓液及小的死骨经穿孔处侵入软组织内。感染可穿破骨皮质后进入关节,形成化脓性关节炎。因骺软骨板有屏障作用,脓肿不易穿破骺软骨板进入关节。

本病表现为发病急骤,患者多出现高热、寒战及明显的全身中毒症状,白细胞明显升高,局部软组织出现红、肿、热、痛,患肢功能活动障碍。

【X线表现】 X线影像改变晚于临床表现。初期仅见软组织发生改变,发病2周后,病变部位才发生骨质改变。

1. 软组织肿胀　在临床症状出现24 h后,可见软组织肿胀,密度增高;肌间隙半透亮线消失;皮下组织与肌肉间的分界移位、模糊、消失;皮下脂肪层内出现致密的条纹影。

2. 骨质破坏　多始于干骺端松质骨内。早期表现为局限性骨质稀疏,骨小梁模糊,甚至消失。病变发展迅速扩延,呈多发性虫蚀状骨质破坏,其边缘模糊,骨破坏区可逐渐融合并扩大,呈片状不规则密度减低影。病变向髓腔方向扩展,严重者可累及整个骨干,可并发病理性骨折。

3. 骨膜反应　早期表现为密度浅淡的线状影,呈单层状,多与骨干相平行。随后,骨膜新生骨不断增厚,密度也增高。少数则表现为层状、花边状或不规则状。广泛者则形成骨壳,包绕骨干,称之为骨包壳。

4. 死骨形成　死骨大小及形状各不一,多呈长条状。

5. 骨质增生　早期骨破坏的同时常伴有新生骨的形成。新生骨组织,骨小梁密集,排列紊乱,密度增高。以骨破坏区边缘骨质增生较明显。病程越长,骨质增生越显著(图6-6-1)。

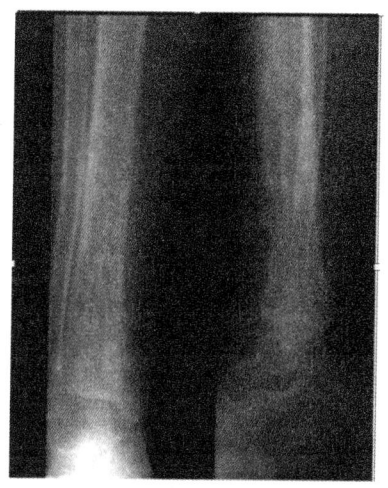

图6-6-1 急性化脓性骨髓炎X线表现

胫、腓骨正侧位片示:胫骨下段多发斑状骨质破坏及少量骨质增生

【CT表现】 CT可显示骨髓内炎症、骨质破坏、死骨、骨膜下脓肿和软组织感染。CT检查有助于发现干骺端和髓腔内小的破坏病灶,横断图像为局限性低密度区,特别是能发现X线平片不能显示的小破坏区和小死骨。

【MRI表现】 MRI在确定髓腔炎症和软组织感染方面优于X线平片和CT。

由于骨髓内脓肿形成和骨髓充血、水肿、渗出和坏死等形成髓内广泛病变,在T_1WI上均表现为低信号,与正常骨髓的高信号形成明显的对比;在T_2WI上形成不均匀的高信号。与骨干长轴平行的矢状面、冠状面显示骨髓腔累及范围较好,增强扫描脓肿壁可见明显强化。

【诊断与鉴别要点】 急性化脓性骨髓炎应与骨结核相鉴别,后者有骨质破坏,但骨质破坏范围小,也可形成细小的死骨,邻近骨组织出现骨质疏松,骨膜新生骨不明显,而且病变往往跨越骨骺线。

(二)慢性化脓性骨髓炎

【病理与临床】 慢性化脓性骨髓炎大多继发于急性化脓性骨髓炎之后,是急性化脓性骨髓炎治疗不当或者不及时迁延而来。原因主要是死骨残留,死骨可积存细菌,抗生素不易渗入其内阻止病变愈合,致炎症呈长期慢性经过。也可因致病菌毒性低,而无明确的急性过程。

本病长期不愈合反复发作,局部流脓,软组织轻度肿胀或不肿。

【X线表现】 X线平片可见骨质破坏的周围有活跃的骨质增生硬化现象。骨膜新生骨增厚,并同骨皮质融合,呈现分层状,其外缘呈花边状。骨内膜也可增生,致使骨密度增高,甚至使骨髓腔闭塞。骨干增粗,轮廓不完整(图6-6-2)。虽然有骨质修复、增生,但如未痊愈,则仍可见骨质破坏和死骨。若慢性化脓性骨髓炎痊愈,则骨质破坏与死骨逐渐消失,骨质增生硬化逐渐被吸收,若骨髓腔硬化仍不消失,虽然长期观察病变似已静止,当机体抵抗力降低时仍可复发。

慢性化脓性骨髓炎愈合的 X 线表现:骨破坏及脓腔消失;无死骨存在;骨质增生逐渐吸收,骨干轮廓规整,但有增粗变形。

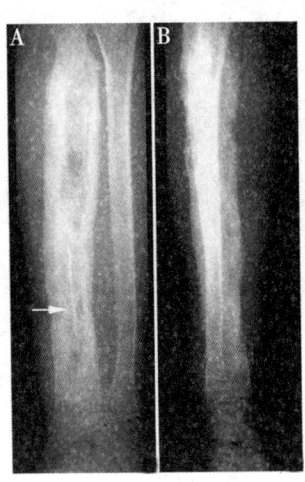

图 6-6-2　慢性化脓性骨髓炎 X 线表现

尺、桡骨正侧位片示:桡骨弥漫性骨质硬化,内见局限性骨质破坏和死骨(箭头),骨皮质增厚髓腔消失,骨干增粗

【CT 表现】　CT 比 X 线更容易发现死骨和骨内脓肿。

【MRI 表现】　可以很好显示炎症组织、脓肿、窦道或瘘管。有助于区分不典型骨髓炎与肿瘤。

【诊断与鉴别要点】　慢性化脓性骨髓炎一般由急性化脓性骨髓炎转变而来,根据其明确的病史及遗留的急性化脓性骨髓炎的影像学特点容易诊断。

骨皮质或滑膜感染引起局限性不典型骨髓炎应与骨样骨瘤、硬化型骨肉瘤鉴别。骨皮质感染的破坏灶在磁共振 T_2WI 上呈明显的高信号,而骨样骨瘤一般表现为中等信号;骨样骨瘤在 X 线片上瘤巢骨质破坏区呈透亮低密度影,其内可有钙化或骨化影,周边围绕高密度的骨质硬化环。硬化型骨肉瘤常有 Codman 三角,且周围有软组织肿块是其重要鉴别要点。

二、关节结核

【病理与临床】　关节结核可分为骨型关节结核和滑膜型关节结核两种。早期渗出病变主要为滑膜的充血、肿胀,表面有纤维素性渗出物或干酪样坏死物覆盖。晚期由于纤维组织增生导致滑膜增厚。通常从关节囊附着部位,即关节的非承重面侵入骨内,然后沿关节软骨下蔓延。关节软骨发生变性、坏死,可形成碎片游离于关节内,但破坏一般比较缓慢,关节间隙变窄一般出现较晚,且多不对称。

多见于儿童和青少年,且多见于承重的大关节如髋关节和膝关节,其次为肘、腕和踝关节。发病及病程缓慢。早期表现主要为局部软组织肿胀、疼痛、功能活动障碍。晚期可有寒性脓肿,瘘管等形成,并可出现肌肉萎缩及关节畸形。全身症状为慢性中毒表现,如食欲不振、低热,乏力等症状。实验室检查:红细胞沉降率加快。

【X线表现】

1. 骨型关节结核 常见于髋、肘关节。表现为在骨骺与干骺结核的基础上,又出现关节周围软组织肿胀、关节骨质破坏及关节间隙不对称狭窄等。以关节为中心呈"对吻状"骨破坏为关节结核的最典型表现(图6-6-3)。

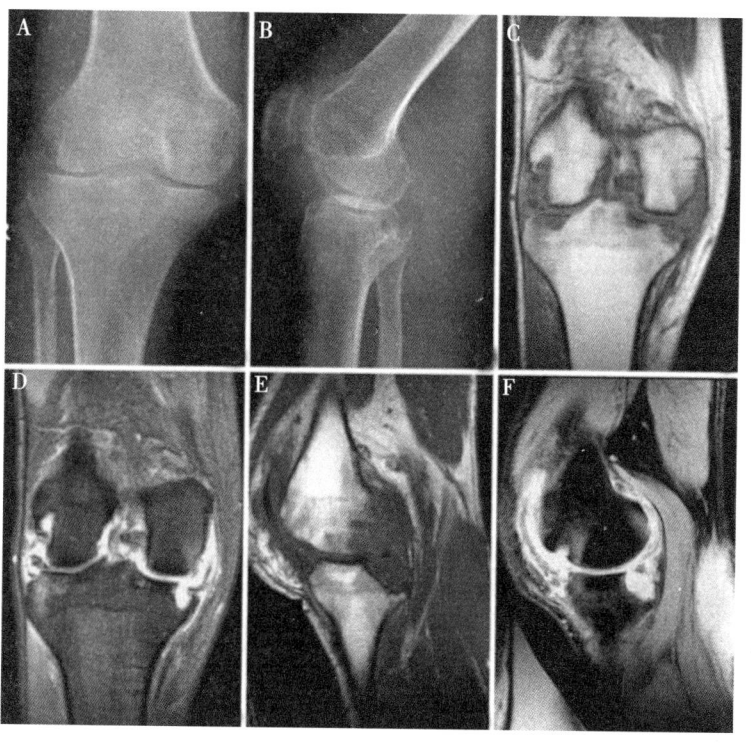

图6-6-3 膝关节结核

同一患者:A~B. X线平片示:关节间隙变窄,关节面边缘骨质破坏。C~F. MRI 冠状面及矢状面(C、E)T_1WI 和 T_2WI(D、F)示:关节骨质、关节软骨和半月板均破坏,关节腔及其滑液囊积液呈长 T_1、长 T_2 信号

2. 滑膜型关节结核 常见于膝、踝和髋关节。病变早期因关节囊增厚、滑膜充血、水肿及关节内积液,表现为关节囊和关节周围软组织肿胀、膨隆,密度增高,软组织层次模糊,关节间隙正常或稍增宽,关节周围出现骨质疏松。这些表现可持续数月或1年以上。软骨和关节面受侵首先发生在关节非承重面(即骨端边缘部分),表现为虫蚀状骨质破坏,边缘模糊,且关节上、下边缘多对称受累。破坏范围扩大可呈类圆形骨质缺损,向内侵犯关节面,关节间隙变窄且多不对称。关节骨端骨质疏松,周围肌肉萎缩变细,关节周围软组织形成寒性脓肿,若脓肿穿破皮肤则形成瘘管,晚期可发生关节半脱位。重度患者病变愈合后多发生纤维性关节强直。

【CT表现】 骨型关节结核的改变与骨骺、干骺端结核所见相同,同时伴关节肿胀积液、关节骨质破坏等。滑膜型关节结核在 CT 上可清楚地显示关节囊增厚、关节腔积液和周围软组织肿胀或脓肿的部位和范围。CT 增强检查,关节囊和脓肿壁多呈均匀强化。

【MRI表现】 MRI 能全面地显示关节腔积液、滑膜肿胀、关节周围脓肿、软骨及

骨关节结核

软骨下骨破坏等,有助于对疾病进行诊断和鉴别诊断。

【诊断与鉴别要点】 关节结核主要是与化脓性关节炎区别。化脓性关节炎起病急,病变发展速度快,关节软骨较早破坏,出现关节间隙常为均匀性变窄,骨破坏发生在关节持重面,骨破坏同时有骨质增生,骨质疏松不明显,多形成骨性关节强直;关节结核主要X线征象为骨质破坏、骨质疏松和局部软组织肿胀,骨质增生硬化、骨膜反应较少,死骨较少、较小,以纤维性关节强直多见。

三、脊椎结核

【病理与临床】 脊椎结核约占骨关节结核的50%,大多数病例累及椎体,常为多椎体受累。椎体结核可分为中心型、边缘型和骨膜下型。

1. 中心型 结核病灶多发生于椎体中心。椎体中央骨破坏导致椎体塌陷,楔状变形,但椎间隙一般正常。

2. 边缘型 病灶常出现在椎体边缘。在引起椎体边缘破坏的同时,椎间盘也被侵及,因此椎间隙常显示狭窄。

3. 骨膜下型 病灶发生于椎体前缘和前纵韧带间,可使多个椎体前缘破坏,椎间盘很少受累。各型脊椎结核均可产生椎旁脓肿,椎旁脓肿可发生钙化。广泛的病变使破坏的椎体融合,产生明显的脊柱后凸畸形。附件结核少见。

多见于儿童和青年。大多数起病缓慢,症状较轻。全身症状可有低热、食欲差和乏力。局部常有脊柱活动受限,颈、背、腰痛或下肢痛,脊柱后突畸形。

【X线表现】 主要X线表现为椎体骨质破坏、椎间隙变窄、椎旁脓肿、砂粒状死骨和继发畸形。

1. 骨质破坏 依骨质破坏的部位可分为以下四型。①中心型:椎体内圆形或不规则形的骨质缺损区,可有小死骨,边缘不清。椎体可塌陷变扁或呈楔形。若病变继续发展,整个椎体可全被破坏而消失。多见于胸椎。②边缘型:破坏开始于椎体的上、下缘,逐渐向椎体和椎间盘侵蚀蔓延,随椎体破坏扩大,椎间隙变窄。多见于腰椎。③韧带下型:病变常开始于前纵韧带下,累及数个椎体,椎体前缘破坏。若病变继续发展,向后扩散可同时累及多个椎体及椎间盘。主要见于胸椎。④附件型:较少见,包括棘突、横突、椎弓、椎板及小关节突结核。表现为骨小梁模糊,骨质密度减低,骨皮质模糊中断。

2. 椎间隙变窄或消失 因相邻两椎体的软骨板被破坏,髓核疝入椎体并被破坏,进而椎间盘完全破坏,相邻的破坏的椎体互相融合在一起。此为脊椎结核的重要征象。

3. 后突畸形 较常见,可伴有侧弯,通常见于少儿胸椎结核。

4. 椎旁脓肿 颈椎结核形成咽后壁脓肿,表现为咽后壁软组织影增宽,并呈弧形前突。胸椎结核形成椎旁脓肿,表现为胸椎两旁梭形软组织肿胀影(图6-6-4)。腰椎结核形成腰大肌脓肿。表现为腰大肌轮廓不清或呈弧形突出。结核性脓肿无红、热、痛,故又称寒性脓肿。

5. 死骨 脊椎结核灶中心有时见"砂粒状"死骨;若脊椎结核合并病理性压缩骨折后的碎骨片引起骨内小动脉栓塞,或骨膜下脓肿广泛破坏了骨膜血管,均可造成椎体大部分缺血坏死,表现为椎体密度增高。

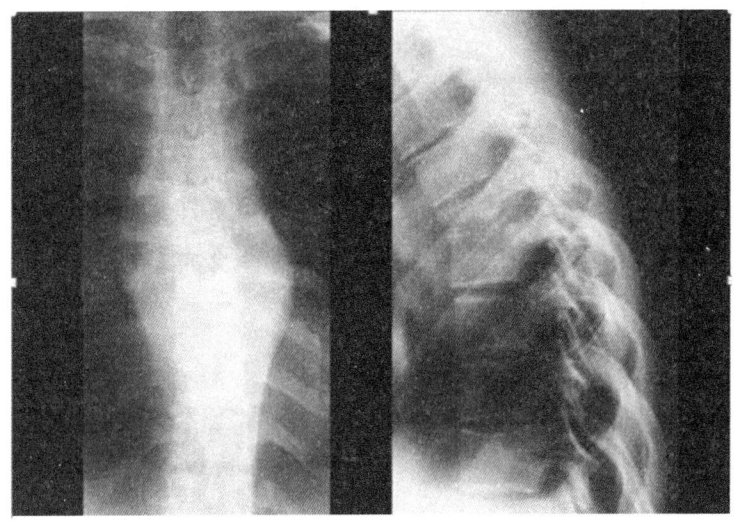

图 6-6-4　腰椎结核 X 线表现

胸椎正侧位片示:胸椎椎体骨质破坏变形,相邻软组织呈梭形肿胀影,脊柱后突改变

【CT 表现】

1. CT 检查有利于显示椎体和附件不规则的溶骨性和虫蚀状骨破坏及小片死骨(图 6-6-5)。

2. 椎间盘可有不同程度破坏,冠状位或矢状位重建图像上可见椎间隙狭窄。

3. 对椎旁脓肿和椎管内脓肿的范围可清楚地显示,脓肿区内也可见钙化。增强扫描可见到脓肿周边有明显的环状强化。

CT 在脊椎结核诊断中的应用价值在于:①因 CT 密度分辨力高,可显示普通平片难以发现的早期轻微的骨质破坏,显示隐藏的脓肿,有利于早期诊断;②显示病变范围及其对椎管内的累及程度。③用于术前手术方案的制订和疗效观察。

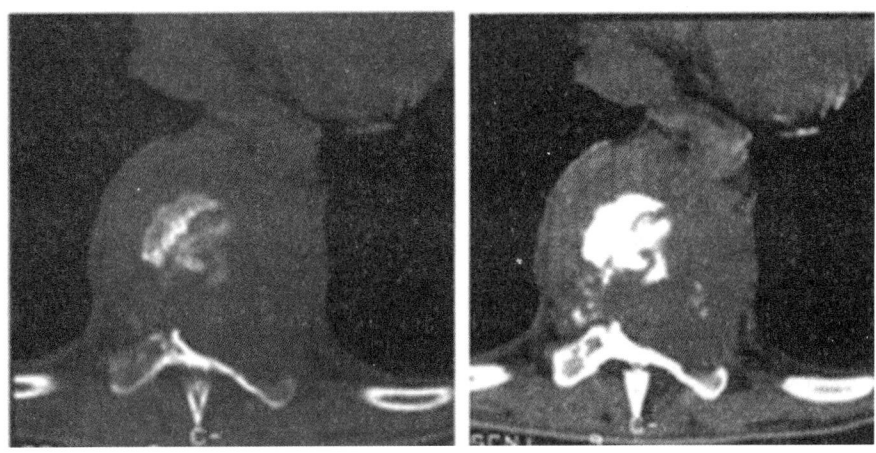

图 6-6-5　脊椎结核 CT 表现

CT 示:椎体内骨质破坏,边缘锐利,其内见斑块状死骨,椎旁脓肿形成

【MRI表现】 可发现早期脊椎结核的炎性水肿，T_1WI 呈现均匀或混杂的低信号；T_2WI 多呈混杂的高信号或部分均匀的高信号；增强扫描多呈不均匀强化，在椎体终板附近可见到米粒状低信号影为死骨的信号。受累椎间盘多呈 T_1WI 低信号、T_2WI 不均匀混杂高信号，增强扫描椎间盘呈不均匀强化。MRI可清楚地显示脊椎结核沿前纵韧带下蔓延的特点；椎旁脓肿和肉芽肿在 T_1WI 上呈低信号或等信号，T_2WI 多呈混杂高信号或均匀高信号，增强扫描可有不均匀强化、均匀强化及环状强化3种形式，脓肿壁薄且均匀强化。附件结核灶在 T_1WI 和 T_2WI 上受周围脂肪信号的影响常不易显示清晰，采用脂肪抑制序列可清晰显示其破坏灶，T_2WI 上呈现明显的高信号。

【诊断与鉴别要点】 脊柱结核需与化脓性脊椎炎、椎体压缩性骨折及骨肿瘤进行鉴别。化脓性脊椎炎可有椎体破坏、椎间隙狭窄和椎旁脓肿形成，但此病发病较急，病程短，破坏进展快，骨质增生硬化及骨桥形成明显，椎体和椎间隙改变发展快，骨质增生出现比结核早，死骨较大，附件受侵比结核多见。椎体压缩性骨折有外伤史，大多累及一个椎体，多为椎体前中部压缩，致椎体呈楔状变形，一般椎间隙正常。溶骨性转移性骨肿瘤发病年龄多在40岁以上，临床疼痛明显，表现为椎体大块骨破坏常伴椎弓根的破坏，但椎间隙正常，无碎片状死骨及寒性脓肿。

第七节　其他骨与关节病

一、强直性脊柱炎

【病理与临床】 强直性脊柱炎又称为"竹节状"脊柱，是一种原因不明的慢性非特异性炎症且以进行性脊柱强直为主的炎性疾病。

强直性脊柱炎的病理改变关节滑膜引起的炎性非特异性病变，以非特异性滑膜炎及纤维素沉积为主，可出现滑膜炎症、软组织水肿及骨质疏松。骶髂关节是其最先发病的部位，滑膜炎症及出现的血管翳可造成关节软骨及其软骨下骨的侵蚀破坏。其渗出性变化较轻，而增殖性变化较明显。纤维增殖后可使脊柱韧带、关节突、关节囊及椎间盘发生广泛钙化、骨化，将相邻各椎体紧密连接在一起，呈"竹节状"改变。

本病多见于男性青壮年，好发年龄15~35岁，男性发病率远远高于女性。病情发展缓慢，全身症状轻，病程可长达十几年。最初症状为间歇性下腰痛，或有低热，红细胞沉降率加快。颈部、枕部及臀部疼痛亦常见。晚期出现脊柱和关节僵直，形成驼背及关节屈曲畸形。

【X线表现】

1. 骶髂关节的改变　病变首先侵犯骶髂关节，双侧对称性受累为其特征性，是诊断的重要依据。早期骶髂关节面模糊，继而出现虫蚀样破坏，此时关节间隙可因软骨下骨吸收而增宽，随后骨质破坏区骨质增生硬化，关节间隙变窄，最后骨性融合。

2. 脊柱的改变　病变常由脊椎下部开始，向上逐渐累及全部脊柱。早期表现为脊柱普遍性骨质疏松。脊椎小关节面模糊，以至于关节间隙消失。椎体前缘上下角局限性骨质破坏，使椎体前缘的凹面变直呈"方形椎"。由于椎间盘纤维环连同椎旁韧带的广泛钙化、骨化，使脊柱成为"竹节状"（图6-7-1）。

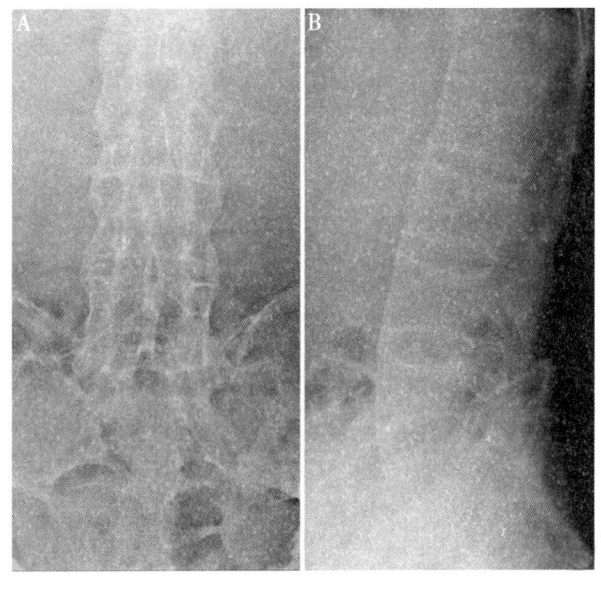

图 6-7-1 强直性脊柱炎 X 线表现

腰椎正侧位片示:脊柱广泛性骨质疏松,椎小关节模糊,前纵韧带钙化,椎体呈"方形椎"和"竹节状"改变

强直性脊柱炎

3. 周围关节的改变　髋关节常为受累关节,多双侧对称性发病。表现为关节间隙变窄、关节面侵蚀、关节面下囊性变、骨赘增生及骨性强直。其他周围关节少有 X 线改变。此外肌腱、韧带及关节囊附着的骨隆突处,可有与骨面垂直的棉絮状骨质增生及骨侵蚀。坐骨结节、股骨大转子和跟骨结节等为常见发病部位。

【诊断与鉴别要点】　强直性脊柱炎的影像学改变一般较临床症状出现晚。对称侵犯骶髂关节,大多侵犯脊柱,青年男性易发病,边缘不清的骨侵蚀伴邻近骨,尤其是髂骨的硬化、关节间隙狭窄、骨性融合和韧带骨化是典型强直性脊柱炎的特征性表现。类风湿因子阴性容易与类风湿关节炎鉴别;牛皮癣性关节炎累及脊柱和骶髂关节较少,病灶不对称,常形成与脊柱垂直的骨赘,临床有皮肤病损。

二、椎间盘突出症

【病理与临床】　由于椎间盘发生变性,致使椎间盘变薄并向椎体周围膨隆,称椎间盘膨出;由于退变或外伤致纤维环破裂,导致部分髓核通过纤维环缺损处突出,称椎间盘突出;因纤维环前部厚,后部薄,后侧的中央又有后纵韧带加强,故椎间盘突出常在后纵韧带的侧后方,导致后纵韧带隆起。当突出的髓核穿过中央有裂隙的后纵韧带使髓核组织进入椎管内,则形成髓核脱出。髓核经软骨盘的受损破裂处突向其上、下椎体的骨松质内,形成椎体边缘黄豆大小的压迹,称之为许莫(Schmorl)结节。

椎间盘突出以第 4~5 腰椎和第 5 腰椎至骶骨最常见,其次为第 4~5 颈椎、第 5~6 颈椎。临床常见症状为腰腿痛或颈肩痛,由臀部沿坐骨神经方向向下蔓延,疼痛可因步行、咳嗽及增加腹内压力而加重,休息后可以减轻,直腿抬高试验常阳性。

【X 线表现】　本病平片阳性发现较少,一般不能明确诊断。间接征象有椎间隙狭窄,可匀称或不匀称,椎体边缘骨质增生形成骨赘,还可见到脊柱生理曲度异常和侧弯。Schmorl 结节表现为相邻的椎体上下缘有边缘清楚的隐窝状切迹,多位于椎体的中间,也可位于椎体的后部,形态常为圆形。

【CT 表现】

1. 椎间盘变性、膨出　对椎间盘变性的显示 CT 不如 MRI 敏感。退变的椎间盘可产生氮气,称为"真空"现象,测量 CT 值为负值。在横断位 CT 图像上椎间盘膨出表现为超出椎体边缘均匀光滑对称的软组织密度影,轮廓完整。硬膜囊前缘变平,或有浅压迹。硬膜外脂肪间隙存在,硬膜囊和神经根无受压移位。因脊柱侧弯或体位不正可致不对称性膨出。

2. 椎间盘突出、脱出　CT 直接征象:①椎间盘后缘向椎管内局限性突出的软组织块影,其密度与相应的椎间盘密度一致(介于骨质与硬膜囊之间),形态不一,边缘规则或不规则。②突出的椎间盘可有大小、形态不一的钙化;需与椎体后缘骨质增生相鉴别,钙化常孤立存在,多与椎间盘相连,上下层面无连续性,而骨质增生时椎体后缘较宽,上下层面有连续性。③脱出时椎管内硬膜外可见髓核游离碎片,其密度高于硬膜囊(图 6-7-2)。

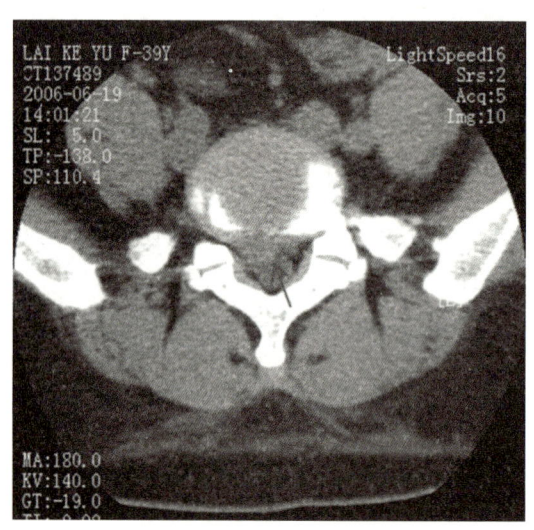

图 6-7-2　椎间盘突出 CT 表现

CT 平扫示:腰椎间盘向右后方突出,硬膜囊受压变形

CT 间接征象:①硬膜囊外脂肪间隙移位、变窄或消失。②硬膜囊前缘或侧方及神经根受压移位,CTM 有助于显示蛛网膜下隙、脊髓及神经根受压征象。③椎间盘突出所致骨改变的 CT 表现:脱出的髓核周围反应性骨质硬化,其形态不一,且不规则,多位于椎体后部表面。

Schmorl 结节:CT 较普通 X 线平片显示更清楚。表现为椎间隙平面相邻的椎体上下缘有边缘清楚的隐窝状切迹。多位于椎体的中间,也可位于椎体的后部,形态常为圆形,中心密度较低为脱出的髓核,周围有骨硬化带。观察椎间盘所致骨改变需用骨窗条件,选用适当的窗宽、窗位,否则用软组织窗易漏诊。

【MRI 表现】 MRI 能清晰地显示脊髓、脑脊液、硬脊膜等组织,所以,MRI 对于椎间盘突出的显示优于 CT。正常椎间盘的髓核和纤维环的内侧部的水分较多,在 T_1WI 呈稍高信号,纤维环外侧部和后纵韧带的水分较少,呈 T_1WI 低信号,在 T_2WI 上前两者呈高信号,而后两者仍呈低信号。椎间盘变性时水分丢失,T_2WI 上高信号消失。T_1WI 轴位像上突出的髓核在椎间盘后方呈中等信号,基底部可宽广或局限。在 T_2WI 椎间盘呈中等稍低信号,由于脑脊液是高信号,能更准确地显示硬脊膜和神经根鞘的受压及椎间孔内脂肪的移位(图 6-7-3)。MRI 还可进行矢状位扫描,如果椎间盘向后突出,可直接显示硬脊膜受压情况。对于椎管内脊髓的受压及继发改变 MRI 显示效果好。

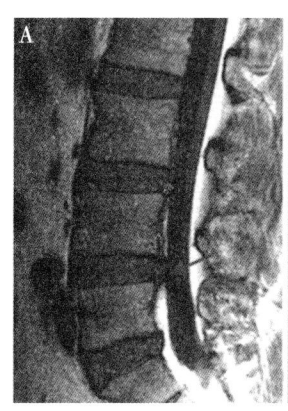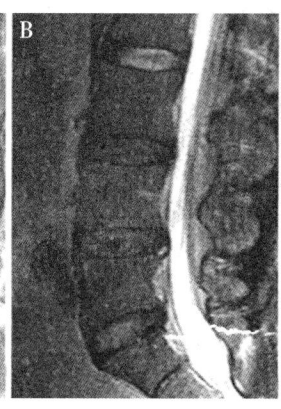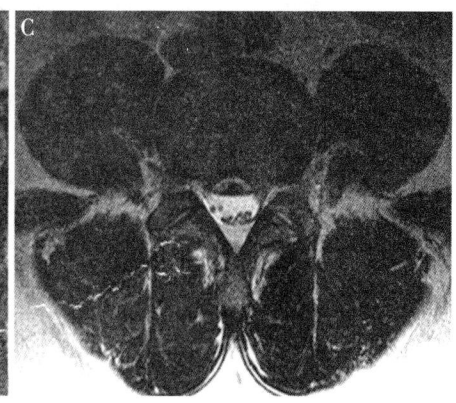

图 6-7-3 椎间盘突出(中央型)

MRI 检查 T_2WI 矢状位示:第 4、5 腰椎间隙信号减低显著,椎间盘向后突出,硬膜囊受压

【诊断与鉴别要点】 椎间盘突出症一般有比较典型的临床表现,CT 和 MRI 可以见到突出于椎体后方的椎间盘结构及硬膜囊、神经根和椎间孔受压移位,可以进行诊断。需和神经源性肿瘤、转移瘤、椎间盘感染、硬膜外手术瘢痕等鉴别。

三、退行性骨关节病

【病理与临床】 退行性骨关节病也称骨性关节炎、增生性或肥大性关节炎。本病分原发性和继发性两类。原发性者最多见于老年人,病变主要是关节软骨退行性变,软骨改变主要为水分减少,表层侵蚀或磨损,软骨表面不光滑、变薄,且可碎裂,游离于关节腔内,可见关节内游离体。关节面骨皮质硬化,于边缘形成骨赘,关节滑液通过关节软骨微小缺损,引起关节软骨下囊变;继发性者为任何原因引起的关节软骨破坏所致,当关节软骨受损后,表面不规则,使下方骨质受力不均而发生硬化和损毁,关节软骨的边缘骨赘形成。

临床上原发性者,发病缓慢,多见于 40 岁以上的成年人。好发于髋关节、膝关节、指间关节、脊椎关节等。受累关节活动障碍、关节疼痛,活动时加重,重症者可出现关节畸形、功能受限等。

【X 线表现】 关节间隙变窄,软骨下骨质硬化,骨赘形成。后期出现关节失稳、畸形、游离体和关节面下囊性变等。临床症状往往与 X 线表现的严重程度不相关。

关节间隙变窄是最常见的早期征象;骨赘开始可表现为关节面边缘变锐利,以后为关节面周缘的骨性突起,呈唇样骨质增生;软骨下反应性硬化为关节软骨下广泛密度增高,关节面下可见单发或多发的圆形、类圆形透光区,边缘清楚,常有窄硬化带,为关节面下假囊肿。骨赘脱落进入关节腔形成关节游离体(图6-7-4)。

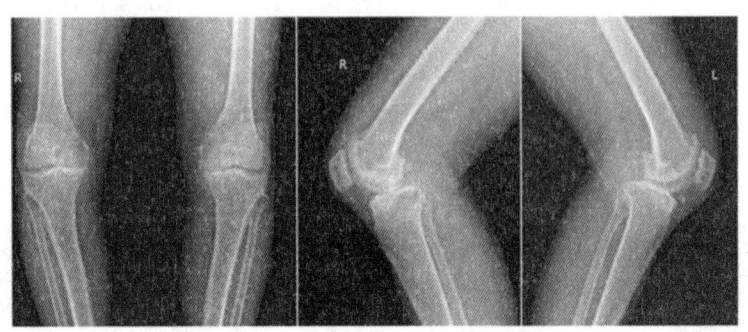

图6-7-4 膝关节退行性改变X线表现

双膝关节正侧位片示:双膝关节间隙变窄,以内侧为著,各骨端边缘可见骨质增生硬化

【CT表现】 检查复杂关节时扫描面与关节面垂直显示病变较好,如脊柱、髌骨关节。后期引起滑膜炎关节积液时,CT表现为关节囊扩张,内为均匀液体性密度影。

【MRI表现】 MRI是唯一能够直接清晰显示关节软骨的影像学方法。早期软骨肿胀T_1WI上为高信号;以后软骨内可出现小囊、表面糜烂和小溃疡。晚期局部纤维化T_2WI上表现为低信号,软骨变薄,甚至剥脱。

【诊断与鉴别要点】 退行性骨关节病根据临床表现和发病特点及影像学表现很容易诊断。需与类风湿性关节炎、痛风性关节炎相鉴别。

四、类风湿关节炎

【病理与临床】 类风湿关节炎(rheumatoid arthritis,RA)为一种泛发性结缔组织病,骨关节和全身结缔组织均可受累。病因不明,手、足小关节易受侵,以多发性、对称性侵犯手、足小关节为特征。基本病变为关节滑膜的非特异性慢性炎症。病理过程分为渗出期和增殖期。初期以渗出为主,随后滑膜血管翳形成,并侵蚀软骨及骨等关节结构。患者常有滑囊炎、肌腱炎和腱鞘炎。

临床上发病隐匿,对称性地侵犯周围关节,以手、足小关节为主,中轴骨受累少见。表现为手指关节梭形肿胀、疼痛、僵硬,以晨起为重(晨僵),活动后好转。8%~15%病例为急性发病,有发热、不适、乏力和肝、脾大等症状与体征,多见幼年(14岁以下)类风湿关节炎。晚期由于腕、指等关节的滑膜炎侵蚀骨质并使韧带拉长和撕裂,表现为多关节畸形,如手指尺侧偏移、指间关节屈曲和过伸畸形,并常伴有肌肉萎缩。

实验室检查:红细胞沉降率加快、类风湿因子阳性等。

【X线表现】 手、足小关节是最早、最常受累的部位。少数可侵犯膝、肘、肩和髋等大关节。早期手、足小关节多发对称性梭形软组织肿胀,关节周围骨质疏松。进而出现软骨下骨破坏和关节间隙变窄,骨侵蚀常起始于关节软骨的边缘,即边缘性侵蚀,为本病的重要早期征象(图6-7-5)。伸侧腕尺腱鞘炎常引起茎突外缘特征性侵蚀。RA常见有软骨下小囊状病灶,表现为边缘不清楚的小透亮区。鹰嘴、肱骨远端晚期表现为关节纤维性强直,关节半脱位或关节脱位。

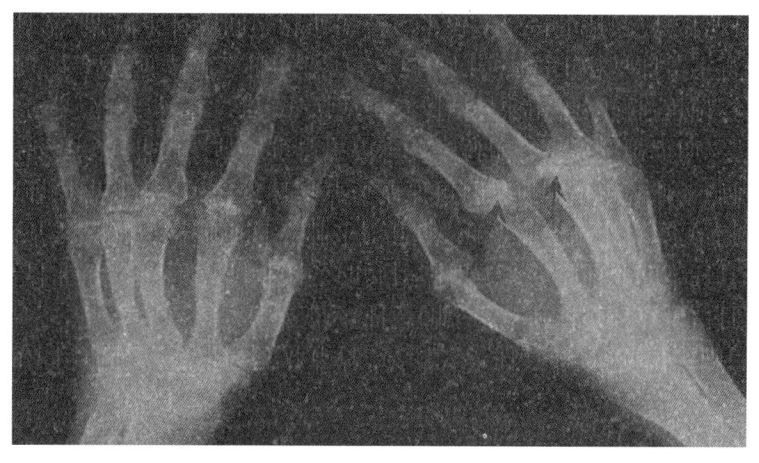

类风湿关节炎

图6-7-5　类风湿关节炎X线表现

双手正位片示:双手小关节多发对称性侵蚀性骨质破坏,关节间隙变窄,以左手为著

【MRI表现】　显示RA较敏感,在侵蚀灶出现之前,即可出现炎性滑膜的强化。显示关节骨质侵蚀,比平片要敏感得多,还能显示充填在侵蚀灶内的血管翳,表现为T_1WI为低信号,T_2WI为高信号,有明显强化,与关节内血管翳相延续。根据动态监测滑膜体积和骨侵蚀灶的改变可以判断病变活动性。

【诊断与鉴别要点】　类风湿关节炎好发于四肢小关节,表现为慢性、对称性、进行性、萎缩性,结合临床表现和类风湿因子阳性诊断不难。

本病应与以下疾病鉴别。

1. 关节结核　多为单关节发病,关节软骨及骨端骨质破坏、骨质疏松。
2. 痛风性关节炎　呈间歇性发作,以男性多见,半数以上先侵犯第1跖趾关节。早期关节间隙不变窄,发作高峰期以高血尿酸为特点,晚期形成痛风结节。

第八节　骨肿瘤与瘤样病变

骨肿瘤与瘤样病变虽比其他系统的肿瘤和瘤样病变的发病率低,但其临床、病理和影像学表现却复杂而多变。因此影像检查结合临床和病理检查是诊断骨肿瘤的正确途径。

(一) 骨肿瘤的分类

骨肿瘤包括原发性骨肿瘤、继发性骨肿瘤和瘤样病变。原发性骨肿瘤包括骨基本组织(骨、软骨和纤维组织)发生的肿瘤和骨附属组织(血管、神经、脂肪和骨髓)发生的肿瘤,以及特殊组织来源的肿瘤(如脊索瘤)和组织来源未定的肿瘤(如骨巨细胞瘤)。继发性骨肿瘤包括恶性肿瘤的骨转移和骨良性病变的恶变。

(二) 临床表现

1. 一般资料

(1) 发病率　原发性骨肿瘤占所有肿瘤的 2%~3%。良、恶性肿瘤的比例为 1∶1~2。良性骨肿瘤以骨软骨瘤发病率最高,其次是软骨瘤和巨细胞瘤;恶性骨肿瘤则以转移性骨肿瘤多见;原发性骨肿瘤以骨肉瘤常见,其次是骨髓瘤、软骨肉瘤。

(2) 发病年龄　良性骨肿瘤好发于青少年。骨巨细胞瘤多发于 20~40 岁的成年人。神经母细胞瘤常常见于 6 个月以内的婴儿。骨血管瘤最好发于 10~20 岁的青少年。骨髓瘤和转移性骨肿瘤好发于 40 岁以上中老年人。

(3) 性别　男多于女。

(4) 病史　良性骨肿瘤病程长,一般以年计。恶性骨肿瘤因生长迅速,病程较短,一般以月计。

2. 症状与体征

(1) 全身情况　良性骨肿瘤一般无全身症状。恶性骨肿瘤早期即有全身症状,晚期尤为明显,呈恶病质表现。

(2) 疼痛　良性骨肿瘤很少有局部疼痛,但良性骨样骨瘤和软骨母细胞瘤则疼痛明显。骨样骨瘤疼痛呈持续性,夜间尤甚,水杨酸类药物可缓解为其临床特点。恶性骨肿瘤的首发症状为局部疼痛,早期呈间歇性,晚期则为持续性,夜间加重是其特点。多发性骨髓瘤常表现为全身性多处疼痛。

(3) 肿块　良性骨肿瘤可触及边界清楚的坚硬肿块,局部无明显压痛。恶性骨肿瘤出现的肿块边界不明确,局部有明显压痛。

(4) 皮肤　良性骨肿瘤局部皮肤大多无改变,恶性骨肿瘤则有局部皮温增高,表浅静脉怒张,皮肤破溃等表现。

3. 实验室检查　良性骨肿瘤的血液、尿液和骨髓检查均正常;而恶性骨肿瘤则常有异常改变,如骨肉瘤碱性磷酸酶增高,尤文肉瘤血中白细胞可增高,转移性骨肿瘤和骨髓瘤可发生继发性贫血、血钙及碱性磷酸酶增高,骨髓瘤患者血清蛋白增高,尿中可查出本周蛋白。

(三) 骨肿瘤的综合诊断

骨肿瘤的影像诊断必须密切结合临床。除少数骨肿瘤外,性别在骨肿瘤的发病上一般无显著差别。诊断时应注意骨肿瘤的发病率、年龄、症状、体征和实验室检查结果等资料,对骨肿瘤定性诊断具有一定的参考价值。因此,对骨肿瘤的诊断,应强调影像诊断。除了将 X 线平片、CT 与 MRI 等相互结合外,还需要密切联系临床,结合病理进行综合诊断。

1. 病变部位　不同类型的骨肿瘤,其发病部位亦不相同;骨肉瘤的好发部多为长骨的干骺端;骨巨细胞瘤则好发于长骨的骨端;尤文肉瘤则好发于骨干;软骨母细胞瘤的好发部位常在骨骺;颅骨和脊椎则是骨髓瘤的好发骨骼。

2. 病灶数目　单发病灶多是原发性骨肿瘤。骨髓瘤和转移性骨肿瘤病灶常是多发的。

3. 骨质破坏

(1) 囊性骨破坏　常见于良性骨肿瘤改变,表现为圆形、卵圆形的骨密度减低影;边缘光滑、锐利,常有硬化缘,其内可见钙化影。

(2) 膨胀性骨破坏　为囊性骨破坏的继续扩大,除有囊性骨破坏X线表现外,皮质变薄,膨胀性向四周扩大是其主要表现,亦是良性骨肿瘤的另一种X线表现。

(3) 浸润性骨破坏　为恶性骨肿瘤的主要X线表现。早期骨破坏呈筛孔状、虫蚀状密度减低影,继而表现为斑片状、大片状的溶骨性破坏。破坏区形态不规则,与未受累骨组织无明确的分界。

(4) 软骨破坏　正常骨软骨有暂时阻止肿瘤生长蔓延的作用,但当肿瘤发展到一定程度时,软骨组织可被肿瘤组织所替代。肿瘤侵及骺软骨时,临时钙化带密度减低、中断或消失,骺软骨板增宽。肿瘤侵入关节,则有关节面软骨破坏、塌陷,关节腔内软组织肿块等。软骨破坏多是恶性骨肿瘤所致,但良性软骨母细胞瘤亦可有此表现。

4. 肿瘤骨　肿瘤细胞形成的骨组织称肿瘤骨。恶性骨肿瘤常有此表现,尤以成骨性骨肿瘤常见。根据瘤骨的密度和形状分为下列3种。①象牙样瘤骨:瘤骨结构均匀致密,其内无骨小梁结构,密度极高,如象牙样密实。②絮状瘤骨:瘤骨密度不均匀增高,呈毛玻璃样的斑片、絮状或团块状影,边缘模糊,其内无骨结构,多见于成骨型骨肉瘤。③针状或须状瘤骨:肿瘤组织穿破骨皮质或骨膜向软组织内发展形成的肿瘤新生骨,呈放射针或须状,骨针粗细不均。

5. 肿瘤软骨　由肿瘤细胞形成的软骨组织。瘤软骨钙化,形成环形或半环状的钙化影,亦可呈斑点状、小片状、菜花样表现,部分可呈大片絮状、团块状密度增高影。环形钙化是诊断肿瘤中软骨组织的可靠依据。良性骨肿瘤软骨钙化环完整,密度高,边缘清楚。恶性骨肿瘤的软骨钙化环密度较低,边缘模糊,钙化环残缺不全。软骨肉瘤、骨肉瘤常有此种表现。

6. 反应骨　反应骨包括反应性骨增生硬化和骨膜反应。反应性骨硬化是指瘤周骨组织出现的反应性骨质增生。X线表现为瘤周的环形密度增高影或硬化边缘。骨硬化环常见于良性骨肿瘤。骨膜反应是肿瘤刺激骨膜产生的反应性新生骨,X线表现为层状、葱皮样、垂直状或放射状三角形(Codman三角)的密度增高表现。Codman三角是由于骨膜反应性新生骨的中央部分被迅速发展的肿瘤组织破坏,两端残留的骨膜新生骨向外掀起而形成的三角形阴影,亦称"肿瘤三角"。常见于恶性骨肿瘤,特别是骨肉瘤。但骨炎性病变有时也可出现此种征象。

良、恶性骨肿瘤的影像鉴别诊断总体上可归纳为以下几点(表6-8-1)。

表6-8-1　良、恶性骨肿瘤的鉴别

鉴别	良性	恶性
生长情况	生长缓慢,不侵及邻近组织,但可引起压迫移位;无转移	生长迅速,易侵及邻近组织、器官,可有转移
局部骨质变化	呈膨胀性骨质破坏,与正常骨界限清晰,边缘锐利,骨皮质变薄、膨胀,保持其连续性	呈浸润性骨破坏,病变区与正常骨界限模糊,边缘不整
骨膜增生	一般无骨膜增生,病理骨折后可有少量骨膜增生,骨膜新生骨不被破坏	可出现不同形式的骨膜增生且多不成熟,并可被肿瘤侵犯破坏
周围软组织变化	多无肿胀或肿块影如有肿块,其边缘清楚	长入软组织形成肿块,与周围组织分界不清

一、骨囊肿

【病理与临床】 骨囊肿是常见的非瘤样病变,大多单发,最好发于肱骨近端(60%),其次为股骨近端(25%)。囊肿局部骨皮质膨胀,在薄的皮质壳外包有完整的骨膜。囊肿壁被间皮细胞覆盖,囊腔内有草黄色液体。可为单一的囊腔,亦可为由纤维组织间隔分开的多个囊腔,囊壁有许多骨嵴伸入囊腔。

好发于青少年男性,多在20岁以下,尤以9~10岁儿童多见。临床上一般无任何症状,或仅有隐痛或间歇性不适。约半数病例因病理性骨折而就诊。扁骨的骨囊肿多见于成年人。

【X线表现】 单房性囊肿位于干骺端中央,呈圆形、卵圆形或圆柱状边界清楚、密度均匀的透区,可有一线状硬化边。囊肿轮廓呈底向骺板尖向骨干的"子弹形",颇具特征。病变沿骨长轴发展,常引起轻度膨胀,膨胀程度一般不超过干骺端的宽度,膨胀使骨皮质变薄,无骨膜反应。随着骨骼生长,囊肿逐渐移向骨干。多房性者其中则可见大的分房状现象,骨间隔大部分与长骨纵轴垂直。骨囊肿发生病理性骨折时,因囊内液体流出,致使骨折片向囊内移位称为"骨片陷落征",此为骨囊肿的特殊征象(图6-8-1)。

【CT表现】 囊性病灶于CT上一般呈均匀的液体密度影,骨壳完整。若合并病理性骨折,可显示"骨片陷落征"。

【MRI表现】 病变呈圆形或卵圆形,边界清晰。T_1WI呈中低信号,T_2WI为高信号,由于囊液成分不同,如出血或蛋白沉积等使得信号有变化。如有病理性骨折,可见骨膜下高信号。

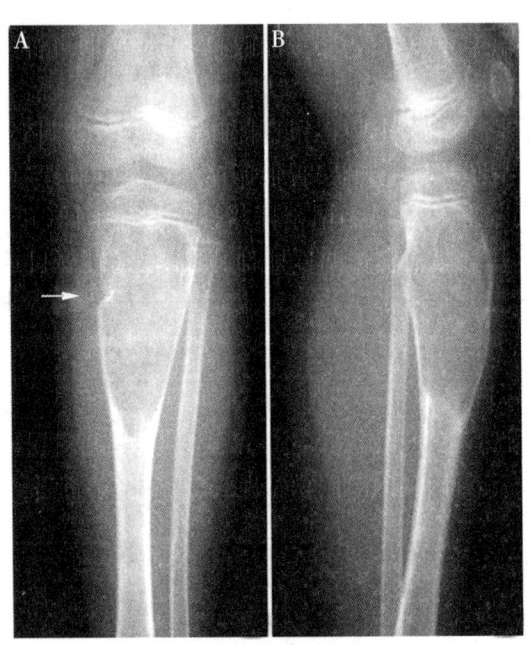

图6-8-1 胫骨骨囊肿X线表现

胫、腓骨正侧位片示:胫骨近端干骨后端囊状膨胀性透亮区,长轴与骨干长轴平行,皮质变薄,边缘光整

【诊断与鉴别要点】

1. 动脉瘤样骨囊肿　多为偏心生长,其内可呈皂泡状或有斑片状钙化影,囊壁可呈"蛋壳样"改变,膨胀程度较囊肿为大,常向外膨突。CT 或 MR 可见液-液平面。

2. 骨纤维异常增殖症　病变范围多较广泛,其内密度较高,多呈磨玻璃样改变,可不呈中心性生长。

3. 骨巨细胞瘤　发生于成人骨骺愈合后的骨端,呈偏心膨胀性骨质破坏,病变内有骨嵴,多呈多囊状或皂泡状改变。病变的侵蚀性较骨囊肿强,可破坏周围骨皮质而到骨膜下。CT 或 MRI 显示为实性肿块。

二、骨巨细胞瘤

【病理与临床】　骨巨细胞瘤是一种局部侵袭性肿瘤,大部分为良性,部分生长活跃,也有少数一开始就是恶性。在我国骨巨细胞瘤是常见的骨肿瘤之一,占所有骨肿瘤的14.13%,居第三位。肿瘤好发于四肢长骨骨端,尤其是股骨远端、胫骨近端和桡骨远端。

骨巨细胞瘤一般认为来源于骨内不成骨的间充质组织。肉眼观察肿瘤切面呈棕红色。肉样,质软。可见出血灶和含液的坏死囊腔。镜下肿瘤主要由单核基质细胞和多核巨细胞构成,前者是决定肿瘤性质的细胞。病理分为三级：Ⅰ级为良性,Ⅲ级为恶性,Ⅱ级为良、恶性之间。肿瘤的恶性程度高,多核巨细胞数量少,体积小,细胞核数少,单核细胞核大。有间变现象,排列紊乱；良性的则相反。但组织学的分级不完全代表其生物学特性,有的镜下分化成熟的肿瘤,在临床上却表现为恶性。

骨巨细胞瘤好发年龄为20~40岁,骨骺愈合前的骨巨细胞瘤非常少见。主要症状是患部疼痛和压痛。位于表浅部位的,早期可出现局部肿胀或形成肿块。患肢功能活动受限,骨质膨胀变薄时,压之可有捏乒乓球感,肿瘤穿破骨皮质形成软组织肿块后,皮肤可呈暗红色,表面静脉充盈曲张。疼痛剧烈,肿块增大迅速,并有不同程度全身症状者,为恶性骨巨细胞瘤的表现。

【X 线表现】　肿瘤好发于骨端,多呈膨胀性多房性偏心性骨破坏。骨壳较薄,其轮廓一般完整,其内可见纤细骨嵴,构成分房状(图6-8-2)。有的肿瘤膨胀可很明显,甚至将关节对侧的另一骨端包绕起来,骨质破坏呈皂泡状,这是该瘤的特征之一。肿瘤有横向膨胀的倾向,其最大径线常与骨干垂直。骨破坏区与正常骨的交界清楚,但并不锐利,无硬化边。骨破坏区内无钙化和骨化影。一般无骨膜反应,或仅在骨壳与正常皮质交界处可见少量骨膜反应。骨巨细胞瘤一般不穿破关节软骨,但偶可发生,甚至越过关节侵犯邻近骨骼。

良、恶性骨巨细胞瘤在 X 线上并无明确分界,以下几点提示恶性：①肿瘤与正常骨质交界处模糊,有虫蚀状、筛孔样骨破坏,骨性包壳和骨嵴残缺不全；②骨膜增生较显

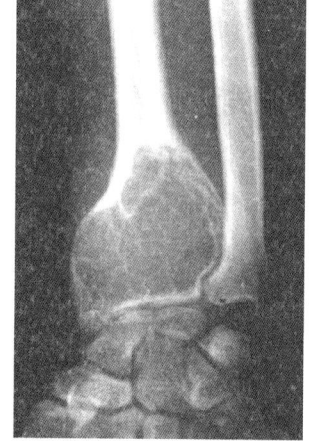

图 6-8-2　骨巨细胞瘤 X 线表现

X 线正位片示：桡骨远端囊状膨胀性骨破坏,边缘锐利,骨皮质变薄,其内见骨嵴

骨巨细胞瘤

著,可有 Codman 三角;③软组织肿块较大,超出骨性包壳的轮廓;④患者年龄较大,疼痛持续加重,肿瘤突然生长迅速并有恶病质。

【CT 表现】 可清楚显示骨性包壳,甚至平片上显示不清的在 CT 上也可显示。在 CT 上大多数肿瘤的骨壳并不完整连续,但无包壳外的软组织肿块影。骨壳内面凹凸不平(图 6-8-3),肿瘤内并无真正的骨性间隔,说明平片上的分房征象实际上是骨壳内面骨嵴的投影。肿瘤内密度不均,可见低密度的坏死区,有时可见液-液平面。肿瘤与松质骨的交界多清楚,但无骨质增生硬化。对解剖结构较复杂的部位,CT 能很好地显示上述特点;对侵袭性较强的肿瘤,CT 也能显示其相应的特征,对诊断有很大帮助。

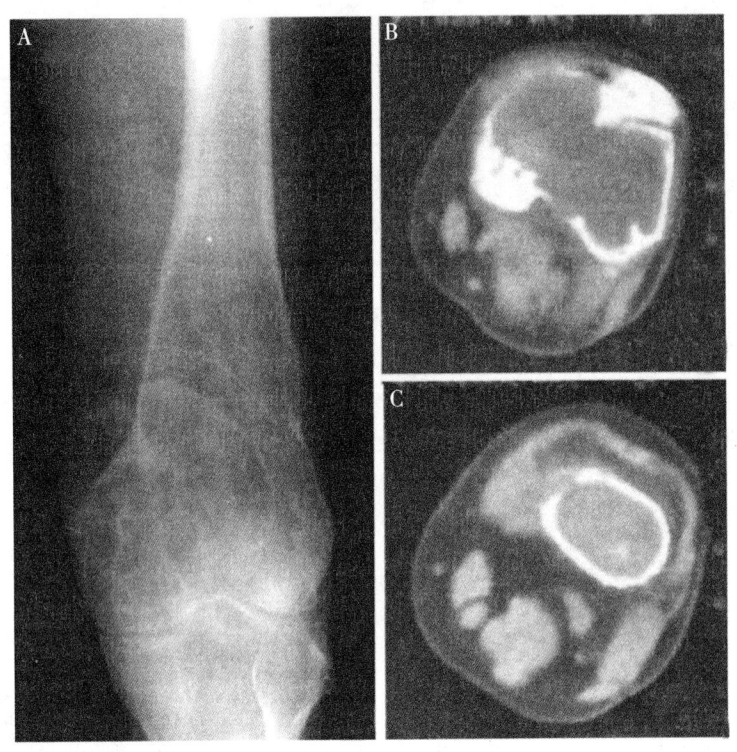

图 6-8-3 骨巨细胞瘤 CT 表现(同一患者)

A. X 线正位片示股骨下端膨胀性、皂泡状骨质破坏,边界清晰,无硬化边,骨皮质变薄,与正常骨交界清楚,无骨膜反应。B、C. CT 骨窗示破坏区形态不规则,其内呈不均匀软组织密度,瘤壁有骨嵴,骨皮质不完整,周围局限性软组织、肿块

【MRI 表现】 MRI 的优势在于显示肿瘤周围的软组织情况与周围神经、血管的关系,关节软骨下骨质的破坏、关节腔受累、骨髓的侵犯和有无复发等。多数肿瘤在 MRI 图像上边界清楚,周围无低信号环。瘤体在 T_1WI 呈不均匀的低或中等信号,在 T_2WI 上信号较高,其内可见纤维性低信号分隔。合并陈旧出血呈高信号,合并含铁血黄素沉积呈低信号;出血和坏死液化区可出现液-液平面。增强扫描可有不同程度的强化。

【诊断与鉴别要点】

1.骨囊肿 多位于干骺端而不在骨端。骨囊肿膨胀不如骨巨细胞瘤明显,且是沿骨干长轴发展。

2.成软骨细胞瘤 肿瘤多发生于干骺愈合前的骨骺,病变边缘有硬化,骨壳较厚,且破坏区内可见钙化影。

3. 动脉瘤样骨囊肿　发生于长骨者多位于干骺端,常有硬化边,发生于扁骨者有不规则钙化或骨化影。

三、骨肉瘤

【病理与临床】　骨肉瘤亦称成骨肉瘤或骨生肉瘤,是指瘤细胞能直接形成骨样组织或骨质的恶性肿瘤。其恶性度高、发展快,是最常见的原发性恶性骨肿瘤。发病率约占骨原发恶性肿瘤的34%。骨肉瘤具有分化为骨样组织和骨质、软骨以及纤维组织的潜能。肿瘤的外观取决于各种组织成分的量和反应骨的多少、原有骨质的破坏、出血坏死灶的多少等。长骨肿瘤多在干骺端,呈核心性,侵及骨髓腔及向一侧或四周骨皮质浸润,穿透骨皮质将骨膜掀起,突入周围软组织生长而形成肿块。骨肉瘤的主要成分是肿瘤性成骨细胞、肿瘤性骨样组织和肿瘤骨,还可见多少不等的肿瘤性软骨组织和纤维组织。骨肉瘤好发部位是四肢长骨,好发年龄为15～25岁青少年,年龄越大,发病率越低。男性多于女性。

常见症状是局部疼痛、肿块和运动障碍。疼痛初为间断性,以后为持续性,夜间尤甚,药物治疗无效。以后局部肿胀,可扪及硬韧的肿块。局部皮肤红、热,皮温增高,有压痛,后期见皮肤表浅静脉怒张,水肿。肿块发生于关节附近的可引起关节疼痛和运动障碍。骨肉瘤恶性程度高,发展快,多早期发生肺转移。

【X线表现】　骨肉瘤好发于长骨干骺端,以股骨远端、胫骨近端最常见,其次为肱骨近端。骨肉瘤有以下基本X线表现。

1. 骨质破坏　多始于干骺端中央,松质骨出现虫蚀样或小斑片状骨质破坏,继而出现骨皮质边缘破坏区,在皮质内表现为哈氏管扩张而呈筛孔状破坏。以后骨破坏区融合扩大形成大片的骨缺损。

2. 肿瘤骨　肿瘤细胞形成骨组织肿瘤骨。骨破坏区和软组织肿块内的肿瘤骨是骨肉瘤本质的表现,也是影像诊断的重要依据。

肿瘤骨的形态主要有以下方面:①云絮状瘤骨,密度较低,边界模糊,是分化较差的瘤骨;②斑块状瘤骨,密度较高,边界清楚,多见于髓腔内或肿瘤的中心部,为分化较好的瘤骨;③针状瘤骨,为骨皮质外呈放射状向软组织伸展的肿瘤新骨,骨针粗细不均,其成因是肿瘤向软组织浸润发展时,肿瘤细胞沿供应肿瘤的微血管周围形成肿瘤性骨小梁。

3. 骨膜增生和Codman三角　骨肉瘤可引起各种形态的骨膜新生骨和Codman三角。Codman三角是由于骨膜反应性新生骨中央部分被快速发展的肿瘤组织破坏,两端残留的骨膜新生骨向外掀起而形成的三角形阴影。

4. 软组织肿块　表示肿瘤已侵犯骨外软组织,肿块多呈圆形或半圆形,境界多不清楚。在软组织肿块内可见瘤骨。

在X线片上,按骨质破坏和肿瘤骨的多少,骨肉瘤可分为3种类型。①硬化型:有大量的肿瘤新生骨形成。X线见骨内大量云絮状、斑块状瘤骨,密度较高,明显时呈大片象牙质改变。软组织肿块内也有较多的瘤骨。骨破坏一般并不显著。骨膜增生较明显。②溶骨型:以骨质破坏为主。早期常表现为筛孔样骨质破坏,进而呈虫蚀状、大片状骨质破坏。此型也可见少量瘤骨及骨膜增生。③混合型:即硬化型与溶骨型的

X线征象并存(图6-8-4)。

【CT表现】 骨肉瘤的骨破坏以溶骨型为主,在CT上表现为松质骨的斑片状缺损和骨皮质内表面的侵蚀或骨皮质全层的虫蚀状、斑片状缺损,甚至大片缺损。骨质增生表现为松质骨内不规则斑片状高密度影和骨皮质增厚。有时可见骨膜反应呈与骨干表面平行的弧线状高密度影并与骨皮质之间有线样透亮带。软组织肿块常偏于病骨一侧或围绕病骨生长,其边缘大多模糊而与周围正常的肌肉、神经和血管分界不清,其内常见片状低密度区。CT发现肿瘤骨较平片敏感,瘤骨分布在骨破坏区和软组织肿块内,形态与平片所见相似,密度差别较大,从数十至数百Hu或更高。CT能较好地显示肿瘤在髓腔的蔓延范围,表现为低密度含脂肪的骨髓被软组织密度的肿瘤所取代。增强扫描肿瘤的实质部分可有较明显的强化,使肿瘤与瘤内坏死灶和周围组织的区分变得较为清楚。

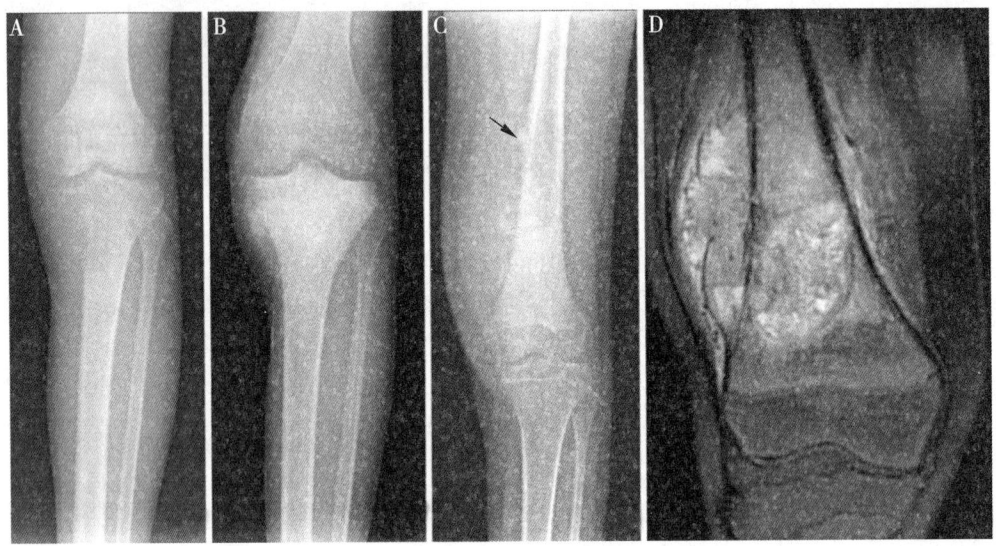

图6-8-4 骨肉瘤

非同一患者 A.胫骨正位片示:胫骨上段溶骨型骨肉瘤;B.胫骨上段成骨型骨肉瘤;C.股骨中段混合型骨肉瘤;D.MRI冠状位T_2WI示股骨中段及干骨后端可见不规则骨质破坏区,肿瘤呈混杂信号,骨干四周可见软组织肿块影环绕

【MRI表现】 骨质破坏、骨膜增生、瘤骨在T_2WI上显示最好,呈低信号,其形态与CT所见相似,但MRI显示细小、淡薄的骨化或瘤软骨钙化的能力远不及CT。大多数骨肉瘤在T_1WI上表现为不均匀低信号,而在T_2WI上表现为不均匀的高信号,肿块外形不规则,边缘多不清楚。MRI的多平面成像可以清楚地显示肿瘤与周围正常结构,如肌肉、血管、神经等的关系。MRI是显示髓腔肉瘤浸润范围的最好方法,也是发现跳跃病灶的较理想的检查方法。

【诊断和鉴别要点】

1.化脓性骨髓炎 骨髓炎的骨破坏、新生骨和骨膜增生从早期到晚期的变化是有规律的,即早期骨破坏模糊,新生骨密度低,骨膜增生轻微;到晚期骨破坏清楚,新生骨密度高,骨膜增生光滑完整,有死骨形成,无软组织肿块。

2.成骨型骨转移瘤 发病年龄较大,常在40岁以上。好发于躯干骨和四肢长骨骨端。表现松质骨内多发性骨硬化灶,境界清楚,骨破坏少见,骨皮质一般不受累。

3. 溶骨型骨转移瘤　发病年龄较大,好发于躯干和四肢长骨骨干及骨端,常为多发性,极少出现骨膜增生。

四、软骨瘤

【病理与临床】　软骨瘤为常见的良性骨肿瘤,据病灶数目可分为单发性软骨瘤和多发性软骨瘤,据病变部位可分为内生性软骨瘤和外生性(皮质旁)软骨瘤。单发性内生软骨瘤多见于干骺和骨干髓腔,是形成成熟软骨的肿瘤,可能由正常骨内异位性的软骨残留发展而来。据国内统计,占良性肿瘤的13.9%,仅次于骨软骨瘤和骨巨细胞瘤,居第三位。

肉眼所见肿瘤组织为灰白色,呈半透明略带光泽,切面可见白色坚硬的钙化区或黄色的骨小梁,有的部位可呈胶冻状。有时可见大小不等的囊变区,内含液体。邻近骨皮质可受肿瘤压迫而变薄,其内侧有不规则的骨嵴。镜下所见肿瘤由软骨细胞和软骨基质构成。

单发性内生软骨瘤多发生于11～30岁,其次是31～50岁。多见于男性,男女之比约为1.6∶1。软骨瘤多发生于四肢短管状骨,其次是股骨、肋骨、胫骨。软骨瘤生长缓慢,症状轻,常因肿瘤长大发生畸形而发现。主要症状是轻微疼痛和压痛,位于表浅者见局部肿块。肿块表面光滑,质硬,局部皮肤正常。患部运动可有轻度受限,偶可合并病理性骨折。

【X线表现】　病变常开始于干骺端,随骨生长而逐渐移向骨干。病变位于骨干者多为中心性生长,而位于干骺端者则以偏心性生长为主。单发性内生软骨瘤位于髓腔内,表现为边界清楚的类圆形骨质破坏区,多有硬化缘与正常骨质相隔。病变邻近的骨皮质变薄或偏心性膨出,其内缘因骨嵴而凹凸不平或呈多弧状。由于骨嵴的投影,骨破坏区可呈多房样改变(图6-8-5),骨破坏区内可见小环形、点状或不规则钙化影,以中心部位较多。发生于指骨者多位于中段和近段,而发生于掌、跖骨者多位于骨干中远部。

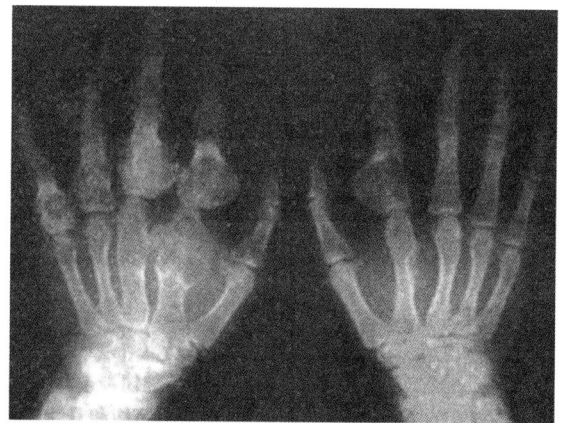

图6-8-5　软骨瘤X线表现

双手正侧片示:右手第2、3掌骨,2～4近节指骨,左手第2近节指骨呈类圆形膨胀性、溶骨性骨质破坏与正常骨分界不清,破坏区内呈多房改变,其内可见点状钙化

【CT 表现】 可显示髓腔内异常软组织影,密度略低于肌肉,其内可见小环形、点状或不规则钙化影;邻近皮质膨胀变薄,边缘光滑、锐利,一般无中断,其内缘凹凸不平。增强扫描可见肿瘤轻度强化。

【MRI 表现】 未钙化的瘤软骨呈长 T_1 长 T_2 信号。已钙化部分均呈低信号,但 MRI 较难显示较小的钙化灶。

【诊断和鉴别要点】

1. 骨囊肿 极少发生于短管骨,也少见偏心性生长。骨破坏区内无钙化影。
2. 指骨结核 早期手指呈梭形,仅见软组织肿胀,手指呈梭形增粗和局部骨质疏松,继而骨干内出现圆形、卵圆形膨胀性骨破坏,增生少见。

小 结

骨与关节系统
- 影像检查技术与应用——X 线检查、CT 检查、MRI 检查
- 正常影像学表现——四肢长骨、四肢关节、脊柱
- 异常影像学表现
  - 骨骼基本病变——骨密度改变、骨大小和形态改变、周围软组织改变
  - 关节基本病变——关节肿胀、关节破坏、关节退行性变、关节强直、关节脱位
- 常见疾病影像学表现
  - 骨与关节创伤——Colles 骨折、肱骨髁上骨折、股骨颈骨折、脊柱压缩性骨折
  - 骨缺血性坏死——成人股骨头缺血性坏死、胫骨结节缺血性坏死
  - 骨关节感染性疾病——化脓性骨髓炎、关节结核、脊椎结核
  - 其他骨关节病——强直性脊柱炎、椎间盘突出、退行性骨关节病、类风湿关节炎
  - 骨肿瘤与瘤样病变——骨囊肿、骨巨细胞瘤、骨肉瘤、软骨瘤

问题分析与能力提升

病例一:女性,36 岁,1 h 前因不慎跌倒后左腕部着地,致呈银叉状畸形,关节疼痛、肿胀和活动障碍。

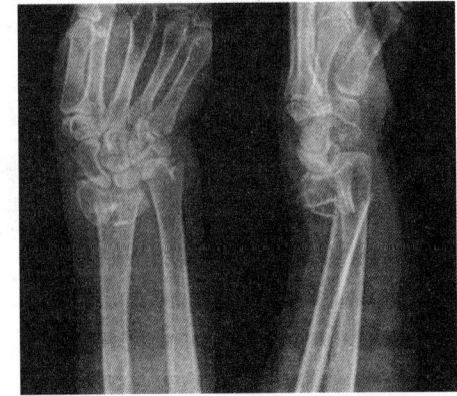

讨论：①指出病变发生部位。②试描述病变的影像学表现。③初步诊断为什么疾病？请说出诊断依据。④应与哪些疾病鉴别？简要说明鉴别要点。

病例二：男，52岁，以"腰部疼痛、腰部活动不灵便3年，出现腰部压痛，活动受限6天"为主诉入院。

患者近3年来经常出现下腰部疼痛，腰部活动不灵便。近6天疼痛加重。

体征：腰部压痛，疼痛、活动受限。

实验室检查：血白细胞计数$7×10^9$/L，中性粒细胞48%，淋巴细胞7%。患者进行了X线检查。

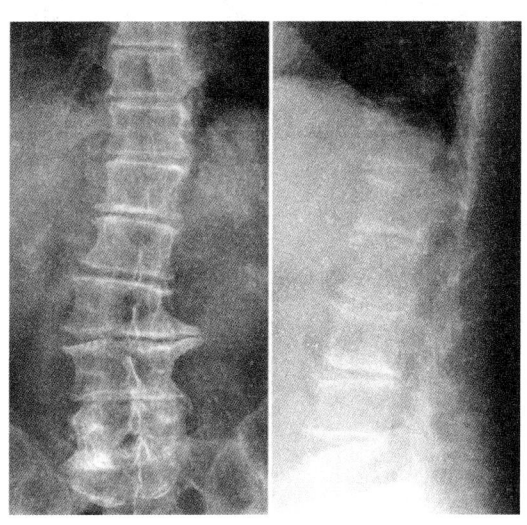

讨论：①指出发病部位。②试描述病变的影像学表现。③初步诊断为什么疾病？请说出诊断依据。④应与何种疾病鉴别？简要说明鉴别要点。

 思考题

1. 试述脊柱结核的X线表现。
2. 简述良、恶性骨肿瘤的主要区别。
3. 骨质疏松与骨质软化有何本质不同？
4. 简述椎间盘突出症的CT、MRI表现。
5. 简述骨折的X线表现。
6. 试述骨髓炎和骨结核的鉴别点。

（向 军 李永丽 王 续 蒋 蕾）

第七章 中枢神经系统

> **学习目标**
>
> 本章主要介绍中枢神经系统的影像检查技术和常见病、多发病的影像诊断,要求熟悉中枢神经系统常用影像检查技术的临床应用范围及限度,掌握正常中枢神经系统影像学表现,能对中枢神经系统的常见病基本病变和常见多发病的影像学表现进行观察分析。

第一节 影像检查技术与临床应用

中枢神经系统包括颅脑和脊髓。由于断层影像设备的普及,X线平片的价值对中枢神经系统检查的使用愈来愈小,目前中枢神经系统影像检查主要依靠CT和MRI。由于CT和MRI应用越来越普及、可解决大部分颅内疾病的诊断,因此本章对中枢神经系统正常和异常CT、MRI表现,各种疾病的CT、MRI表现介绍相对较多。相比于CT,MRI可根据病变情况,进行多参数及任意角度成像,对中枢神经系统病变的诊断具有较高的敏感度,尤其是占位性病变明显优于CT可以提供更多的诊断信息;磁共振血管成像,不利用对比剂可以直接显示颅内血管图像,可以与DSA媲美;MRI对颅后窝和椎管内病变的显示更具优势。随着MRI的临床普及应用,掌握MRI的检查优势和特点,各种疾病的MRI表现,诊断符合率会更高。

(一) X线检查

1. 颅脑

(1) 平片 一般采用正位、侧位,必要时加切线位。目前颅脑平片检查在所有颅脑影像检查中使用的比重越来越小。

(2) 脑血管造影 脑血管造影包括颈内动脉、颈外动脉和椎动脉血管造影,是根据脑血管的分布、形态、位置等变化来判断颅内疾病,并可经导管行介入治疗。但由于CTA、MRA的普遍应用,目前单纯的脑血管造影的应用呈明显减少趋势。

2. 脊髓

（1）平片　通常摄取正位、侧位，必要时加斜位片，主要用于观察脊椎骨质结构、椎间隙、椎间孔，可较好地显示椎骨病变，由于不能直接显示脊髓，对脊髓病变诊断价值非常小。

（2）血管造影　主要用于显示脊髓血管畸形，为诊断脊髓血管畸形并对其进行介入治疗提供有效的方法和手段。

(二) CT 检查

1. 颅脑　颅脑 CT 检查一般采用横断面，CT 扫描基线采用听眦线或听眶线，层厚 5~10 mm，一次向上连续扫描 10~24 个层面；鞍区病变常用冠状面。常规检查分平扫和增强扫描。由于颅底骨 CT 部分容积效应所致伪影严重，CT 对小脑、脑干的病变诊断价值不及 MRI。

CT 灌注成像（CT perfusion，CTP）通过获得脑组织血流灌注的定量信息，临床上常用于发现或显示脑缺血及脑缺血半暗带，进行急性脑梗死的诊断。

CT 血管造影可显示颅内动脉系统和静脉系统，主要用于脑血管疾病如动脉狭窄和闭塞、动脉瘤、血管畸形等检查的首选。

2. 脊髓　CT 常规横断面扫描，多采用平扫，必要时可靶区容积扫描后行矢状、冠状面重组及立体三维重组，以确定病变位置，了解病变与邻近组织的解剖空间关系。CT 诊断椎间盘突出、椎管狭窄及脊柱病变价值很大，对脊髓病变的诊断价值有限。

脊髓造影 CT（CT myelography，CTM）是将非离子型碘对比剂注入蛛网膜下隙，然后再行 CT 扫描。在高密度蛛网膜下隙的衬托下，可清楚显示硬脊膜囊及脊髓情况，可用于显示椎管内病变，但由于 MRI 设备点普及，CTM 在实际工作中应用较少。

(三) MRI 检查

1. 颅脑　颅脑 MRI 常规采用 SE 序列 T_1WI 及 FSE 序列 T_2WI，也可采用快速自旋回波序列（FSE）及梯度回波序列（FLASH），水抑制成像（FLAIR）也常应用于颅脑检查，脂肪抑制技术临床上会选择性的使用。颅脑 MRI 常规采用横断面扫描，根据诊断需要再做矢状面和冠状面扫描。一般先做平扫，根据病情再选择增强扫描。

MRI 血管造影（MRA 及 MRV）属无创伤检查，主要采用 TOF 法和 PC 法，一般无须应用对比剂，能清楚显示脑血管的大中分支，常用于脑血管病的筛查，如脑血管狭窄和闭塞、动脉瘤、血管畸形和静脉窦血栓等检查；以及评估颅脑肿瘤的血供。

MRI 脑功能成像包括扩散加权成像（DWI）、脑灌注成像（perfusion – weighted imaging，PWI）、磁共振波谱（MRS）技术和脑功能皮层定位成像等。DWI 可在脑梗死发生 1~6 h 内显示病灶，临床上常用于早期及超急性期脑梗死的诊断与鉴别诊断。PWI 可反映脑组织微循环血流动力学状态，了解脑灌注的情况，用于脑缺血的评估。MRS 可用于脑内外肿瘤的鉴别、胶质瘤恶性程度的分级诊断、脑瘤放疗后复发与坏死的鉴别诊断、缺血缺氧性脑病的严重程度及预后诊断、精神疾病的辅助诊断等方面。脑功能皮层定位成像多用于观察颅内肿瘤对运动感觉皮质的影响，辅助制订术前计划及术后评价；语言及记忆优势半球的定位；癫痫的定位；痴呆及认知障碍的研究等。

MRI 适用于各种颅脑疾病的检查和诊断。由于 MRI 没有颅骨伪影，所以对小脑、脑干病变的显示也很清楚。

2. 脊髓　脊髓 MRI 检查一般以矢状面扫描为主，辅以病变区横断面和冠状面扫描。能清楚显示脊髓的病变,是目前检查脊髓病变的最佳方法。常规获取 SE 或 FSE 序列 T_1WI 及 T_2WI,脂肪抑制(STIR)序列也常使用。一般先做平扫,根据病情再选择做增强扫描。采用静脉团注法注入钆喷酸葡胺,剂量为 0.1~0.2 mmol/kg。

MRI 脊髓成像(MR myelography,MRM)又称脊髓水成像,它是用重 T2 加权快速自旋回波序列加脂肪抑制技术,获得脊髓蛛网膜下隙脑脊液影像,类似脊髓造影效果,为一种简便、易行、无创的检查方法,成像效果和诊断价值类似脊髓造影和 CT 脊髓造影,目前已基本替代脊髓造影和 CT 脊髓造影。

(四)各种检查方法的优选

1. 外伤 对于颅脑外伤,首选 CT 检查,必要时辅以头颅平片和头颅 MRI。

对于脊柱外伤,一般先行脊柱平片检查,发现骨折后,再对骨折节段进行 CT 检查,以进一步明确骨折情况和移位情况。判断脊髓损伤及压迫需要用 MRI 检查。另外 MRI 对椎体新旧骨折及周围软组织损伤的判断也有重要价值。

2. 肿瘤 对于颅内肿瘤,直接选用 CT 或 MRI 检查,平扫和增强扫描多能明确诊断。MRI 特殊检查方法的应用有利于对肿瘤的诊断和鉴别诊断。

椎管内肿瘤首先选用 MRI 检查,MRI 对椎管内肿瘤定位准确,有时甚至能定性诊断。

3. 血管性疾病 出血的急性期,CT 检查敏感,无须 MRI 检查。出血的亚急性期和慢性期,MRI 检查价值优于 CT。脑梗死首选磁共振 DWI 检查,可以发现早期脑梗死。对于动脉瘤、血管畸形,可以选用 CT 或 MRI,但 MRI 优于 CT。CTA、MRA 可显示大部分病变的血管改变,血管造影只有在 CT 和 MRI 检查不能明确诊断或需要介入治疗时才进行。

4. 炎症及脱髓鞘性病变 对于炎症及脱髓鞘性病变,首选 MRI 检查,次选 CT。平扫和增强扫描多能发现病变,但 MRI 较 CT 能更敏感地显示病变的范围、内部改变和周围组织改变。

5. 先天畸形 对于颅脑和脊柱先天畸形,首选 MRI 检查。MRI 的多方位成像可以较为完整地显示畸形的形态学改变。CT 横断面平扫检查对某些畸形显示不完全,对某些畸形显示困难,但容积 CT 的二维及三维重建对骨性畸形显示有很大帮助。

第二节 颅脑正常影像学表现

(一)正常 X 线表现

1. 头颅 X 线平片

(1)颅板 儿童较薄,成人较厚,分为内板、外板及板障 3 层,内、外板为致密骨,呈线状高密度,板障位于内外板之间,为较低密度的骨松质。

(2)颅缝与囟门 颅缝包括矢状缝、冠状缝、人字缝、颞鳞缝、枕乳缝、顶乳缝、额缝等,颅缝 X 线表现为锯齿状透亮影。新生儿颅缝较宽约 1 mm,颅缝随年龄增长逐渐闭合,表现为颅缝边缘出现硬化,勿将颅缝误认为骨折。

囟门可见于 2 岁以内的儿童,包括前囟、后囟、前外侧囟、后外侧囟。囟门在 X 线平片上为较清楚的不规则多角形透亮区。

（3）颅板压迹　包括脑回压迹、脑膜中动脉压迹、蛛网膜颗粒压迹及板障静脉压迹。

（4）生理性钙化　包括松果体钙化、大脑镰钙化、床突间韧带钙化及脉络丛钙化等。

2.正常脑血管造影表现

（1）动脉期　正常脑动脉管径光滑，走行自然，由近至远逐渐变细，分布均匀，各支位置较为恒定并与脑叶有一定的对应关系，包括颈动脉系统及椎动脉系统。

颈动脉系统：颈总动脉在相当于第4颈椎水平分出颈内及颈外动脉。颈外动脉分支有甲状腺上动脉、舌动脉、面动脉、颞浅动脉、上颌动脉、枕动脉、耳后动脉和咽升动脉；脑膜中动脉为上颌动脉的分支。颈内动脉主要由颈段和颅内的虹吸部构成。颅内段的5个主要分支为眼动脉、脉络膜前动脉、后交通动脉，终段分为大脑前动脉及大脑中动脉。虹吸部在侧位片上呈C形，分5段分别为岩骨段C_5、海绵窦段C_4、前膝段C_3、床突上段C_2及终段C_1。大脑前动脉：分支分布于大脑半球的内侧面，顶枕裂之前和大脑半球外侧面的上缘。大脑中动脉是颈内动脉的直接延续，分五段，为水平段M_1、回转段M_2、侧裂段M_3、分叉段及终段分别为M_4及M_5。

椎基底动脉系统：①椎动脉，椎动脉起自锁骨下动脉，经第6至第1颈椎的横突孔内上行，通过枕大孔入颅，分支主要有脑膜后动脉、脊髓前后动脉、延髓动脉和小脑后下动脉。②基底动脉：为双侧椎动脉在脑桥下缘汇合而成，主要分支为小脑前下动脉、脑桥动脉及小脑上动脉，终末支为两侧大脑后动脉。③大脑后动脉：为基底动脉的终支，分出中央支和皮质支两类。

（2）静脉期

浅静脉：主要收集大脑皮质及皮质下髓质的血液，包括大脑上、中、下静脉等，分别汇入上矢状窦、海绵窦、横窦、岩上窦和岩下窦，其间有交通吻合静脉相沟通。

深静脉：收集深部髓质、基底神经节和丘脑的静脉，丘纹静脉和透明隔静脉在室间孔后壁汇合成大脑内静脉，两侧大脑内静脉及基底静脉汇合成大脑大静脉，最终汇入直窦。

静脉窦：上矢状窦汇入窦汇，下矢状窦与大脑大静脉汇合为直窦，入窦汇；窦汇位于两侧小脑幕游离缘之间，分出左、右横窦并延续为乙状窦，最后均引流入颈内静脉。

正常颈动脉系统VR重建

（二）正常CT表现

1.颅脑

（1）颅骨及气腔　用骨窗（WW1000、WL300）观察。可显示颅骨内外板、颅缝、颈静脉结节、岩骨、蝶骨小翼、蝶鞍、视神经管、颈静脉孔、破裂孔及诸鼻窦，颅骨为高密度，鼻腔、鼻旁窦及乳突气房内气体呈极低密度。

（2）脑实质　①髓质及皮质：脑实质分脑髓质及皮质，髓质CT值为28～32 Hu，皮质CT值为32～40 Hu。髓质分布于大脑皮质下方广泛的脑实质之中，皮质分布于大脑皮质及髓质内的灰质核团。②灰质团块：两侧大脑半球深部的一些灰质团块，主要包括尾状核、豆状核（壳核和苍白球）及屏状核。尾状核头部位于侧脑室前角的外侧，体部沿丘脑和侧脑室体部之间向后下走行；豆状核位于尾状核与丘脑的外侧，呈楔形，自内而外分为苍白球和壳核；豆状核外侧近岛叶皮层下的带状灰质为屏状核。丘脑位于第三脑室的两侧。尾状核、丘脑和豆状核之间的带状白质结构为内囊,分为前肢、膝部和后肢。豆状核与屏状核之间的带状白质结构为外囊(图7-2-1A和B)。

(3)含脑脊液的间隙　脑室、脑池、脑裂和脑沟内因含有脑脊液而呈低密度,CT值为0~20 Hu。其包括双侧侧脑室、第三脑室、第四脑室、纵裂池、侧裂池、枕大池、桥池、桥小脑角池、鞍上池、环池、四叠体池、大脑大静脉池等。新生儿发育期部分脑裂、脑池较宽,老年人脑萎缩故含脑脊液的腔隙扩大。

(4)非病理性钙化　颅内非病理性钙化CT检出率明显高于平片,常见部位为松果体、缰联合、脉络丛、大脑镰、基底核及齿状核,一般钙化多见于40岁以上成人。

(5)增强扫描　注入对比剂后扫描,正常脑实质密度有不同程度增高,正常脑实质因血-脑屏障而轻度强化,脑内血管明显强化,其他结构如硬脑膜、垂体和松果体因无血脑屏障均可发生明显强化。

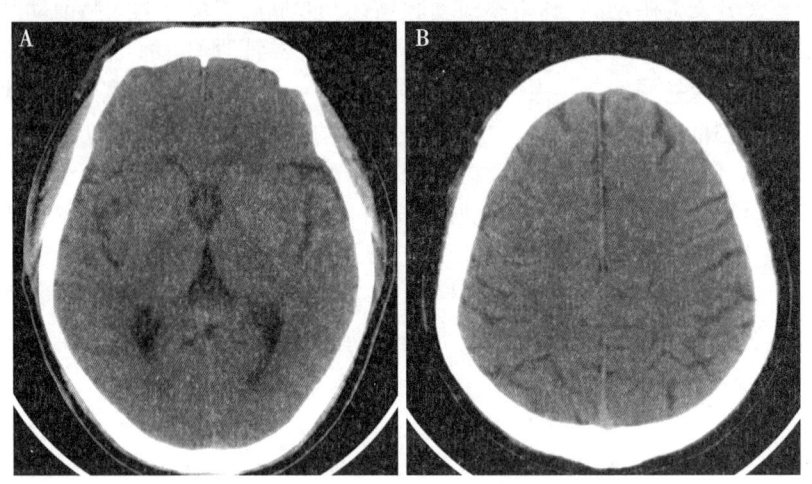

图7-2-1　正常脑实质、脑室、脑池、脑沟与脑裂CT表现

A B:显示大脑各叶、脑灰质和白质、基底节和内囊、丘脑、脑沟和脑裂等

2.脊髓

(1)平扫　硬膜囊位于椎管内,借周围脂肪显影,呈圆形或椭圆形,囊内含脊髓,平扫两者不能区分。

(2)CT脊髓造影　目前已较少应用,可显示脊髓形态及大小,正常颈髓前后径范围6~8 mm,横径7~12 mm,颈髓膨大横径可达12~15 mm,胸腰髓的前后径5~7 mm,横径7~9 mm。脊髓圆锥轻度增粗,逐渐变细成终丝,马尾神经在蛛网膜下隙呈均匀分布点状低密度影。

(三)正常MRI表现

1.颅脑

(1)脑实质　脑髓质较脑皮质含水量少而含脂量多,故在T_1WI上脑髓质的信号高于脑皮质,在T_2WI上则低于脑皮质,在髓质深部的苍白球、红核、黑质及齿状核等灰质核团铁质沉积较多,在高场T_2WI上呈低信号。基底节是大脑半球中最重要的灰质核团,其内为侧脑室,外侧为外囊,在豆状核与尾状核、丘脑间有内囊结构(图7-2-2A和B)。MRI图像无颅骨伪影干扰,是小脑、脑干病变的最佳检查方法。

(2)含脑脊液的结构 脑室和蛛网膜下隙含脑脊液,其信号均匀,T_1WI为低信号,T_2WI为高信号,FLAIR为低信号,但在双侧孟氏孔附近可有局部高信号。

(3)脑血管 血管内流动的血液因流空效应常显示无信号区,即T_1WI、T_2WI均呈低信号,而血流缓慢或梯度回波成像时则呈高信号。MRA和MRV一定程度上可代替DSA显示脑血管形态及分布。

(4)脑神经 高分辨MRI能清晰显示多对脑神经,T_1WI为等信号,从上向下层面依次可显示出第Ⅲ、Ⅳ、Ⅴ、Ⅱ、Ⅵ、Ⅶ、Ⅷ、Ⅸ、Ⅹ、Ⅺ、Ⅻ对脑神经。

(5)颅骨 颅骨内外板、钙化因含水量和氢质子数很少,故T_1WI、T_2WI均为低信号,板障内含有脂肪组织,T_1WI、T_2WI均为高信号。

正常颅脑血管MRA成像

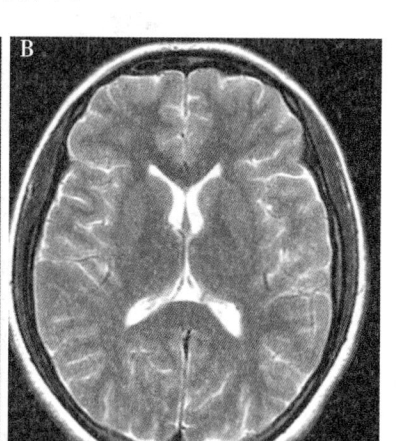

图7-2-2 正常颅脑MRI
A. T_1WI;B. T_2WI

磁共振新技术如扩散张量成像(diffusion tensor imaging,DTI)能显示脑白质纤维束,SWI显示脑内微小静脉效果好。MRS提供脑组织化学物质含量的信息;NAA(N-乙酰门冬氨酸)波峰位于2.0 ppm,为正常神经元标志,为谱线中最高峰,降低表示神经元受损;CHO(胆碱)波峰位于3.2 ppm,与细胞膜增生代谢有关,其含量增多常提示肿瘤病变;Cr(肌酸)波峰位于3.0 ppm,代谢稳定,常作为参考值。

2. 脊髓

(1)矢状位 可显示脊髓完整结构,其位于蛛网膜下隙内,T_1WI、T_2WI均呈等信号,脊髓圆锥位于第11~12胸椎水平,向下圆锥逐渐变细,其末端位于第1~2腰椎水平,马尾神经信号较圆锥略低(图7-2-3)。

(2)横断位 T_1WI上脊髓呈较高信号,位于低信号蛛网膜下隙内;蛛网膜下隙周围的静脉丛、纤维组织和骨皮质均为低信号;在T_2WI上脊髓呈较低信号,而周围脑脊液呈高信号;横断位还可清楚显示硬膜囊及脊神经根为低信号。

(3)冠状位 用于显示脊髓两侧的神经根和脊髓病变形态、位置。

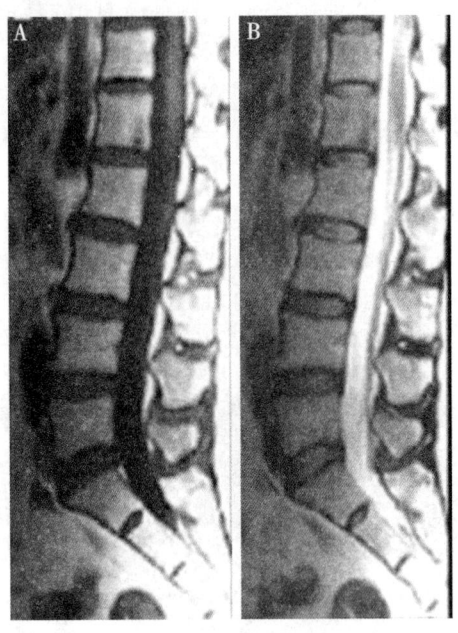

图 7-2-3 正常脊髓 MRI 表现
A. T_1WI；B. T_2WI

第三节 颅脑异常影像学表现

(一) 异常 X 线表现

1. 头颅 X 线平片

(1) 颅高压征 是颅内病变较常见的共同表现。在儿童表现为头颅增大,囟门增宽,颅板变薄,颅缝分离和脑回压迹增多;在成人主要表现为蝶鞍增大,鞍底和鞍背骨质模糊或消失、颅骨变薄。

(2) 颅内肿瘤定位征 ①局限性颅骨变化:表现为颅骨的局限性增生、破坏或结构改变,见于脑表面或靠近颅骨的肿瘤。增生多见于脑膜瘤,岩骨尖破坏、缺损多见于三叉神经瘤,内耳道扩大多见于听神经瘤。②蝶鞍改变:鞍内型,蝶鞍气球样膨大,见于垂体瘤;鞍上型,蝶鞍扁平,鞍背缩短,见于鞍上肿瘤;鞍旁型,鞍底受压下陷,形成双鞍底,前床突上翘或破坏,见于鞍旁肿瘤。③钙化:颅内肿瘤的钙化率为 3%~5%,根据钙化表现可初步判断肿瘤的位置和性质;根据正常生理钙化如松果体钙化的移位情况可推断肿瘤的大致位置和大小。

2. 脑血管造影

(1) 脑血管移位 颅内占位病变及周围的水肿可使脑血管移位,移位的程度取决于病灶的大小、位置与生长方式。

(2) 脑血管形态改变 可表现为脑动脉增粗、迂曲,均匀或不均匀性狭窄、痉挛或走行僵硬、闭塞及出血,常见于脑血管疾病、肿瘤等。

(3) 脑血管循环改变 有助于定位和定性诊断。颅内压增高时,脑循环减慢;良性肿瘤常可见局部循环时间延长,而恶性肿瘤则局部血液循环加速。

(4)肿瘤血管的形态与分布　颅内占位性病变导致正常的脑血管受压移位、聚集或分离、扭曲或牵直。良性肿瘤的新生血管较为成熟、粗细均匀,轮廓清楚,瘤内小动脉显影如网状。恶性肿瘤的新生血管粗细不均,密度不均匀,分布弥漫,呈模糊的小斑点状表现。

3. 脊髓造影　脊髓造影可明确椎管内占位所在部位及肿瘤与脊髓、脊膜的关系。

(1)脊髓内占位　可见脊髓呈梭形膨大,对比剂于病变处出现不全梗阻或完全梗阻,梗阻面呈"大杯口状",两侧脊蛛网膜下隙均匀变窄或闭塞。常见于室管膜瘤和星形细胞瘤。

(2)脊髓外硬脊膜内占位　脊髓受压变窄并侧移,患侧脊蛛网膜下隙增宽,梗阻面呈"小杯口状",对侧脊蛛网膜下隙变窄。常见于神经鞘瘤、神经纤维瘤和脊膜瘤。

(3)硬脊膜外占位　脊髓及脊蛛网膜下隙均受压侧移,患侧脊蛛网膜下隙增宽,梗阻面较平直,脊髓向对侧轻度移位并导致对侧脊蛛网膜下隙变窄。常见于转移瘤和淋巴瘤。

(二)异常 CT 表现

1. 头颅

(1)颅骨改变　分为颅骨本身病变和颅内病变两种。

颅骨本身病变:①骨折常表现为骨连续性中断,有时需与正常颅缝区别;②颅骨肿瘤可表现为骨质破坏、软组织肿块。

颅内病变:根据颅骨的增厚、变薄或吸收破坏等改变判断肿瘤的位置。如脑膜瘤还可出现邻近颅骨骨质增生变厚。

(2)CT 平扫脑实质密度改变　分为高密度病灶、等密度病灶、低密度灶及混杂密度灶。

高密度病灶:指密度高于正常脑组织的病灶,CT 值常大于 40 Hu,如钙化、新鲜出血、部分肿瘤等。

等密度病灶:指密度类似于正常脑组织的病灶,CT 值常在 28~40 Hu 之间,如亚急性出血、某些脑肿瘤、脑梗死早期模糊效应期等。可根据脑室、脑池及中线结构的移位和变形或周围水肿带的衬托来判断病灶的存在。

低密度灶:指密度低于正常脑组织的病灶,CT 值常小于 28 Hu,如炎症、脑梗死、囊肿、部分脑肿瘤、陈旧性出血、脑水肿、脑软化或脑脓肿等。

混杂密度灶:指同时存在两种或两种以上密度的病灶,如出血性脑梗死或并有出血坏死囊变的肿瘤、畸胎瘤等。

(3)占位效应　由于颅腔容积固定,所有肿瘤、出血等占位性病变及其引起的周围脑组织水肿均可有占位效应,常见占位征象有以下几种。

中线结构的移位:正常中线结构包括大脑镰、松果体钙化、第三脑室、第四脑室及透明隔等,一侧占位性病变可使这些结构向对侧移位。

脑室、脑池与脑沟的改变:脑室与脑池外占位性病变可引起脑室与脑池的变形与移位,甚至闭塞。脑室与脑池内占位性病变及其导致的脑积水可引起脑室与脑池扩大。脑内占位性病变常因推压周围脑组织致邻近脑沟变窄、闭塞。

(4)脑积水　是指因脑脊液产生和吸收失衡或脑脊液循环通路障碍所致的脑室

系统异常扩大,包括交通性脑积水和梗阻性脑积水。因脑脊液产生过多或吸收障碍而形成的脑积水称为交通性脑积水,表现为脑室系统普遍扩大,脑沟正常或消失;因脑室系统或第四脑室出口处阻塞而形成的脑积水称为梗阻性脑积水,表现为梗阻近端脑室系统扩大积水,远端正常或缩小。

(5)脑萎缩　是指各种原因所引起的脑组织减少而继发的脑室和蛛网膜下隙扩大,表现为脑沟、脑池增宽和脑室扩大,脑沟宽度大于 5 mm 可认为扩大。常见于老年脑萎缩、退行性脑病等。

(6)增强改变　增强后病灶是否强化以及强化的程度,与病变组织血供是否丰富以及血-脑屏障被破坏的程度有关。强化程度因病变性质不同亦有很大差异,分为明显强化、轻中度强化或无强化等。

强化形式:均匀强化常见于脑膜瘤、生殖细胞瘤、动脉瘤等;斑片状强化常见于血管畸形、星形细胞瘤、脱髓鞘疾病、炎症等;环形强化常见于脑脓肿、脑转移瘤、星形细胞瘤等;不规则强化常见于恶性胶质瘤等;脑回状强化是脑梗死的一种特征性表现;无强化见于脑水肿和囊肿。

2.脊髓　脊椎 CT 平扫可显示椎管内占位性病变,多呈软组织密度;并可显示脊髓肿胀、断裂和萎缩及脊髓空洞症等。脊髓血管病变及肿瘤常需进行对比增强检查。CTM 有助于病灶的定位,较清晰的显示肿瘤与脊髓、硬膜及蛛网膜下隙的关系,判断原理同脊髓造影。

(三)异常 MRI 表现

1.头颅

(1)脑实质信号异常　①长 T_1、长 T_2 信号:即在 T_1WI 上呈低信号,T_2WI 上呈高信号,见于大多数的脑肿瘤、脑梗死、脑囊肿、脱髓鞘病变、脑脓肿及脑炎等。②长 T_1、短 T_2 信号:即在 T_1WI、T_2WI 上均为低信号,见于动脉瘤、动静脉血管畸形(AVM)、钙化、纤维组织增生等。③短 T_1、长 T_2 信号:即在 T_1WI、T_2WI 上均为高信号,见于脑出血的亚急性期、含脂肪类肿瘤等。④短 T_1、短 T_2 信号:即在 T_1WI 上呈高信号,T_2WI 上呈低信号,主要见于急性出血、肿瘤内出血、黑色素瘤等。⑤混杂信号:动脉瘤出现湍流现象,AVM 伴血栓形成,肿瘤合并坏死、囊变、钙化、出血等,表现为混杂信号。

(2)形态、结构异常　MRI 的软组织分辨力较 CT 更高,且可以行多方位成像和功能成像,可清楚显示颅内病变与邻近结构的关系,有利于颅内各种病变的定位和定性诊断。脑结构的 MRI 形态变化与 CT 相同。

(3)脑血管改变　脑动脉走行僵硬、节段性狭窄、分支减少,常见于动脉硬化;脑动、静脉狭窄或中断多见于脑血管栓塞、脑梗死;脑血管扭曲成团并见供血动脉及引流静脉多见于脑动静脉畸形;脑动脉局部增粗或向外突出多见于动脉瘤;脑动脉移位多见于肿瘤、血肿等占位性病变。

(4)增强改变　用于鉴别病变与水肿、病变与正常脑组织,显示微小病灶,了解病变的血供情况及血-脑屏障的破坏程度,有助于病变的鉴别诊断。强化特点与 CT 相同。

2.脊髓　MRI 显示脊髓病变有其独特的优越性,对脊髓的形态、脊髓内外的病变的位置及性质、脊髓位置的改变观察都有很大的价值。

(1)脊髓增粗　局部脊髓宽度超过相邻脊髓呈梭形,相应的蛛网膜下隙发生对称性狭窄乃至闭塞。常见于脊髓炎症、肿瘤、外伤、脊髓血管畸形等,后者常合并有迂曲、粗大的流空血管影。

(2) 脊髓变细 矢状面上均可直接观察脊髓萎缩的程度与范围,常见于脊髓损伤后期、髓外硬膜内肿瘤、脊髓空洞症等。

(3) 脊髓信号异常 ①髓内长T_1、长T_2信号,即在T_1WI上呈低信号,T_2WI上呈高信号,常见脊髓缺血、感染及脱髓鞘病变、肿瘤等;②长T_1、短T_2信号,即在T_1WI、T_2WI上均为低信号,常见于脊髓血管畸形、钙化、纤维组织增生等;③短T_1、长T_2信号,即在T_1WI、T_2WI上均为高信号,见于亚急性期出血、肿瘤内出血等。

(4) 脊髓移位 髓外硬脊膜内占位,脊髓局部移位较为明显,常伴有病灶一侧上、下方蛛网膜下隙的显著增宽。硬脊膜外占位,脊髓轻度移位但移位范围常较长,常伴有病灶上、下方蛛网膜下隙的变窄。MRI有助于病灶的定位,较清晰地显示肿瘤与脊髓、硬膜及蛛网膜下隙的关系,判断原理同脊髓造影。

第四节 颅内肿瘤

一、脑膜瘤

脑膜瘤起源于脑膜,位居颅内肿瘤的第二位,占原发颅内肿瘤的15%~20%。多见于40~60岁的中年人,女性发病率约为男性的2倍。大多数为良性,极少为恶性。

【病理与临床】

脑膜瘤起源于蛛网膜的帽状细胞,与硬脑膜相连,其好发病部位与蛛网膜粒分布有关,典型部位按频率顺序为:矢状窦旁、大脑镰、脑凸面、嗅沟、鞍结节、蝶骨嵴、海绵窦、小脑幕、桥小脑角区、斜坡-颅颈连接处等。多为单发,偶为多发,并可与听神经瘤或神经纤维瘤并发。肿瘤有完整包膜,质坚韧,多为结节或颗粒状,可有钙化或骨化,罕有囊变、坏死和出血。肿瘤生长缓慢,可长大嵌入脑内,压迫脑皮质,但除恶变者外,一般不浸润至脑实质内,极少数可恶变成脑膜肉瘤。脑膜瘤因紧邻颅骨,易引起颅骨增生、破坏或变薄。肿瘤多数由脑膜动脉分支供血,血运丰富。

脑膜瘤起病缓慢,病程长,头痛、头晕等颅内压增高症及局部定位症状和体征出现较晚。位于大脑凸面者常有癫痫发作,位于功能区的脑膜瘤,可有局限性体征及不同程度的神经功能障碍。

【X线表现】 平片常见颅内压增高和松果体钙斑移位,可见颅骨骨质增生、破坏、肿瘤钙化和血管压迹增粗等。脑血管造影可显示肿瘤引起的脑血管移位、变形,动脉期可见增粗的供血脑膜动脉及瘤内放射状排列的小动脉,毛细血管期或静脉期可见肿瘤染色呈致密块影。

【CT表现】 肿瘤呈圆形或类圆形,边界清晰,呈等或略高密度。肿瘤以广基底靠近颅板或硬脑膜,瘤体可见钙化。瘤周水肿程度不一,多较轻,占位征象明显。有时可见颅板增厚、破坏等。出血、坏死和囊变少见。增强扫描多呈明显均匀强化,边缘锐利(图7-4-1A)。

【MRI 表现】

脑膜瘤信号多与脑皮质接近，T_1WI 多为等信号，T_2WI 多为等或稍高信号。内部信号可不均匀，可见血管流空影，囊变呈长 T_1、长 T_2 信号，钙化在 MRI 上无信号。瘤周水肿在 T_1WI 为低信号，T_2WI 为高信号。肿瘤周围可见低信号环，以 T_1WI 明显，介于肿瘤与水肿之间，称为肿瘤包膜（图 7-4-1B、C）。肿瘤侵及颅骨内时，正常的颅骨三层结构消失，骨结构不规则。增强扫描肿瘤多呈明显强化，出现囊变、坏死时强化不均匀。肿块相邻脑膜可呈鼠尾状强化，称为"脑膜尾征"（图 7-4-1D）。

MRA 与 MRS　MRA 可显示肿瘤血供，并帮助了解肿瘤与大血管的大致关系。由于脑膜瘤属脑外肿瘤，不含正常神经元，MRS 表现为 NAA 峰缺乏，Cho 峰升高，Cr 峰下降，可出现丙氨酸（Ala）峰。在 15 ppm 出现丙氨酸峰，为其较特征性的改变。

【诊断与鉴别要点】　矢状窦旁、大脑镰、脑凸面等区域见等密度、等信号的肿块，增强扫描明显强化，且见"脑膜尾征"，可诊断脑膜瘤。

脑膜瘤需与星形细胞瘤鉴别，桥小脑角区脑膜瘤要与听神经瘤鉴别，鞍区脑膜瘤要与颅咽管瘤鉴别，脑室内脑膜瘤要与室管膜瘤鉴别。

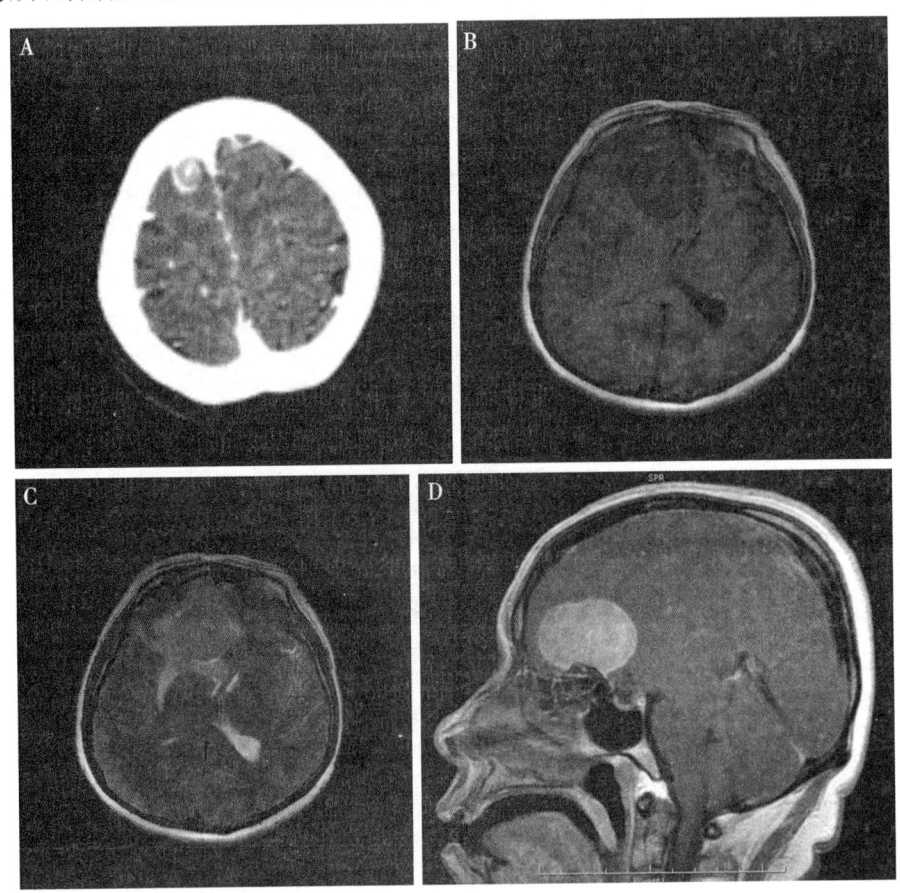

图 7-4-1　脑膜瘤

A. 脑膜瘤 CT 示：右顶颅板下类圆形高密度影，增强检查明显强化；B. MRI 平扫示前颅凹中线偏右侧类圆形 T_1WI 多为等信号，T_2WI 多为等或稍高信号，周围可见清晰包膜，内部信号欠均匀，增强检查明显强化，矢状面可见"脑膜尾征"

二、垂体腺瘤

垂体腺瘤是鞍区最常见的肿瘤,占颅内肿瘤的第三位。本病成人多见,男女发病率相等,但分泌泌乳素的微腺瘤多见于女性。

【病理与临床】

垂体腺瘤属脑外肿瘤,肿瘤包膜完整,呈圆形或分叶状,膨胀性生长,与周围组织界限清楚。根据有无激素分泌,可分为功能性(75%)和无功能性(25%)两类。功能性包括分泌生长激素和泌乳素的嗜酸细胞瘤;分泌促肾上腺皮质激素、促甲状腺激素、促性腺激素等的嗜碱细胞瘤。无功能性的为嫌色细胞瘤。根据其大小可分为微腺瘤(≤10 mm)和大腺瘤(>10 mm)。垂体腺瘤常发生出血或梗死,称之为垂体卒中,进而产生囊变和坏死。偶可钙化。

呈多样性,表现为内分泌亢进症状和压迫症状。泌乳素腺瘤出现闭经、泌乳,生长激素腺瘤产生肢端肥大,促肾上腺皮质激素腺瘤导致库欣综合征等。巨大垂体腺瘤可出现压迫症状,如视力障碍、垂体功能低下、头痛等。

(一)垂体大腺瘤

【X线表现】 可见蝶鞍扩大,前后床突骨质吸收、破坏,鞍底下陷等。部分病例可见颅高压征象及颅骨增厚等。

【CT表现】 平扫时鞍区等密度或稍高密度肿块,呈圆形或椭圆形,也可呈分叶状,边缘光滑,密度均匀或不均匀。蝶鞍扩大,鞍背变薄后移,向上突入鞍上池并使其变形或消失,可侵及一侧或两侧海绵窦。垂体卒中发生急性出血时为高密度,出血后期或发生垂体卒中梗死时为低密度。增强扫描多为均匀强化或周边强化。发生囊变、坏死、出血和钙化区不强化。

【MRI表现】

矢状位、冠状位或横断位多方位观察瘤体,T_1WI呈较低或等信号,T_2WI及FLAIR呈等或较高信号,信号均匀或不均匀,若肿瘤内部发生囊变或坏死,在T_1WI上肿瘤内部出现更低信号,T_2WI则呈更高信号,伴出血则在T_1WI、T_2WI上均呈高信号。肿瘤向外侵犯征象与CT检查相似,但比CT更清晰。可表现为蝶鞍扩大和鞍底下陷;腺瘤通过鞍隔向上生长突入鞍池,形成对称的切迹,称为"束腰征"或"8"字征,可致使鞍上池闭塞,视交叉受压上移;向鞍旁生长致使颈内动脉海绵窦段向外推移,或包裹颈内动脉;向下侵犯蝶窦和斜坡的骨质。增强扫描:肿瘤呈均一强化或周边强化。坏死、囊变、出血和钙化部分不强化。

(二)垂体微腺瘤

【X线表现】 多无异常发现。

【CT表现】 冠状位薄层扫描下肿瘤呈边界不清的等或低密度影,或无异常表现。CT检查垂体微腺瘤常规行冠状位薄层增强扫描,快速注入对比剂后立即扫描肿瘤为低密度,延迟扫描为等密度或高密度。

【MRI表现】

冠状位及矢状位薄层扫描时T_1WI呈低信号,伴出血为高信号;T_2WI及FLAIR呈等信号或高信号。肿瘤通常位于垂体一侧,可见垂体高度增加,上缘局部膨隆,垂体柄偏移,鞍底下陷或局部骨质吸收破坏。

动态增强扫描肿瘤早期信号强度低于正常垂体,后期高于正常垂体(图7-4-2A、B、C)。

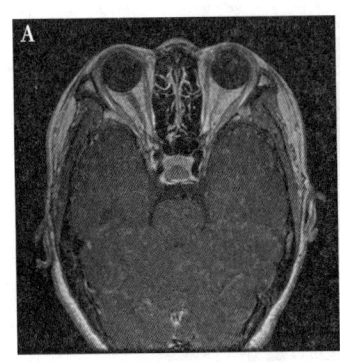
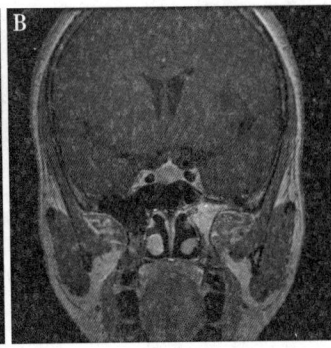
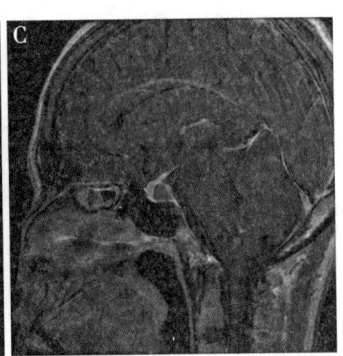

图 7-4-2 垂体微腺瘤

A~C. MRI增强扫描示:垂体柄及正常垂体明显强化,垂体瘤轻度强化呈相对低信号影。矢状位显示垂体柄向前移位,冠状位可见右侧鞍底轻度下陷

垂体微腺瘤

【诊断与鉴别要点】 鞍内或鞍上类圆形略高或等密度肿块,MRI上T_1WI为等信号,T_2WI为高信号,均一或周边强化,伴蝶鞍扩大、破坏等影像学改变,结合内分泌紊乱可诊断垂体大腺瘤。垂体内低密度或T_1WI低信号小病灶,伴垂体柄偏移等间接征象,增强后早期信号强度低于正常垂体,晚期信号强度高于正常垂体,结合内分泌紊乱可诊断垂体微腺瘤。

垂体大腺瘤需与发生于鞍区的其他肿瘤进行鉴别,如脑膜瘤、颅咽管瘤及动脉瘤等,主要鉴别点在于能否见到正常垂体。垂体微腺瘤需与青春期或哺乳期妇女正常垂体鉴别,后者也可表现为垂体高度增加,垂体饱满,上缘局部膨隆,但垂体左右对称,垂体柄居中,鞍底无下陷。

三、星形细胞瘤

星形细胞瘤是最常见的神经上皮肿瘤,占颅内原发肿瘤的60%,可发生于中枢神经系统的任何部位,成人多发生于大脑半球额叶及颞叶,顶叶次之,可累及两个以上脑叶,儿童多发生于小脑半球,也可见于脑干。

【病理与临床】 肿瘤主要位于白质内,可侵犯皮质及脑内深部结构,恶性度较高的肿瘤可沿胼胝体侵及对侧。星形细胞瘤分类复杂,按世界卫生组织脑肿瘤分类法,分为毛细胞型星形细胞瘤(Ⅰ级)、弥漫性星形细胞瘤(Ⅱ级)、间变性星形细胞瘤(Ⅲ级)和胶质母细胞瘤(Ⅳ级)。Ⅰ级分化良好,呈良性;Ⅱ级为良、恶交界性;Ⅲ~Ⅳ级为恶性,分化不良。分化良好的肿瘤多位于大脑半球白质,肿瘤含神经胶质纤维多,多表现为瘤内囊变,肿瘤血管较成熟。分化不良的肿瘤呈弥漫浸润性生长,边界不清,易发生大片坏死、出血和囊变,肿瘤血管丰富且分化不良。

与肿瘤部位有关,主要的临床表现为抽搐、局灶性或全身性癫痫发作,且在诊断前数年就可出现。其他还可出现神经功能障碍和颅内压增高等表现,常在病变后期出现。

【CT表现】 Ⅰ级、Ⅱ级星形细胞瘤表现为低密度病灶,密度较均匀,境界相对清楚,瘤周水肿及占位效应不明显;Ⅲ、Ⅳ级星形细胞瘤表现为低、略高或混杂密度病灶,有时可见高密度钙化和出血,形态不规则,边界不清,瘤周水肿明显,有不同程度的占位征象。增强扫描Ⅰ级星形细胞瘤多无强化;Ⅱ级星形细胞瘤不强化或轻度强化,强化提示局部恶变可能;Ⅲ、Ⅳ级星形细胞瘤通常呈环状或不规则强化,环壁上可见强化的壁结节,若肿瘤沿胼胝体向对侧生长则呈蝶翼状强化。

【MRI表现】 肿瘤在T_1WI上呈低、等信号,T_2WI及FLAIR呈高信号。Ⅰ级星形细胞瘤信号较均匀,Ⅱ、Ⅲ、Ⅳ级信号多不均匀。Ⅰ级、Ⅱ级星形细胞瘤,境界相对清楚,瘤周水肿及占位表现不明显。Ⅲ、Ⅳ级星形细胞瘤边界不清,瘤周水肿明显,有不同程度的占位征象。DWI上Ⅰ级星形细胞瘤多为低信号,Ⅱ级星形细胞瘤为等信号、Ⅲ、Ⅳ级星形细胞瘤呈混杂信号。MRS上Cho峰升高,NAA峰降低,低级星形细胞瘤(Ⅰ~Ⅱ级)还可见MI/Cr增高(0.85 ± 0.25),Cho/Cr在Ⅲ~Ⅳ级星形细胞瘤中也升高。增强扫描Ⅰ级星形细胞瘤轻度强化;Ⅱ级星形细胞瘤不强化或轻度强化;Ⅲ、Ⅳ级星形细胞瘤通常呈环状或不规则强化,环壁上可见强化的壁结节;若肿瘤沿胼胝体向对侧生长则呈蝴蝶状强化(图7-4-3A、B、C、D)。

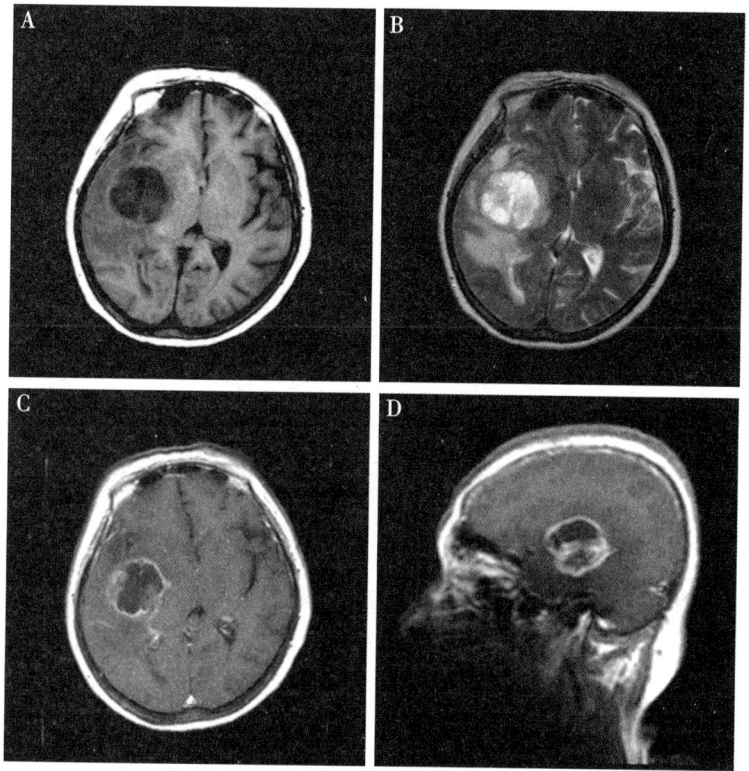

图7-4-3 星形细胞瘤

A~D:MRI示:右颞叶不均匀长T_1、长T_2信号影,内见液化坏死,周围脑水肿明显,右侧脑室及外侧裂受压变形;增强呈不均匀花环状明显强化,坏死区及周围脑水肿不强化

【诊断与鉴别要点】 根据患者的癫痫等症状、病变主要发生于白质区域,CT 呈低密度,MRI 上 T_1WI 呈低或等信号,T_2WI 及 FLAIR 呈高信号,MRS 上 Cho 峰升高,NAA 峰降低,增强扫描轻度强化或环状、不规则强化,可诊断为星形细胞瘤。

鉴别诊断:星形细胞瘤需与脑梗死、髓母细胞瘤、脑脓肿等疾病相鉴别。Ⅰ级星形细胞瘤应与脑梗死鉴别,脑梗死的特点是:①临床上有突发偏瘫病史;②病灶多呈楔形,同时累及皮、髓质;③增强扫描病灶呈脑回状强化。小脑星形细胞瘤需与髓母细胞瘤鉴别,后者多见于儿童,好发于小脑蚓部。脑脓肿一般有临床高热病史,环状强化的壁厚薄一致,无壁结节。

四、脑转移瘤

脑转移瘤在中老年人中比较常见,占脑肿瘤的 20%,男性稍多于女性。

【病理与临床】 脑转移瘤血行转移者,多来自肺癌、乳腺癌、胃癌、结肠癌、肾癌等;直接蔓延者可来自鼻咽、鼻窦、眼眶的恶性肿瘤。脑转移瘤部位以幕上多见,约占 80%,幕下占 20%。70%~80% 为多发,好发于皮-髓质交界区。肉眼观察肿瘤与正常脑组织分界清楚,肿瘤中心常发生坏死、出血、囊变。瘤周水肿明显,水肿程度与肿瘤大小无关,但与肿瘤类型及部位相关,位于白质区肿瘤水肿较灰质区肿瘤明显。肿瘤血供多较丰富,且肿瘤内血管结构与原发肿瘤类似。

多有原发恶性肿瘤病史,但部分患者以颅脑症状为首发症状。常见症状有头痛、恶心、呕吐、视盘水肿等颅内高压表现,亦可表现为共济失调,进一步加重可出现意识障碍及脑疝等症状。部分患者无明显神经系统症状。

【CT 表现】 肿瘤呈类圆形高、等、低或混杂密度肿块,多发常见,亦或单发病灶。多位于皮髓质交界区,其内可有出血、坏死、囊变等。瘤周水肿较明显,"小肿瘤大水肿"为特征性表现(图 7-4-4A)。脑膜和室管膜转移平扫时仅可见脑池、脑沟增宽。增强扫描 95% 瘤灶发生强化,呈块状、结节状或环形强化。肺癌多为环形强化,乳腺癌多为实性结节状强化。肿瘤坏死、出血区无强化。脑膜和室管膜转移增强时可见脑膜或室管膜强化,有时还可见模糊的肿块。

【MRI 表现】 肿瘤表现为 T_1WI 低信号,T_2WI 及 FLAIR 高信号。肿瘤在 T_2WI 及 FLAIR 上表现为低信号或等信号者,多半是结肠癌、骨肉瘤和黑色素瘤。瘤周可见广泛指状分布水肿,占位效应明显(图 7-4-4B、C)。增强扫描肿瘤呈明显强化,呈块状、结节状或环状强化(图 7-4-4D)。

【诊断与鉴别要点】 有原发恶性肿瘤病史,脑内多发皮髓质交界区病灶,病灶周围水肿明显,有均匀或环状强化,则可诊断为转移瘤。需要与多发结核球、多中心性脑胶质瘤鉴别。环状强化的脑转移瘤要与星形细胞瘤、脑脓肿鉴别。

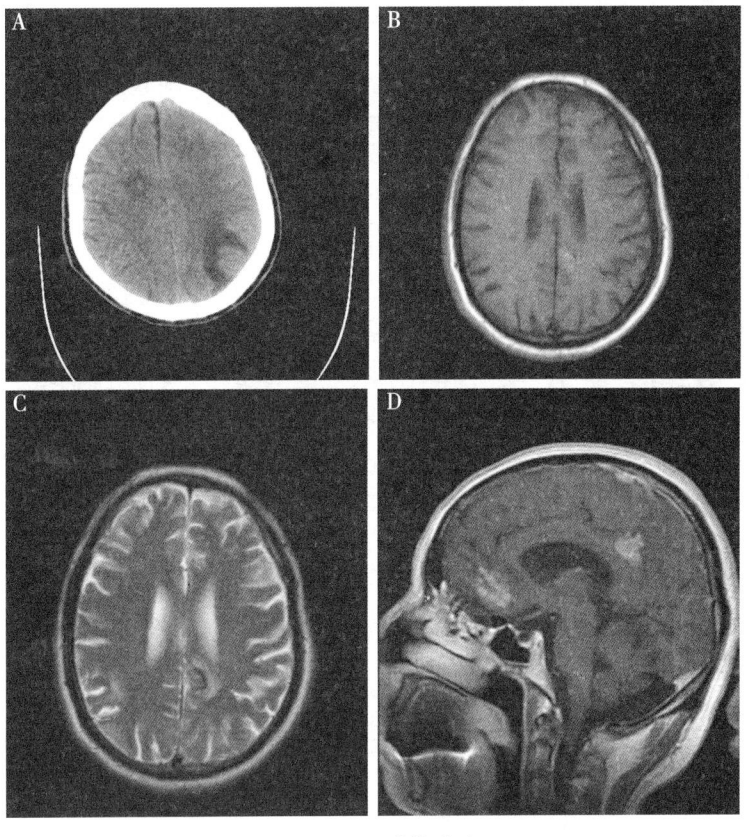

图 7-4-4　脑转移瘤

A. 脑转移瘤 CT 平扫双侧大脑半球见多发大小不等结节样或类圆形稍高密度影,周围见大片状棕榈叶样低密度水肿区。B～D. 脑转移瘤 MRI 双侧大脑半球多发结节样或斑片状等 T_1、长 T_2 信号影,肿瘤出血呈短 T_1、短 T_2 信号影。增强扫描呈结节样、环状或不均匀斑片状强化

脑转移瘤

第五节　颅脑外伤

颅脑外伤是由于外力作用于头部所致,外力大小、部位及速率不同可产生不同程度的损伤,一般可分为头皮软组织伤、颅骨损伤和脑实质损伤。颅脑损伤后引起颅内继发性出血,血液积聚在颅腔内达到一定体积(通常幕上出血≥20 mL,幕下出血≥10 mL),就会形成局限性占位性病变,产生脑受压和颅内压增高症状,称为颅内血肿。颅内血肿的发生率约占颅脑损伤的 10%。因受伤机制不同,血肿部位、出血来源和出血量等也有所不同,临床表现不同。按血肿形成的部位,可分为硬膜外血肿、硬膜下血肿和脑内血肿等。按病程和血肿形成时间不同,可分为急性、亚急性和慢性血肿。

一、硬膜外血肿

颅内出血积聚于颅骨与硬膜之间,称为硬膜外血肿,占颅脑损伤的 2%～3%,占全部颅内血肿的 25%～30%,仅次于硬膜下血肿,其中急性(3 d 内)约占 85%,亚急

性(3 d~3 周)约占 12%,慢性(3 周以上)约占 3%。

【病理与临床】

硬膜外血肿多发生于头颅直接损伤部位,常为加速性头颅伤所致,大多由于颅骨骨折伤及脑膜动脉所致,因硬膜与颅骨粘连紧密,故血肿范围局限,形成双凸透镜形。血肿常见于颞部、额顶部和颞顶部。硬膜外血肿可多发,也可合并颅内其他损伤。

主要表现为意识障碍,典型表现为头部外伤、昏迷、清醒、再昏迷。其他还可有头痛、呕吐等颅内高压表现,严重者出现脑疝症状。

【X 线表现】 平片可见颅骨骨折。脑血管造影表现为血管破裂处对比剂的外溢,脑凸面血管与颅骨内板之间梭形或双凸透镜形无血管区。

【CT 表现】 平扫即可发现硬膜外血肿。典型表现为颅骨内板下方梭形或双凸透镜形高密度区,多数密度均匀,边缘锐利光滑,范围较局限一般不超过颅缝(图 7-5-1)。常并发颅骨骨折,骨窗多可显示。血肿压迫邻近的脑血管,可出现脑水肿或脑梗死,CT 表现为血肿邻近脑实质局限性低密度区。怀疑大脑纵裂血肿,应用冠状面扫描。

【MRI 表现】 硬膜外血肿形态与 CT 显示相似,血肿呈梭形或双凸形,边界锐利。血肿信号强度变化与血肿的期龄及设备场强有关。急性期血肿 T_1WI 呈等信号,血肿内缘可见低信号的硬膜,T_2WI 呈低信号;亚急性和慢性期均呈高信号。

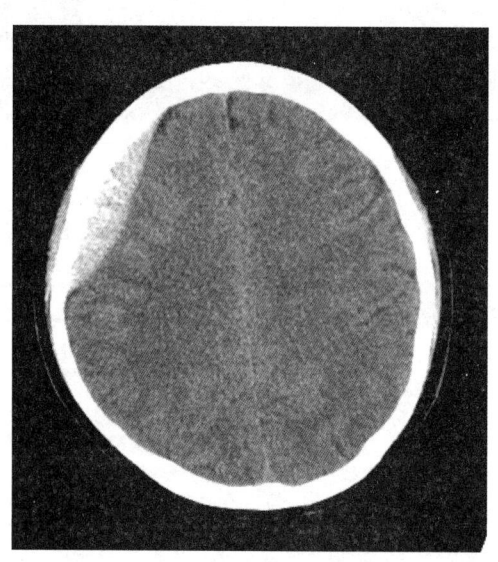

图 7-5-1 硬膜外血肿 CT 表现

CT 平扫示:右额部硬膜外出血呈梭形高密度影,脑实质受压变形

【诊断与鉴别要点】 诊断要点:①头颅外伤史;②临床"中间清醒期"表现;③影像学表现为颅骨内板下方梭形或双凸透镜形高密度影或异常信号影,边界清楚,一般不跨越颅缝,可伴有骨折。与硬膜外血肿不同的是:①硬膜下血肿呈新月形,而硬膜外血肿呈梭形;②硬膜下血肿范围较广泛,硬膜外血肿较局限;③硬膜下血肿常不伴有颅骨骨折,而硬膜外血肿常伴有颅骨骨折。

二、硬膜下血肿

颅内出血积聚于硬脑膜与蛛网膜之间称为硬膜下血肿,占颅脑损伤的 5%~6%,占全部颅内血肿的 50%~60%。

【病理与临床】 硬膜下血肿常为减速性头外伤所致,无颅骨骨折或骨折仅位于暴力部位。硬膜下血肿多由于脑皮质动脉或静脉、矢状窦旁桥静脉或静脉窦破裂,血液流入硬膜下隙所致。因为蛛网膜柔软无张力,血液可沿脑表面分布到硬膜下隙的广泛腔隙,形成较大范围的血肿,形状多呈新月形或半月形,多为额、顶和颞叶同时受累。

急性硬膜下血肿病情危重,发展较快。多为持续性昏迷,很少有中间清醒期,且进行性加重,脑疝和颅内压增高出现较早。亚急性和慢性硬膜下血肿的特点是有轻微头部外伤史或没有明显外伤史,患者症状出现较晚或较轻,可有头痛、头晕、轻度偏瘫等表现,也可无明显症状。

【X 线表现】 脑血管造影表现为脑凸面血管与颅骨内板之间新月形无血管区,范围较广泛。

【CT 表现】 ①急性硬膜下血肿:表现为颅骨内板下新月形高密度区,血肿范围广泛,可跨越颅缝,占位效应显著,表现为脑皮质受压向内侧移位,局部脑沟消失,同侧侧脑室受压变形移位,中线结构向对侧移位(图 7-5-2);②亚急性和慢性硬膜下血肿:可表现为高密度、等密度、低密度或混杂密度影,或分为沉淀在下层的血细胞和上浮的血清,表现为新月形血肿的上半部为低密度,而下半部呈高密度。

颅脑外伤影像检查方法的选择与应用

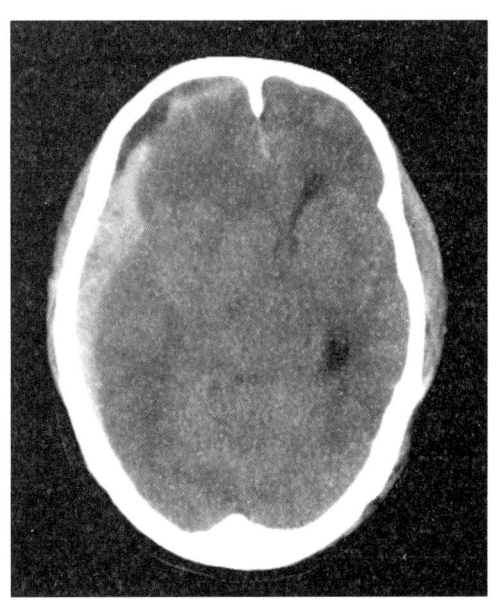

图 7-5-2 右额顶颞部硬膜下血肿并脑挫裂伤

CT 示:右额顶颞脑表面处新月状不均匀高密度影,脑实质内可见大片状高、低混杂密度,右侧侧脑室受压变形,中线向左移位

【MRI 表现】 硬膜外血肿形态与 CT 显示相似,血肿呈新月形。血肿信号强度变化与血肿的期龄及设备场强有关。急性期血肿 T_1WI 呈等信号,T_2WI 呈低信号;亚急性 T_1WI 呈高信号,T_2WI 呈高信号。

【诊断与鉴别要点】 根据外伤史及临床典型表现,CT 或 MRI 表现为颅骨内板下方新月形高密度影或异常信号影,可诊断本病。本病主要与硬膜外血肿鉴别。

第六节 颅内感染

一、脑脓肿

脑脓肿是由金黄色葡萄球菌、链球菌、肺炎球菌等化脓性细菌进入脑组织引起炎症,进而形成脓肿。脑脓肿以幕上多见,最常见于颞叶,其次为额叶、顶叶、枕叶,小脑少见,偶见于垂体。病变可单发或多发。感染途径以邻近感染蔓延至颅内居多,其次为血源性感染,外伤、手术后直接感染和隐源性感染少见。

【病理与临床】 病理分期可分为3期。①急性脑炎期:病变多位于白质,有充血、水肿、炎症细胞浸润、斑点状出血,伴有小静脉炎和血栓形成。②化脓期:脑炎进展,坏死液化区扩大,脓腔形成,周围肉芽组织和胶原组织增生,脓肿壁逐渐形成,周围水肿。③包膜形成期:脓腔增大,脓肿壁内层为炎症细胞带,中层为肉芽和纤维组织,外层是神经胶质层。脓腔内呈液态、干酪或凝块状。若脓肿破溃外溢,可形成多房脓肿或卫星脓肿。

初期患者除原发感染症状外,一般都有急性全身感染症状。当包膜形成以后,上述症状好转或消失,并逐渐出现颅内压增高和局部定位征。

【CT 表现】

(1)急性炎症期 表现为边界不清的低密度区,或不均匀的混合密度区,周围脑水肿,有占位效应,增强一般无强化,也可有斑点状强化。

(2)化脓期和包膜形成期 平扫脓肿壁呈等密度,壁完整或不完整,约50%的病例可显示低密度的脓腔。有些脓腔内可见气-液平。水肿逐渐减退。增强扫描脓肿内仍为低密度(图7-6-1A)。化脓期包膜轻度强化,一般环壁略厚而不均匀,外缘模糊;包膜形成期脓肿壁明显强化,脓肿呈圆形、椭圆形或不规则形,壁较薄且完整光滑、均匀。

【MRI 表现】

(1)急性脑炎期 初期病变范围小,位于皮层或皮髓质交界处,T_2WI 呈略高信号;病变进一步发展,范围增大,T_1WI 为低信号,T_2WI 呈高信号,占位效应明显。增强无强化或斑点状强化。

(2)化脓期和包膜形成期 T_1WI 脓腔和其周围水肿为低信号,两者之间的脓肿壁为等信号环形间隔。T_2WI 脓肿和周围水肿为高信号,脓肿壁为等或低信号,DWI 脓腔内为高信号。增强扫描脓肿壁显著环状强化,脓腔不强化。脓肿壁的强化特点与 CT 类似(图7-6-1B、C、D)。

【诊断与鉴别要点】 根据感染史及局部和全身感染症状等临床表现,典型脑脓肿的影像学表现:CT平扫可显示等密度或高密度的环壁,内可见水样密度;MRI为等信号环壁,内可见水样信号,DWI为高信号;增强扫描后环壁完整、光滑、均匀、薄壁及强化明显,可诊断脑脓肿。需与星形细胞瘤、脑转移瘤及脑内陈旧性血肿鉴别。

1. 星形细胞瘤 环形强化壁厚薄不一,有壁结节,坏死区DWI呈低信号;无发热、白细胞升高等感染症状。

2. 脑转移瘤 有原发恶性肿瘤病史;病灶常多发;环状、结节状、斑状等多种形式的强化特征同时存在;强化环周围的脑水肿特别明显,呈"小病灶大水肿"表现;无发热、白细胞升高等感染症状。

3. 脑内陈旧性血肿 脑出血既往史;周围水肿带轻或消失;无感染症状。

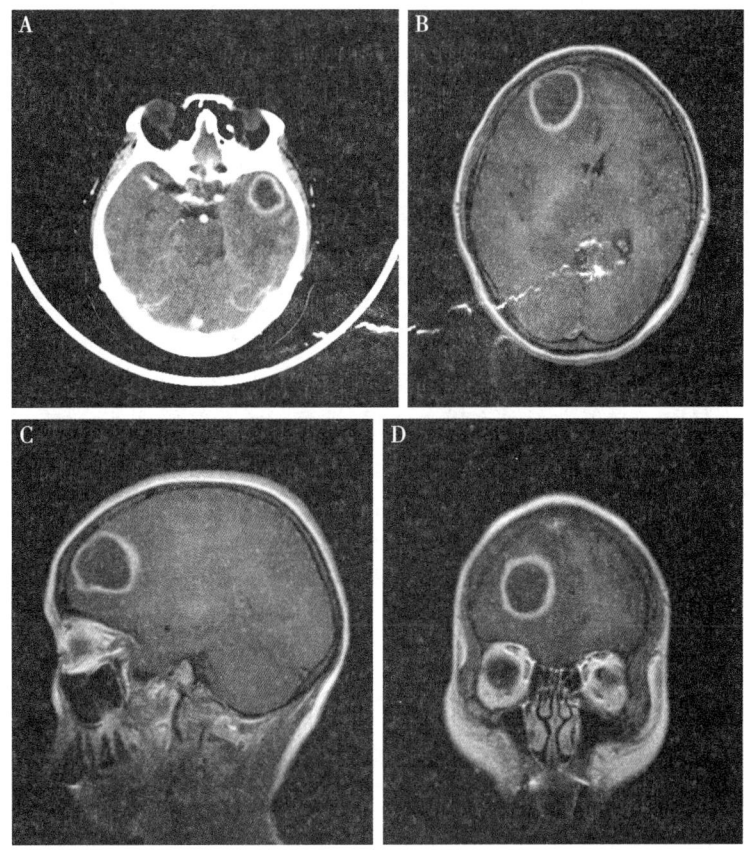

图7-6-1 脑脓肿

A. CT增强扫描,左颞叶环状强化信号影,环壁薄而厚度均匀,张力高。B～D. 为同一病人MRI增强扫描,右额叶明显环状强化,环壁薄,厚度均匀,张力高,右侧侧脑室前角受压移位,伴中线结构左移

二、脑囊虫病

脑囊虫病是我国最常见的脑寄生虫病,在我国主要流行于北方地区,发病率约占囊虫病的80%。为猪绦虫的囊尾蚴寄生于人脑内所致的疾病。

【病理与临床】

囊尾蚴进入脑内形成囊泡,囊泡内含有液体和白色头节。虫体死亡后由炎性细胞包裹,外层是富于血管的胶原纤维形成的肉芽肿。后期可由胶原纤维结缔组织修复变成瘢痕,死亡虫体发生钙化。根据病变部位的不同又可分为脑实质型、脑室型、脑膜型和混合型。

脑囊虫病的症状复杂多变,主要有意识障碍及精神障碍,多种类型的癫痫发作,颅内高压、脑积水等。查体可触及皮下结节,多位于头部及躯干部。囊虫补体结合试验多呈阳性。

【CT 表现】

(1)脑实质型　①急性脑炎型:平扫于双侧大脑半球广泛低密度区,脑沟变窄或消失,脑室脑池变小。增强扫描无强化。②多发小囊型:平扫在半球脑实质内多发散在小圆形或卵圆形小囊状低密度影,直径 5~10 mm,其内小结节状致密影为囊虫头节。病变大小不等,大多位于灰白质交界区,周围可见轻度脑水肿。增强扫描一般无强化。③单发大囊型:脑内圆形、椭圆形或分叶状低密度影,其内为脑脊液密度,边界清楚,无实性结节。增强扫描大囊本身无强化,周边可因纤维组织增生而呈轻度环状强化。④多发结节或环状强化型:平扫表现为散在多发不规则低密度影。增强扫描呈结节状或环状强化。⑤多发钙化型:脑实质内多发斑点状高密度影,周围无水肿。增强扫描无强化。

(2)脑室型　平扫可见多位于第四脑室和第三脑室,CT 难以直接显示囊泡,仅表现为脑室形态异常或局限性不对称扩大、阻塞性脑积水等间接征象。增强扫描可见囊壁环形强化。

(3)脑膜型　平扫可见外侧裂池、鞍上池囊性扩大,有轻度占位现象;蛛网膜下隙扩大、变形;脑室对称性扩大。增强扫描有时可见囊壁强化或结节状强化,脑膜也可强化。

(4)混合型　上述两种或两种以上的类型表现同时存在。

【MRI 表现】

(1)脑实质型　①囊虫存活期可见脑内多发圆形囊性病变,T_1WI 呈低信号,T_2WI 及 DWI 呈高信号,其内有偏心小点状影附在囊壁上,为囊虫头节;周围无水肿或轻微水肿。增强扫描囊壁可强化,亦可不强化。②囊虫死亡时,头节显示不清,周围水肿加剧,呈大片长 T_1、长 T_2 信号,在 FLAIR 上显示更清晰,占位明显。"白靶征"的出现,即在 T_2WI 中囊肿内囊液及周围水肿呈高信号,而囊壁与囊内模糊不清的头节呈低信号,低信号为囊虫逐渐纤维化、机化和钙化所致。FLAIR 上囊液呈低信号,而水肿为高信号。而 DWI 上囊液为高信号,水肿为低信号。增强扫描呈环状强化。③囊虫钙化后出现"黑靶征",即指在 T_2WI 上囊肿内除有一点状高信号外,均呈低信号。增强扫描无强化(图 7-6-2)。

(2)脑膜型　可见脑池扩大或脑积水表现,多是脑沟内的囊虫与脑膜粘连所致。很少显示囊虫头节。增强扫描可见脑膜强化。

(3)脑室型　脑室内的囊虫,大小为 2~8 mm 小圆形囊状,长 T_1、长 T_2 信号,常见不到头节,偶见头节位于边缘。FLAIR 上也为高信号。增强扫描囊壁无强化。

(4)混合型　上述两种或两种以上的类型表现同时存在。

【诊断与鉴别要点】 影像学发现脑内多发囊性病灶,囊内有头节,结合疫区或有绦虫病感染史及囊虫补体试验阳性,可做出本病的诊断。脑囊虫病需与以下疾病鉴别。

1. 脑囊虫病非钙化期需与下列病变鉴别 ①脑转移瘤:多为欠规则的厚环状或结节状强化,瘤周水肿较明显,有原发肿瘤病史。②脑结核瘤:一般为小结节状病灶,无头节,好发于脑底部,脑脊液检查及治疗随访有助于区别。③细菌性脑脓肿:有感染史,合并发热、头痛等炎性症状和体征,囊内无头节。

2. 脑囊虫病钙化时需与下列病变鉴别 ①生理性钙化:发生于基底节区,小脑齿状核区;②结节性硬化:钙化多在脑室旁;③甲状旁腺功能减退:钙化以两侧基底核或小脑齿状核为主,形态不规则。

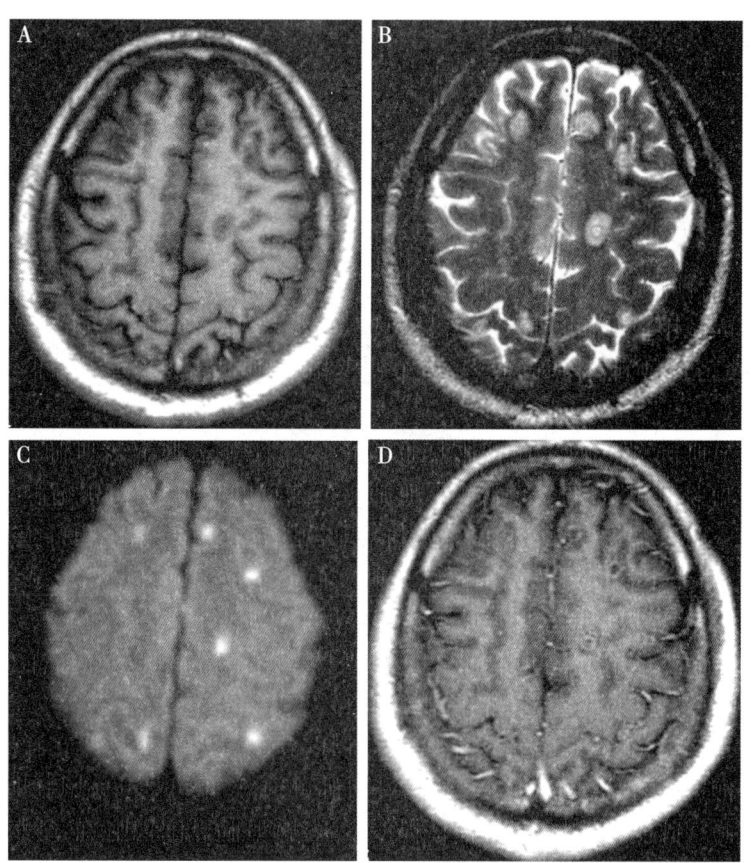

图 7-6-2 脑囊虫病

MRI轴位同一层面示囊泡型脑囊虫病,T_1WI囊壁及头节呈等信号,囊液及周围水肿呈等信号(A)。T_2WI囊壁及头节呈低信号,囊液及周围水肿呈高信号(B),DWI呈高信号(C)。增强囊壁及头节呈明显强化(D)

第七节 脑血管疾病

一、脑梗死

脑梗死为脑血管闭塞所致脑组织缺血性坏死,其发病率在脑血管病中占首位,主要可分为脑动脉闭塞性脑梗死和腔隙性脑梗死。

(一)脑动脉闭塞性脑梗死

主要病因是脑的大或中等管径的动脉粥样硬化,继发血栓形成,导致管腔狭窄、闭塞。闭塞发病率大脑中动脉、大脑后动脉、大脑前动脉、小脑动脉依次降低,引起病变血管供应区脑组织坏死。多见于患有动脉粥样硬化、糖尿病、高脂血症患者。常于休息或睡眠时发病。

【病理与临床】

梗死发作4~6 h,脑组织发生缺血与水肿,继而脑组织出现坏死。1~2周后脑水肿逐渐减轻,坏死脑组织液化,同时有胶质细胞增生。8~10周后坏死区变为含液体的囊腔(软化灶),可致邻近局部脑室扩大、脑沟增宽。少数缺血性脑梗死在发病后24~48 h内可因再灌注而发生梗死区内出血,变为出血性脑梗死。

临床表现因梗死区部位不同而异。常见的临床症状和体征为偏瘫、偏身感觉障碍、偏盲、失语等,小脑或脑干梗死常出现共济失调、吞咽困难、呛咳等症状。

【X线表现】 脑血管造影早期可见血管闭塞,为特征性表现。

【CT表现】 ①脑梗死在24 h内,CT检查可无阳性发现,或仅显示模糊的低密度区,邻近脑沟变浅或消失;部分病例可显示动脉致密征(大脑中动脉或颈内动脉等血栓形成表现为条状高密度影)、岛带征(脑岛、最外囊和屏状核灰白质界限消失)。②24 h后CT可清楚显示低密度区,其范围与闭塞血管供血区一致,皮髓质同时受累,CT断面上多呈扇形,基底贴近硬膜,可表现为同侧脑室受压、中线结构移位的占位效应(图7-7-1A)。③2~3周时因脑水肿消失及吞噬细胞浸润使组织密度增加,病变区变为等密度,临床上称之为"模糊效应"。④1~2个月后形成边界清楚的软化灶,CT显示密度更低,可伴有邻近部位脑萎缩表现。⑤部分病人发生出血性脑梗死时,表现为片状低密度区内有不规则高密度出血影。增强扫描梗死后可出现强化,是由于血脑屏障破坏,新生毛细血管和血液灌注过度所致。梗死区强化可表现为不均匀、脑回状、条状或环状强化,CT灌注成像(CTPI)对血流灌注状况的判断有参考意义,常用观察指标有脑血流量(CBF)、脑血容量(CBV)、平均通过时间(MTT)和达峰时间(TTP)。

【MRI表现】 在脑梗死6 h内,T_1WI、T_2WI可无异常,但DWI可显示为异常高信号,此后呈T_1WI低信号、T_2WI及FLAIR呈高信号。梗死1 d至1周,水肿逐渐加重,占位效应明显,病变仍表现为T_1WI低信号、T_2WI高信号,有时可见梗死血管流空信号消失。梗死后期,小病变可不显示,大的病变形成软化灶,信号改变似脑脊液,并出现局限性脑萎缩。增强扫描后梗死区强化特征与CT增强相同,但效果更好(图7-7-1B、C、D)。

MRA、DWI、PWI 检查是早期脑梗死首选的影像检查方法。MRA 可直接显示血管的狭窄或中断情况。PWI 结合 DWI 还可判断梗死周边缺血半暗带(复血供后可存活的区域)的存在,为临床溶栓治疗提供有效的指征。

【诊断与鉴别要点】 根据对侧偏瘫、偏身感觉障碍、偏盲等临床表现,脑实质内在 CT 上出现扇形低密度或 MRI 呈 T_1WI 低信号、T_2WI 高信号且 DWI 为高信号的病变区,与某一血管供应区相一致,同时累及皮、髓质即可诊断脑梗死。MRI 发现脑梗死比 CT 更敏感,对显示脑干、小脑的梗死更胜 CT 一筹。

不典型脑梗死应与脑胶质瘤、转移瘤、脑脓肿、脱髓鞘病等鉴别。脑肿瘤占位表现常较脑梗死更显著,脑胶质瘤多呈不规则强化;转移瘤常多发,呈均匀或环形强化;脑脓肿常呈规则的环形强化;脱髓鞘病的病灶形态更不规则,多位于侧脑室周围等。结合各种疾病的临床表现一般即可鉴别。

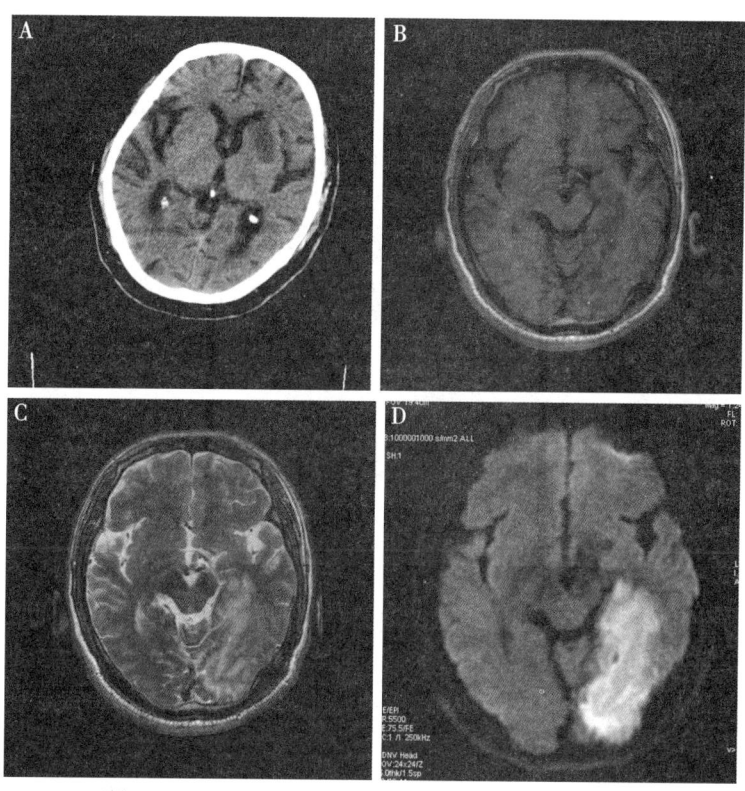

图 7-7-1 脑梗死

A. CT 平扫示:左基底节区不规则片状低密度,边界欠清晰。B~D.(同一病人) MRI 示:左颞叶、枕叶见大片状稍长 T_1、稍长 T_2 信号,DWI 序列呈明显高信号。MRA 显示左大脑中动脉重度狭窄呈"残根样"

(二)腔隙性脑梗死

腔隙性脑梗死是指脑穿支小动脉闭塞引起的深部脑组织较小面积的缺血性坏死。多见于高血压、长期吸烟、糖尿病等人群,好发于基底节区、丘脑及小脑、脑干等部位,梗死灶直径在 5~15 mm 之间。

【病理与临床】 病理改变为脑穿支小动脉闭塞引起的深部脑组织局部小面积缺

血坏死,约1个月后形成软化灶,梗死灶直径在5~15 mm之间,可以多发。

可表现为轻度偏瘫、偏身感觉障碍等,梗死部位不同,临床表现各异,总体表现为症状轻且局限,预后较好,也可以没有明显的临床症状。

【CT表现】 基底节区、丘脑或脑干类圆形低密度灶,边界清楚,直径在5~10 mm,无水肿及明显占位效应,可多发。4周左右形成低密度软化灶。一般不做增强CT检查。

【MRI表现】 MRI对腔隙性脑梗死的检出率明显高于CT,表现为T_1WI低信号,T_2WI高信号,无占位征象。DWI可在早期发现梗死,呈高信号。

【诊断与鉴别要点】 基底节区、丘脑、脑干单发或多发类圆形小病灶,CT上呈低密度或MRI上呈T_1WI低信号,T_2WI高信号,边界清楚,无明显占位表现,结合临床症状较轻,可以明确诊断。腔隙性脑梗死有时需与脑软化灶、血管周围间隙鉴别,临床上要结合病史,必要时行增强扫描。

二、脑出血

脑出血根据病因主要包括高血压性脑出血、脑血管畸形出血、动脉瘤破裂出血属于脑梗死等。出血可发生于脑实质、脑室内和蛛网膜下隙,也可同时累及两个或两个以上部位。根据患病者年龄,出血原因对应关系为:儿童及青壮年以脑血管畸形出血多见;中年以动脉瘤破裂出血多见;中老年以高血压脑出血最常见。颅内出血往往起病急、病情重,诊断主要以CT检查为主,辅以DSA和MRI等影像检查。

(一) 高血压性脑出血

高血压性脑出血是最常见的颅内出血,为高血压病患者在血压骤升时导致的小动脉破裂出血。好发年龄为50岁以上的中老年人,发病率仅次于脑梗死,但死亡率占脑血管病的首位。

【病理与临床】 高血压所致脑小动脉的微型动脉瘤或玻璃样变,是脑血管破裂出血的病理基础。出血的好发动脉是豆纹动脉和丘脑膝状体动脉。出血好发部位为基底节、丘脑、脑干、小脑,易破入脑室或蛛网膜下隙,亦可由血肿压迫室间孔、导水管或第四脑室而引起脑积水。脑内血肿的病理学分期:

(1) 超急性期(≤6 h) 血肿内红细胞完整,主要含有氧合血红蛋白,3 h后出现灶周水肿。

(2) 急性期(7~72 h) 血肿凝成血块,红细胞明显脱水、萎缩,棘突红细胞形成,氧合血红蛋白逐渐变为脱氧血红蛋白,灶周水肿及占位效应明显。

(3) 亚急性期(3 d~2周) 亚急性早期(3~6 d)从血肿外周向中心发展,红细胞内的脱氧血红蛋白转变为正铁血红蛋白;亚急性晚期(1~2周)红细胞皱缩、破裂,正铁血红蛋白释放到细胞外,血肿周围出现炎性反应,有巨噬细胞沉积,灶周水肿、占位效应减轻。

(4) 慢性期(2周后) 血块周围水肿消失,反应性星形细胞增生,巨噬细胞内含有铁蛋白和含铁血黄素;坏死组织被清除,缺损部分由胶质细胞和胶原纤维形成瘢痕;血肿小可填充,血肿大则遗留囊腔,称为囊变期。

起病急骤,常由情绪激动、体力活动过度等诱发,表现为剧烈头痛、头昏、恶心、呕吐。病情迅速恶化,可出现不同程度的意识障碍、肢体偏瘫、失语或昏迷状态,严重者可短期内因颅内压急剧增高而死亡。

【CT表现】

(1)急性期及超急性期 脑内圆形、肾形或不规则形高密度影,CT值50~80 Hu,周围出现水肿,血肿较大时可有明显占位效应;血肿可破入脑室形成脑室铸型。急性期一般不做增强扫描(图7-7-2)。

(2)亚急性期 血肿密度逐渐降低,边缘模糊;周围水肿及占位效应由明显逐步减轻;血肿吸收呈"融冰征",表现为血肿周边吸收,中央仍为高密度区。增强扫描:病灶呈环形边缘强化,中央部分血肿未吸收时呈现"靶征"。

(3)慢性期 病变呈圆形、类圆形或裂隙状低密度影,较大者呈囊状低密度区,此期周围水肿及占位效应消失。增强扫描:周围可见环形强化。

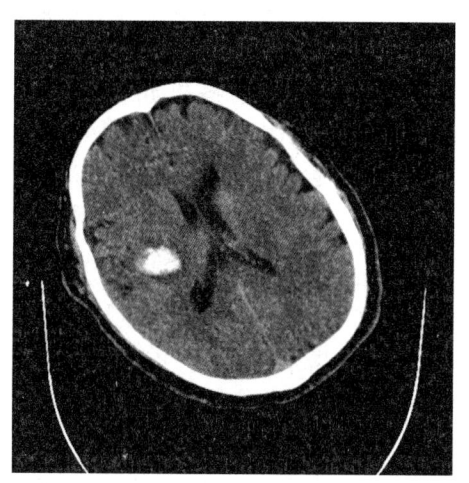

图7-7-2 右基底节区脑出血CT表现

CT平扫示:右基底节区不规则片状高密度,周围见环状低密度,右侧侧脑室受压变形

【MRI表现】 MRI在显示出血、判断出血时间和原因等方面有着独特的优势,MRI信号能够反映氧合血红蛋白、脱氧血红蛋白、正铁血红蛋白和含铁血黄素之间的演变过程,更好地进行出血的分期。

(1)超急性期 血肿内容类似血液,血红细胞完整,含有氧结合血红蛋白和类似血液的蛋白溶液,高场强机器成像T_1WI为等信号,T_2WI为高信号;但低场强机器成像T_1WI为高信号。出血3 h可出现周围水肿,血肿较大时可有较明显的占位效应。

(2)急性期 氧合血红蛋白逐渐变为顺磁性的脱氧血红蛋白,造成局部磁场不均匀,由于磁敏感效应加快了质子失相位,显著缩短了T_2值,血肿T_1WI为等或略低信号,T_2WI为低信号。周围出现血管源性水肿,占位效应明显。

(3)亚急性期 亚急性早期红细胞内脱氧血红蛋白逐渐变为顺磁性正铁血红蛋白,T_1WI为周边高信号环,中心低信号,T_2WI为低信号;亚急性晚期正铁血红蛋白随着红细胞的溶解而游离,血肿在T_1WI、T_2WI均呈高信号。周围水肿、占位效应逐渐减轻。

(4)慢性期　正铁血红蛋白变为顺磁性的含铁血黄素,产生T_1和T_2缩短效应。血肿由游离稀释的正铁血红蛋白和周边的含铁血黄素构成,信号表现为:①在T_1WI、T_2WI均呈高信号的血肿周围有一圈低信号环;②血肿充分吸收,在T_1WI、T_2WI均表现为斑点样不均匀略低或低信号影;③软化灶形成,T_1WI为低信号,T_2WI为高信号,血肿周围可见低信号的含铁血黄素环。

有些高血压患者,用 SWI 可显示脑内微小出血灶,表现为直径 1~5 mm 大小的低信号,而这些病灶用 CT 或 MRI 常规序列难以显示。

【诊断与鉴别要点】　高血压病史,急性起病,出现意识障碍、肢体偏瘫、失语等症状,CT 表现为脑内好发部位的高密度伴周围水肿,MRI 信号随血肿演变而变化,结合临床可以明确诊断。

临床症状不明显的出血吸收期 CT 检查可能为等密度,需和脑肿瘤鉴别,肿瘤起病缓慢,病灶的形态、部位与脑出血常不同,以及脑肿瘤增强扫描多有不同程度强化,一般均可鉴别。

高血压性脑出血与外伤性脑出血、动脉瘤和动静脉畸形破裂形成的脑内血肿具有相似的演变规律,其鉴别可以结合外伤史、血肿的位置来进行,必要时可结合 MRA 或 DSA 来进行鉴别诊断。

(二)蛛网膜下腔出血

蛛网膜下腔出血(subarachnoid hemorrhage,SAH)是由于颅内血管破裂,血液进入蛛网膜下隙所致。根据病因分外伤性和自发性,自发性以颅内动脉瘤破裂出血最常见(占51%),高血压动脉硬化约占15%,AVM 约占6%。自发性蛛网膜下腔出血可发生于任何年龄段,成人多发,以 30~40 岁年龄组发病率最高。

【病理与临床】

①无菌性脑膜炎:由脑积液中的氧合血红蛋白引起;②脑血管痉挛:使脑组织水肿,重者发生梗死、软化;③脑积水:急性期过后形成正压性脑积水,慢性期由于蛛网膜颗粒受阻、脑脊液吸收障碍所致。

出现三联症:剧烈头痛、脑膜刺激征、血性脑脊液。

【CT 表现】　SAH 的直接征象为脑沟、脑池和脑裂内被高密度影充填,随着时间延长,出血被脑脊液冲淡及血红蛋白的降解,密度逐渐减低,3 d 后呈等密度,1 周后 CT 检查为阴性。大脑前动脉破裂,血液多积聚于视交叉池和侧裂池前部;大脑中动脉破裂,血液多积聚于同侧外侧裂池附近;颈内动脉破裂,血液亦多积聚于大脑侧裂池;椎-基底动脉破裂,血液主要沉积于脚间池和环池。间接征象有脑积水、脑水肿、脑梗死、脑内血肿、脑室内出血、脑疝等。一般不做增强扫描。

【MRI 表现】　急性 SAH 在 T_1WI 可呈比脑脊液稍高的信号影,T_2WI 上可呈比脑脊液稍低的信号影,FLAIR 可表现为蛛网膜下隙内线样高信号。亚急性期 T_1WI、T_2WI 均可表现为高信号。慢性期在 T_2WI 上可出现低信号的含铁血黄素影,较具特征性。

【诊断与鉴别要点】　根据头痛、脑膜刺激征和血性脑脊液三联症,结合 CT 表现的蛛网膜下腔被高密度影充填即可诊断。MRI 上 FLAIR 发现蛛网膜下隙内线样高信号,也要考虑为 SAH。

脑血管疾病影像检查方法的选择与应用

三、动脉硬化性脑白质病

动脉硬化性脑白质病,亦称皮质下动脉硬化性脑病、Binswanger 病、进行性皮质下血管性脑病。为老年人在脑动脉硬化基础上,大脑半球白质弥漫性脱髓鞘性脑病。大多发生在 50 岁以上,在老年人中发病率为 1%~5%,男女发病相等。

【病理与临床】

主要累及侧脑室周围、半卵圆中心等皮质下脑深部白质,多为双侧性,常伴有腔隙性脑梗死、脑萎缩。2/3 为慢性发病,1/3 为急性发病。病情可缓解,并反复加重。

临床表现为缓慢进行性痴呆,记忆力、认知功能障碍、情感和人格改变、表情淡漠、妄想、轻度神经错乱。反复发生神经系统局灶性症状,可出现偏瘫、肢体无力、失语等。

【CT 表现】 CT 平扫侧脑室周围及半卵圆中心脑白质可见斑片状低密度影,以侧脑室前角、后角周围最为明显,严重者大脑各叶白质全部明显累及,往往双侧对称分布。增强扫描白质强化不明显,灰白质密度差别增大。可伴有不同程度弥漫性脑萎缩改变,脑室系统扩大,脑沟、脑池增宽。常合并有基底节区、丘脑、脑室旁白质单发或多发性腔隙性梗死灶。

【MRI 表现】 双侧脑室旁深部白质及半卵圆中心大小不等的异常信号,呈长 T_1 和长 T_2,形状不规则,边缘不清,无占位效应(图 7-7-3)。可伴有不同程度弥漫性脑萎缩改变,脑室系统扩大,脑沟、脑池增宽。常合并有基底节区、丘脑、脑室旁白质单发或多发性腔隙性梗死灶。

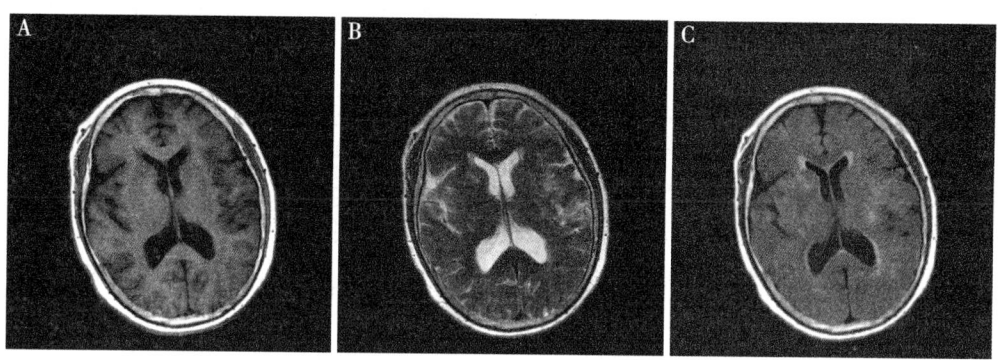

图 7-7-3 动脉硬化性脑白质病 MRI 表现

MRI 平扫示:双侧侧脑室旁、基底节区可见多发、大小不等斑片状等/长 T_1、长 T_2 信号影,T_2WI FLAIR 序列呈高信号

第八节 椎管内肿瘤

椎管内肿瘤按其生长部位可分为脊髓内、脊髓外硬脊膜内和硬膜外 3 种,并以脊髓外硬脊膜内最为多见。脊髓内肿瘤以室管膜瘤和星形细胞瘤多见;脊髓外硬脊膜内肿瘤以神经鞘瘤、神经纤维瘤和脊膜瘤多见;硬膜外肿瘤多为转移瘤和淋巴瘤。

一、脊髓内肿瘤

脊髓内肿瘤仅占椎管内肿瘤的 10%~15%，主要为室管膜瘤和星形细胞瘤。其中室管膜瘤是成人最为常见的髓内肿瘤，约占 60%；星形细胞瘤是儿童最常见的髓内肿瘤，约占 30%。

(一) 室管膜瘤

【病理与临床】

室管膜瘤多见于 20~60 岁，是起源于脊髓中央管的室管膜细胞或终丝等部位的室管膜残留物。室管膜瘤可发生于脊髓各段，好发于腰骶段脊髓圆锥和终丝。肿瘤多呈膨胀性生长，边界较清楚，多为良性，约半数可囊变，囊变、出血多位于肿瘤边缘。肿瘤可沿终丝进入神经孔向髓外和硬脊膜外生长，也可经脑脊液种植性生长。

肿瘤生长缓慢，症状轻，往往就诊时肿瘤常已较大。可逐渐出现肿瘤节段以下的运动障碍和感觉异常。

【X 线表现】 平片多无异常表现，仅少数患者可见椎管扩大，椎弓根间距增宽。椎管造影大多数可见脊髓增粗，两侧蛛网膜下隙阻塞时，对称性变窄见对比剂分流，完全阻塞则呈"大杯口状"梗阻。

【CT 表现】

可见脊髓不规则增粗，密度略低，出现囊变则密度更低。有时肿瘤边缘模糊与正常脊髓分界不清。肿瘤较大时可见椎管扩大伴椎间孔扩大。增强扫描肿瘤实质部分轻度强化或不强化，囊变部分无强化，有时可在室管膜瘤近中央管的部分见到异常强化影。CT 脊髓造影可见蛛网膜下隙变窄、闭塞。

【MRI 表现】

矢状面可见脊髓局限性增粗，肿瘤 T_1WI 等或低于脊髓信号，T_2WI 及 FLAIR 呈高信号，肿瘤较大时发生出血、坏死、囊变而使其信号强度变得不均匀。可见周围蛛网膜下腔变窄、闭塞 (图 7-8-1A、B、C)。增强扫描可见肿瘤实质部分呈明显强化，瘤周水肿及囊变无强化。增强扫描还能确定肿瘤术后是否残存或复发，并能发现较小肿瘤 (图 7-8-1D)。

【诊断与鉴别要点】 根据脊髓内异常密度或信号肿物，伴发蛛网膜下隙变窄、阻塞，结合临床表现，可诊断室管膜瘤。

1. 星形细胞瘤和室管膜瘤的鉴别 前者以颈、胸段最为常见，较少累及马尾、终丝，累及范围较大，伴发囊肿机会较少。而后者较大，呈边界清楚的结节状，并伴发广泛的囊肿。

2. 脊髓内肿瘤与脊髓外硬膜内肿瘤的鉴别 脊髓外硬膜内肿瘤表现为局部脊髓受压变细，病灶同侧蛛网膜下隙增宽。

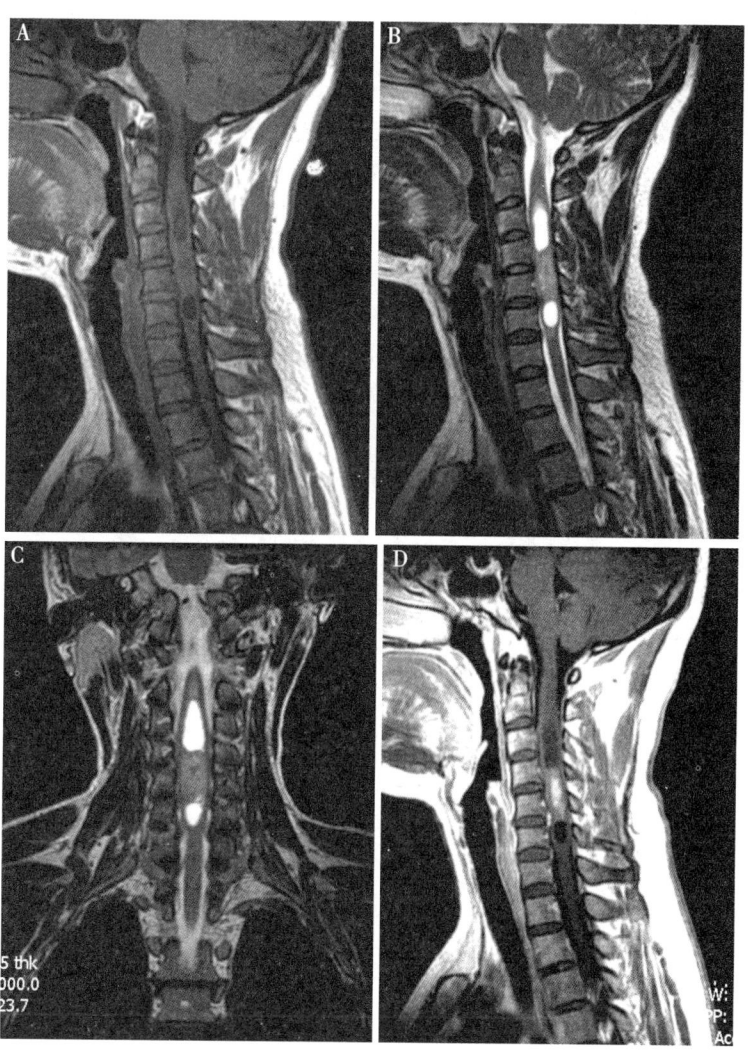

图 7-8-1 脊髓内室管膜瘤

MRI 平扫矢状位示:颈 2~6 椎体段脊髓梭形增粗,肿瘤部分呈不均匀稍长 T_1、稍长 T_2 信号;坏死区呈均匀长 T_1、长 T_2 信号影;增强扫描肿瘤实质部分呈不均匀明显强化信号,坏死区无强化

(二)星形细胞瘤

星形细胞瘤占髓内肿瘤的 30% 左右,发病年龄较轻,起源于脊髓的星形细胞,好发于颈、胸段脊髓内,多呈浸润性生长,可累及多个节段,少数累及脊髓全长,肿瘤与正常组织多无明显分界,有时可继发脊髓空洞或囊变。

【病理与临床】

星形细胞瘤起源于脊髓的星形细胞,占髓内肿瘤 30% 左右,好发于颈、胸髓,其次为腰髓,沿脊髓纵轴浸润性生长,可累及多个节段,甚至脊髓全长,肿瘤与正常组织多无明显分界,常有偏心性小且不规则囊变甚至合并脊髓空洞。

多见于儿童或青壮年,临床表现为局限性颈背痛。晚期可引起神经脊髓功能不全表现。

【X线表现】 平片多无异常表现。椎管造影可见多节段脊髓增粗。

【CT表现】 平扫可见脊髓不规则增粗,常累及多个脊髓节段,呈等密度或低密度。囊变或出血表现为低密度或高密度。有时肿瘤边缘模糊与正常脊髓分界不清。CT脊髓造影可见多节段脊髓膨大增粗,邻近蛛网膜下隙变窄、闭塞。增强扫描肿瘤实质部分轻度不均匀强化。

【MRI表现】 可见脊髓局限性增粗,肿瘤T_1WI低信号,T_2WI呈高信号,肿瘤发生出血、囊变而使其信号强度变的不均匀。肿瘤常位于脊髓后部,呈偏心非对称性,可见肿瘤周围蛛网膜下隙变窄、闭塞(图7-8-2)。增强扫描肿瘤呈阶段性明显强化。

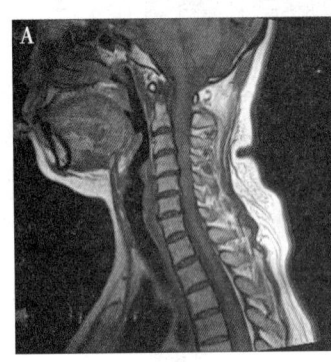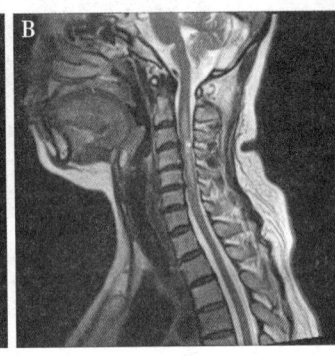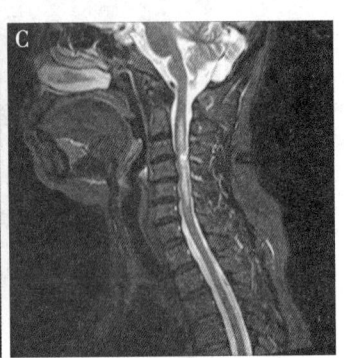

图7-8-2 脊髓星形细胞瘤

MRI平扫矢状位示颈2~7椎体段脊髓弥漫性增粗,T_1WI呈不均质低信号,T_2WI呈不均质高信号;抑脂瘤体呈高信号

【诊断与鉴别要点】 根据脊髓内多节段异常密度或信号肿物,结合患者年轻等临床表现,可诊断脊髓内星形细胞瘤。鉴别诊断见前述室管膜瘤。

二、脊髓转移瘤

脊髓转移瘤不常见,约占恶性肿瘤患者尸检的3%。原发肿瘤以肺癌最多见,占脊髓转移瘤的50%~64%,其次是乳腺癌。脊髓转移瘤也可来自甲状腺、肾、结肠等部位的恶性肿瘤。中枢神经系统本身的肿瘤也可转移到脊髓内,如髓母细胞瘤、胶质母细胞瘤和室管膜瘤等。

【病理与临床】 脊髓转移瘤的转移途径:①经动脉血行转移,是最常见的转移途径;②经椎静脉系统播散;③经过软脑膜或软脊膜侵入,颅内肿瘤先通过脑脊液种植转移到软脊膜,再累及脊髓。

脊髓转移瘤最常见于胸段,依次是颈段和腰段。可以累及脊髓的某一段,也可为多发性病灶,同时累及多段脊髓。

【CT表现】 CT平扫可见脊髓增粗,呈等密度或稍高密度,增强扫描时肿瘤实质部分明显强化。

【MRI表现】 MRI检查时,经血行转移到脊髓者瘤灶常较局限,但周围水肿常较严重,脊髓增粗显著;转移到软脊膜而后侵及脊髓者瘤灶范围比较广泛,水肿可较轻或明显,脊髓轻度或明显增粗,在T_1加权图瘤灶呈低信号或等信号,T_2加权图呈高信号(图7-8-3)。瘤周水肿在T加权图呈低信号,在T_2加权图呈高信号。在T_2加权图转移瘤实质可比周围水肿信号低,但有时难以区别,需要做增强扫描。转移瘤通常呈均质显著强化,境界清楚。偶可因瘤灶中心坏死而呈环形强化。多发转移灶时,可出现多发斑点强化病灶,经过软脊膜转移者,脊膜同时有强化。延迟增强扫描,转移瘤坏死区内也可出现明显强化。少数病例,延迟扫描时强化灶比注射对比剂后立即扫描范围大。脊髓转移瘤通常不会合并脊髓空洞。

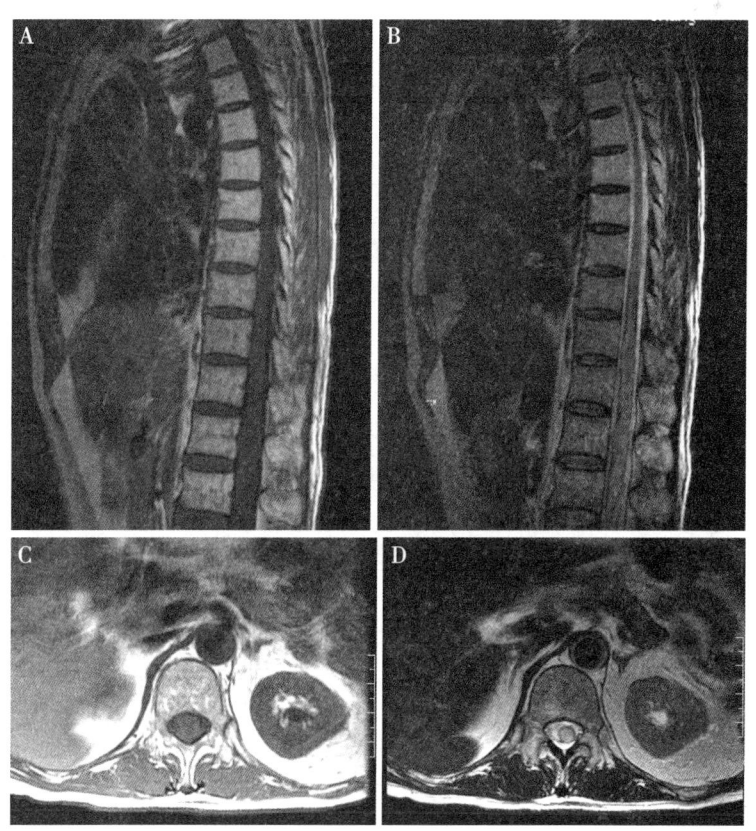

图7-8-3 脊髓转移瘤 MRI 表现

中下段胸髓肿胀增粗,MRI 矢状位 T_1WI 呈等信号,T_2WI 呈不均质高稍信号

【诊断与鉴别要点】 脊髓内多发转移灶时,影像学容易诊断。单发转移灶时,需要与髓内其他原发肿瘤区别。与胶质瘤的区别要点是:转移瘤通常瘤灶较小而水肿严重,表现为脊髓增粗的范围很长而增强扫描时强化病灶很小,两者不成比例,而胶质瘤瘤周水肿范围相对较轻;转移瘤发展快,病史短,一般不合并脊髓空洞,而胶质瘤发展慢,病史长,常合并脊髓空洞。与血管网状细胞瘤的区别要点是:血管网状细胞瘤脊髓增粗范围也很长,但小结节强化病灶周围为囊变或空洞,而转移瘤强化病灶周围为大范围的水肿区,水肿与囊变或空洞在 MRI 图像上很容易区别。有时脊髓内转移瘤还需与某些非肿瘤性病变鉴别,如多发性硬化、结节病、急性播散性脑脊髓炎、急性脊髓炎等。多发性硬化、结节病病灶周围水肿通常很轻,脊髓肿大增粗轻或无。急性播散性脑脊髓炎水肿可明显,病灶也可强化,但临床表现与转移瘤完全不同。急性脊髓炎水肿范围常很大,但病灶多不强化,病史很短,发展很快,脑脊液生化检查常有蛋白和细胞数增多。

小　结

中枢神经系统
- 影像检查技术与应用——X线检查、CT检查、MRI检查及各种疾病检查方法的优选
- 正常影像学表现——正常X线平片、正常CT、正常MRI
- 异常影像学表现
  - 异常X线表现——颅高压征、颅内肿瘤定位征
  - 脑血管造影表现——脑血管移位、脑血管形态改变、脑血管循环改变、肿瘤血管的形态与分布
  - CT表现——颅骨改变、脑实质密度改变、占位效应、脑积水、脑萎缩、增强改变
  - MRI表现——脑实质信号异常、形态及结构异常、脑血管改变、增强改变、脊髓形态信号异常、脊髓移位
- 常见疾病影像学表现
  - 颅内肿瘤——脑膜瘤、垂体腺瘤、星形细胞瘤、脑转移瘤
  - 颅脑外伤——硬膜外血肿、硬膜下血肿
  - 颅内感染——脑脓肿、脑囊虫病
  - 脑血管疾病——脑梗死、脑出血、蛛网膜下腔出血、动脉硬化性脑白质病
  - 脊髓疾病——脊髓内肿瘤、转移瘤

问题分析与能力提升

男,57岁,车祸外伤后昏迷1 h,行CT检查。

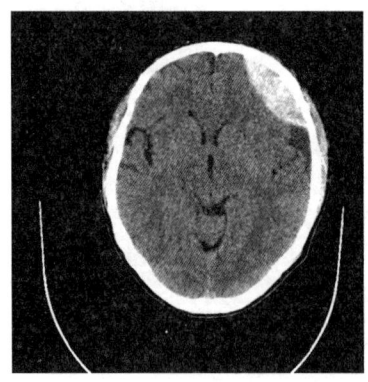

讨论：①指出病变发生部位。②试描述病变的影像学表现。③试解释病灶形态的病理基础。④初步诊断为什么疾病？请说出诊断依据。⑤硬膜下血肿与硬膜外血肿的影像特点,二者如何鉴别？

思考题

1. 简述脑膜瘤的CT表现。

2. 简述垂体腺瘤的 MRI 表现。
3. 简述星形细胞瘤的分级及 CT 表现。
4. 硬膜外血肿与硬膜下血肿如何鉴别?
5. 试述脑脓肿形成期的 CT、MRI 诊断要点。
6. 脑梗死的分类有哪些?各自的 MRI 表现有哪些?
7. 脑出血的 CT 表现是什么?

(张艳辉 孟 祥 卢 禹)

练习题答案

第八章 头颈部

学习目标

本章主要介绍头颈部的影像检查技术和常见病、多发病的影像诊断。要求熟悉头颈部常用影像检查的临床应用范围及限度,掌握头颈部正常影像学表现,能对头颈部常见疾病基本病变和常见多发病影像表现进行观察分析。

第一节 影像检查技术与临床应用

头颈部是人体头部与体部神经、血管的交通枢纽,解剖结构精细复杂,生理功能重要。包括眼、耳、鼻和鼻窦、咽部、涎腺、口腔颌面部、甲状腺、甲状旁腺、颈部淋巴结和颈部间隙等。头颈部影像检查能够客观反映头颈部精细解剖及其变异,且可敏感检出头颈部病变并确定其部位、大小、范围,还可以对部分病变做出定性诊断。

1. X 线检查 普通 X 线平片在头颈部应用较少,检查主要用于头颈外伤,特别是眼内不透 X 线异物的查出、定位;还可发现钙化和骨质结构的改变。

2. CT 检查 常规行横断位和冠状位检查,用软组织窗和骨窗观察病变,可根据需要进行增强扫描。冠状位可清楚地观察头颈部骨质结构情况及其与周围组织的关系,薄层扫描还可诊断隐匿性骨折。CT 可准确判断病变位置,对出血、钙化和微小病变的敏感性和特异性较高。

3. 超声检查 常作为眶内和涎腺病变及颈部肿块的初查方法,尤其对甲状腺病变有较高诊断价值,且为主要检查技术。

4. MRI 检查 MRI 有任意方向成像的优点,对颅内病变的显示也优于其他影像检查方法,可同时明确颅内有无病变。但对钙化和眶壁的显示不如 CT。是超声和 CT 检查的重要补充检查技术。

第二节 头颈部正常影像学表现

（一）正常X线平片

1. 眼

（1）眼眶正位（柯氏位） 眼眶略呈四方形，四角圆钝。正常两侧眶窝大小、形状和密度基本对称。眶顶壁即颅前窝底壁，眶缘外上方为泪腺窝。两眶外缘稍内侧各见斜向下内的致密直线影，称无名线（图8-2-1），为蝶骨大翼颞侧的切线投影。眶上裂的形态两侧相仿。

（2）眼眶华氏位 两侧眶下缘对称，眶下神经血管孔见于中段眶下缘的下前处。

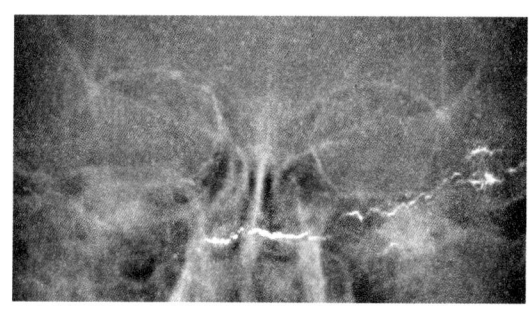

图8-2-1 正常眼眶正位平片

（3）眼眶斜位（视神经孔位） 两侧分别投照，视神经孔投影于眶外侧壁前方，呈类圆形或三角形，孔径为5 mm左右。两侧形态大小对称，差异不大于1 mm。

（4）眼眶侧位 两侧结构重叠，用于观察眼部不透X线异物或眶骨病变的深度。

（5）眼眶切线位 是检查眼前部病变的补充投照位置，依具体要求采用适当角度投照。

2. 鼻窦 常用照片体位包括枕颏位（Waters位、华氏位，图8-2-2）、鼻颏位（Caldwell位、柯氏位）、侧位等。

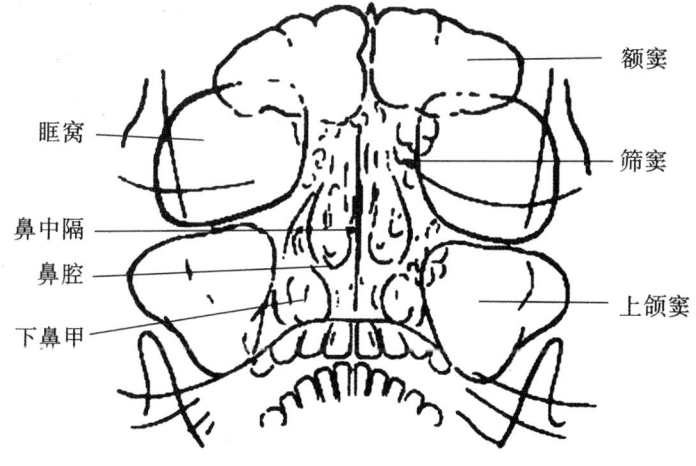

图8-2-2 正常鼻窦线图（枕颏位）

正常鼻窦内含气体,窦腔透明,黏膜不显影,窦壁内缘清晰、锐利,骨质呈纤细的线状影。鼻窦透明度因窦腔大小与窦周骨壁厚薄而异,窦腔小、含气少、骨壁厚,则较不透明,反之则较透明。

(1)上颌窦 为最大鼻窦,居于眶下方,鼻腔外侧,呈尖向下的三角形,侧位呈方形。两侧上颌窦的大小、形状和透明度多对称,有时一侧较小,透明度较低。

(2)筛窦 位于鼻中隔两侧和眼眶之间,呈蜂窝状,透明度高于眼眶,气房内见菲薄的骨隔交织成网状,蜂窝小房透明,间隔清晰、锐利,两侧多对称。前组与后组无明显界限。

(3)额窦 位于额骨内、外板之间,多呈扇形或梅花瓣状,透明度略高于眼眶,窦壁有完整均匀皮质骨包绕。额窦两侧多不对称,大小及形状个体差别较大,一侧或两侧可不发育或发育不良。

(4)蝶窦 位于蝶骨体内,左右各一,中间隔一骨板,颅底位和侧位像可以显示。窦腔大多位于蝶鞍前和下方,两侧多不对称,大小、形状及气化程度差别较大,偶见缺乏气化。

3. 耳 乳突两侧结构基本对称,分为气化型、板障型及硬化型。①气化型:乳突气房发育好,分布广泛,清晰透明,间隔较薄且完整锐利,愈近外围愈大。②板障型:乳突表现如颅骨板障结构,乳突可见细小气房,结构混浊,间隔增厚、致密。③硬化型:乳突由致密骨构成,骨质增生硬化,密度增高,无气房可见。气化型为发育良好型,其他属发育不良型。

(1)许氏位(Schüller's位) 乳突前方圆形透亮影为外耳道、鼓室和内耳道重叠影,上方横行致密线为岩锥鼓室盖,后方纵行致密线为乙状窦前缘。两者于乳突后上方锐角相交,称为窦硬膜角。乙状窦沟前缘与外耳道后壁的距离若小于10 mm,为乙状窦前位。

(2)梅氏位(Mayer's位) 颞颌关节及关节间隙能完全显示,其后方为长方形或柱状的岩锥影,下方为岩骨尖部,上方为乳突蜂窝状气房,其中偏下方较大的气房为鼓窦。外耳道呈卵圆形低密影,其下方偏内为鼓室,鼓室与鼓窦之间为鼓窦入口。

此外,还有劳氏位、伦氏位、斯氏位、汤氏位等检查体位,斯氏位、汤氏位等可显示内听道,正常宽约5 mm。

4. 口腔颌面部 口腔颌面部包括牙、上颌骨、下颌骨、舌、唾液腺等结构。

(1)牙 牙由牙釉质、牙本质、牙骨质、牙髓组成,可分为切牙、尖牙和磨牙;包括牙冠和牙根两部分,牙冠的外层是牙釉质,牙周膜和牙槽骨包绕牙根。

牙片或口腔全景X线片上,可清晰显示牙髓腔的形态、大小和骨质,牙釉质显示为致密影,牙本质密度稍低,牙骨质呈高密度线状影,牙髓呈边缘光整、轮廓清晰的低密度影;牙周膜呈低密度线状影,牙槽骨、牙周骨板高密度,松质骨显示为网格状。

(2)上颌骨 由体部和四个突起构成。体部主要由上颌窦组成,上面为眶面,外缘至眶下裂;前面为颜面,有眶下孔;外面为颧突;后面为颞面,与蝶骨翼突形成蝶颌裂,向上翼腭窝;内面为鼻面。突起分为额突、颧突、齿槽突和腭突,双侧腭突与腭骨水平板构成硬腭。

在上颌骨正位X线片上,上颌骨和颈椎的影像互相重叠。

(3)下颌骨 下颌骨由体部和升支构成,二者交界处为下颌角。下颌骨体部上缘为齿槽骨,下缘皮质厚 2~3 mm,体部内有宽约 3 mm 下颌管。下颌骨升支包括喙突和髁状突,喙突和髁状突间称下颌切迹;升支中部舌侧面有下颌孔。

在下颌骨侧位或后前位 X 线片上,下颌骨皮质呈致密条状影,松质骨内可见网格状骨小梁结构,下颌管呈线条状低密度影;髁状突皮质呈光滑致密影,喙突密度显示相对较低。口腔全景 X 线片,能将弓形的上、下颌骨展开,避免重叠,可显示下颌骨全貌。颞颌关节侧斜位 X 线片,能清晰显示颞骨和下颌骨髁状突骨质影,关节间隙显示为低密度影,宽度大于 2 mm,双侧等宽。

(二) 正常 CT 表现

1. 眼 眼眶是一个锥形骨腔,眶尖向后,眶底向前,由额骨、蝶骨、筛骨、腭骨、泪骨、颌骨和颧骨组成,尖端是视神经管,在 CT 扫描像上显示清晰。

眼球是眼眶前部的主要结构(图 8-2-3)。眼球壁表现为均匀一致的中等密度环影,称眼环,厚 2~4 mm。晶状体呈双凸透镜状高密度影,房水和玻璃体表现为均匀一致的低密度影。泪腺位于眼眶外上方的泪腺窝内,呈卵圆形的软组织密度。

眼外肌共有 6 条,分别是 4 条直肌和 2 条斜肌,它们共同从眶尖围绕视神经的腱环前行附着在巩膜上,在 CT 轴位和冠状位扫描像上显示为条状或类圆形软组织密度影。视神经起于眼球后表面的视乳头,

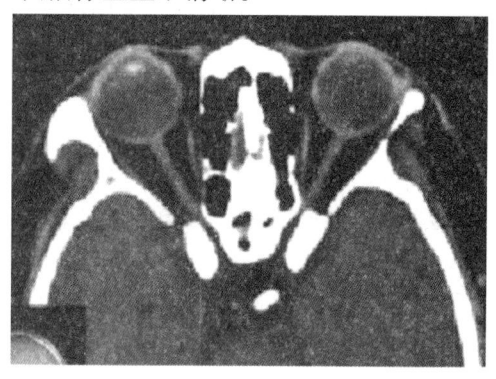

图 8-2-3 眼正常 CT 示晶状体、眼环、双侧视神经

向眶尖走行,止于视交叉,在 CT 横断位和冠状位扫描像上,显示为长条形或类圆形软组织样密度影。眼眶内有丰富的脂肪组织,呈均匀一致的低密度影,CT 值为负值,其内有血管和视神经通过。

2. 鼻窦 横断位 CT 最常用,冠状位 CT 对显示上、下纵行诸结构的相互关系最理想,必要时可进行增强扫描。含气的鼻腔和鼻窦呈低密度,鼻甲、鼻中隔和窦壁为高密度,对比鲜明(图 8-2-4)。正常窦壁黏膜很薄,不能显示。窦周软组织呈中等密度,脂肪呈低密度,CT 值为负值。

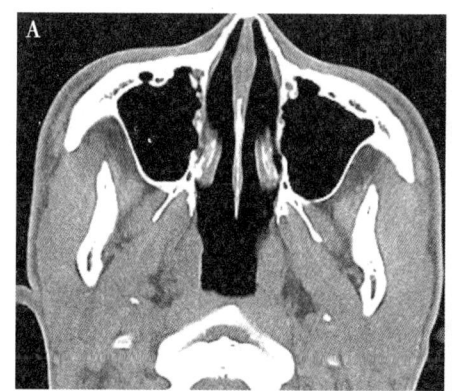 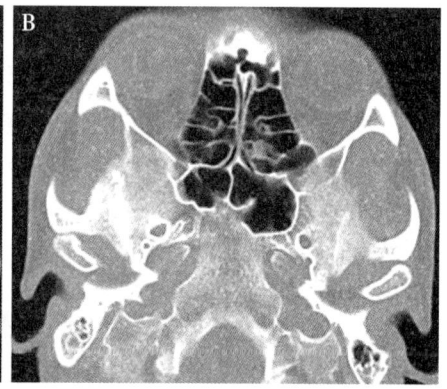

图 8-2-4 正常鼻窦 CT

A 图示上颌窦,B 图示筛窦及蝶窦

(1) 上颌窦 位于上颌骨体内,分为 5 个壁,即前壁、后外壁、内侧壁、上壁和底壁。

(2) 筛窦 为筛骨两侧的筛迷路,呈蜂房状,基本对称,以筛骨正中板分隔。

(3) 额窦 位置较高,呈不对称的含气腔,形态大小不一,前缘可有压迹,腔内可有细小分隔。

(4) 蝶窦 居筛窦后方,呈类圆形的含气腔,两侧常不对称,腔内中间分隔居中或略偏斜。

(5) 颞下窝 亦称咀嚼肌间隙,其上界为颅底,前界为上颌窦后壁、翼腭窝和翼内外板,后界为颈鞘和茎突,内界为鼻腔和鼻咽部,外界为下颌支、下颌小头、冠状突和颞肌。

(6) 翼腭窝 是颞下窝向前向内的延伸,上宽下窄,前界为上颌窦后壁,后界为翼突,是颅腔与面部的重要通道,正常充盈脂肪。

3. 耳 以薄层 CT 尤其是 HRCT 显示耳部各种细微结构更清楚。外耳道为宽大管状低密度影,管壁光滑,前后骨棘间可见线样软组织密度影为鼓膜。鼓室位于外耳道内侧,呈后外向前内斜行的低密度气腔,其内可见高密度的听小骨,即锤骨、砧骨和镫骨(图 8-2-5)。锤骨头为圆形高密度影,位于上鼓室前部;砧骨位于锤骨头后方;锤砧关节和砧镫关节均可见。上鼓室内侧壁管状低密度影为面神经管鼓室段。鼓室后方较窄的气道为鼓窦入口,与鼓窦相连。迷路居于鼓室内侧,自前向后依次为耳蜗、前庭和 3 个半规管。耳蜗呈螺旋状,前庭呈圆形或椭圆形低密度影,半规管呈点状或半环形低密度结构。内耳道位于耳蜗内侧,呈宽大管状低密度影。乳突气房呈大小不等的气腔。

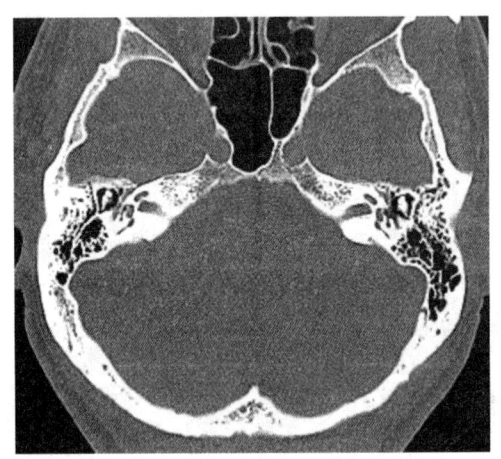

图 8-2-5 正常中耳乳突 HRCT

4. 口腔颌面部 CT 检查可观察正常颌骨、颞颌关节、腮腺及颌下腺等解剖结构,利用 CT 图像后处理技术观察颌面骨及颞颌关节的某些病变有重要价值。

(1) 牙及颌骨 HRCT 可以清楚显示牙及颌骨的骨质结构,特别是牙根与牙槽骨、牙根与上颌窦的关系。通过颌骨曲面重组技术可以整体观察颌骨和牙的结构以及相互间的关系。

(2) 颞颌关节 由颞骨的关节凹与下颌骨的髁状突构成。在横断位 CT 上,可清楚地显示双侧关节的骨性结构及其周围组织,包括髁状突、关节结节、关节前后间隙;CT 三维重组图像可直观显示颞颌关节的空间关系,并可对其形态进行线性和体积测量。

(3) 腮腺 是颌面部中最大的一对腺体,两侧基本对称,位于下颌骨后方,胸锁乳突肌前方。上起自乳突尖和颞颌关节间之间,下至下颌角,是茎突前咽旁间隙内的重要器官。腮腺富含脂肪组织,其形状不规则。在横断面 CT 图像上,腮腺呈近似三角形低密度影,低于周围肌肉密度,但高于皮下、颞下窝及咽旁间隙内的脂肪;CT 值为 -25 ~ -10 Hu。腮腺实质内的血管可清晰显示,尤其是在增强扫描时显示更为清楚(图 8-2-6);腮腺导管在 CT 平扫时不能分辨,但腮腺导管造影后行 CT 扫描,可清楚地显示导管的解剖结构。

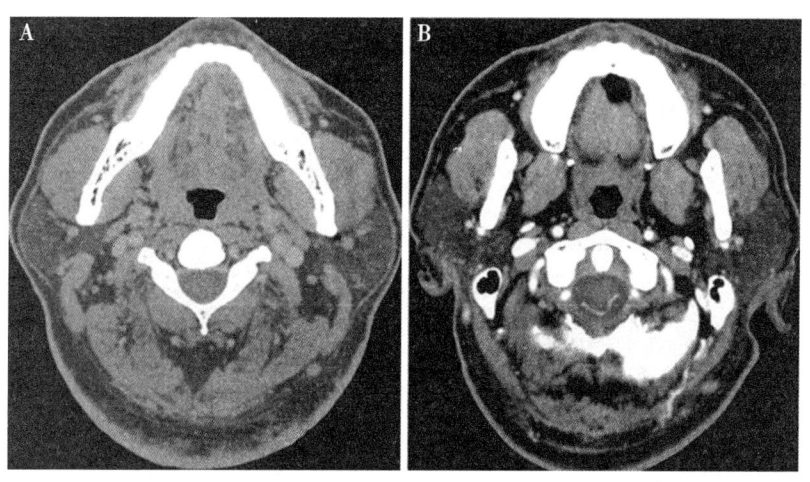

图 8-2-6 正常腮腺 CT 表现

A. CT 平扫显示腮腺位于下颌骨和咬肌后方,密度较肌肉低;B. CT 增强扫描显示下颌后静脉在下颌支后的腮腺实质内

(4) 颌下腺 位于舌骨的外上,颌下三角的下颌骨体与舌骨舌肌之间,颌下腺的位置可随面部的伸屈而上、下移动。在横断面 CT 图像上,颌下腺显示为圆形或卵圆形,与邻近肌肉密度相似或略低,高于腮腺密度,位于下颌角的前方。

(三) 正常 MRI 表现

1. 眼 眶骨无信号,呈黑色。眼球分前后两房,前房充满前房水,后房为玻璃体,两者信号相似,T_1WI 呈低信号,T_2WI 呈高信号,与脑脊液相同,前后房之间为不同信号的晶状体所隔。眼球壁分 3 层,脉络膜和视网膜在 T_1WI 显示为较玻璃体高的信号,巩膜则不论在 T_1WI 或 T_2WI 均为低信号。眼外肌和视神经呈中等或低信号,在高信号的眶内脂肪对比下清晰可辨(图 8-2-7)。眶内血管因流空现象可部分显影,呈迂曲或断续性低信号黑影。脂肪抑制技术可以避免球后脂肪的高信号掩盖病变。

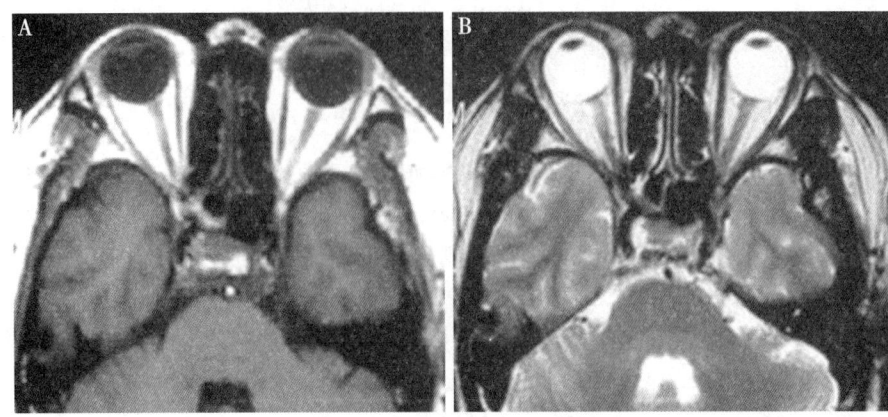

图 8-2-7 眼正常 MRI 表现
A. T_1WI；B. T_2WI

2. 鼻窦　鼻窦 MRI 可进行横断位、冠状位、矢状位成像，解剖结构同 CT。MRI 图像上，鼻窦骨皮质和含气窦腔均不产生信号呈黑色；黏膜在 T_1WI 及 T_2WI 上均呈中等信号，增强扫描呈高信号；周围软组织呈中等信号；脂肪呈高信号。鼻甲在 T_1WI 为中等信号，T_2WI 为稍高或高信号（图 8-2-8）。

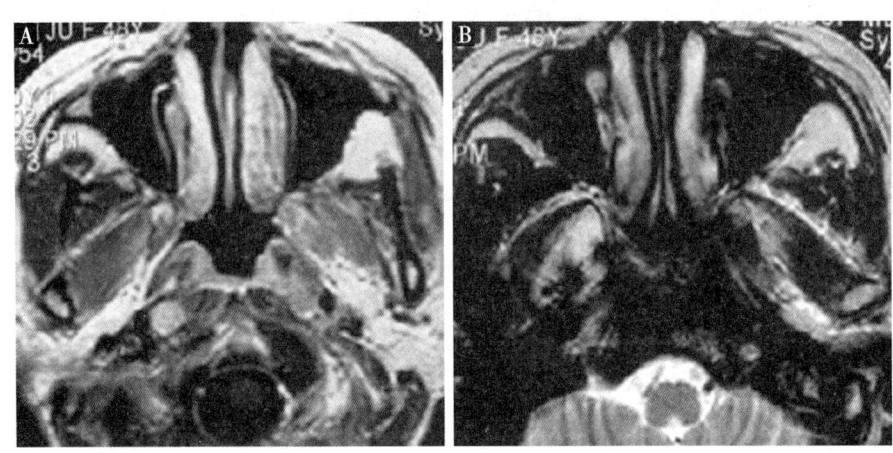

图 8-2-8　正常鼻窦 MRI 表现
A. T_1WI；B. T_2WI

3. 耳　外耳道、鼓室骨壁、听小骨、乳突小房及其中气体均无信号，在 T_2WI 上其表面黏膜呈稍高信号的线状影，借此可显示中耳腔轮廓和乳突气房的泡状结构。乳突和岩锥的脂肪骨髓在 T_1WI 显示为高信号。内耳骨迷路亦无信号，其中的内淋巴和毛细胞可呈稍高至高信号。在 T_1WI 图像上，面神经和听神经均为中等至稍高信号，与脑白质信号强度相似，在低信号脑脊液衬托下，显示较清楚。

4. 腮腺　腮腺因富含脂肪成分，在 T_1WI 上呈高信号，在 T_2WI 上呈略高信号（图 8-2-9），其内后静脉及颈外动脉是圆点状无信号区，面神经则是相对低信号，周围肌肉组织则呈略低信号；颌下腺一般不含脂肪，信号与肌肉相近；咽旁间隙脂肪呈高信号;下颌骨骨皮质呈低信号,髓腔部分呈高信号。

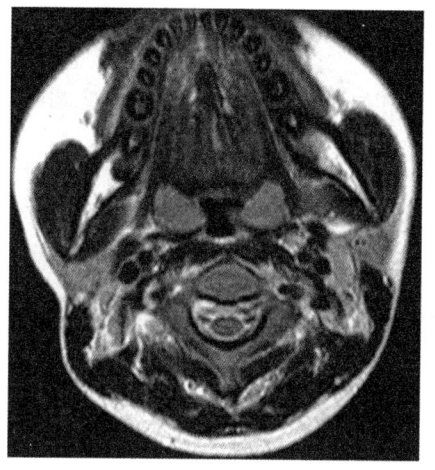

图8-2-9　正常腮腺MRI表现

T_2WI上腮腺信号较皮下脂肪低,较肌肉高

第三节　头颈部异常影像学表现

(一)X线表现

1. 眼和眼眶

(1)眶窝密度改变　密度增高是眶内占位性病变的常见表现,并无特征性。重要的是观察眶内有无钙化,见于多种肿瘤。密度减低见于小眼球与无眼球畸形,或手术后改变。

(2)眶窝扩大　肿瘤长期压迫所致,多呈均匀性膨大,常合并眼眶轮廓变形。

(3)眶壁改变　邻近眶壁的肿瘤压迫或侵犯骨质,使局部眶壁受压、变形、骨质吸收或破坏。

(4)眶上裂增宽与破坏　见于眶内肿瘤、眶周病变和邻近眶上裂的颅内病变。

(5)视神经管扩大和破坏　见于视神经肿瘤及其他肿瘤侵犯视神经。以双侧对照较易发现,表现为孔腔变圆、孔径超过7 mm,或双侧对比差异1 mm以上。

(6)眶内异物　平片可显示不透X线异物,但有时难以判断异物位于球内或球外。

2. 鼻窦

(1)窦腔透亮度改变　任何原因产生的软组织增生和积液,均可致窦腔透亮度降低,可见于鼻窦黏膜充血、水肿、增厚、肿瘤充填、息肉、黏膜内囊肿或肿瘤可见窦腔内局限性肿物。可双侧对比或以眼眶为标准进行对比分析,窦腔积液而窦口通畅时可见窦腔内液平面。

(2)窦壁骨质的改变　骨质破坏可分两种:压迫性骨质破坏见于膨胀占位性病

变,侵蚀性骨质破坏多见于恶性肿瘤、乳头状瘤和一些特殊性炎症。鼻窦慢性炎症可使窦壁骨质增生硬化,急性炎症使窦壁骨质吸收变疏松,弥漫性骨质增生肥厚多见于骨纤维异常增殖症,外伤骨折时可见窦壁中断,以 CT 显示更为精确。

(3)窦腔形态大小的改变　窦腔扩大为窦内占位性病变主要征象,一般以骨壁最薄处先出现膨隆变形,随后才出现整个窦腔轮廓膨隆变圆的表现。窦腔缩小可为骨质增生性病变引起,常见于上颌窦,如骨纤维异常增殖症;亦可为邻近膨胀性病变侵占或外伤后骨壁塌陷变形。

(4)窦壁黏膜的改变　炎症性黏膜增厚表现为与窦壁平行的环带状软组织密度影,有时可见钙化。

(5)周围结构的改变　鼻窦与鼻腔、鼻咽、口腔、眼眶、颅底相邻,其病变可见互相侵犯,应注意鉴别。

3. 耳

(1)双侧颞骨不对称、畸形　先天性外耳道闭锁或乳突良性肿瘤可使乳突不对称。

(2)中耳与鼓室的改变　鼓室混浊、边缘模糊、耳骨不清提示鼓室内气体吸收,黏膜充血、水肿、积液或肉芽;鼓室增大、听小骨消失、骨壁吸收或破坏提示胆脂瘤及肿瘤。

(3)乳突的改变　气化型乳突气房密度增高、间隔模糊为急性炎症的表现,板障型乳突气房混浊或邻近骨质密度增加提示慢性炎症。乳突骨质破坏可见于炎性、肿瘤、结核等。

(4)岩骨、内耳结构的改变　内耳结构局限性密度增高提示耳硬化症,失去正常形态提示为内耳畸形或缺如。岩骨、内耳道口破坏、扩大或消失,出现软组织肿块影,可见于听神经瘤。

(5)咽鼓管透明度变化　颅底透亮的咽鼓管模糊提示咽鼓管咽口阻塞或管内黏膜充血、水肿、渗出,可伴有乳突及鼻窦炎症改变。

4. 口腔颌面部

(1)牙与牙周组织改变　表现为牙萌出的时间、形态和结构异常。牙周病变可见牙根与牙槽骨间隙,牙槽骨增生、吸收或破坏。

(2)下颌骨骨质结构改变　牙根炎症或颌骨肿瘤可见骨质结构模糊、破坏。

(3)颞关节改变　关节脱位与功能紊乱表现为颞颌关节间隙异常增宽,髁状突与下颌关节窝相对关系发生改变。颌关节功能紊乱与关节强直在张、闭口位摄片均可见关节活动度受限。

(二)CT 表现

1. 眼和眼眶

(1)眶内结构密度的异常　肿瘤多表现为眼内或眶内异常密度的肿物,部分可有钙化或囊变。对眶内异物的诊断和定位亦十分准确。

(2)眶内结构的大小与形态改变　眼内肿瘤较大时可使眼球膨大突出,视神经肿瘤可见视神经增粗,格氏眼病或炎性假瘤可见眼肌增粗、眼球突出。

(3)眶骨骨质改变　此为推断病变性质的重要依据。良性肿瘤引起骨质压迫性吸收破坏,多见于骨质较薄部位且破坏区边缘较光滑、锐利。恶性肿瘤和肉芽肿病变引起不规则骨质破坏。

(4)眼眶孔裂及眶周的改变 眶内肿瘤或邻近器官病变可引起眶上裂或视神经管的骨质变化。眼眶和鼻窦、颅面骨结构关系密切,病变常可互相蔓延侵犯。

2. 鼻窦 包括黏膜增厚、窦腔积液、软组织肿块、骨质异常等。

(1)黏膜增厚 呈与窦壁平行的软组织影,在 HRCT 上为中等密度条带影;MRI 上则呈长 T_2 高信号,见于鼻窦炎。

(2)窦腔积液 表现为窦腔内液体密度或信号影,并可见气-液平面,见于炎症、外伤等。

(3)软组织肿块 若密度中等、均匀,边界清楚、光整,呈轻中度强化,多为良性肿瘤;若无强化或周边强化者,提示为黏膜或黏液囊肿;密度不均匀,边界不规则,且明显强化的病变多为恶性肿瘤;密度高且近似于骨密度者,提示为骨瘤或骨化性纤维瘤。

(4)骨质异常 骨质破坏见于各种恶性肿瘤、急性炎症、真菌感染及部分良性肿瘤;骨质增生见于长期慢性炎症、骨纤维异常增殖症、成骨性转移瘤;骨质中断、移位、粉碎常见于外伤骨折;骨质吸收见于炎性病变或部分良性肿瘤。

3. 耳

(1)鼓窦与乳突气房密度的改变 密度增高是急慢性中耳乳突炎症的表现,若合并听小骨及邻近骨迷路破坏,出现软组织肿块,应考虑胆脂瘤或中耳癌。

(2)骨质破坏 HRCT 可以清晰地显示颞骨及听小骨有无骨质破坏,以及骨质破坏的部位、范围与分界。良性病变骨质破坏边缘较整齐,部分有硬化环;恶性肿瘤骨质破坏广泛且边缘不整。

(3)颞骨结构与形态的改变 见于外耳与中耳的先天性畸形。

4. 口腔颌面部

(1)涎腺腺体改变 据此可评判病变的部位及蔓延范围,鉴别良、恶性肿瘤,以及评价肿瘤的侵犯情况。良性肿瘤多呈类圆形,边界清楚,密度均匀;恶性肿瘤形态多不规则,边界不清,密度不均,内部常有出血坏死或病变,常侵犯周围结构及淋巴结转移。

(2)颞颌关节改变 外伤骨折可见骨质连续性中断;颞颌关节形态改变,常见于下颌及颅面骨发育异常;骨质破坏,常见于肿瘤、化脓性炎症及类风湿关节病变。

(三)MRI 表现

1. 眼和眼眶

(1)眶内信号的变化 对于确定部分病变具有特征性。如恶性黑色素瘤的 MRI 表现,在 T_1WI 为高信号,T_2WI 则为稍低信号,信号均匀。出血也具有特征性的信号演变。

(2)眶内结构形态的变化 MRI 对眶内软组织结构形态变化的显示具有优越性,在显示肿瘤的蔓延、侵犯颅内组织,显示视神经、视交叉等结构方面清晰度高。

2. 鼻窦 MRI 正常黏膜在 T_1WI 呈中等信号、T_2WI 上呈稍高信号,黏膜增厚呈长 T_2 高信号,见于鼻窦炎。MRI 窦腔内病变的不同信号改变有助于鉴别囊性或实性病变。窦腔积液表现为窦腔内长 T_1、长 T_2 信号影,并可见气液平面,见于炎症、外伤等。

3. 耳

(1)信号的改变 鼓室内积液、积血、炎症、肉芽肿、新生物及胆脂瘤可出现异常信号。

(2) 迷路结构的改变　中耳乳突炎的并发症,如迷路漏管、硬膜外脓肿、乙状窦栓塞性静脉炎等均可在 MRI 上显示。内耳先天性畸形可显示正常迷路结构消失。

4. 口腔颌面部

(1) 涎腺腺体改查　包括腺体形态、大小、信号改变及其周围结构的位置与信号的改变。

(2) 颞颌关节改变　包括关节盘的移位及其信号改变,髁状突及关节面下骨质信号改变,关节腔内积液造成的信号改变等。

第四节　眼和眼眶疾病

一、炎性假瘤

炎性假瘤病因未明,可累及眼和眼眶任何部位及组织。

【病理与临床】　病理上表现为慢性炎症、反应性增生,大量淋巴细胞浸润、伴结缔组织增生。其特点为眼眶内组织,特别是眼外肌肿胀,形成肿瘤样病变。组织学可分为 6 型:弥漫炎症型、慢性肉芽肿型、胶原组织增生型、慢性泪腺炎型、肌炎型和腺管炎型。

本病临床常见,中年人多发,为眼球突出常见病因,多为单侧发病。典型表现为突然起病,可有急性炎症表现,早期有眼眶痛伴流泪、眼睑红肿,继而眼球突出、眼球运动障碍、复视,部分病例在眶缘可触及疼痛硬块。激素和抗炎治疗有效,但停药后又可反复发作,此为与真性肿瘤不同之处。

【X 线表现】　早期无异常发现,少数病例可累及眶骨,表现为骨质吸收破坏,伴有增生硬化边缘,以眶内侧壁较常见;眼眶扩大者不多见,仅显示眼眶轮廓较为圆隆或轻度扩大。

【CT 表现】　炎性假瘤的表现多种多样,但无特异性,眼环、泪腺、眼外肌、眶内脂肪、视神经可同时或单独受累,大多数病变局限于一侧,少数也可双侧同时受累。分型如下。

1. 肿块型　眼眶内孤立性软组织密度肿块,多位于肌锥外,大小不一,边界较清楚,外形规则,密度均匀,钙化少见;增强扫描有强化。慢性病例还可造成眶骨压迫吸收、增生致密改变。

2. 肌炎型　一条或数条眼外肌及视神经增粗、肥大,眼环增厚(图 8-4-1)。增大的眼外肌及视神经边界较模糊、不整齐,外形不规则;增强扫描时强化明显。以下直肌和内直肌多见,一般为整条眼肌包括肌腱部分弥漫性肥大,并以肌腱近眼球处为主。

3. 弥漫型　眶内结构被纤维组织代替,形成所谓的"冰冻眼眶"。病变范围弥漫无明确肿块,表现为眼外肌、视神经、眼环增粗,泪腺肿胀,球后间隙密度增高,眶内各结构分辨不清,边界模糊。

4. 泪腺型　病变局限在泪腺附近,表现为泪腺肿胀增大,可超出眶缘之外,无局部骨质破坏。

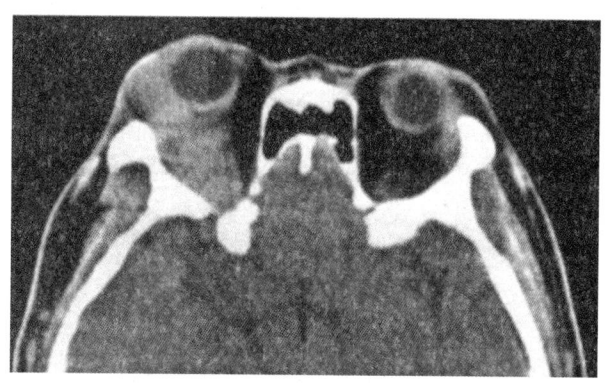

图 8-4-1 炎性假瘤,肌炎型
CT 平扫示两侧眼外肌增粗,以右侧为著

【MRI 表现】 显示炎性假瘤的部位和形态大小类似 CT,其信号反映了以水肿为主的病理基础,但不同类型其信号改变略有不同。

1. 肿块型 肿块信号较均匀,T_1WI 稍低信号,T_2WI 高信号,增强扫描后明显强化。若病变疤痕和纤维化明显,则 T_1WI 和 T_2WI 均呈低信号,诊断较易。

2. 肌炎型 增粗的眼外肌 T_1WI 呈等信号,T_2WI 呈等或略高信号。

3. 弥漫型 T_1WI 为中、低信号,T_2WI 呈中、高信号。球后亦可见边界模糊的炎症反应,T_1WI 低信号、T_2WI 高信号。

4. 泪腺型 肿大的泪腺 T_1WI 呈中、低信号,T_2WI 呈中、高信号。MRI 冠状位及矢状位可见眼球受压,向内下轻度移位。

【诊断与鉴别要点】 本病平片诊断有限,CT 和 MRI 为理想的检查方法,诊断和鉴别诊断包括以下几种。

1. 肿块型炎性假瘤与眶内真性肿瘤鉴别 肿块型可见大小不一的肿块,良性肿瘤多有完整包膜,而淋巴瘤则边缘不规整,边界模糊,并多伴全身其他部位淋巴结肿大等。MRI 的信号改变有助于区别炎性假瘤与真性肿瘤。

2. 肌炎型炎性假瘤与 Grave 眼病鉴别 肌炎型眼外肌增粗肥大,增厚的眼外肌常外形不清或不规则,肌腱附着处亦常增厚;而后者眼外肌外形清楚,多为肌腹肿大,在眶尖较明显,肌腱附着处正常,无眼环增厚。

3. 弥漫型炎性假瘤与眼眶蜂窝织炎鉴别 弥漫型显示视神经和眼外肌增粗,眼环增厚,球后脂肪密度增高;眼眶蜂窝织炎临床症状重,病程短而急,眶内出现积液或积脓,可有眶骨结构破坏。

4. 泪腺型炎性假瘤与泪腺肿瘤鉴别 泪腺型可见泪腺增大但无骨质破坏,后者常可引起肿瘤邻近骨质改变。

二、眼眶外伤和眶内异物

眼眶外伤包括眶骨骨折、眶内损伤和异物。眶内异物分为高密度如金属、中等密度如沙石和玻璃、低密度如竹和木片等,位于眼球内或外。

【病理与临床】 按异物吸收 X 线程度,可分为以下几种。①不透光异物(阳性异物):能较完全吸收 X 线,形成致密阴影(如铁屑、矿石、铅弹)。②半透光异物:部分吸收 X 线,形成密度较淡阴影(如铅、矿砂、石片及玻璃屑)。③透光异物(阴性异物):不吸收 X 线,不显影(如木屑、竹刺)。

眼内异物的主要病理变化除带来感染外,可引起物理性破坏或化学性破坏。

患者主要表现为眼部疼痛,不能睁眼,常合并其他眼外伤的症状。

【X 线表现】 不透光异物 X 线表现为高密度致密阴影,诊断容易;而透光异物不吸收 X 线,不易显影。常规采用正侧位摄片,能显示异物的数量、形态、大小及在眼眶内的位置。

眼眶正、侧位片如均可见异物,且位置一致,则可确定有异物存在。眼眶异物 X 线定位方法很多,常用的方法是几何学法,利用异物同放在角膜缘上标志的关系以确定异物的位置。

【CT 表现】 CT 显示眶内异物与外伤相当敏感而可靠,目前已成为检测眼部异物及异物定位的主要方法之一。CT 横断位及冠状位可清晰准确地显示眶内异物位于球内、球壁、球外眶内或眶壁及异物数量,异物与眼球、眼外肌、视神经的关系。

不透光金属异物即使很小,CT 也能清楚显示,且周围伴放射状伪影(图 8-4-2);对半透光异物亦可发现。对木屑、泥沙等透光性异物不能检出,但可显示异物周围的肉芽肿反应或局部空气,呈斑片状软组织影或低密度气影。

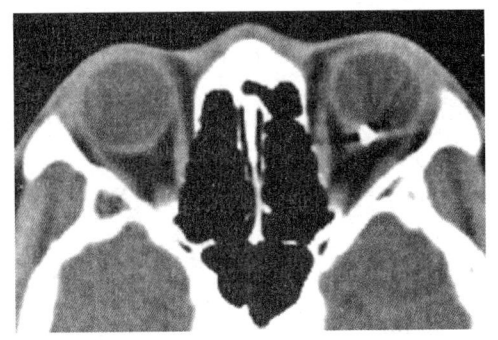

图 8-4-2 左眼球壁金属异物 CT 表现

合并眶壁骨折或眶内骨片时,CT 可清楚显示;眼球破裂、视网膜剥离、视网膜积血与积液也可清楚显影,前者呈略高密度影,后者呈高可略高密度影,向眼球内突出。

【MRI 表现】 当怀疑眼内有金属磁性异物时,禁用 MRI 检查,以免异物移动造成新的组织损伤,甚至失明,且异物产生伪影影响诊断。非磁性金属异物及植物性异物 MRI 可显示。

眼内非金属异物 MRI 多表现为低、无信号灶,MRI 并可多方向、多参数成像,可清楚显示异物位置及异物与眼球内结构的关系。眼球内与球后合并出血的 MRI 信号改变,也符合一般血肿的 MRI 信号演变规律。

【诊断与鉴别要点】 CT 具有较高的密度分辨力,检出眼部异物敏感性和准确性高,可作为首选的常规检查。X 线平片是检查眼部异物的传统方法,但对较小不透 X 线异物及透 X 线异物不能显示。MRI 可显示 X 线及 CT 检查不能显示的植物性异物,显示并发症优于 CT,可作为补充检查。当临床上不能确定异物的性质时,应用 MRI 检查前应常规行 X 线、CT、US 等检查,以避免磁性异物的危害(图 8-4-3)。

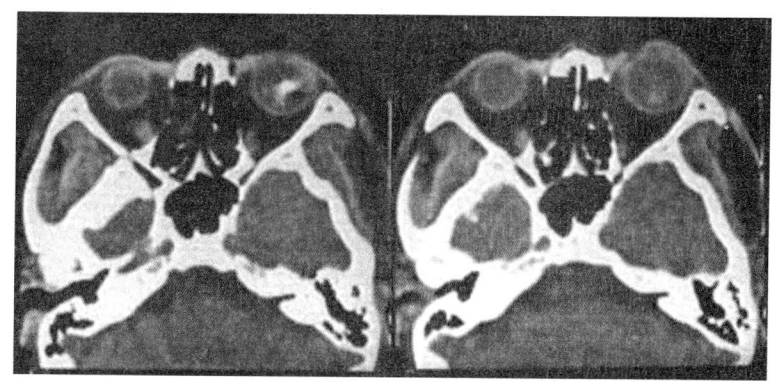

图 8-4-3 眼球内及球后阳性异物

第五节 耳鼻喉疾病

一、慢性中耳乳突炎

【病理与临床】 慢性中耳乳突炎病理可分为三型。

1. 单纯型 病变局限于中耳,黏膜轻度肥厚。一般不侵犯骨质。病变范围主要位于中、下鼓室及咽鼓管,基本上不引起合并症。

2. 坏死型 又称骨疡型或肉芽肿型。炎症变化深达骨质,可引起听骨、骨窦周围甚至岩部骨质坏死,形成慢性骨疡或死骨。鼓室黏膜充血、水肿并增殖,可形成肉芽或息肉。

3. 胆脂瘤型 非真性肿瘤。由脱落上皮、胆固醇结晶及碎屑组成,外有复层鳞状上皮包囊。胆脂瘤逐渐增大后压迫骨质,骨质吸收形成侵蚀空洞,腐败菌产生的乳酸也有腐蚀骨壁作用,炎症可向邻近组织扩散。

临床主要症状为耳流脓。肉芽形成后脓液中有时带血。胆脂瘤型中耳炎的脓液恶臭。其次为听力减退,主要是传导性耳聋。面神经受累后出现面瘫。侵入颅内后可出现脑炎和脑脓肿。

【X 线表现】 ①单纯型:乳突气化者表现为鼓室、鼓窦混浊,鼓窦周围骨质硬化致密;气化不良者则见不到此种表现。②坏死型:鼓室、鼓窦及周围气房增加,上鼓室扩大、密度增加,间隔增厚、模糊。③胆脂瘤型:主要见于板障型或硬化型乳突。胆脂瘤压迫骨壁后出现边缘清晰的低密度影,呈圆形或不整形,外围有连续或不连续的硬化环。

【CT 表现】 对于中耳与内耳结构的观察,首先高分辨 CT 检查。单纯型:鼓室、乳突窦、乳突小房内可见软组织密度影,周围骨质有时可见反应性增生硬化。无骨质破坏。坏死型(骨疡型或肉芽型):鼓室、乳突窦及周围气房密度增加,因有肉芽增殖,鼓室上隐窝扩大,边缘模糊,其内有软组织影。可见听骨、鼓窦周围及岩骨的坏死、侵蚀。胆脂瘤型:CT 能显示中耳内胆脂瘤的软组织影像和骨质破坏,破坏区边缘锐利、

化脓性中耳乳突炎

清晰。特征性表现是骨棘或外耳道棘骨质破坏,听小骨破坏消失。

【诊断与鉴别要点】 患侧外耳道脓性分泌物,病理上可分为单纯型、坏死型和胆脂瘤型,X线平片可见乳突气房密度增高,上鼓室、骨窦破坏、增大及骨侵蚀,高分辨CT可见中耳及乳突气房内软组织密度影,可显示听骨链的改变及相应的骨质破坏,一般诊断并不难。慢性中耳乳突炎合并胆脂瘤时,需与中耳炎性肉芽肿和中耳积液等鉴别。炎性肉芽肿听小骨破坏轻,常为局限性破坏;中耳腔积液时,其中耳腔内类软组织影形态可随体位的改变而变形。

二、鼻窦炎

鼻窦炎是指鼻窦黏膜的炎症,多继发于急性鼻炎,治疗不当或反复发作易迁延成慢性。

【病理与临床】 急性单纯型鼻窦炎可有黏膜充血,无或有渗出液;急性化脓性鼻窦炎黏膜炎症显著,伴有大量脓性分泌物积存于窦腔中;慢性鼻窦炎的黏膜,可呈息肉性、纤维性、乳突状增生型、滤泡型、腺体型等。急性化脓性鼻窦炎多不引起骨质改变,只有少数急性炎症较重者可致窦壁骨膜充血、水肿、骨质吸收或骨髓炎。慢性鼻窦炎的骨质变化为增生性骨病变,表现为骨壁致密、硬化;萎缩性骨病变,表现为骨壁变薄或消失,这种变化多见于息肉所在处;溃疡性骨病变,表现为骨壁稀疏吸收。

急性鼻窦炎临床以鼻塞、流脓涕及面部疼痛为特征。慢性鼻窦炎的症状主要有鼻塞、流涕、嗅觉障碍、头痛和面部疼痛。

【X线表现】 平片在急性鼻窦炎的诊断,特别是较大鼻窦的急性炎症有一定的价值。黏膜肥厚一般表现为环绕窦壁的中等密度影,与窦壁平行,窦腔中央留有透光区。若窦腔内积脓,瓦氏位片可见上颌窦内的液平面。窦腔若充满脓液时,平片仅表现为整个窦腔透过度下降,无法精确显示病变范围。炎症累及骨质时,窦壁的致密线状轮廓可吸收而变得模糊不清。慢性期除可见增厚的黏膜及窦腔内积脓外,骨壁多增厚或吸收变薄。

鼻部炎症性病变影像检查方法的选择的应用

【CT表现】 急性鼻窦炎可见鼻黏膜增厚及窦腔内的气-液平面,还可见窦壁骨质的稀疏。慢性鼻窦炎的CT更易显示黏膜肥厚,鼻窦内充满软组织密度影,亦可见气-液平面,窦壁骨质可吸收模糊或致密硬化(图8-5-1)。

【诊断与鉴别要点】 鼻窦炎临床表现典型,再结合影像学表现,一般诊断并不难。有时需与外伤性鼻窦积血相鉴别。

三、鼻咽癌

鼻咽癌是我国的常见肿瘤,南方高于北方,占全部恶性肿瘤的1.5%~2.6%。男性多于女性,比例为2~3∶1。发病年龄以40~49岁居多。

【病理与临床】 鼻咽癌好发于鼻咽隐窝及顶部,绝大多数鼻咽癌来源于呼吸道柱状上皮而

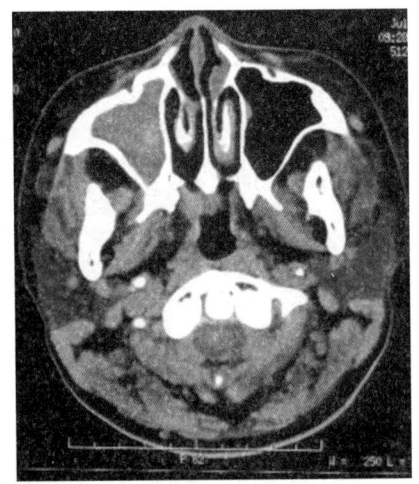

图8-5-1 右侧上颌窦炎CT表现

CT增强示:右侧上颌窦内充满软组织密度影,鼻腔及鼻甲黏膜肥厚,鼻腔气道狭窄

不是鳞状上皮;除极少数腺癌外,绝大多数鼻咽癌都有鳞状分化。肿瘤好发于咽隐窝,沿黏膜下播散,早期浸润腭帆提肌和腭帆张肌,尤以腭帆提肌最为常见。肿瘤向前蔓延侵及鼻腔,可经蝶腭孔浸润翼腭窝;向外侧蔓延主要侵犯咽旁间隙,继而侵及咀嚼肌间隙;向后侵犯椎前肌肉及筋膜,晚期侵犯椎体;向上侵及颅底。肿瘤易发生淋巴转移及血行转移。

鼻咽癌发病部位隐蔽,原发灶很小,局部症状不明显,却已发生淋巴结转移,患者常以颈淋巴结肿大为首发症状而就诊。常表现为鼻塞、头痛、耳鸣及听力减退。

【CT 表现】 目前 CT 是鼻咽癌的首选检查方法。常规应做增强的横断位及冠状位扫描,用软组织窗及骨窗观察。表现为咽隐窝变浅或消失,两侧咽腔不对称,咽肌亦增厚不对称。肿瘤位于咽旁间隙内侧,故常推挤间隙向外移位。若咽鼓管咽口被堵塞,CT 可显示中耳和乳突气房气体消失。对鼻咽癌的观察要注意肿瘤的累及范围(图 8-5-2)。

鼻咽癌

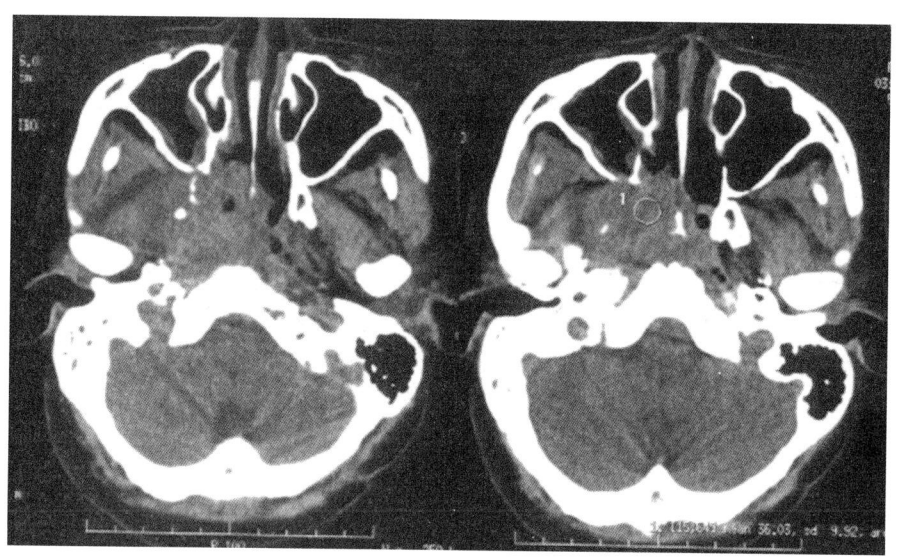

图 8-5-2 鼻咽癌 CT 表现
CT 平扫示:右侧咽隐窝消失,两侧咽腔不对称,翼突根部及内、外板均破坏

【MRI 表现】 鼻咽癌在咽隐窝形成小肿块时 MRI 即可以显示,T_1WI 较 T_2WI 更敏感,横断位扫描比矢状位扫描更易显示。有的鼻咽癌在较小的时候已向深部结构浸润,为了进一步证实,在疑有深部结构受侵时,于横断位扫描完成后可辅以冠状位 T_1WI 扫描。MRI 与 CT 相比其优势在于:能早期显示鼻咽癌;能较好显示中、晚期鼻咽癌的范围;能较好地评判鼻咽癌放疗后的情况。

【诊断与鉴别要点】 本病多能经鼻咽镜下活检而获得明确的病理诊断。影像检查的主要目的在于了解肿瘤向深部浸润的范围,为临床精确分期及放疗提供客观依据,并用于放疗后随访。目前 CT 及 MRI 已成为鼻咽癌诊断、分期、放疗野设计及放疗后复查的主要检查手段。本病需与腺样体肥大、鼻咽纤维血管瘤鉴别,前者是指位于鼻咽顶部的一组淋巴结,在儿童期的生理性肥大,5 岁时最明显,以后逐渐缩小,15 岁左右成人状态。后者多见于青少年,以反复大量鼻出血病史为特征,CT、MRI 可见鼻咽部软组织肿块侵袭性生长,增强后显著强化,颅底有侵蚀性骨破坏,T_2WI 信号较高,可见"胡椒盐征"。

第六节　口腔颌面部疾病

一、牙源性囊肿

牙源性囊肿发生于颌骨内,与成牙组织或牙有关。好发于青壮年男性。

【病理与临床】　根据其来源和发生部位不同,可分为根尖周囊肿、含牙囊肿和角化囊肿3种,以根尖周囊肿多见。①根尖周囊肿:是由于根尖慢性炎症组织坏死而形成的囊肿。②含牙囊肿:是发生于牙冠或牙根形成之后,牙冠尚未长出之前,在残余釉上皮与牙冠面之间出现液体渗出而形成含牙囊肿。③角化囊肿:来源于原始牙胚或压板残余,也称始基囊肿。

初期临床上多无症状,增大后局部肿胀膨隆,可形成面部畸形;较大囊肿因骨板极薄,压之可有手握乒乓球感觉。

(一)根尖周囊肿

多于前牙区,囊内有根尖存在为其特点。

【X 线表现】　病变呈形或类圆形低密度区,多为单房,边界清楚,其内常可见病源牙根端,囊肿周边可见骨质硬化带。

【CT 表现】　颌骨内囊状膨胀性低密度区,轮廓清晰,边缘光整,围绕于病源牙的根尖周围,其内包含牙根,囊肿周围皮质是薄层高密度带;增强扫描病变无强化。

冠状位扫描及螺旋 CT 多层面重组可显示囊肿与根尖的关系。

【MRI 表现】　病变 T_1WI 呈中低信号,T_2WI 呈高信号,其内可见低信号的根尖。

(二)含牙囊肿

多发生在上颌尖牙或下颌后牙区。

【X 线表现】　病变围绕尚未萌出的牙冠或部分牙根的类圆形或不规则形低密度区,囊壁连于牙冠、牙根交界处,边界清楚,单房或多房,周边可见骨质硬化带。

【CT 表现】　病变呈囊状膨胀性低密度影,边缘光滑锐利,包裹牙冠,并附着于其牙龈交界处(图 8-6-1);增强扫描可见囊壁环状强化。

【MRI 表现】　囊液在 MRT 上 T_1WI 呈中、低信号、T_2WI 呈高信号;囊壁在 T_2WI 呈中等信号,但不及鼻窦黏膜信号高,增强扫描呈厚度均匀环状强化。

(三)角化囊肿

多见于下颌后磨牙区及下颌支。

【X 线表现】　病变呈膨胀性低密度区,25%~40% 的囊肿内可含牙。小的病灶常为单房,大的病灶常为多房。突入上窦内的小病灶类似于黏液潴留囊肿,大病灶可致囊腔明显膨大,边缘呈蛋壳状。

【CT 表现】　颌骨内囊状膨胀性低密度区,单房或多房,密度均匀或不均,边界光整,周围常有骨性包壳;常伴上颌窦骨壁的吸收变薄;囊肿可有沿颌骨长轴发展而累及多个牙齿的趋势。增扫描囊壁和分隔一般无强化。

【MRI 表现】 囊液在 T_1WI 是中、低信号，T_2WI 呈高信号；囊壁和分隔在 T_2WI 呈稍低信号，囊内牙为低信号。

【诊断与鉴别要点】 结合病史、临床症状及影像学表现，一般可明确诊断牙源性囊肿。本病应与成釉细胞瘤鉴别，成釉细胞瘤以囊实性多见，增强扫描实质成分可强化，多房者分房常不规则，大小不一，间隔较厚；而牙源性囊肿一般无实质成分，多房者分房规则，间隔较薄。

牙源性疾病影像检查方法的选择与应用

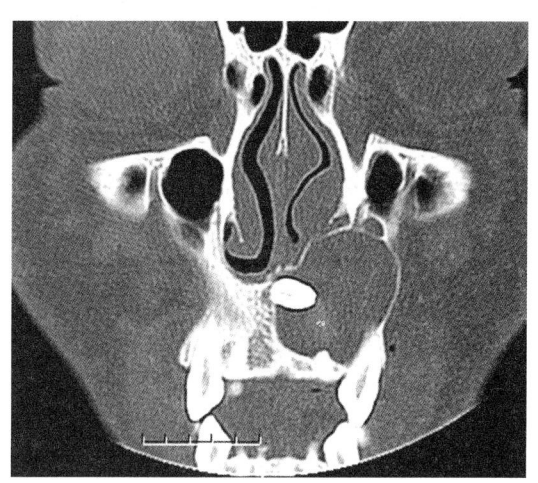

图 8-6-1 含牙囊肿 CT 表现

CT 冠状位骨窗显示上颌骨左侧单房的椭圆形囊性低密度肿块，周围有高密度的硬化边缘，囊肿含一枚牙齿，牙冠朝向囊腔中央，囊肿内侧壁包绕牙颈

二、成釉细胞瘤

【病理与临床】 成釉细胞瘤为颌面部常见肿瘤，来源于牙板和造釉器的残余上皮和牙周组织的残余上皮。

多见于 20~40 岁青壮年，男女无差异，多发生于下颌骨。生长缓慢，初期无症状，后期颌骨膨大，面部畸形，牙齿松动、脱落。可产生吞咽、咀嚼、语言、呼吸障碍，4.7% 恶变。

【X 线表现】 分为 4 型：多房型占 59%，蜂窝型占 22%，单房型占 14%，恶变约 5%。表现为单囊状、砂粒状、蜂窝状或多囊状低密度影，内见厚度不一骨隔，囊壁边缘硬化，囊内有时见到牙齿或未发育完全的牙齿结构，局部骨皮质受压变形、膨隆、变薄（图 8-6-2）。

【CT 表现】 病变呈囊状低密度区，周围囊壁境界清晰，呈锐利高密度囊壁。可清晰观察肿瘤的位置、边缘、内部结构、密度及局部骨皮质情况。

【MRI 表现】 病变 T_1WI 呈低信号，T_2WI 呈囊液高信号、囊壁低信号、囊内间隔低信号。

【诊断与鉴别要点】 包括牙源性囊肿和骨巨细胞瘤等。前者呈圆形低密度，边缘光滑、锐利，囊壁硬化完整，囊内可见牙齿。后者呈分隔状，瘤壁无硬化。

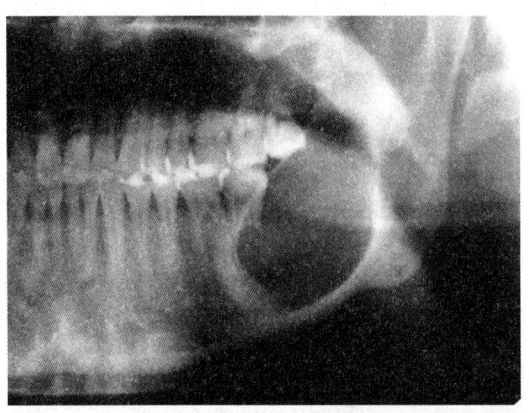

图 8-6-2　成釉细胞瘤 X 线表现

X 线平片示：下颌骨角区单房椭圆形骨破坏区，边缘不规整呈半月形切迹，周围包绕一层致密的骨带

三、腮腺肿瘤

（一）腮腺良性肿瘤

腮腺良性肿瘤较恶性者多见，以混合瘤最多见，其次为腺淋巴瘤。

【病理与临床】 腮腺混合瘤又称多形性腺瘤，多呈圆形或椭圆形，包膜较完整，边界清楚，肿瘤呈膨胀性生长。

本病常见于 30~50 岁青壮年，生长缓慢，多表现为腮腺内无痛性肿块，表面光滑或呈结节状，活动，界限清晰，与周围无粘连。

腺淋巴瘤常见于 50 岁以上男性，通常为多发或双侧发病，肿瘤常有较薄的包膜和大小不等的囊腔，临床上常表现为发展缓慢、表面光滑、质地较软的无痛性肿块。

【X 线表现】 肿块较大时平片可显示腮腺区肿块影。造影检查显示导管阻塞扩张和受压移位征象，呈"手握球征"，无破坏中断现象；同时可见腺体充盈缺损阴影，边缘整齐、清楚。

【CT 表现】 良性肿瘤表现为腮腺内边缘光滑锐利的高密度孤立结节，圆形或类圆形，与正常低密度的腺体分界清楚；增强扫描呈均匀或环形强化（图 8-6-3），当肿瘤有囊变时，平扫及增强均显示为规则或不规则液体密度，出现钙化的概率较低。

【MRI 表现】 混合瘤较小时信号较均匀，T_1WI 为等信号，T_2WI 为略高信号或高信号，周边常见低信号薄壁包膜。发生坏死、囊变时信号不均匀。腺淋巴瘤呈分叶囊性结构，较易产生蛋白含量高的囊腔，各加权序列均呈高信号，颇具特征。

【诊断与鉴别要点】 本病临床表现为无痛性耳前肿块，影像学表现为孤立、圆形或类圆形，与正常腺体分界清楚，可诊断腮腺良性肿瘤，但不能区别肿瘤组织学类型，腮腺混合瘤与淋巴瘤需结合临床及发病部位来区别。

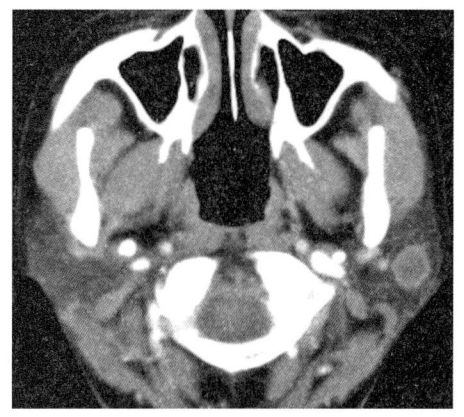

图 8-6-3 腮腺混合瘤 CT 表现

CT 增强扫描示:左侧腮腺区一类圆形肿块,边界清楚,增强呈环形强化

(二)腮腺恶性肿瘤

【病理与临床】 腮腺恶性肿瘤生长较快,呈浸润性生长,包膜多不完整或无包膜,质较脆,常见坏死,肿瘤可累及周围的组织或皮肤。

本病较少见,发病年龄偏大,临床表现为粘连固定的肿块,或原有肿块突然增大,触之较硬,边缘不清,侵犯邻近神经肌肉时可出现疼痛、面部麻木、感觉异常、张口困难等。

【X 线表现】 平片往往无异常发现,有时见下颌骨边缘糜烂,骨质破坏或(和)骨膜增生。造影检查显示分支导管排列紊乱、充盈残缺、边缘不整齐,对比剂外溢。

【CT 表现】 腮腺恶性肿瘤具有浸润性生长的特点,表现为边缘模糊、轮廓不规则的软组织密度肿块,相邻脂肪或筋膜界面消失,增强扫描后呈不均匀强化,可侵犯周围软组织及颅底骨质。

【MRI 表现】 多数腮腺恶性肿瘤 T_1WI 为稍低信号,T_2WI 呈较高信号为主的混合信号,轮廓不规则,边界不清楚。若茎突乳突孔下脂肪垫破坏消失,或下颌静脉受累移位,则提示面神经受累。

【诊断与鉴别要点】 影像检查主要明确腮腺恶性肿瘤的范围及有无转移,腺外有无侵犯特别是颈动脉鞘区和颅底是否受累是决定能否手术切除的关键。

(1)腮腺良、恶性肿瘤的鉴别 必须结合临床综合分析。腮腺良性肿瘤形态规整,边缘光整,密度均匀,血管瘤有明显的强化。下列征象则提示腮腺恶性肿瘤:①肿块形态不规则,境界不清,呈弥漫性生长浸润;②肿瘤中心坏死、出血或囊变,密度不均;③肿瘤侵犯周围软组织及脂肪间隙,颅底骨质破坏及淋巴结转移。

(2)腮腺内、外肿瘤的鉴别 腮腺深叶的混合瘤须与咽旁肿块鉴别,一般腮腺深叶肿块与腮腺组织之间无脂肪组织,而腮腺外肿瘤与正常腮腺组织之间常有一脂肪线分界,正常的腮腺受压移位。

小 结

头颈部
- 影像检查技术与应用——X 线检查、CT 检查、超声检查、MRI 检查
- 正常影像学表现——眼、鼻或鼻窦、耳、口腔颌面部
- 异常影像学表现
  - 普通 X 线——眼
    - 眼眶大小形态及眶壁的改变
    - 眼球大小形态密度(信号)的改变
    - 眼球外结构异常
  - CT 检查
    - 鼻或鼻窦——窦腔密度、大小、形态、黏膜和骨性结构的改变
    - 耳——外耳道、鼓室、内耳结构异常
  - MRI 检查——口腔颌面部、牙和牙周组织、下颌骨、涎腺、颞颌关节的改变
- 常见疾病影像学表现
  - 眼和眼眶疾病——炎性假瘤、眶内异物
  - 耳鼻喉疾病——慢性中耳乳突炎、鼻窦炎、鼻咽癌
  - 口腔颌面部疾病——牙源性囊肿、成釉细胞瘤、腮腺肿瘤

问题分析与能力提升

病例一：患者，男性，41岁，以"反复鼻塞、头痛4年"为主诉入院。

体格检查：鼻中隔偏曲，鼻甲肥大，流脓涕，鼻窦区压痛明显。全身查体未见异常。

患者入院后进行了 CT 检查。

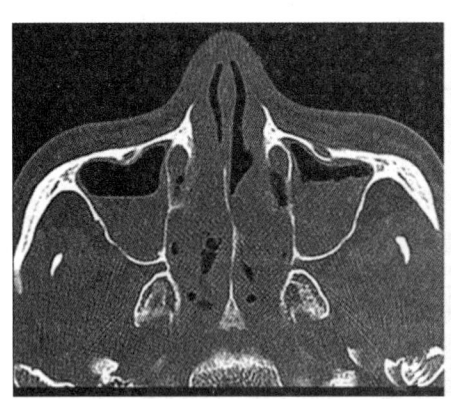
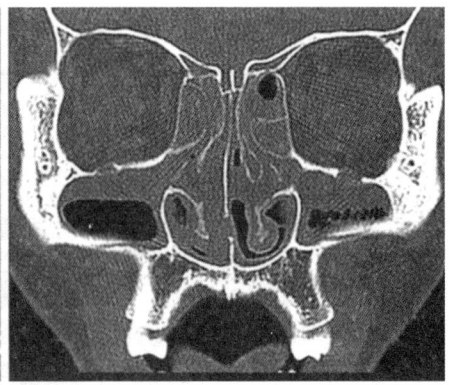

讨论：①指出病变发生部位。②试描述病变的影像学表现。③初步诊断为什么疾病？请说出诊断依据。④应与哪些疾病鉴别？简要说明鉴别要点。

病例二：患者，男性，64岁，以"双耳听力下降10余年"为主诉入院。

患者于10余年前无诱因出现双耳听力下降，有耳闷塞感，偶有耳鸣。无明显流脓、流血，无头痛、发热，无恶心、呕吐。

查体：鼓膜完整，未见充血，乳突无压痛。

患者进行了 CT 检查。

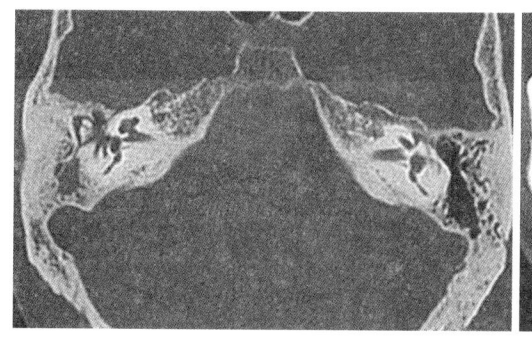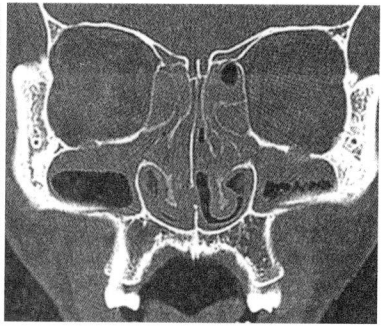

讨论：①指出病变发生部位。②试描述病变的影像学表现。③初步诊断为什么疾病？请说出诊断依据。④应与哪些疾病鉴别？简要说明鉴别要点。

思考题

1. 简述眼眶炎性假瘤的影像学表现。
2. 简述慢性中耳乳突炎合并胆脂瘤的影像学表现。
3. 简述急性、慢性上颌窦炎的影像学表现。
4. 简述鼻咽癌的 CT、MRI 表现。
5. 简述造釉细胞瘤的影像学表现。

（卢 禹 张 武 蒋 蕾）

练习题答案

参考文献

[1] 夏国园. 超声诊断学[M]. 2版. 北京:人民卫生出版社, 2014.

[2] 白人驹, 张雪林. 医学影像诊断学[M]. 3版. 北京:人民卫生出版社, 2014.

[3] 唐陶富, 徐秀芳. MRI检查与诊断技术[M]. 北京:人民卫生出版社, 2015.

[4] 邓世勇, 薛敏娜. CT检查与诊断技术[M]. 北京:人民卫生出版社, 2015.

[5] 陆云升. 医学影像诊断学基础[M]. 3版. 北京:人民卫生出版社, 2016.

[6] 白人驹, 徐克. 医学影像学[M]. 7版. 北京:人民卫生出版社, 2013.

[7] 韩萍, 于春水. 医学影像诊断学[M]. 4版. 北京:人民卫生出版社, 2017.

[8] 夏瑞明. 医学影像诊断学[M]. 北京:人民卫生出版社, 2015.

[9] 王滨, 贺文. 影像诊断学[M]. 北京:北京大学医学出版社, 2013.

[10] 廖伟雄, 孟祥, 夏正超. 医学影像诊断学[M]. 北京:科学出版社, 2017.

小事拾遗：

学习感想：

学习的过程是知识积累的过程，也是提升能力、稳步成长的阶梯，大家的注释、理解汇集成无限的缘分、友情和牵挂，请简单手记这一过程中的某些"小事"，再回首时定会有所发现、有所感悟！

学习的记忆

姓名：_____

本人于20____年____月至20____年____月参加了本课程的学习

此处粘贴照片

任课老师：_____　_____　　班主任：_____

班长或学生干部：_____　_____　_____

我的教室（请手写同学的名字，标记我的座位以及前后左右相邻同学的座位）